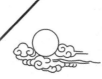

ZHENGSHI ZHENFA
ZAI XINNAO JIBING
ZHONG DE
YUNYONG

郑氏针法

在心脑疾病中的运用

本书由『全国中医临床特色技术传承骨干人才培训项目』资助

张谦 王天宝 主编

甘肃科学技术出版社

图书在版编目（CIP）数据

郑氏针法在心脑疾病中的运用 / 张谦，王天宝主编
. -- 兰州：甘肃科学技术出版社，2023.7
ISBN 978-7-5424-2954-4

Ⅰ．①郑… Ⅱ．①张… ②王… Ⅲ. ①心脏血管疾病
－针灸疗法②脑血管疾病－针灸疗法 Ⅳ．①R246.1

中国版本图书馆CIP数据核字（2022）第141896号

郑氏针法在心脑疾病中的运用
张　谦　王天宝　主编

责任编辑　史文娟
封面设计　史春燕

出　　版　甘肃科学技术出版社
社　　址　兰州市城关区曹家巷1号　　730030
电　　话　0931-2131572（编辑部）　0931-8773237（发行部）

发　行　甘肃科学技术出版社　　印　刷　甘肃城科工贸印刷有限公司
开　本　787毫米×1092毫米 1/16　　印张　26.75　插页 1　字数 535千
版　次　2023年7月第1版
印　次　2023年7月第1次印刷
印　数　1~1 300
书　号　ISBN 978-7-5424-2954-4　　定价　85.00元

编 委 会

前　言

随着社会经济的飞速发展，人们生活水平的提高，生活节奏的加快，人类的疾病谱也在发生变化。心脑疾病是一种严重威胁人类健康的常见病，特别是中老年人，即使应用目前最先进、最完善的治疗手段，仍有50%以上的脑血管意外幸存者生活不能完全自理！全世界每年死于心脑疾病的人数高达1500万人，居各种死因首位。心脑疾病已成为人类因病死亡的头号杀手。

心脑疾病具有"四高一多"——发病率高、致残率高、死亡率高、复发率高，并发症多的特点，使得心脑疾病的诊疗研究受到临床及科研人员前所未有的关注。针灸疗法具有疏通经络、调和阴阳、扶正祛邪的作用，势必会在当前及今后的心脑疾病治疗中扮演重要的角色。

针灸疗法，是祖国医学遗产的重要组成部分，也是中国特有的一种民族医疗方法，在长期的医疗实践中，产生了一整套治疗疾病的方法体系，并不断传承和发展。2006年，中国中医科学院申报的针灸经国务院批准，列入了第一批国家级非物质文化遗产名录。这无疑是对针灸这门古老而又时尚学科的肯定和保护。可以说，随着古代"砭石"的使用，针法就随之出现了，正是针灸从业者对针法的研究、探索、总结和传承，才有了如今欣欣向荣、百花齐放的良好发展局面。

甘肃郑氏针法源于《黄帝内经》《难经》，脱胎自"元""明"，传承于家学，学术渊源清晰，流派特色鲜明，于2012年被国家中医药管理局批准为第一批64家全国中医药学术流派传承工作室建设项目之一，甘肃郑氏针法历经一个多世纪的传承，以其独具特色的针灸学术理论体系、郑氏特技针刺手法体系以及令人惊叹的临床疗效，享誉海内外。

甘肃郑氏针法第四代传承人郑魁山教授为中国当代著名针灸大家，有

"西北针王"的美誉，是中国传统针灸针法传承与创新的杰出代表。恰逢全国中医临床特色技术传承骨干人才培训项目实施之际，作者有幸作为郑氏针法学术流派传承人，深入、系统地学习了郑氏针法独特的学术理论和功专效宏的临床技法，深刻体会到郑氏针法流派学术思想和针法技巧的宝贵性和独特性，值得针灸从业者研习、继承和发扬。为系统展示郑氏针法在治疗心脑疾病中的学术思想和价值，特整理、总结其学术思想、临床经验、研究进展而成此书，以期对相关从业人员有所启发和帮助，造福更多心脑疾病患者。也对郑氏针法在其他学科领域的应用和发展有所裨益。

全书共四章。编者张谦撰写了第一章第一节，第二章第一至十四节，前言、参考文献等，约 12.2 万字。编者王天宝撰写了第一章第八节，第二章第十五至二十八节等，约 12.4 万字。秦晓光撰写了第一章第二、三、四节，第四章第二、三节等，约 12.3 万字。编者景苗苗撰写了第一章第九、十节，第三章第一至二十节，第四章第四节等，约 8.3 万。编者胥文娟撰写了第一章第五、六、七、十一、十二、十三节，第三章第二十一至四十三节等，约 8.3 万字。在此，对他们的辛勤付出表示感谢。本书的付梓出版，还得到了杨星星、张帆、杨小芳等同学的帮助，在此一并致谢。

本书力求理论联系实际。注重临床实用，文字浅显易懂，可供广大医务工作者和广大乡村医生在针灸工作中参考。本书虽经过反复修订，但其中不足之处仍在所难免，尚希读者批评指正。

编　者

2022 年 10 月

目　录

第一章　郑氏针灸概论

第一节　郑魁山教授及郑氏针法简介 ……………………………………… 3
第二节　郑魁山教授的针法之路 …………………………………………… 11
第三节　针灸针法概述 ……………………………………………………… 17
第四节　针刺手法 …………………………………………………………… 39
第五节　艾灸疗法 …………………………………………………………… 53
第六节　郑氏家传手法 ……………………………………………………… 58
第七节　郑氏治病八法 ……………………………………………………… 66
第八节　子午流注及飞腾八法 ……………………………………………… 71
第九节　临床治则 …………………………………………………………… 120
第十节　临床治疗各论 ……………………………………………………… 128
第十一节　针灸配穴验方 …………………………………………………… 146
第十二节　郑氏家传秘方 …………………………………………………… 150
第十三节　郑魁山答疑解惑 ………………………………………………… 158

第二章　郑氏针法在心脑疾病中的运用

第一节　心悸 ………………………………………………………………… 179
第二节　胸痹心痛 …………………………………………………………… 184
第三节　眩晕 ………………………………………………………………… 189
第四节　头痛 ………………………………………………………………… 195
第五节　中风病 ……………………………………………………………… 200
第六节　不寐 ………………………………………………………………… 208
第七节　痴呆 ………………………………………………………………… 211
第八节　健忘 ………………………………………………………………… 217
第九节　嗜睡 ………………………………………………………………… 219

第十节　　　面瘫 ……………………………………………… 223

第十一节　　痿证 ……………………………………………… 225

第十二节　　痹证 ……………………………………………… 227

第十三节　　狂病 ……………………………………………… 234

第十四节　　厥证 ……………………………………………… 237

第十五节　　小儿脑瘫 ………………………………………… 242

第十六节　　癫证 ……………………………………………… 245

第十七节　　痫病 ……………………………………………… 248

第十八节　　颤证 ……………………………………………… 250

第十九节　　高血压病 ………………………………………… 253

第二十节　　脊髓空洞症 ……………………………………… 259

第二十一节　假性延髓麻痹 …………………………………… 261

第二十二节　面痛 ……………………………………………… 267

第二十三节　小儿麻痹后遗症 ………………………………… 270

第二十四节　郁证 ……………………………………………… 274

第二十五节　重症肌无力 ……………………………………… 276

第二十六节　急性脊髓炎 ……………………………………… 279

第二十七节　颅内高压 ………………………………………… 284

第二十八节　脑膜炎 …………………………………………… 288

第三章　郑氏针法运用医案举隅

第一节　　　风湿性心脏病 …………………………………… 299

第二节　　　肌痉挛（呃逆） ………………………………… 300

第三节　　　偏头痛并低血压症 ……………………………… 300

第四节　　　病毒感染性头痛 ………………………………… 301

第五节　　　乙型脑炎后遗症 ………………………………… 302

第六节　　　脑震荡 …………………………………………… 302

第七节　　　腰麻后遗头痛 …………………………………… 303

第八节　　　多发性神经根炎 ………………………………… 303

第九节　　　三叉神经痛 ……………………………………… 304

第十节　　　眶上神经痛 ……………………………………… 305

第十一节　　尺神经麻痹 ……………………………………… 306

第十二节　　正中神经麻痹 …………………………………… 308

第十三节　　巴比妥中毒后遗症 ……………………………… 310

第十四节　自主神经功能紊乱 …………………………………………… 312

第十五节　震颤 …………………………………………………………… 313

第十六节　功能性震颤 …………………………………………………… 314

第十七节　一氧化碳中毒 ………………………………………………… 315

第十八节　骶椎腰化伴坐骨神经痛 ……………………………………… 317

第十九节　腰椎压缩性粉碎性骨折后下肢麻木无力 …………………… 319

第二十节　停用奥卡西平致可逆性胼胝体压部病变综合征 …………… 320

第二十一节　腓肠肌痉挛 ………………………………………………… 321

第二十二节　进行性肌营养不良症 ……………………………………… 321

第二十三节　脑梗死 ……………………………………………………… 322

第二十四节　脑瘫 ………………………………………………………… 323

第二十五节　下运动神经元性延髓麻痹 ………………………………… 324

第二十六节　乙脑 ………………………………………………………… 325

第二十七节　中风闭证 …………………………………………………… 325

第二十八节　眩晕 ………………………………………………………… 326

第二十九节　头痛 ………………………………………………………… 327

第三十节　面瘫 …………………………………………………………… 327

第三十一节　坐骨神经痛 ………………………………………………… 328

第三十二节　痉证 ………………………………………………………… 329

第三十三节　心绞痛 ……………………………………………………… 329

第三十四节　癔病 ………………………………………………………… 330

第三十五节　癫痫 ………………………………………………………… 332

第三十六节　脑血管意外 ………………………………………………… 333

第三十七节　脑卒中后遗症 ……………………………………………… 336

第三十八节　小儿麻痹及后遗症 ………………………………………… 337

第三十九节　多发性神经炎（郑魁山教授经典医案） ………………… 338

第四十节　坐骨神经痛 …………………………………………………… 340

第四十一节　视神经萎缩 ………………………………………………… 341

第四十二节　内耳眩晕症 ………………………………………………… 342

第四十三节　突发性耳聋 ………………………………………………… 343

第四章　郑氏针灸的现代研究

第一节　关于热补法与凉泻法的现代研究 ……………………………… 347

第二节　关于温通针法的现代研究 ……………………………………… 361

第三节　关于"金钩钓鱼"针法的现代研究 ……………………………… 388

第四节　郑氏针法的其他现代研究 ……………………………………… 398

参考文献 ……………………………………………………………………… 402

第一章　郑氏针灸概论

第一节　郑魁山教授及郑氏针法简介

一、郑氏针法的创立

郑魁山教授是中国著名的针灸医家,在其近70载的临床、科研、教学工作中,成绩斐然。他一直倡导并致力于中国针灸传统针法的研究,对中国乃至世界针灸事业的发展做出了卓越的贡献。主要成就有:参与中国中医研究院(现中国中医科学院)设院初期的科研、临床及教学工作;首倡并领导"经络实质研究";创建甘肃中医学院(现甘肃省中医药大学)针灸系和甘肃郑氏针法研究会等。郑魁山教授关于重视研究中国传统针灸针法的观点和实践,成为中国乃至世界针灸针法研究的重要组成部分。

郑魁山教授是当代针灸领域中针法手法派的杰出代表。他将家传针法与《黄帝内经》《金针赋》等著作针法融会贯通,创立了独具特色的郑氏针法,《郑氏针灸全集》便是郑氏针灸理论体系的智慧结晶。郑氏针法理论主要来自《金针赋》《针灸大成》等著作,《金针赋》中首次记载了"烧山火""透天凉"等针法,如:"一曰烧山火,治顽麻冷痹,先浅后深,用九阳而三进三退,慢提紧按,热至紧闭,插针除寒之有准。二曰透天凉,治肌热骨蒸,先深后浅,用六阴而三出三入,紧提慢按,徐徐举针,退热之可凭。"由上文可见,此二法正是本于《素问》之意。杨继洲在《针灸大成》中提到"烧山火能除寒,三进一退热涌涌……透天凉能除热,三退一进冷冰冰",这些论述更是形象地说明了"烧山火、透天凉"二法的神奇效应,而郑氏针法理论体系的主体部分正是由此发展而来。郑氏针法理论体系中以产生寒热针感为目的的针法手法有很多,如有烧山火、透天凉,阳中隐阴,阴中隐阳,进火补法,进水泻法,热补法、凉泻法以及用于特殊穴位的"过眼热""穿胛热""透脊凉"等。烧山火、热补法、进火补法产生热感依次减弱;进水泻法、凉泻法、透天凉产生凉感依次增强;阳中隐阴、阴中隐阳二法主要用于寒热错杂症。熟练掌握不同针法手法的灵活运用,可以使产生的寒热针感可控,达到定性、定量。

纵观中国医学发展史,针灸医学源远流长,且经久不衰。追本溯源,说明了针灸理论的科学性,疗效的可靠性,实施的便利性,治疗的经济性。而这一切存在的可能性又在于针灸所蕴含的文化内涵——一种基于中国传统文化并以此为灵魂的针灸选穴及手法，正是有了它，才使得针灸这种治疗方法一诞生便生机勃勃，穿越数千年而永葆青春，福惠华夏，世界瞩目。

清代著名针灸学家李守先先生说过"针灸之难，难不在穴，在手法耳。明于穴而手法不明，终生不医一疾；明于手法而因症寻穴，难者多而显而易知者亦不少矣……习此，首学手法，次学认症，而以寻穴为末务"(《针灸易学·序》)。郑魁山教授深谙其理，精研其道，他知道：如果一种文化、一门学问丧失了根，它迟早会叶落枝枯。这也是郑魁山教授七十年如一日潜心中国针灸针法研究的原因。他曾亲眼目睹了20世纪中国针灸的兴衰荣盛，每一步每一段历程，都牵着他的魂、系着他的梦。他以身作则，身体力行，以一个巨人的身形站在中国针灸发展的至高点，以最沉重的声音提醒世人：不要丢掉这一重要的中国传统文化，不要湮没了国粹——针灸。针灸是中国先祖源于自然、适应自然的发明，也是世人历经身心洗礼最终回归自然的抉择。这不仅是一位智者留给我们对人类健康的深思，更是一位哲人指给我们的发展方向。

郑魁山及其先父郑毓琳先生，在中国针灸传统针法研究上的成果是针灸界公认的，也是令国内外同仁所敬仰的。1996年8月18日，"国际郑氏传统针法学术研讨会暨郑毓琳先生诞辰100周年纪念会"在兰州隆重召开。中国中医研究院（现中国中医科学院）副院长、第二届世界针联主席王雪苔教授题词"箕裘世绍郑家针，工巧堪追泉石心。准若弓开矢中的，效如桴落鼓出音。毓翁绝技惊幽燕，魁老医名噪杏林。几代真传成集锦，千年奥秘此中寻。"中国工程院院士、中国中医研究院程莘农教授题词"针法鸣世"。二者不仅表达了郑氏针法在针灸界的学术地位，更是指出了对于针灸针法研究的必要性和紧迫性。

二、郑魁山教授生平

郑魁山教授出生于河北省安国县一个针灸世家，其父郑毓琳自14岁起，就随父亲郑老勋及舅父曹顺德学习针灸，18岁时，拜博野县名医霍老顺为师，学习四载，针技日臻完善，屡起沉疴，声名鹊起，誉满京南。

郑魁山自幼在这样的家庭环境中，耳濡目染，对针灸怀有深厚的情感，并在父亲带教下系统学习了中国传统文化，从四书五经开始，而后诵记了《黄帝内经》《难经》《针灸甲乙经》《针灸大成》等医学经典著作。每天父亲坐堂出诊，他都侍诊左右，风雨无阻。十几个春秋之后，让他熟识了病症的多样性和善变性，熟练了针灸针法的操作和临床技巧，体察了人世间的疾苦，让他更加明白了作为一名医生的光荣使命和艰巨责任。

郑魁山 20 岁那年，其父为他举行了出师仪式，亲朋好友齐聚一堂，父亲郑重地送给他两件礼物——一把雨伞，一盏马灯，并凛然相诫：今后但凡行医，不论刮风下雨，路远天黑，病家有求必应，勿畏艰难困苦。作为郑氏针灸的第四代传人，郑魁山噙泪颔首，这是对父亲的感念，更是对事业的承诺。

郑毓琳对中国传统文化的传承和对中国传统针灸针法的研究，注定了他自身的不平凡，也为日后儿子郑魁山事业的发展奠定了基石。更难能可贵的是，作为一介儒医的郑毓琳，具有极强的民族自豪感和民族自尊心，这也潜移默化地影响了郑魁山。民国期间，教育总长汪大燮提出"决意今后废去中医"，1929 年，国民政府卫生部又通过了《废止旧医以扫除医事卫生之障碍案》，中医面临灭顶之灾。郑毓琳义愤填膺，当闻及张锡纯等人振臂疾呼之际，他充满了感动，看到了希望，唯一能做的也必须做的是精研苦练针法针技，用疗效把中医在民间的根扎得更深更牢。飓风雷霆不可摧，又岂是小小蚍蜉所能撼动？这种刻骨铭心的训诫，随着时代的变迁渗入了郑魁山的骨子里。

"七七"事变之后，华北失陷，保定沦陷。郑氏父子一方面从事诊疗百姓及救治八路军伤员工作，一方面宣传抗日救亡政策，积极投身抗日洪流之中。1939 年的一天，时任村经济主任的郑魁山在办理土地登记工作时，由于叛徒出卖，被日军抓走，要求他留在军营治病，郑魁山大义凛然，断然拒绝。丧心病狂的日寇用蒺藜鞭抽打，使他遍体鳞伤，又用刺刀挑伤他的双脚，计划送去臭名昭著的"731 部队"作试验品，幸好被党的"地下工作者"李焕文及时救出，才幸免于难，为中华人民共和国保留了一名坚强的战士和一位卓越的针灸医家。

三、郑魁山教授随父京城医与教

1943 年，郑魁山随父进京悬壶济世。1947 年，他在北京考取中医师资格，独立开业。1951 年，他从中央人民政府卫生部（现为国家卫生健康委员会）中医进修学校毕业，与栾志仁等同仁创办了北京广安门联合诊所，任针灸顾问。1952 年，他受卫生部派遣，任山西医疗队队长，为抗美援朝归国的志愿军伤员治病。先后在太原市、太谷县、汾阳县等疗养院内工作了 43 天，治疗近千人，疗效显著。返京后，卫生部领导听取了他的汇报，还专门召开了经验交流会。与此同时，他的父亲——郑毓琳先生在家庭诊所热情接待应诊者，郑魁山的夫人孟昭敏女士则就职于北京市中医学会门诊部，与王乐亭等针灸大家同室工作，每当王乐亭因事外出，都把来找自己的患者让孟昭敏代为治疗,因为他用的八寸"金针"一般人扎不了。

郑氏针法在京城这个大舞台上,很快就显现出了其独有的魅力——娴熟的针技和可靠的疗效。在这期间,许多知名人士也相继求治于郑氏针灸。1951年11月,张某在机关排球赛中被球击中左眼,未及时休养治疗,次年3月初,左侧眼底突然出血,经北京几家医院诊治,均未见效,还出现了反复出血淤积症状,导致视力严重障碍。经北京中医学会介绍,转由郑氏父子治疗,针灸1次/d,用热补法,半月后即见效,3个月后视力恢复,正常工作。协和医院眼科专家罗忠贤教授称赞说:"用针灸热补法使患者眼底内发热,通络化瘀生新,既安全可靠又节省费用,比西医的发热疗法疗效高,应当肯定。"另外,郑氏父子还成功治疗了2万余名近视、斜视、眼睑下垂等患者。1957年,由郑魁山任副组长,与北京协和医院合作,研究视网膜出血及视神经萎缩的治疗,运用"烧山火"手法使热感传至眼球,治疗91例,有效率达90.2%,1958年,获卫生部科技成果奖。郑氏父子以中医辨证论治为原则,结合传统针刺手法,对眼科疑难病症的治疗成果,让世人对中国传统医学有了再认识,也让西医同行刮目相看。

1954年,郑魁山被任命为华北中医实验所主治医师,其父郑毓琳也被聘为针灸专家。同年10月,华北中医实验所并入卫生部中医研究院(后改称中国中医研究院,现为中国中医科学院),郑毓琳被任命为针灸研究所第3室主任,郑魁山任第3室具体负责人,他们主要负责某些领导及外宾的医疗保健工作,进行针灸研究及教学,整理郑氏针法经验绝技,带徒施教。自此之后,有孟昭威、张缙、裴廷辅、曲祖贻、李志明、尚古愚、王德深、吴希靖、杨润平、魏明峰、金仁琪等10余人受业于郑氏门下,这些人后来都成了我国针灸界的资深专家、教授。

研究院良好的工作环境,给郑氏父子提供了良好的发展平台和无比的动力。他们只争朝夕,总结几代人秘传经验,并多次给某些领导治病,均取得良好的疗效,在患者中有口皆碑。

经络学说一直是中医学基本理论的重要组成部分,也是针灸科研与临床实践的理论依据。现代西医学因找不到经络解剖的实质,就怀疑甚至抨击经络学说理论的科学性,称之为谬论、伪科学。20世纪50年代,以郑毓琳、郑魁山、承淡安等权威针灸专家为首倡的"经络实质研究"蓬勃兴起。1960年,由郑魁山任组长,与北京协和医院等10家医院协作,研究经络实质。这些早期的研究活动,为70年代后期针灸学者的后续研究奠定了基础,指明了道路与方向。

1960年,郑魁山调入中国中医研究院西苑医院工作,任针灸科主任,负责日常诊疗及带教北京中医学院学生。1965年2月,他参加了卫生部派出的巡回医疗队,与钟惠澜、林巧稚、赵炳南、朱颜等名医一并前往京郊顺义县农村,与当地农民同吃、同住、同劳动,并为百姓诊治疾病,深受欢迎。郑魁山还自编讲义,为当地培养了一批半农半医的赤脚医生。同年7月返京后,中医研究院又成立了国际针灸班,招收全国主治医师职称以上的医务人员,由郑魁山负责全班的教学工作,上午讲授,下午实习,培养出了200余名合格的国际针灸人才。

四、郑魁山教授甘肃医教研

1966—1973年,郑氏父子到甘肃成县行医,郑魁山在成县的12年里,充分表现出了一个学者的大家风范,他和夫人孟昭敏一起一边抚育儿女,传承针技,一边为百姓治病除困。在这段时期里,他手把手地把家传针法绝技传给了每一个子女,其子郑俊江等也不辱父命,后来成为甘肃中医学院(现甘肃中医药大学)针灸教学骨干力量,继续传播着中国针灸,弘扬着郑氏针法。郑魁山面对崇壑山沟土屋农家百姓的缺医少药、痛苦呻吟,他更加潜心钻研针灸。当地的很多孩子患有小儿麻痹症,他通过深入调查,刻苦钻研,大胆地开创了以穴位埋线新疗法治疗小儿麻痹症的先河,有效率达到99.5%。当这个消息跨过崇山峻岭传遍中国,播及世界时,人们了解的不仅是郑魁山,而且是给予中国针灸的更多关注。

"艰难困苦,玉汝于成",这是郑魁山的座右铭。夫人孟昭敏更是经常劝他:"眼前的困难是上苍对我们的考验。"坚定的信念让他永不言败,粗茶淡饭给了他更多的精力和动力。医疗之余他焚膏继晷,根据家传和数十年临床实践,于1978年写成了《针灸集锦》一书,不但概括性地阐明了穴位的功能,还在常用及重要穴位后根据个人体会加了按语,如上脘、中脘、下脘3穴,其功效基本相同,都能治疗消化系统疾病,令后学者无所依从,病症针对性不强,他认为:上脘偏于降逆和胃,可治胃气上逆之呕吐;中脘长于健脾助运,可疗脾失健运之纳差、疲乏、浮肿等症;下脘偏于肠道疾患,可治腹痛、腹胀、肠鸣、泄泻等症。另外,书中还翔实介绍了多种传统针刺手法,并将其在手法操作上的心得体会及实验观察都做了重点讲解。

1982年2月,郑魁山调入甘肃中医学院,任针灸教研室主任。1985年与其他同志共同创建了针灸系,并担任第一任系主任、教授。1992年甘肃中医学院针灸系经国务院学术委员会批准,创建了学院唯一的硕士研究生培养点,并担任研究生导师组组长。在搞好教、研工作的同时,郑魁山还坚持每周3次出门诊。自调任以来,他在临床中运用独到的针法针技让10万甘肃患者重返健康,同时也吸引了西北地区及国外患者前来求治。既为患者解除了病痛,也为学生提供了临床示教及动手实践的机会和场所。他通过这种课堂内外的带教,培养出了21名硕士研究生和千余名针灸实习医生,分布于北京、天津、上海、广州等地及海外,在临床中均发挥着重要作用,诚可谓桃李遍天下。此时,人们雅称郑魁山教授为"西北针王"。

1983年,郑魁山教授出版了旨在普及针灸知识的《针灸问答》一书,半年售罄。同年,郑氏针刺手法录像带《中国针灸精华》由甘肃音像出版社发行。1983年2月,郑魁山的新著《子午流注与灵龟八法》出版,同年8月,在北京召开的中国针灸学会第二届全国针麻学术研讨会上,引起国内外学者的高度重视。国外学者称子午流注是"中国式的时间医学",称灵龟八法用的八卦理论"二进位"是"电子计算机的鼻祖"。1984年8月22日,《参考消息》称:《子午流注与灵龟八法》是这次会上所有展销书中最受国内外学者欢迎的图书之一,名列首位。

他总结了家传手法及临证精华,写成论文60余篇,并带领研究生用现代科学实验验证了传统针法的有效性和可靠性,论文"'烧山火'针法对家兔实验性类风湿性关节炎的实验研究", 在美国第96届国际传统医学学术会议上荣获杰出论文奖;"热补法对肾阳虚小鼠肾上腺皮质影响的研究",获1999年新医药华佗杯国际论文大赛金奖,并载入《共和国名医专家大典》;"热补针法对实验性家兔高脂血症防治作用的研究"一文,载入《中华名医高新诊疗通鉴》并获名医金奖。

1985年10月,郑魁山接受了卫生部的委托,负责整理校对《针灸大全》一书,这是卫生部中医古籍整理丛书的一部分,每一部分均由各学科资深权威专家完成。郑魁山以刊年较早的明正统四年(1439年)"徐刻本"及明万历三十三年(1605年)"金本"为工作底本,以对校、本校为主,参用他校,慎用理校。校刊之慎,点评之精,前无古人。全书历时两载,于1987年4月由人民卫生出版社出版,为针灸学者学习和研究针灸典籍提供了便利。

1988年,郑魁山又着手写作《针灸补泻手法》,1995年7月,由甘肃科学技术出版社出版,书中图文并茂,对中国传统针刺手法和家传绝技进行了翔实的剖析,令世人耳目一新并为之震惊。

郑魁山教授迟暮之年仍笔耕不辍,于2000年脱稿《郑氏针灸全集》,由人民卫生出版社出版,这是他家几代人秘传和自身70余载经验的结晶,尽数家珍,把一切无私地献给了党和人民,献给了中国的针灸事业。

"郑毓琳先生是我国针灸界的著名学者和临床医家……在学术上,郑魁山教授经过多年的临床实践和对传统针法的对比研究,形成了独特的治疗针法,为弘扬中医学作出了贡献。郑毓琳先生仙逝后,其长子郑魁山先生继承父业,在郑魁山教授治学思想和治疗针法的基础上,深入研究,不断提高,形成了独特的'郑氏家传针法',并因其疗效卓著而引起国内外同行的关注"(中国中医研究院致"国际郑氏传统针法学术研讨会"函)。

郑氏针法历经四世传承,至郑魁山已形成了一套完整的针灸手法操作体系,其不仅对中国传统针刺手法中的单式、复式手法有所发展,更在此基础上创制了独门家传绝技。

在传统针刺手法中,"烧山火""透天凉"操作难度最大,让许多针灸学者只闻其名,不见其实,很多人研习终生也未见其效。所以有些人便妄言"烧山火""透天凉"是古人杜撰的玄学,是欺世之举。郑魁山是在父亲那里学到的真传秘旨,但他也深感其操作难度系数之大,不利后学者学习。于是,他在不失"烧山火""透天凉"精髓及疗效的基础上由"烧山火"删繁后成"热补法",由"透天凉"就简后成"凉泻法",并把它写进了《针灸集锦》《针灸补泻手法》等书,也传授给了他的学生们,让针灸学中的这一瑰宝广布流传,造福黎庶。

郑魁山教授还在家传及临床实践的基础上,以祖国医学八纲辨证、八法治病理论原则为指导,创立了针灸的汗、吐、下、和、温、清、消、补的"针刺治病八法"及相关针刺手法二龙戏珠、喜鹊登梅、老驴拉磨、金钩钓鱼、白蛇吐信、怪蟒翻身、金鸡啄米、鼠爪刺等,从而确立了针灸治病的辨证思维及临证施治手法,使辨证、选穴、手法有机结合,为后学者的学习和实践提供了理论依据。他的"传统针灸取穴手法""传统针刺手法"被制成录像片,供学院针灸教学使用,并获甘肃省高校优秀成果奖、西北五省奖和北京中国中医药博览会"神农杯"优秀奖。

郑魁山教授还在临床中形成了一套独具特色的针刺手法,如"穿胛热""过眼热""温通法""关闭法"等,其中"穿胛热"手法针刺天宗穴时,可根据病情需要使热感传到前胸或上肢,随心所欲,对治疗漏肩风等病症疗效卓著。

另外,郑魁山教授对古人的"子午流注"及"灵龟八法"也有深入的研究。他说:"这是针灸学天人合一的精华所在,是古典的时间治疗学,应用它可大大提高临床疗效,并为一些棘手的疑难杂病开辟一条治疗新途径。它不仅是针灸学的研究方向,更是现代医学发展的必然方向。"他将"纳甲法""纳子法""子午流注""灵龟八法"及"六十花甲子"组合在一起,研制成了一个袖珍式的"子午流注与灵龟八法临床应用盘",此盘有3种选穴方法和多种功能,不用推算,半分钟不到就可找到当日当时的所开穴,极为方便。1982年9月,在石家庄召开的全国子午流注学术研讨会上,许多专家学者认为:它可与采用电子技术制造的子午流注仪相媲美,给针灸医、教、研提供了重要的工具,并为在时间医学和针灸、中药等治疗中探讨优选法创造条件。

为了证明中国传统针刺手法的科学性,在郑魁山教授主持和带领下,郑氏针法团队完成了大量关于传统针刺手法机理研究的课题,如:"针刺热补、凉泻手法对皮肤温度影响的实验观察""热补和凉泻不同针刺手法对失血性休克的实验观察""温通针法对急性心肌缺血损伤大鼠心肌酶、自由基、Ca^{2+}、心电图及形态学的影响""温通针法对大鼠实验性脑出血后急性期脑系数、脑组织含水量、Ca^{2+}、Na^+、K^+ 及血流变学的影响"等。这些科研成果不仅在国内领先，而且在国际上也有一定的影响力。在传统针刺手法机理研究方面，其学术地位得到国内外同行的普遍认可和赞许，国际声誉也日趋提高。

为了进一步弘扬中国针灸针法和扩大中国针灸的国际影响，经中国科协批准，甘肃郑氏针法研究会于 1995 年在兰州成立，郑魁山亲任会长，之后，郑魁山对"针刺八法"中的手法做了更深入的科学实验研究。研究会成立的第 2 年，即召开了"国际郑氏传统针法学术研讨会暨郑毓琳先生诞辰 100 周年纪念会"，国内外百余名针灸学者与会，并参加了会后的"国际传统针法学习班"，引起国内外针灸界的广泛关注，郑氏针法研究成果有口皆碑。研究会的另一个任务是临床带教研究生、留学生和针灸学生，10 余年来，郑氏针法已造福世界，名扬世界。

郑魁山不仅是一位针灸临床专家，更是一位国学爱好者。1956 年，郑魁山接受了卫生部重托，在中医研究院开办了外国专家培训班，为学员讲授针灸学，先后为国外培养了 500 余名高级师资力量。1958 年，一位外国友人因患类风湿性关节炎，手不能握、腿不能伸，多方求治无效，来到中国试治。卫生部高度重视，批示由郑魁山教授主治，月余病情好转，半年后康复回国。随后，这位外国友人所在国家派来了几名医生跟随郑魁山学习针灸，一时传为奇谈佳话。这些活动为我国早期的政治外交及针灸的国际传播做出了不可磨灭的贡献。

在甘肃中医学院 20 余年的教学工作中，郑魁山亲自带教了来自各国的留学生共 12 期，1000 余人。他认为针灸不仅能直接造福人类，还是世界人民学习中国文化的一个桥梁。针灸医学要发展，必须要学中国传统文化。这便是他给国外学生讲解《易经》及中国气功的原因。《子午流注与灵龟八法》一书于 1989 年在中国台湾被千华图书出版公司改为繁体字出版。《针灸集锦》和《针灸补泻手法》面世后，也分别被日本京都中医研究会和日本东洋出版社译成日文出版。2004 年 5 月，日本将《针灸补泻手法》一书作为日本国立针灸大学及各针灸院校的教科书，并称"研究中国针灸针法，必从郑氏始"。1987 年 11 月，在北京召开的世界针联第一届针灸学术大会上，郑魁山宣读的"针刺治疗链霉素中毒性耳聋 14 例临床观察"、演示的幻灯片"针刺手法 100 种"均受到与会国内外专家学者的欢迎和好评。会议期间，日本中国医疗普及协会会长横山瑞生、东京后藤学园园长后藤修司、中国室长兵头明、东洋学术出版社社长山本胜旷等 19 人及美国部分针灸学者，都请郑魁山给他们扎一针，亲自体会一下中国针法的奥妙,结果个个心悦诚服,盛赞"中国无愧于'针灸故乡'的称号,称郑魁山教授是当今中国针灸针法研究之父当不为过!"

1991年10月郑魁山在北京出席了"世界针联国际针法灸法现场交流会",并担任执行主席。至此,郑魁山教授领衔中国针灸针法研究50载,世称"当代中国针灸针法研究之父"已是不争的事实。

近年来,郑氏针法学术流派团队正一如既往指导研究生,继续开展"传统针刺手法实验及临床应用"的科学研究,为祖国针灸事业的增加更丰富的内容。

(张谦)

第二节 郑魁山教授的针法之路

一、坚实根基

郑魁山教授认为基本功是硬本领,需要天天练,日积月累,从浅到深,方可从生疏到熟练。对于医学原著的内容能做到不加思索,张口就来,那么到临床应用时就会得心应手;若读书不够认真,基本功不够熟练,虽能背诵书中内容,但到了应用时就想不起来或想不全面了。所以基本功必须熟练,必须扎实。针灸医生在治病时,辨证靠诊断准,治疗靠方穴熟、手法精;病症无穷,方穴众多,若基本功不扎实,就不能取得很好的疗效。所以说,针灸初学入门比较容易,学精学深比较困难,不下苦功夫认真揣摩钻研,是不能精益求精的。郑魁山教授强调气功与针刺手法的结合,认为练气功是针灸医生的一项基本功,练肩、肘、腕三关节,以利气的通畅,强筋壮骨,使肢体灵活,施针时左手推按有力,刚柔协调,揣穴准确,力量持久;右手进针迅速,动作灵巧,得心应手。认为针灸医师应该以良好的中国传统文化为基础,熟读经典,注重修身养性,坚持针术的练习,勤于临床、坚持临床,才能有扎实的根基,更好地应用于临床。

1. 以良好的中国传统文化为基础

中国传统文化是中华文明演化而汇集的一种反映民族特质和风貌的民族文化,它为中华儿女世世代代所继承和发展,其内涵博大精深、传统优良,是中华民族几千年文明的结晶,同时它又是所有国粹传承的良好基础。郑魁山教授的父亲郑毓琳先生针技精巧,屡起沉疴,郑老自幼耳濡目染,对针灸怀有深厚的情感,并在父亲带教下系统学习了中国传统文化,从四书五经开始,而后又研习了《内经》《难经》《针灸甲乙经》《针灸大成》等经典医学名著,20岁以前就把中医的经典著作通读,并深刻领会其中的意思。正是由于有这样的文化功底,郑老才能在学术上超越前人,既继承了古人的经验,又发挥了自己的特色,使针灸这门古老的技艺得以发扬光大。所以学习中医没有一定的中国传统文化为基础就不能深入钻研。自古以来医儒皆为一家,医学是医人的科学,儒学是为人的学问,医儒息息相通。古人曰:"不大儒者不大医",中医既是一门自然科学,又是一门有关社会人文的科学,其内容博大精深,富涵文、史、哲、天文、地理、四时、物候等传统文化。针灸医学的思维已被中国传统文化深深地打上了一个烙印,其独特的理论体系和中国传统文化有着千丝万缕的血脉关系,而针灸医学本身又是中国传统文化当中不可缺失的一部分。儒、道等家共同遵奉的经典《周易》提出的"一阴一阳之谓道",正是反映在阴阳五行学说之生理平衡方面。同时大量的医家文献也因我国古代不同时期的人文、习俗之不同而各异,充分与正确地拓宽我们对祖国文化的理解与认识,不仅可以加深我们的文化底蕴,也可以更好地帮助我们理解与运用中医,当然也包括针灸。

2. 熟读经典

把握中医经典著作是学好中医的关键,历代中医大家皆以熟读经典为根本。任何一门学科的发展,都离不开继承和创新两个方面,而经典恰恰就是这两方面的桥梁。继承前人的宝贵经验,要从经典下手,而中医的任何创新都是在熟读经典的基础上进行的。郑魁山教授指出经典的东西一定要熟练,对于经典的内容如果能做到不假思索,张口就来,动手就做,到临床应用时,不但能触机即发,左右逢源,还会得心应手,熟能生巧。否则在读书时虽然能背诵,到了应用时一有障碍,就想不起来或想不全面了。这是因为读书不够认真,基本功不够熟练的缘故。所以学习期间要天天练,工作期间也要抓紧业余时间不断地练习,才能练好基本功。

3. 注重修身养性

郑魁山教授认为一个合格的针灸医生气功锻炼和针术的结合是不可缺少的,他指出气功是一种锻炼精、气、神,从而使人能实现对生命过程进行自我调节,增强体质,祛病延年的一门科学。通过气功锻炼,针刺时才能更好地使自己的补泻意念集中于针下,作用于患者,更好地体会针下气至冲动,当功力达到一定程度后,医生能随自己的意念,将内气外发,在针刺操作过程中,这种离体的内气所产生的能量,通过针体作用于腧穴,增强得气感,达到意气相随,刚柔相济,气随意走,意到气到的境界。

4. 针术的练习

郑魁山教授认为毫针操作必须首先练针，由左手摸穴辨别肌肉厚薄，穴位深浅，配合右手进针时还需有押按协调的持久力量。针体细软，右手持针需有一定的指力，在进针时才能随意地进行捻转、提插，两手密切配合是掌握针刺手法的关键。作为针灸医生，必须掌握理、法、方、穴、术五个要领。并总结了一套练习方法包括关节练习法和左右手练习法。郑魁山教授认为针术的练习必须具备以下几点要求：

一要坚持，这是成功的重要因素。二要有正确的练针方法。练气：力与气和，气与意和，意与指和。调医者自身气机，练会用丹田之力。练指：练指感、指力。练意：心先内守，神随针入，以意领气。练巧：汉代郭玉说："腠理至微，随气用巧，针石之间，毫芒即乖，神存心手之下，心可得解，而口不可得言也。"意力要协调，要从静中求动，从动中加力、从无力到有力、从微力到重力；意念要放松，使精神与心理松紧协调，要松而不懈，紧而不僵，致力于静的目的是求气充力足，但要静不滞其机，才能动不见其迹，巧才能得到体现。三要治神守神。

5. 勤于临床，坚持临床

前辈名医大家的成功，无疑为我们提供了借鉴与榜样。这些成功的大家不外乎两个因素，即善于治学、精于临证。中医有一个谚语："熟读王叔和，不如临证多"，这在某种程度上说明了勤于临床、坚持临床的重要性。历代中医大家无一不是在临床中成长的，他们在长期的临床观察中发现了大量的问题，并逐一解决这些问题，为以后更好的疗效打下了坚实的基础，并进一步完善和发展了中医理论。郑魁山教授继承历经四代传承的针灸经验，在60余年不断的实践中，勤求古训、博采众长、汲取精髓、推陈出新，整理和完善家传手法，形成了自己独特的针刺手法特点，并使其学术特点自成一家。在传统的"烧山火""透天凉"手法基础上，创立出独特的"热补""凉泻"手法。只有坚持临床才能了解疾病的发生、发展和转归，通过治疗来不断检验所学知识是否完备，所学技能是否有用，只有如此才能积累大量经验，有所突破创新。

二、善用左手，立"揣穴法"

郑魁山教授在揣穴、进针、行针候气等几个方面，有独特的临证实践经验，特别注重双手操作，重用左手。总结出左手揣穴，右手辅助；右手进针，左手候气；左手关闭，气至病所，以及"守气法"等一整套双手操作，重用左手的针刺方法。提出了分拨、旋转、摇滚、升降等"揣穴法"。揣穴的意义有以下几个方面。

1. 探明穴位,以利进针

腧穴穴位准确与否,直接关系到针刺的疗效。在针刺前,根据处方的要求,需要按照腧穴定位法准确取穴,医者的左手揣穴似侦察兵,在取穴时起到了关键的作用。

定穴:为求得穴位的准确,用左手的拇指或示指放在穴位处,向前后左右推拉、揉按、揣摸,找出患者自觉酸胀明显处,即是腧穴所在,由此可以确定进针点。

了解穴情:穴位定取之后,可用左手拇指或示指按压所定穴位局部,细心体会穴位处肌肉厚薄、孔隙大小、指感的位置,周围有没有肌腱、血管,将针刺穴位处侦察清楚,把妨碍进针的肌腱、血管等拨开,再确定进针的方向和深浅,做到有的放矢。

寻穴:治疗某些疾病,根据选穴的需要选用阿是穴或压痛点等作为针刺点,需要用左手切、按、循,根据手下的感觉及患者的感觉探求最佳的针刺点,即为寻穴。

减轻进针疼痛:就是通过左手拇指或示指在穴位上揣按,可以使局部皮肤松弛,又可缓解患者紧张情绪,分散患者的注意力,这样既减轻疼痛,又便于右手进针。

2. 开通穴道,以利得气

在针刺操作时先用左手压穴进行揣按,当指下显现经气来到时,然后右手推针刺入,这样更有利于得气。也就是说揣穴可以通利脉道,促使气的到来,具体体现在以下几个方面。

固护营卫气血:卫气行于阳,营气行于阴,要达到针刺勿伤营血卫气的目的,就必须协调熟练地运用双手进针法,医者可以根据病情的虚实,通过左手拇指或指的揣按来保护营卫,以免刺卫时伤及营血,刺营时卫气泄散,也就是说针刺浅层属于阳分的卫分时,要卧针斜刺或沿皮横刺,刺至皮下层,不伤及皮下静脉。针刺深层属于营气的营分时,要先用左手按压穴位,使浅层的卫气散开后,方可直刺穴位。

辨别气机之变化:就是以左手拇指或示指切按住针刺部位,右手持针迅速刺入1~3mm,再缓慢进针,左手保持不动,医者意念集中,将自身之经气运到左手拇指或示指指腹,配合持针之右手随时触及针下气至波动,候到气至,专心体察穴位处气机之变化,针感之强弱,及时施用补泻手法,不可错过时机。

控制针感:针刺候到气至,欲"气至病所"可用左手协助调节。

三、精简创新操作手法

郑魁山教授在实践中善于总结传统针刺手法理论,融会贯通,执简驭繁,把传统的"烧山火""透天凉"手法加以改进,删繁就简,创立出独特的"热补""凉泻"两种操作手法。这两种操作手法,简便明了,易于掌握和运用,且同样能产生"烧山火""透天凉"

针法的效果。郑魁山教授在临床上善用温法治疗疑难杂症,创立了"温通法""关闭法""穿胛热""过眼热"等特殊针刺方法,并将之应用于针灸的临床和实验研究之中,对传统针法进行了独创性的发展。

四、创新针法,首创温通

郑魁山教授临证以手法治疗疑难杂症而著称,郑老继承历经四代传播下来的宝贵针灸医疗经验,再根据他本人 60 余年来从事针灸的临床经验,在不断地实践中,总结发现临床疑难杂症之病机以虚实夹杂,本虚标实为多见。尤以肾虚、肝郁、痰浊、瘀血、血虚为致病原因。根据《素问·调经论》:"血气者,喜温而畏寒,寒则涩不能流,温则消而去之",以及唐容川的"此血在身不能加于好血而反阻新血生化之机,故凡血证总以祛瘀为要"的原则,故此立固本清源、温通之大法,除了补益、调整脏腑功能治其本以外,还要解郁化痰祛瘀治其标,在治疗上创用"温通针法"治疗各种疑难杂症。该手法突出"温""通""补"的作用,补泻兼施,能激发经气并通过推弩守气,推动气血运行,使气至病所,具有温经通络化痰浊、祛风散寒、行气活血、扶正祛邪的作用。《金匮要略》指出:"病痰饮者,当以温药和之",此即温补的药物以化痰饮之邪。针法亦同理,温可以振奋阳气,化痰浊,祛阴邪;通以疏通经络,祛瘀邪。欲温先通,以通促温,温通相合,使痰化瘀消,标本兼顾。精湛之手法配以精当之选穴,临证治疗各种疑难病症力专而效宏。并对针法之机理进行了大量的科学研究,其学术地位得到国内外同行的普遍认可。

1. 热补法

此手法比烧山火、进火补简便,刺激量介于两者之间,实验证明,它不但能使患者产生热感,而且能使皮肤温度升高。

操作方法:术者左手食指或拇指紧按针穴,右手将针刺入穴内,候其气至,左手加重压力,右手拇指向前连续捻按 3~5 次,候针下沉紧,针尖拉着有感应的部位,连续急(重)插慢(轻)提 3~5 次,拇指再向前连续捻按 3~5 次;针尖顶着产生感觉的部位守气,使针下继续沉紧,产生热感。根据病情留针后,缓慢将针拔出,急扣针穴。

适应证:中风脱证,瘫痪麻痹,风湿痹证,腹痛泄泻,阳痿遗精等一切虚寒证。临床应用本法,针中脘、天枢、气海、腰俞、会阳等穴,使之产生热感,治疗腹痛、溏泻等一切虚寒证,都有明显效果。

2. 凉泻法

此手法比透天凉、进水泻简便,刺激量介于两者之间,实验证明,它不但能使患者产生凉感,而且能使皮肤温度下降。

操作方法:术者左手食指或拇指紧按针穴,右手将针刺入穴内,候其气至,左手减轻压力,右手拇指向后连续捻提 3~5 次,候针下沉紧,提退 1 分左右,针尖向有感应的部位,连续慢(轻)插急(重)提 3 ~ 5 次;拇指向后再连续捻提 3 ~ 5 次,针尖拉着产生感应的部位守气,使针下松滑,产生凉感。根据病情留针后,急速将针拔出,不扪针穴。

适应证:中风闭证,暑热高烧,谵语癫狂,目赤龈肿,唇烂便秘等一切实热证。临床应用本法,针颊车、翳风、合谷等穴,使之产生凉感,可以清热消肿,治疗痄腮有明显效果。

3. 温通针法、过眼热、穿胛热、通经接气法

"温通针法"是郑魁山在数十年的临床实践中, 独创的治疗各种疑难杂症的特色针刺手法。该手法补泻兼施,能激发经气并通过推弩守气,推动气血运行,使气至病所,具有温经通络化痰浊、祛风散寒、行气活血、扶正祛邪的作用。具体操作方法:左手拇指或食指切按穴位,右手将针刺入穴内,候气至,左手加重压力,右手拇指用力向前捻按 9 次,使针下沉紧,针尖拉着有感应的部位连续小幅度重插轻提 9 次,拇指再向前连续捻按 9 次,针尖顶着有感应的部位推弩守气,使针下继续沉紧,同时押手施以关闭法,以促使针感传至病所,产生热感,守气 1~3min,留针后,缓慢出针,按压针孔。

郑魁山教授临床治疗各种眼疾,以风池穴为主施温通针法,针尖朝向对侧目内眦,使热感传导到眼区,守气 1min,不留针。促使瘀血消散、吸收,称为"过眼热"针法。

对风寒湿侵袭所致的上肢麻木疼痛和漏肩风等, 取天宗穴为主施用温通针法,使热感传导至肩部,起到散寒止痛的作用,称为"穿胛热"针法。

对中风后肢体偏瘫、痿软和风湿痹病等,病在上肢部,取风池、大椎、大杼、肩髃、曲池、外关、合谷、后溪等;病在下肢部,取肾俞、关元俞、环跳、风市、阳陵泉、足三里、悬钟、足临泣等,治疗时按顺序由上而下依次针刺,用温通针法,使热感传导至肢体远端,起到活血通脉、恢复肢体运动功能的作用,称之为"通经接气法"。

(秦晓光)

第三节　针灸针法概述

《灵枢·九针十二原》载述："凡用针者,虚则实之,满则泄之,宛陈则除之,邪胜则虚之。"说明当人体的生理功能发生异常,反映出病理现象时,应根据病症的需要,选用不同规格的针具,在人体腧穴或皮肤表面,刺入皮内、肌肉或筋骨间的经络通行之处,施予适合病情的针法,使患者出现酸、麻、困、胀、重、凉、热等感觉,或在局部放血、排脓,通过补虚泻实,祛邪扶正,达到气血调和,经络通畅,治疗疾病,恢复健康的目的。

一、古代九针简介

《灵枢·官针》篇说:"九针之宜,各有所为,长、短、大、小各有所施。"现将九针的名称、形状、用途分别介绍如下。

镵针:又名箭头针,针体宽 0.5 寸,长 1.6 寸,头大,末端一分锋锐。用于浅刺皮肤放血,排脓、治疗头身热证和痈肿等症。

圆针:长 1.6 寸,针身圆柱形,针尖呈卵圆形。用于按摩体表,顶压穴位,治疗分肉间气血瘀滞病。

鍉针:长 3.5 寸,针头如黍粟状,圆而微尖。用于按压经脉,不能深刺。治疗脉气虚少者。

锋针:又名三棱针,长 1.6 寸,针身圆柱形,针头锋利,呈三棱锥形。用于放血、排脓,治疗热病、痈肿。

铍针:又名铍刀,长 4 寸,宽 2.5 分,形如剑,取法于剑锋。用于割治、排脓,治疗痈肿。

圆利针:长 1.6 寸,针头微大,比毫针略粗,圆而且利。用于体壮者、深刺,治疗痹症和痈肿。

毫针:长 3.6 寸,针细如毫毛。即现代临床常用之针灸针。用于深刺、浅刺,治疗各种病症。

长针:又名环跳针,长 7 寸。用于肌肉较厚处穴位的深刺,治疗深部痛痹。

大针:后人称为火针,长 4 寸,针身呈粗圆形。烧红后,速刺速退,排脓,常用于治疗颈部淋巴结核。

二、现代毫针简介

(一)毫针的规格

目前,毫针多为不锈钢材质,针体长度有 0.5、1、1.5、2、2.5、3、4 寸等。针体粗细分为 26、28、30、32 号等规格。针体有弹性,进针滑利、针尖呈松针状,锐度适宜。其中以 1.5 ~ 3 寸长和 28 ~ 30 号粗细规格的毫针,临床应用最为广泛。

(二)选针与储藏

1. 选针

毫针有长短,粗细之分,这样有利于医者按病情选择应用。选择的得当与否和疗效有密切关系。针体长短的选择,应根据针刺部位局部肌肉之厚薄,患者身体的胖瘦、强弱、年龄的大小,穴位的深浅以及病之在表在里,病情的虚实不同而定。穴位处肌肉厚、病在里、体胖者,应深刺,当选长针;反之则浅刺,当选短针。毫针粗细的选择,应根据患者的体质强弱、病情的虚实和对针感的适应性,以及医者手法操作的熟练程度而定。体质强壮、病属实热、穴位局部肌肉丰满者宜用粗针,反之则当用细针。但针体越粗,针感越强,反之则弱。针体过粗,也容易引起疼痛,并且有损伤脏腑器官的风险;针体过细,技术不熟练者不易进针,反而会增加进针时的不适感。所以选择针具必须根据术者和患者的个人具体情况而定。

2. 储藏

针具储藏的目的是防止生锈,避免针体弯曲和针尖受损。在煮沸消毒时,应用纱布包裹,以防针尖与消毒锅壁碰撞,引起针尖损伤。毫针使用完毕,必须用棉花擦净,放在针盒、针管或针夹内,并须垫以棉花、纱布,以保护针尖。如今,随着我国科学技术的飞速发展和经济水平的提高,基本普及了一次性无菌针灸针的使用,这就极大地减少了医护人员的工作量,也降低了交叉感染的风险。

三、《黄帝内经》关于刺法的论述

《灵枢·官针》篇说:"凡刺之要,官针最妙。九针之宜,各有所为,长、短、大、小,各有所施也。不得其用,病弗能移。疾浅针深,内伤良肉,皮肤为痈;病深针浅,病气不泻,皮为大脓。病小针大,气泻太甚,疾必为害;病大针小,气不泄泻,亦复为败。"可见,临床运用当中,选择不同的针具或刺法,意义重大。兹将其中九刺、十二刺及五刺的方法,分别介绍如下。

（一）属于不同深浅的刺法

1. 刺皮

毛刺："毛刺者，刺浮痹皮肤也。"这是《素问·刺要论》说的"刺毫毛腠理无伤皮"的刺法。由于针刺浅浮的毫毛皮肤腠理，故称毛刺。临床上常用各种皮肤针、梅花针轻叩体表，不仅可以治疗皮肤麻木不仁的"浮痹"、皮肤病，而且现在还可治疗脏腑病症。

半刺："半刺者，浅内而疾发针，无针伤肉，如拔毛状，以取皮气，此肺之应也"。由于针不全入，像拔毛样的浅刺皮肤，不伤肌肉，故称半刺。因为肺主皮毛，刺皮可消散肺之病邪，所以和肺脏相应。这种针法比毛刺略深，临床常用各种皮肤针、梅花针叩打皮肤，或皮内埋针，以宣透表邪，治疗风寒束表、发热咳喘、某些皮肤病症等。

直针刺："直针刺者，引皮乃刺之，以治寒气之浅者也。"由于沿皮进针，上下垂直或向左右平刺，故称直针刺。临床上这种针法，是将穴位上的皮肤捏起，然后将针从捏起处沿皮刺入，不伤肌肉，常取瞳子髎、透颧髎、地仓透颊车，治疗风寒客邪侵入较浅，如面神经麻痹、拘急、抽搐等病症。

2. 刺脉

经刺："经刺者，刺大经之结络经分也。"由于针刺经脉所过部位，气血瘀滞、结聚不通之处，故称经刺。这种针法，临床上是在患病的本经脉循行线上，循、摩、压、按，发现压痛、硬结、条索等闭结不通之处，用针刺之，以通其经气，治疗经络瘀滞、气血不通所致之局部红肿，疼痛和经络、脏腑的其他病症。

络刺："络刺者，刺小络之血脉也。"《素问·调经论》有云："病在血，调之络"的刺法。用以浅刺小络出血，故称络刺，亦称刺络。临床上常取十宣、十二井、尺泽、委中、三关纹等，用点刺法放血，疏泻热邪，治疗暑热高烧、惊风、中风、急性胃肠炎、小儿食积内热等病症。

赞刺："赞刺者，直入直出，数发针而浅之出血，是谓治痈肿也。"赞有赞助、帮助的含义，由于在患处用三棱针速刺速出，浅而多刺，放血排脓，帮助痈肿消散，故称赞刺。临床上常用这种方法放出黏液，治疗腱鞘囊肿等症。

豹文刺："豹文刺者，左右前后针之，中脉为故，以取经络之血者，此心之应也。"由于在经络患处散刺多针，出血点似豹皮的斑纹，故称豹文刺。因为心主血脉，所以和心相应。临床常用这种针法，在病痛的局部前后左右散刺多针，或用梅花针重叩，使之出血。以消散经络中的瘀滞，治疗局部血肿、静脉曲张、静脉炎和热邪亢盛的急性结膜炎等病症。

3. 刺肉

浮刺："浮刺者，傍入而浮之，以治肌急而寒者也。"由于针从穴位旁边斜刺入而浅浮,故称浮刺。临床上常用毫针斜刺肌肉和皮下埋针,治疗感受寒邪所致的肌肉拘急、面肌痉挛等症。

分刺:"分刺者,刺分肉之间也。"《素问·调经论》曰"病在肉,调之分肉",由于针刺分肉之间的缝隙,故称为分刺。临床上常用这种针法,治疗肌肉松软、麻痹、萎缩、痉挛、震颤、酸痛等症。

合谷刺:"合谷刺者,左右鸡足。针于分肉之间,以取肌痹。"由于"肉之大会为谷",一针三向成"个"字形刺于肌肉会合之处,故称合谷刺。因为脾主肌肉,所以和脾脏相应。临床上常用这种针法,将针刺至一定深度后,将针提至皮下,再分别向左右两侧各斜刺一针,像鸡爪之分,而针于分肉之间,治疗肌肉麻痹、酸痛、痉挛等症,也有时用于搜寻感觉。

4. 刺筋

关刺:"关刺者,直刺左右尽筋上,以取筋痹,慎无出血,此肝之应也。"由于针刺四肢筋的近端关节附近,故称为关刺。因为肝主筋,所以和肝脏相应,临床上常用这种针法,治疗关节炎、关节痛、筋肉拘急、痉挛、筋痹等症。但施针时一定要慎重,不可刺伤脉管、关节囊和软骨,以防出血、出液,避免引起关节不得屈伸,肿胀、疼痛等不良反应。

恢刺:"恢刺者,直刺傍之,举之,前后恢筋急,以治筋痹也。"由于针刺筋的附近,使拘急的筋恢复正常,故称恢刺。这种针法,临床上是在筋的旁边直刺、斜刺、横刺、多向透刺,结合提插搓捻。促其气至,以通其经气,缓解筋急,治疗痉挛、拘急、腰肌劳损、疼痛等症。

5. 刺骨

短刺:"短刺者,刺骨痹,稍摇而深之,致针骨所,以上下摩骨也。"由于这种针法要求针接近骨部,短促而快速的操作,故称短刺。这种针法,临床上是将针进到一定深度,边摇动、边渐渐深入,使针尖直达骨的附近,上下轻微地提插、搓捻,以达到摩擦刺激骨膜,以治疗关节炎、骨痹等深部病症。

输刺:"输刺者,直入直出,深内之至骨,以取骨痹,此肾之应也。"输有内外输通之含意,由于直进直出,深刺至骨,输泻深居骨节间的病邪,故称输刺。因为肾主骨,所以和肾脏相应。临床上常用这种针法,治疗肩、肘、膝关节炎以及骨痹等深部病症。

(二)属于取穴原则的刺法

1. 取五输和背俞穴

输刺:"输刺者,刺诸经荥输、脏腧也。"由于取特定穴中的五输和背俞穴治病,故称输刺。临床上常取十二经的井、荥、输、经、合及背部脏腑俞穴为主,治疗相关的脏腑、经络各种病症。

2. 局部取穴

"以痛为输"这种针法,是在病痛的局部取穴的治病方法。后世的"阿是穴""不定穴""天应穴"等,就是按此法发展而来。

3. 远隔取穴

远道刺:"远道刺者,病在上,取之下,刺腑输也。"由于上病取下,所针之穴距离病位较远,故称为远道刺。如临床上常取足三里治疗胃病、百会治疗脱肛、委中治疗腰痛。

4. 前后配穴

偶刺:"偶刺者,以手直心若背,直痛所,一刺前,一刺后,以治心痹。刺此者,傍针之也。"由于前后、俞募、阴阳同时刺,似配偶,故称偶刺。这种针法,是在针刺前,先以手指循按人体前面募穴和后面俞穴,或在痛点,一针刺前面,一针刺后面,治疗心血痹阻和心气不舒的心胸疼痛病症。但针时必须斜刺,以防伤及内脏。临床上称这种针法,为俞募配穴法,如常取肺俞、中府治疗咳喘,取中脘、胃俞治疗胃病。

5. 左右取穴

阴刺:"阴刺者,左右率刺之,以治寒厥,中寒厥,足踝后少阴也。"由于此法是刺足少阴经的两侧太溪穴,治疗阴寒内盛的寒厥证,故称阴刺。临床上常取太溪治疗足心冷痛,十二原穴治疗四肢厥冷和疼痛等病症。

巨刺、缪刺:"巨刺者,左取右,右取左。"《素问·调经论》载:"身形有痛,九候莫病,则缪刺之;痛在于左而右脉病者,巨刺之。"《素问·缪刺论》载:"邪客于经,左盛则右病,右盛则左病,亦有移易者,左痛未已而右脉先病,如此者,必巨刺之,必中其经,非络脉也,故络病者,其痛与经脉缪处,故名曰缪刺。"就是左病取右、右病取左,深刺经为巨刺,浅刺络为缪刺的区别。

由于巨与距相通,缪与误同意,取穴与病位的距离不但远隔,而且缪误,故称巨刺,缪刺。如临床上常取左合谷治疗热在阳明的右侧龈肿牙痛,取右偏历治疗风寒袭络的左侧面瘫等。

(三)其他刺法

1. 多针刺

齐刺:"齐刺者,直入一,傍入二,以治寒气小深者;或曰三刺,三刺者,治痹气小深者也。"由于是在病位正中和左右两侧各刺一针,三针齐下,故称齐刺、三刺。临床上常用这种针法,治疗局限性疼痛、麻木、酸困、寒气稽留范围较小而又较深的痹症。

扬刺:"扬刺者,正内一,傍内四而浮之,以治寒气之搏大者也。"由于五针齐下,浅刺速出,轻而扬之,故称扬刺。临床上这种针法,是将5根针捆在一起,用手指捏持,刺入皮肉后迅速将针抖出,以扩大针孔,或用梅花针重叩,捏挤出血,治疗疼痛、麻痹、热毒、疮疖和风寒湿侵及范围较广而浅的痹症等。

傍针刺:"傍针刺者,直刺傍刺各一,以治留痹久居者也。"由于在病位正中和傍边各刺一针,两针邻近,正傍配合,故称傍针刺。临床上常用这种针法,治疗压痛明显、固定不移、久治不愈、寒气较深的痛痹等。

报刺:"报刺者,刺痛无常处也。上下行者,直内无拔针,以左手随病所按之,乃出针,复刺之也。"报有复之含义,又曰:出针后又复刺,故称报刺。这种针法,临床上是先在痛处直刺一针,不立即出针,再以左手在痛处上下循按,并询问患者有否压痛。找到新痛点后,将前针拔出,再复刺入新痛点,发现一个新痛点,就复刺一针,根据痛点多少,决定复刺的针效,常用于治疗游走性窜痛、痛无定处的"行痹"等。

2. 燔针

焠刺:"焠刺者,刺燔针则取痹也。"由于将针烧红而刺,故称焠刺。《灵枢·经筋》篇载:"焠刺者,刺寒急也;热则筋纵不收,无用燔针",这是焠刺的适应证和禁忌证。临床上是将烧红的针,对准病变的局部,迅速刺入一定的深度,当即迅速将针拔出,常用于治疗寒痹,瘰疬等病症。

3. 排脓

大泻刺:"大泻刺者,刺大脓以铍针也。"由于用铍针切开脓疡,排脓放血,祛邪外出,故称大泻刺。临床上常用三棱针,放出黏液,治疗腱鞘囊肿等。

4. 输刺

"输刺者,直入直出,稀发针而深之,以治气盛而热者也。""输"有输通的含义,直入直出,能输泻热邪,故称输刺。《灵枢·官针》篇中有三种输刺,这一种和前两种不同,这种是垂直进针,得气后垂直退出,取穴少,刺入较深,用泻法,治疗气盛有热的病症。临床上常用提插补泻中的泻法,深刺天枢、丰隆、支沟等穴治疗气盛有热的大便秘结。

四、针刺的作用及注意事项

针刺的适应证广,能治疗多种疾病,但用之不当,也会给患者造成痛苦,甚至发生医疗事故。所以采用针法时也应注意。

(一)针刺的作用

《灵枢·经脉》篇说:"盛则泻之,虚则补之,热则疾之,寒则留之……不盛不虚,以经取之。"《灵枢·刺节真邪》篇说:"用针之类,在于调气"说明在穴位上用不同针刺手法,具有补虚、泻实、调整机体气血阴阳的平衡,治疗多种病症的作用。

扶正补虚:凡属脾肾阳虚引起的久泻、脱肛、阳痿、遗尿、神疲乏力或气血不足引起的麻痹、痿软等病症,取相应的穴位用补的手法,有扶正补虚,益气培元的作用。

祛邪泻实:凡属脏腑实热引起的腹满、便秘、尿闭、尿赤或感受外邪引起的烦躁、神昏、疼痛、痉挛等病症,取相应的穴位用泻的手法,有祛邪泻实,清热导滞的作用。

调和阴阳:凡属气血失调引起的胸满、胁痛、气郁不舒、眩晕、失眠或阴阳偏盛偏衰引起的功能失调性病症,取相应的穴位用平补平泻法,有调和阴阳、疏通气血、调节机体阴阳平衡的作用。

通调经络:凡属经络阻塞引起的麻木、酸痛、肿胀等症,针刺相应的穴位,有疏通经络、通调气血的作用。

清热解毒:凡属风、寒、暑、湿、燥、火等外邪引起的发热无汗,咽喉肿痛和急性腹痛、吐泻等症,取相应穴位用点刺法放血,有清热除烦、泻火解毒的作用。

镇痉止痛:凡属内生实热或感受外邪引起的惊风、痉挛、剧烈疼痛等症,取相应的穴位用泻法,有清热泻火、镇痉止痛的作用。

消坚散结:如腱鞘囊肿,用三棱针在囊肿顶端点刺,将胶状黏液挤净;瘰疬用火针;瘿气在局部用围刺法留针;这些治法有消坚散结的作用。

(二)针刺注意事项

1. 体位

在进针前,患者应采取舒适、能持久、便于医者操作的体位。配穴治疗时,应尽量少变换体位。临床常用的体位如下:

仰卧位:用于取头面、胸腹、下肢前面等穴位。

俯卧位:用于取腰背、臀部、下肢后面等穴位。

侧卧位:用于取章门、环跳等人体侧面的穴位。

仰靠位:用于取头面、颈部等穴位。

俯伏位:用于取头项、腰背部等穴位。

屈肘仰掌位:用于取上肢手掌侧等穴位。

屈肘俯掌位:用于取手背侧等穴位。

屈肘拱手位:用于取上肢外侧等穴位。

2. 进针角度

取穴局部的解剖不同,进针的角度不一致,临床针感传导方向亦不同。

直刺:是针体与皮肤呈90°角垂直刺入。这种方法适用于全身大多数穴位。有时为使针感向四周扩散,可采取直刺盘摇法。

斜刺:是针体倾斜与皮肤呈45°角刺入。这种方法多用于内有主要脏器的部位。如胸、背部的中府、肺俞等穴。为使针感向需要的方向传导,也常用斜刺,针尖指向病所。

横刺(沿皮刺、平刺):是针体与皮肤呈 15°角刺入。这种方法多用于肌肉较薄的部位。如头部的百会、上星等穴。此外,为了加强刺激量,或联络经络,在穴位透刺时也用此法,如地仓透颊车等。

3. 针刺深度

每个穴位的针刺深度,在经络腧穴篇中有详细论述,但在实际操作时,还要根据患者的年龄,胖瘦和感应大小、病之深浅酌情增减。

年龄:全身穴位的针刺深度,是按正常中年人制定的,老人和儿童气血不足,针刺应适当浅些。

胖瘦:体格肥胖之人,针刺应适当深些,体弱偏瘦的患者,针刺应适当浅些。

感应:施针时酸胀或触电感强的、感应出现快的、精神紧张的、怕针的患者,针刺应当浅些,并密切观察患者的反应;感应迟钝或感应弱的患者针刺应当深些。

病位:病在表的,应刺浅些;病在里的,应刺深些。正如《素问·刺要论》曰"病有浮沉,刺有浅深,各至其理,无过其道,过之则内伤,不及则生外壅……浅深不得,反为大贼……"说明了针刺深浅的重要性。

4. 取穴顺序

一般先取人体上部的穴位,由上而下地按顺序往下施针。双侧取穴,应先针一侧,再针另一侧。因病情需要,先取下部穴位时,应由下而上地按顺序往上施针。起针亦应如此,也就是应按顺序施针和起针。不应上肢扎一针,下肢扎一针,反过来又在上肢扎一针,下肢扎一针,打乱取穴顺序。

5. 消毒

棉花、纱布、镊子、针、藏针器具以及与针直接接触的用品,均应消毒,用高压蒸汽灭菌或煮沸消毒。每针只针一穴,用后消毒再用。现在多用一次性无菌针灸针,术者在治疗前应先洗手,然后再用酒精棉球在穴位上由内向外涂擦消毒:一人一棉球或一穴一棉球,放血时应用碘酒消毒,再用酒精棉球脱碘。

6. 工作态度

医生要态度和蔼,对待患者要有同情心和责任感。仔细耐心地检查和了解病情,做好思想工作,使患者树立战胜疾病的信心和决心。施术时应采用平稳、舒适、能持久的体位,再行进针。施针时要避开大血管和瘢痕组织。初诊或精神紧张的患者,要进行解释,使其解除精神上不必要的负担。要告诉患者施针时不要乱动,如有不适要及时告诉医生,并随时询问和观察患者进针后的感觉。在留针时间不得远离患者,以防发生事故。对疗效差或疗效不巩固的疾病,不要有"万病一针"的错误思想,也不要对其他疗法有偏见,应当配合其他适宜的方法进行综合治疗,以提高疗效。

五、禁针与异常现象的处理

（一）禁针

《灵枢·终始》篇曰："凡刺之禁,新内勿刺,新刺勿内;已醉勿刺,已刺勿醉;新怒勿刺,已刺勿怒;新劳勿刺,已刺勿劳;已饱勿刺,已刺勿饱;已饥勿刺,已刺勿饥;已渴勿刺,已刺勿渴。大惊,大恐,必定其气乃刺之。乘车来者,卧而休之,如食顷乃刺之;出行来者,坐而休之,如行十里顷乃刺之。"指出过劳、过饱、过饥、过渴、大惊、大恐、酒醉时等,应当解除这些情况以后,再给施针。急诊者应当例外。

《针灸大成》禁针穴歌中提出的禁针穴位有:神道、灵台、膻中、水分、神阙、会阴、横骨、气冲、箕门、承筋、手五里、三阳络、青灵、乳中、脑户、囟会、神庭、玉枕、络却、承灵、颅息、角孙、承泣。孕妇不宜针合谷、三阴交、石门、云门、鸠尾、缺盆、肩井等,深刺则晕针……这是前人根据所在部位有重要器官的腧穴,或由于针刺不当易发生事故的经验记载。近代临床实践证明,禁针有三种情况:第一种是绝对禁针的穴位,如乳中、神阙。第二种是慎重用针的穴位,如孕妇小腹部、妊娠3个月以上,不宜轻易针腰尻部,以及合谷、三阴交等反应较强的穴位,以防造成流产。若病情需要也可使用,但需慎重。第三种禁针的穴位,只要医生操作严谨,掌握针刺方向、深度及手法的轻重,是可以针刺的。如果接近内脏、重要器官和大血管处的穴位,也可用斜刺、浅刺法以避免发生事故。

（二）针刺异常现象及处理

每个针灸医生可能都遇见过针刺异常现象的发生,这时,当从容面对,及时处理、耐心解释,使不良后果降到最小。

1. 滞针

针下特别沉紧,针体无法转动、进退困难的称作滞针。如是向一个方向捻转过度致使组织缠绕针体的滞针,则需向相反的方向将针捻回;肌肉过度紧张引起的滞针,需将针留在原处,在滞针的周围循按或在附近再进一针,等待气散,滞针处出现放松后,再行拔针。

2. 弯针

由于进针时手法不当,用力过猛,指力不匀,或进针后患者移动体位等,均可使针体弯曲。弯度轻的可以缓慢地将针拔出;弯度大或弯曲多的,应顺着弯针的方向,轻微摇动,顺着向针柄倾斜的方向,分段、缓慢地将针退出;如患者移动了体位,则需矫正到原来的体位,再拔针。

3. 折针

多因针的材质不好,保存不当,针根锈蚀,针体损伤,或发生死折,最常见的是针根部折断。发生折针后,医生和患者必须保持镇静,不必惊慌,不要乱动患者体位,以防针体陷入深部。针体露在皮外的,可用镊子轻轻钳出;针体在皮内的,可用手指在穴位周围挤压,使针体露出,再用镊子钳取;针下有骨骼可由外面向下轻压、用骨骼将针顶出;折针在两骨之间的,可将针顶进,使针尖穿过软组织从对侧露出,再用镊子钳取;针体已陷入深部,当用手术取出。因此,进针后针体露在皮外5分以上为宜,不能进到针根部,并且要在用针前认真检查针体有无缺损和死折,能修理的修理,不能修理者挑出不用,以防发生折针事故。

4. 晕针

多因患者体质虚弱,出汗或失血过多,饥饿疲劳,精神过度紧张,或医者针刺手法过重造成的。晕针轻的出现面色苍白、头晕目眩,恶心呕吐,心烦胸闷,四肢发冷等症,严重的有神志昏迷,肢冷脉微,冷汗淋漓,二便失禁等虚脱症状。如发现坐着晕针的,应立即停针,扶患者平卧,头部略低,并用指掐或针刺人中、中冲等穴,即可恢复。严重的可喂白开水或糖水,多数患者即可苏醒。

5. 出血及血肿

多因施术时粗心大意,误伤血管所致。出针后出血少的或慢的,用消毒干棉球按住即可(不揉);出血多的或急的,则需在针孔四周按住出血的血管施加压力,方能止血。皮肤出现青紫色或肿起的,应在局部涂碘酒或酒精,再轻揉或热敷即可消散。

六、其他针及疗法

其他针及疗法,近年来创新发展的有很多,仅将常用、有效而又容易掌握的几种介绍如下,以供参考。

(一)三棱针

三棱针为不锈钢制成。针长约2寸,针体圆柱形,针体末端三棱形,尖端三面有刃,针尖锋利,专用于点刺放血。古人对刺络放血非常重视,如《素问·血气行志》说:"凡治病必先去其血。"《素问·针解》又说:"宛陈则除之者,出恶血也。"就是刺络放血法。但刺时动作要快,进针宜浅,出血不要过多,主要治疗发热、昏厥、咽喉肿痛、局部充血、急性腹痛、吐泻和神志病等,操作方法主要有三种。

1. 速刺放血法

又称点刺,局部消毒后,左手拇、食、中三指捏紧被针部位,右手持针迅速刺入半分深左右,即将针退出,然后捏挤局部,使之出血、排黏液。常用于十二井、十宣放血,治疗发热、咽喉肿痛、昏厥;局部放黏液,治疗腱鞘囊肿等。

2.结扎放血法

先用止血带或橡皮筋1根,结扎在被针部位上端,局部用碘伏消毒,酒精棉球擦净后,左手拇指压在被针部位下端,右手持三棱针对准被针部位的静脉刺入脉中(0.5~1分深),即将针退出,使其流出少量血液,出血停止后,将止血带解开,再用消毒棉球按压针孔,不使出血过多。常用于尺泽、委中放血,治疗急性腹痛,吐泻等。对于有瘀血的络脉部位,刺过之后,使其恶血自流,看恶血自然流尽后,再用消毒棉球按压针孔;当出血时,也可轻轻按摩经脉上端,以帮助邪毒随血外出。

3.捏起放血法

左手拇、食二指捏起被针穴位的皮肤,右手持针刺入0.5~1分深。即将针退出,然后捏挤局部,使之出血。常用于攒竹、上星等穴,治疗目赤肿痛和头痛等。

(二)挑治

本法是在患者的相应皮肤上,用粗针或三棱针挑断皮下白色纤维样物,用于治疗疾病的一种方法。

1.挑治痔疮

先要寻找痔点,让患者反坐于靠背椅上,两手扶在椅架上,暴露背部,在光线充足的条件下寻找痔点,痔点多在第一腰椎至尾椎两侧。痔点要与毛囊炎,色素斑等鉴别。找点困难时,可用两手在患者背部摩擦,促使痔点出现。如出现痔点,应选择颜色明显的1~2个进行挑治。痔点越接近中线,近于尾椎,效果越好。如找不到痔点,可挑大肠俞、次髎。

痔点的特征:痔点似丘疹稍突出于表皮,针帽大小,多为灰白、暗红、棕褐、浅红色等,压之不褪色,有的点上还有一根毫毛。

挑治的方法:确定痔点后,用碘酒、酒精消毒皮肤,用无菌三棱针或粗针挑破痔点表皮,然后向内深入,可挑出白色纤维样物数十条,将其逐一挑断,挑尽为止,然后用酒精消毒,覆盖消毒纱布。痔疮在炎症期挑治效果好,无炎症时效果差。挑治后局部不要沾水,不要吃刺激性食物,避免体力劳动。如果一次不愈,隔十日再选点挑治。对治疗内痔,外痔,混合痔,肛门痒都有良好效果。

2.挑治颈部淋巴结核

让患者反坐于靠背椅上,两手扶在椅架上,暴露脊背,在患者背部两肩胛下角以上,脊柱两侧,可见到红色,略高于皮肤,小米粒大、指压不褪色的"结核点"。右侧颈部患病在左侧找点,左侧患病在右侧找点,两侧患病在两侧找点。常规消毒后,持消过毒或一次性三棱针刺破"结核点"表皮,挑断皮下浅层白色纤维数根。酒精消毒后,盖贴无菌纱布。用于治疗颈部淋巴结核。

3. 截根法治疗颈淋巴结核

让患者反坐于靠背椅上，两手扶在椅架上，暴露脊背，在患者背部的膈俞、肝俞、胆俞、胃俞、肾俞常规消毒、局麻后，用无菌三棱针刺入穴位，用针尖划 3～5 次，找到感觉，出针后覆盖无菌纱布。5 对穴位，一般一次 1 对，一天治疗 1 次，轮换使用，10 次 1 个疗程。治疗未化脓颈部淋巴结核有效。

4. 挑治羊毛疔

让患者仰卧或俯卧位，在患者腹部巨阙穴附近和后背及疼痛周围找到像疹子似的红点，常规消毒后，用无菌三棱针挑破红点表皮，然后向内深入，可挑出一种黄白色、羊毛样的细丝数条，将其逐一挑断，然后消毒，覆盖无菌纱布。治疗羊毛疔(上腹部剧痛、胃痛、干呕等)有效。

(三)火针

火针可以治疗以下疾病：

淋巴结核：让患者坐位或仰卧位，局部常规消毒后，以 1%～2% 普鲁卡因局麻，再用烧红的不锈钢特制粗针刺患处。

液化淋巴结：刺液化中心，排尽脓液。

未液化淋巴结：在硬结上火针，深达硬结 2/3 处，勿刺透，速刺速退。火针 5～6d 1 次，针后涂龙胆紫，覆盖无菌纱布，禁用油纱布和药膏等。如有感染，可用消炎药物，炎症消退后再针。治疗颈部淋巴结核有效。

溃疡：沿其边，针距边缘 0.5～1cm，用火针围刺，对溃疡面的渗出物，增生肉芽须以平烙。

漏管：沿漏管腔，以火针破坏管腔及表皮，使成溃疡面，继以火针。

(四)皮下埋针

让患者暴露埋针部位，选好穴位，局部消毒后，选 1 寸长毫针，由上向下沿皮横刺 5～7 分，用胶布或消过毒的干棉丝一束，在针根部缠绕一周，再用宽 2cm，长 5cm 之胶布贴在整个针体的外面将针固定，然后让患者随意活动，如不刺痛，即将针留于皮下，一般可留 5～7d，每次埋针不超过两穴，一般只取对称双穴。如取膈俞、阿是穴治疗胃痛；取膻中、肺俞治疗哮喘等。

(五)丛针

《灵枢·官针》篇说："凡刺有九，以应九变。"说明古人治病是根据病情和病位的不同而选用针具的，丛针种类很多，常用的丛针有三种：一种是用线将五枚 1 寸长小针捆在一起，用手指直接捏持使用，称为丛针扬刺法；一种是四根针在病变的四周向中间斜刺,称为围刺法;再一种是用 5～7 枚 1 寸长小针捆在起,安装在筷子的一端,用手持筷柄叩打皮肤,称为皮肤针叩打法。由于安装之针数不同,故有梅花针(五枚针)和七星针(七枚针)的名称。由于此法仅用于叩打皮肤,故又称为皮肤针。丛针的针尖不宜太尖,也不要参差不齐,以防发生刺痛。现在临床多用一次性皮肤针治疗,省去了捆扎针具的步骤。

1. 丛针扬刺法

丛针扬刺法是右手拇、食、中三指捏持捆在一起的针,缓慢将针压入穴内 2～5 分深,再迅速将针拔出,然后捏挤针穴局部使之出血。常用于大椎、身柱治疗疟疾;大椎、身柱、灵台、筋缩、脊中、命门、腰阳关、腰俞治疗项部疖肿;大椎、身柱、肺俞等穴治疗外感发热等症。

2. 围刺法

围刺法是用四根针在病变的四周向中间斜刺,得气后留针 20～30min,治疗瘰疬、瘿气、腱鞘炎、腱鞘囊肿等症。

3. 皮肤针叩打法

皮肤针叩打法是右手持针柄,无名指和小指将针柄末端固定在手掌小鱼际,拇、中二指固定针柄,食指压在针柄中段,运用手腕弹力,使针尖垂直,在皮肤上连续叩打。当针尖触及皮肤后,立即迅速弹起。可发出短促的"哒哒"弹刺声。叩打手法的轻重和次数多少,要根据患者的身体强弱及病症的需要而定。轻叩以不出血为度,重叩以微出血为度。用于治疗头痛、失眠、神经麻痹、肠胃病、咳嗽、哮喘、月经不调、神经性皮炎、儿童疾患等。

常规叩打部位:多选用脊柱两侧和病变的局部,任何疾病都可配合叩打这些部位。

重点叩打部位:在脊柱两侧,根据患者所述的病区,或医生指压发现的酸、麻、痛等异常感觉,或局部出现的结节状及条索状硬物等处,或脏腑器官病变的皮表相应区进行重点叩打。如治疗近视眼,先叩打脊柱两侧,再叩打眼睛周围。如治疗下肢静脉曲张,除沿下肢静脉由下而上地叩打外,尚需在腰部压痛点上进行叩打。

(六)拔罐、捏脊

1. 拔罐

是用大小不等的玻璃罐、竹罐或陶罐,在患处或穴位上扣拔,致使罐口吸住皮肤,造成局部瘀血现象,达到治病的一种方法。

(1)操作方法

留罐:选择大小适宜的罐,将油纸或 95% 酒精棉球点燃送入罐内,在火旺时立即扣在患处,以前也用一小瓶盖,放在拔罐部位中央,凹面向上,放进酒精棉球点燃,待火旺时,立即将罐扣上。此法的优点是拔得紧且不易烫伤。5~10min起罐。起罐时用手指轻轻按压火罐一侧边缘皮肤,使罐内进入空气,即可取下,并用消毒纱布擦净皮肤。

走罐:在需拔罐的部位和玻璃罐口上涂拭润滑油脂(常用精油或凡士林),将95%酒精棉球点燃闪于罐中,快速将罐扣在患处。待罐吸紧后,术者用双手将罐向上、下或左、右推移滑动,使局部出现红紫色瘀斑为度。

药罐:选用特定规格的竹罐,放入药水中煮沸,用卵圆钳或长柄镊夹起在毛巾上轻叩数下至罐口不烫,快速扣于被拔部位,吸紧皮肤,5~10min起罐(瓶)。

(2)适应证

火罐治疗腰背酸痛、腹痛、肌肉劳损、四肢酸痛、麻木、咳喘等;水罐(抽气罐)治疗面神经麻痹(拔面部)、声音嘶哑(拔结喉部)、百日咳(拔大椎、身柱)等。

(3)拔罐注意事项

①选择肌肉丰满,毛发少的部位拔罐,并且患者体位要舒适。

②根据病情选择拔罐方法,按所拔部位、范围的大小,选用合适口径的罐或瓶。

③如点火过程中发现罐口发烫时,应当换罐,以防烫伤。注意留罐时间,如拔罐处发生水泡或烫伤,可涂龙胆紫。

④凡骨骼凹凸不平、有皮肤病、大血管通过之处、毛发多的部位,心力衰竭、水肿、恶性肿瘤、活动性肺结核的患者及孕妇均不宜用此法。

2. 捏脊

捏脊是在患者脊柱两侧进行捏、推治病的一种推拿按摩疗法。

(1)操作方法

让患者俯卧于治疗床上,两臂上举放在头的两边,使背部肌肉放松,医生站在患者一侧,从尾椎部开始,两手操作,拇指和食、中指相对,捏起脊椎两侧的皮肤,食、中指交替向前移动,拇指顺势向前推移,手不松劲,沿脊椎两侧自下而上捏推,直到颈部为止。如此捏推3~5次。也可在第二、三次捏推过程中,每捏两三下,将皮肤向上方顿提,如果捏推得法,在第2~5腰椎之间的两侧可听到一种特有的响声。捏推完毕后,再用两手拇指在肾俞穴上揉按3~4下。每天1次,5d 1个疗程。也可作为日常保健手法。

(2)适应证

对小儿营养不良、食积、奶积、消化不良、慢性胃肠炎等疾病都有良好的疏经活血、调理肠胃的效果。

七、新医疗法、针刺麻醉

（一）穴位注射

本法是采用注射器,在人体体表相应的经穴上注射药物,进行治疗的一种方法。

1. 小剂量穴位注射

使用 5～10ml 的注射器和 4～5 号针头。常用药液有维生素 B_1、维生素 B_{12}、蒸馏水、当归注射液、阿托品等药物。在人体背俞穴,胸、腹部募穴和四肢合穴上用手指按压寻找结节、条索、敏感点、压痛点或病变所在部位的穴位,定为"阳性"的主治穴位。

（1）操作方法

根据病情选择主治穴位,皮肤用 75% 的酒精消毒,用注射器吸入选用的药液,右手快速进针,进针得气后,回抽无血,再缓慢推进药液 0.3～0.5ml。疗程:每日或隔日注射 1 次,每 10 次为一疗程,每疗程结束,休息 3～5d。

（2）适应证

支气管炎选肺俞,神经衰弱选内关,遗精选志室,遗尿选三阴交,月经不调选关元、三阴交等。

（3）注意事项

①出血性疾病和孕妇不宜注射。

②防止感染和药物反应。

③胸背部穴位要斜刺,不可深刺,以防刺伤内脏。

④患者体位要适宜,注射前要检查针头,以防折针事故。

2. 水针

使用 5～20ml 注射器和 5 号注射针头,牙科针头或封闭长针头。常用药液有 5%～10% 葡萄糖注射液,4% 碳酸氢钠或 0.5%～1% 盐酸普鲁卡因注射液（用前做皮试）等。

（1）操作方法

痛点选定后,用注射器吸入药液并准确地注入疼痛部位。用量及注射深度可根据腧穴的不同、深浅而定。一般一穴局部注射不超过 20ml。如果痛点消失遗留酸、胀感觉,可在葡萄糖液内加 1/2 或 1/3 量的 4% 碳酸氢钠或维生素 B_1,再次注射。

（2）适应证

腰腿痛,坐骨神经痛等。

（3）注意事项

有少数病例首次注射后若夜间发热,无须处理,次晨即退。孕妇腰、股部,急性传染病,感冒、发热禁用此法。首次治疗或年老体弱的一次注射部位和用量不宜过多,药液不可注入关节腔。

(二)强刺激结扎

本法是中西医结合疗法,是采用穴位按摩和直接刺激神经干相结合的一种新疗法。它具有粗针透穴,带线结扎等综合作用,羊肠线在未被吸收前,可以起到一种机械性刺激,在被吸收的过程中又能起到一种生物性(异体蛋白)刺激,以延长刺激时间,加强刺激强度,使经络疏通、气血调和、改善血管神经的营养状态,从而达到治疗疾病的目的。

(1)工具

准备 00 号、1 号、2 号铬制羊肠线,外科用的大圆缝皮针,持针钳、洞巾、医用手套、5 ~ 10ml 注射器、5 ~ 6 号针头、0.25% ~ 1% 普鲁卡因注射液、弯盘、消毒纱布等小手术用具。

(2)操作方法

按一般无菌操作流程,在穴位两旁与经络走向呈垂直约 1.5cm 处,消毒皮肤,在进、出针的两端做局麻。铺洞巾,一端用手术刀尖切口约 3 ~ 5mm,用血管钳由切口插入穴位处进行按摩刺激,使其产生酸、麻、胀、热等感觉,取出血管钳,用大圆缝皮针,带铬制羊肠线从切口刺入,经穴位下方深处穿过,于穴位对侧 1.5cm 处穿出皮肤,用消毒钳钳住羊肠线两端,呈拉锯状来回抽拉刺激,然后再经出针孔进针,经穴位皮下(浅处)穿回,于原入针孔出针,结扎羊肠线,剪去余线,将线头埋入切口内,局部消毒包扎。每次结扎 2 ~ 4 穴,25 ~ 30d 结扎 1 次。

(3)适应证

小儿麻痹后遗症,瘫痪等。

(4)注意事项

对重要神经、血管走行处,避免取穴结扎。结扎松紧依病情而定:发病时间短,体质好的要穿浅些,结扎紧些;发病时间长,体质弱的线要穿深些,结扎要松些。线头不可外露,以免感染。

(三)穴位埋线

穴位埋线,是根据病症的不同,将铬制羊肠线(现在多用生物材料合成可吸收缝合线)埋藏于选好的穴位中,它不但有粗针深刺,得气感时间延长的作用,而且还能发挥线体水解代谢时对穴位的持续性刺激,使经络疏通、气血调和、改善血管神经的营养状态,而达到治疗疾病的目的。

（1）工具

准备 000 号、00 号、0 号、1 号铬制羊肠线（现多用不同规格的生物材料合成可吸收线），6 号、9 号、18 号腰椎穿刺针（将针芯尖端的斜面磨齐，以便将线顶入穴内，防止带出体外）（现多用一次性埋线针），盛 75% 酒精的广口瓶，镊子、胶布、碘酒棉球，酒精棉球。将上述型号的羊肠线剪成一厘米左右的小段与穿刺针分别浸泡广口酒精瓶中，消毒 30 ~ 60min 备用（现操作是将线段泡入生理盐水中湿化）。

（2）操作方法

先将羊肠线由穿刺针尖端插入针内。穴位皮肤常规消毒，手持酒精棉球挟捏针体，对准穴位进针，得气（找到酸、困、麻、胀、触电样感觉）后。用穿刺针芯缓慢地将羊肠线顶入穴内，出针后用胶布垫消毒棉贴盖针眼。每次埋线穴位数量根据病情而定，15~30 天埋线 1 次，3 次为 1 疗程，休息 1 月，再继续埋线。

（3）适应证

小儿麻痹后遗症、瘫痪、腰腿痛、坐骨神经痛、关节炎、哮喘、胃溃疡等。

（4）注意事项

埋线 2 ~ 3 天内，局部产生胀痛感，无须处理，日后自行消失。妊娠期、发热病避免埋线。线头不可外露，埋线后 3 天内保持针眼干燥，不宜浸泡，以防感染。

（四）耳针

耳针是在耳穴进行针刺治疗疾病的一种方法。耳穴是人体发病时在耳郭一定部位上出现反应点，如压痛点、敏感点、电阻变低、局部变色、变形等。这些反应部位就是用耳针治病的刺激点，故称耳穴。耳穴分布有一定的规律，耳郭好像子宫内一个倒置的胎儿，头在下，脚在上。如下所述：

1. 耳郭表面解剖

①耳垂：即耳郭下部、无软骨的部分。

②对耳屏：与耳屏相对的隆起处。

③耳轮：耳郭最外侧稍卷曲的部分。

④耳轮结节：指耳轮后上方稍突起处。

⑤耳轮脚：耳轮深入到耳腔的横行突起部。

⑥对耳轮：与耳轮相对。

⑦对耳轮上脚：对耳轮向上分叉的一枝。

⑧对耳轮下脚：对耳轮向下分叉的一枝。

⑨三角窝：对耳轮上、下之间的三角形凹窝。

⑩耳舟：耳轮和对耳轮之间的凹沟。

⑪耳屏(耳珠)：耳壳前面的瓣状突起处。

⑫屏上切迹：耳上缘和耳屏脚之间的凹陷。

⑬屏间切迹：耳屏与对耳屏之间的凹陷。

⑭耳甲窝(耳甲艇)：耳轮脚以上的耳腔部分。

⑮耳甲腔：耳轮脚以下的耳腔部分。

2. 耳针穴位

①耳垂相当于面部，包括上、下颌，上、下颚，眼、耳、扁桃体等穴位。

②对耳屏相当于头部，包括皮质下、枕额、平喘等穴位。

③耳轮脚相当于膈肌。

④对耳轮相当于脊椎，内侧面包括颈椎、胸椎、腰椎。突面包括颈、胸、腹等穴位。

⑤对耳轮上脚相当于下肢，包括趾、踝、膝等穴位。

⑥对耳轮下脚相当于臀部，包括坐骨、臀、交感神经等穴位。

⑦三角窝相当于生殖器官，包括子宫、神门、股关节等穴位。

⑧耳舟相当于上肢，包括锁骨、肩、肘、腕、指等穴位。

⑨耳屏相当于内鼻部、咽喉、屏尖、肾上腺等穴位。

⑩耳上切迹相当于外耳。

⑪屏间切迹相当于内分泌，卵巢等穴位。

⑫耳甲窝相当于腹部，包括膀胱、肾、胰、胆、肝、脾等穴位。

⑬耳甲腔相当于胸部，包括心、肺、三焦等穴位。

⑭耳轮脚周围相当于消化管，包括口、食道、贲门、胃、十二指肠、小肠、阑尾、大肠等穴位。

⑮耳郭背面相当于背部，包括上背、下背、降压沟等穴位。

3. 耳针操作

①针具：28～30 号、0.5～1 寸不锈钢毫针或特制的揿钉样、蝌蚪样皮内针。

②取穴：取穴要少而精，一般取同侧，或取对侧或双侧穴位。

③找穴：以针柄按压或用探针探寻反应点或用耳穴探测器探查"良导点"，然后将针刺部位和针具用酒精消毒。

④进针：左手固定耳郭、右手持针垂直(或斜刺透穴)进针，以不刺透耳郭软骨为度，找到痛、胀、酸、麻、灼热等感觉。埋针则用皮内针刺入耳穴，贴盖胶布固定。

⑤留针：一般留针 15～30min，疼痛病症可适当延长时间，有的留 1～2h。也可用皮内针埋针 3～7d，以延长刺激时间，并让患者自己定期按压加强刺激，增强疗效。按时起针。

4. 耳针配穴

①头痛：针额、枕、神门。顽固疼痛患者可埋针治疗。

②失眠：针额、枕、神门、皮质下、心、肾或埋针，睡前按压 2～3min。

③哮喘：针喘点、肺、肾上腺，在哮喘发作时针。

④呃逆：膈、交感埋针，留针 3～5d。

⑤胸胁痛：针胸、肝、胆或埋针。

⑥胃痛：胃、交感埋针。

⑦腹痛腹泻：针大肠、小肠、交感，或埋针。

⑧便秘：针直肠、大肠、皮质下。

⑨阑尾炎：针阑尾、交感、大肠、神门。

⑩坐骨神经痛：针坐骨、臀、神门，或埋针。

⑪带状泡疹：相应部位、肺、神门，或埋针。

⑫荨麻疹：相应部位、肺、神门、肝、脾，或埋针。

⑬神经性皮炎：相应部位、肺、神门。

⑭痛经：针子宫、皮质下、内分泌、交感，或埋针。

⑮牙痛：针屏尖，上、下颌，留针常捻。

5. 耳针注意事项

①应用耳针应按经络理论、脏象理论辨证选穴。

②取穴或压痛点探查准确是疗效的关键。

③耳针虽然适应证广，但有一定的局限性。也有些病疗效不明显，或疗效不巩固，必要时要合理地配合体针、中药、西药等其他方法进行治疗，才能提高疗效。

④妊娠期最好不用针，以防流产。

⑤过度疲劳、饥饿和虚弱的患者，针刺时最好平卧，以防晕针。

⑥耳郭冻伤或有炎症，不宜针，以防感染和炎症扩散。

（五）针刺麻醉

针刺麻醉，是用数枚针，在患者身体、耳朵的相应穴位上进行针刺，并经过一定时间的诱导和刺激，使患者的痛觉显著迟钝或消失，而在神志完全清醒的状态下，进行手术的一种新的麻醉方法。它是在发掘祖国医学宝库中的针刺止痛和针刺治病的基础上创立的。

1. 针刺麻醉的适应证

针刺麻醉具有广泛的适应证，适用于不同年龄、性别的患者和全身多部位手术病种。针刺麻醉使用安全、没有副作用，术后恢复快，也不会发生过敏、过量等意外。

针刺麻醉对某些病灶复杂、粘连面广以及需要做广泛探查和病灶清除的病例,手术运用过程中还存在着"镇痛不全""内脏牵拉反应""肌肉松弛不全"的问题。但是,目前存在的这些问题,通过进一步选择穴位和改进刺激方法等,是会得到解决的。

2. 手术前的准备

解除患者的思想顾虑,并在手术前选择患者身上的 1~3 个穴位进行试针。通过试针,可以了解患者对针刺的反应和"得气"(酸、麻、胀和针下冲动)以及患者对针的耐受力,便于手术时选用适当的穴位和刺激强度。急性患者不试针也可。

3. 选取穴位

针刺麻醉是用针刺某些穴位,达到镇痛而进行手术的方法。因此,选取穴位是针刺麻醉手术中的一个重要环节。

(1)体针麻醉取穴法

根据手术切口部位通过的经络和涉及的脏腑,选择有主治功能的穴位。大致可分为三类。

①循经取穴:如胸腔、上腹部手术取内关,胃切除术取足三里,头面部手术取合谷等。

②局部取穴:如甲状腺手术取扶突等。

③唇针取穴:取人中、承浆施行颈、胸、腹、会阴、妇科等手术。所取穴位应是不易出血,不易产生痛感,还必须考虑使患者处于舒适的体位并且不影响手术操作。

(2)耳针麻醉取穴法

根据耳针麻醉的需要。耳穴大致可分三类。

①取基本穴:神门、交感,各科手术几乎都采用或取其中一个;肺,大部分需行切开皮肤的手术都采用。因此叫基本穴。

②手术部位选穴:手术切口部位和手术所涉及的脏腑在耳郭上的代表点。如阑尾切除术的针麻选穴是阑尾、腹。患病部位在耳郭上相应的反应点(敏感点、压痛点、变形、变色、电阻变小)。

③耳针配穴:参考藏象学说取 1~2 穴位,以加强针麻效果。如眼科手术配肝等。

4. 操作和刺激方法

在手术针刺麻醉中,给予某些穴位以恰当的刺激,是手术走向不痛的转化条件,因此体针和耳针的进针深浅,应根据患者的体质和穴位的具体情况而定。但进针后须使患者获得酸、胀、麻等感觉(耳针多为热、痛感)。

(1)刺激方法

常用的有三种。

①手法运针:体针以每分钟几十次至 200 次的频率进行捻转、提插,捻转的幅度一般是 10°～30°,提插幅度多在一分范围以内。给予中等程度刺激,使患者获得并保持"得气"感应。耳针只捻转不提插,并且在捻转时不可改变针尖方向,以免产生疼痛。

②电脉冲刺激法:扎针后在针上通以微弱的电流,这种电流通常是由电脉冲发生器(电针仪)输出的。电针仪的每对输出线有两个接头,在使用时,只要把两个接头分别用导线连接在两根毫针的针柄上即可。一般电针仪输出的波型多数是连续波,频率一般每分钟几十次至几千次,可进行调节,刺激强度也可进行调节。电刺激强度因人而异,一般控制在使患者有较强但能忍受的感应为度。使用体针时,电刺激强度逐渐加大到使局部肌肉微微抽动为止。一次通电的时间不宜过长,否则患者容易产生"适应性","得气"感应会减弱甚至消失。如果需要长时间进行电针麻醉,则应采用断续通电的方法,如在通电十几分钟后,停电几分钟,然后再通电。通电或断电时要注意逐渐加大或减小电流,以免给患者造成突然刺激。

③得气留针:按照循经取穴的原则,选用体针穴位,在规定的穴位上进针,使患者有酸、麻、重、胀的感觉和术者有"得气"感即可留针。一般留针 30min 后开始手术。在手术过程中,医务人员随时检查针刺"得气"感,如无"得气"感则随时加以校正,使之重新有"得气"感。

以上三种常用的方法,不论哪一种,最后都必须使患者得到和保持"得气"感应,是获得针刺麻醉的关键。

(2)诱导

在手术开始前,在穴位上预先进行一段时间的刺激称为诱导。诱导时间一般在 10～20min。耳针麻醉若取穴较多,则有普通诱导(普诱)和重点诱导(重诱)之分。在诱导期间,起初以一定的顺序将所有穴位逐一捻转,称为普诱,到手术前几分钟,再重点捻转几个主要穴位,称为重诱。如耳针麻醉进行阑尾手术,取患侧神门、肺、交感、阑尾四穴,普诱时将上述各穴轮流捻转 1min,捻转 4 遍,共 16min,然后再将神门和肺同时捻转 4min 为重诱,诱导期总共 20min。

(3)留针和起针

在手术过程中某些手术刺激较轻的时候,可以停止手法运针或停止通电,而予以留针。一般在手术结束时,即可将所有的针全部起出。

针麻手术要求针麻者、术者以及病员三者之间都须互相配合,发挥主观能动作用,这是针刺麻醉手术成功的关键。

5. 辅助用药

针刺麻醉一般辅助用药很少。有很多病例未用任何辅助药物,也获得了良好的效果。

①术前辅助用药：一般多在手术前 15～30min 应用杜冷丁 50mg。根据患者具体情况，也可同时给非那根 25mg。

②术中辅助用药：手术中根据手术当时的具体情况，需要时，可给予杜冷丁、非那根等镇痛、镇静剂给以辅助。在某些情况下，可用局部麻醉药，如普鲁卡因等。在切、缝腹膜，剥骨膜，强烈牵拉内脏等之前，估计患者可能出现反应，可预先用药强化。

③术后填写和整理各种记录和表格，医护人员核对，以便日后查阅和总结经验。

6. 针刺麻醉穴位处方举例

（1）拔牙手术

①体针麻醉配穴：合谷（双侧）。上颌前牙配人中、后牙配下关；下颌前牙配承浆，后牙配颊车、翳风；均患侧，得气留针或电针。

②耳针麻醉配穴：神门。上牙配上颌，下牙配下颌，均患侧，手法运针或电针。

（2）眼科白内障晶体摘除术

①体针麻醉配穴：合谷、印堂透攒竹，阳白透鱼腰，太阳透颧髎，均患侧，电针。

②耳针麻醉配穴：肺、皮质下、眼、肝，均患侧，电针。

（3）胃大部切除术

①体针麻醉配穴：足三里、内庭，均双侧，手法运针或电针。

②耳针麻醉配穴：神门、肺、交感、胃，均左侧，电针。

（4）下腹部手术

下腹部手术包括卵巢囊肿摘除术，子宫摘除术，腹股沟疝修补术，输卵管、输精管结扎手术等，应综合配穴。

①体针：三阴交、行间、双侧取穴。

②耳针：神门、肺、交感、外生殖器，左或右侧取穴，均电针。

每个穴位普诱 5min 后，开始重诱，术中根据手术步骤和患者的具体情况，分别采用强刺激或弱刺激，直至手术结束。

（秦晓光）

第四节 针刺手法

手法是针刺操作中十分重要的技术方法,临床针灸操作时,需要辨证配穴,就必须抓住病机,熟练、灵活的运用针刺手法才有可能达到针到病除的目的。《内》《难》二经中关于针刺手法早有述及,后世针灸医家又有发挥与创新,初学者往往会感到明于理,然未必明于心,明于心而未必明于手的困难。因此,学者须坚持理论与临床实践相结合,精勤不倦,苦练手法。欲成为作为一名合格的针灸医生,就必须掌握针灸的理、法、方、穴、术,这五个要领当铭记于心。这其中的"术"、即是手法。清代针灸医家李守先先生一生自学成才,重视针灸手法与临床实践的积累,著成《针灸易学》,其中就有"不知难不在穴,在手法耳"。现将郑氏针法当中的理论实践,做以介绍,供学习者参考。

一、练针法(以练毫针为例)

工欲善其事必先利其器,想要熟练操作毫针,必须首先从练针开始,一般左手揣穴,以分辨施针部位的肌肉厚薄、穴位浅深,右手配合进针,同时,左手给予针刺部位持久、协调的按压力量,这不仅可使定位精准,也可减少针刺感。因针体细软,右手持针进针时,也需要有一定的指力,在针刺入时才能熟练地施以提插、捻转,掌握双手的密切配合是针刺手法操作的关键。常用的方法有:

(一)关节练习法

肩、肘、腕、指关节是上肢活动的枢纽。气是人的动力,经常锻炼这些关节,能强筋壮骨,使肢体活动更加灵活。施针时左手手指拨按,准确揣穴,力量持久,刚柔相济,右手迅速进针,操作准确,动作灵巧,得心应手。

练习时可采用站位,两足分开,与肩同宽,双膝略屈。两臂自然下垂,同时,口眼微合,意守丹田,由鼻缓慢地吸气,使气沉丹田,再挺胸放肩,引气由下返胸,缓慢地由嘴呼出,一吸一呼,声息平和,反复练习 3～5min,调匀呼吸后,即开始肩、肘、腕关节的练习。

1. 肩关节练习法

首先使气贯双臂,然后上肢屈肘平肩,缓慢做由前往后或由后往前的旋转运动。

上肢交替或同时练习。

2. 肘关节练习法

随肩关节练习之后,上肢屈曲与肩平,连续伸屈或上下转动肘关节。两肘交替或同时练习。

3. 腕关节练习法

随肘关节练习之后,垂臂屈肘,将两手半握拳,进行腕关节屈伸及旋转活动。两腕交替或同时练习。

4. 指关节练习法

随腕关节练习之后,抬臂屈肘,随腕关节屈伸,双手做抓空动作,使指关节灵活屈伸。

（二）双手练习法

1. 左手练习法

左手五指排开,指腹按在桌上或书本上,以一定力度进行向前、后、左、右反复推压,以锻炼指力和腕力,也可拇指或食指指腹在书本上向前、后、左、右推揉按压,以锻炼指力。

2. 右手练习法

用右手拇指、食指或拇指、食指、中指持针柄,聚精会神,在空中向上下、左右、前后等方向做横刺、斜刺、直刺模拟的反复进退操作,练习向不同的方向进针,以达到手腕灵活翻转、进针迅速、行针熟练的程度。进而右手持针柄,针尖放在书本（棉枕、厚麻纸、软木）上,拇指向前后反复捻转,要求达到捻转角度均匀,针体不左右摆动,再进行反复的提插练习,要求达到针体垂直,进退深浅均匀,以锻炼捻转和提插的指力和熟练程度。

二、揣穴法

在施针前,先以手指仔细在穴位所在部位行揣、按、循、摸,找出具有指感的进针点叫揣穴,或称定穴。其目的是揣摸体会肌肉的厚薄、孔隙的大小、指感的确切进针点,分拨妨碍进针的肌腱、血管等,以确定进针的方向和深浅。《难经·七十八难》说:"知为针者信其左,不知针者信其右,当刺之时,必先以左手压按所针之处。"由此可见,左手揣穴在临床上的重要。

1. 指切法

以左手拇指指甲置于被针穴位上,用力掐之为指切。指切有宣散局部气血、避免疼痛、固定穴位及协助持针的右手躲避肌腱、血管的作用。

2. 按压法

揣穴遇到肌肉丰盈疏松时，要用左手五指并拢或排开向下用力，将肌肉压平，以防移位，便于进针。如揣中脘穴时，腹部肌肉疏松，中指按压中脘，其他四指排开将腹部压平，称为"五穴取一"，以备进针。

3. 分拨法

揣穴遇到肌腱、血管时，要用手指向前后或左右推拨，使其分开而按住穴位。如针内关穴，左手拇指紧按其穴，将两肌腱和血管拨开，同时要找到患者有酸、麻感觉的部位，以便进针。

4. 旋转法

揣穴遇到骨骼、肌腱、血管覆盖的穴位时，让患者将有关的部位旋转，使其被覆盖的穴位充分显露，以指按穴。如养老穴，让患者屈肘，掌心朝面，小指侧向内旋转，尺骨小头桡侧显出的陷窝处，即为此穴。

5. 摇法

揣穴遇到关节时，左手以拇指掐住穴位，右手牵拉患者肢体远端，行左右或上下滚摇，使其关节松弛，指下便可揣到穴位。如阳池穴，以左手拇指紧掐其穴，右手握患者四指用微力牵拉并左右滚摇，使穴显于指下。

6. 升降法

如遇伸屈关节才能较好显露穴位时，应采用升降法。如解溪穴，以左手固定肢体，拇指紧掐其穴，右手握住足尖，上下摇动，以松动踝关节，使关节间隙加大，便可揣到穴位。

7. 滚摇升降法

遇到屈伸关节，推拨肌腱才能显露穴位时，用手握住关节向左右滚摇，前后屈伸、推拨穴位周围组织，使穴显于指下。如肩髃穴，左手拇指紧掐其穴，右手托握肘关节，上下抬举，左右滚摇活动，使穴位显于指下。

8. 舒张押手法

揣穴遇到肌肉松软、肥厚处或被皮肤、肌肉覆盖的穴位时，要用舒张押手法，将手掌放平，食、中二指或拇、食二指压在被针穴位的皮肤上向两侧张开，将皮肤撑紧，使穴位显露，以备进针。

三、刺入法

为了进针迅速，得气快，不使患者感到疼痛和恐惧，在进针时常采用单指和双指两种押手法。押手与刺手配合，将针刺入穴位。

1. 单指押手法

用左手拇指或食指定穴后,用指腹压住被针的穴位,右手拇、食二指(或中指辅助)持针置于穴上,小指或手腕自然地放在被针穴位旁的皮肤上,并和左手的指切、按压灵活配合,两手密切合作,再将针刺入穴内,进行提插、移动针的方向、确定针之深浅才能有准。此法不但能协助右手进针和固定穴位,而且还能体会针下气至冲动,控制针感之传导方向。

2. 双指押手法

双指押手法或称舒张押手法,用左手拇、食或食、中二指放平,压在被针穴位的皮肤上向两侧张开,将皮肤撑紧再行针刺。此法可以避免皮肤,肌肉缠针引起疼痛,多用于长毫针深刺肌肉松软、肥厚之处。

1. 指切速刺法

指切速刺法是用左手拇指或食指指甲紧切按被针穴位的皮肤,右手持针柄,使针体贴着左手的指甲,不捻不转迅速刺入皮下。这种方法的优点是进针快,得气快而不痛,应用较广,但如果手法不熟练,进针易痛,也易弯针,应熟练后再用。

2. 缓慢捻进法

缓慢捻进法是用左手单指或双指押手法,右手持针柄稍用压力,轻微、缓慢地用小于 $45°$ 的角度,拇指向前后均匀捻转,边捻边进使针体垂直捻入皮下。进针时不要用力过猛,捻转角度不要过大,以免弯针和疼痛。这种方法容易掌握,应用最广。

3. 刺入捻进法

刺入捻进法是左手用舒张押手法,将穴位的皮肤撑紧,右手持消毒棉裹住的针体,以拇食二指捏紧,露出 $2～5$ 分针尖(视穴位的部位而定)。迅速、准确地刺入皮下,然后左手拇、食二指捏着消毒干棉球裹着的针体,右手持针柄,边捻边进将毫针刺入穴内。这种方法的优点是进针快而不痛,多用于长毫针深刺肌肉较厚的部位和精神紧张又怕针的患者。

4. 针管打入法

针管打入法是将针先插入用玻璃、塑料或金属制成的比针短三分左右的小针管内,放在被针穴位的皮肤上,左手压紧针管,右手食指对准针柄一击,使针头迅速刺入皮下,然后将针管去掉,再将针刺入穴内。这种方法的优点是进针不痛,多用于儿童和精神紧张又怕针的患者。

5. 指切压入法

指切压入法是左手拇指或食指指甲紧切被针穴位的皮肤,右手持针不捻不转,只用指力缓慢地将针压入。这种方法的优点是进而不痛,感应不突然,应用最广但不易掌握,必须久练才能将针压入,否则容易弯针。

6. 压针缓进法

压针缓进法是右手持针,不捻不转缓慢将针压入穴内的方法。多用于内睛明穴。针内睛明的方法是:先用硼酸水将眼洗净,以左手食、中二指或拇、食二指分开上下眼睑,右手持 30～32 号毫针,在眼球鼻侧红肉珠缝隙(泪阜边缘),缓慢将针压入 1～1.5 寸,留针后再将针不捻不转地取出。

四、行针候气法

行针是针刺入穴位后,利用搓捻提插等法,使之得气的操作方法。候气是医生采用各种方法候其经气(感应)之到来,包括气不至时之催气,得气后的行气和守气。

气至亦即得气,这种感应医生和患者均可察知。患者在针刺部位会感到酸、困、麻、胀、热、凉、触电样等感觉,这些特殊的感觉常从针刺部位出现,似线状地向上、下传导或似片状地向周围扩散;医生进针后感到的是针下沉紧、冲动、针体转动有吸力,看到针穴处或针穴远处的肌肉跳动,都是得气的现象。

得气感传与疗效有密切关系,用毫针治病,须候到这种感应。根据感应再使用手法,才能达到应有的效果,所以毫针治病的关键在于得气与否。《标幽赋》认为:"气至速而效速,气迟至而不治。"根据 1964 年 3 月在中医研究院针灸研究所针刺治疗视神经萎缩 76 例,患眼 130 只中,针刺风池感传到眼的 44 只中,有效率占 77.3%;到额的 41 只中,有效率占 68.3%;在局部的 45 只中,有效率占 42.2%,并发现单眼患者针风池时,健侧感传多能到达眼部,患侧多为局部。双眼患者如感传不同时,则感传到达眼区的效果好,局部的效果差。但局部的感觉如逐渐传到眼区,视力则随之好转。可以看出:针刺感应快、传导远、能到"病所"的疗效佳;感应迟、传导近或只限于局部的疗效差;如始终无感应则收效困难。

行气不要忽视患者痛苦的感受。催气、行气都是为了使感应上下传导,通接或到"病所"。《金针赋》曰:"通经接气之法,有定息寸数。手足三阳,上九而下十四,过经四寸;手足三阴,上六而下十一,过经一寸。"这是一息(一呼一吸)气循经脉运行 6 寸,手三阳经长 5 尺,操作 9 息。足三阳经长 8 尺,操作 14 息,超过经脉 4 寸。手三阴经长 3.5 尺,操作 6 息,足三阴经长 6.5 尺,操作 11 息,超过经承 1 寸。指出每穴每次的手法操作时间,应在 1min 以内。使感应传到整体经脉或"病所"。如遇瘫痪、麻痹或感传近的患者,应在传到的部位接着针(接气),使感应继续向前传导,就能传到整个经脉或"病所"(通经)。如针肩髃,针感须传到手指,而只传到了曲池,就在曲池接着往下针,就能使感应传到手指。不要为了找感应或使感应传到"病所",在一个穴位上操作时间过长而忽视患者痛苦。

按病位行气：要根据病位的深浅和表里确定针刺和行气的部位。如表证和皮肤疾患，病位浅，应在天部候到感应，并且使之放散，传导以通调腠里；病邪在肌肉、经络和半表半里之症，病位居中，应在人部候到感应，并且使之放散、传导，以疏通经络；病邪在脏腑、骨髓之里证和疼痛证。病位深，应在地部候到感应，并且使之放散、传导、以调理脏腑和镇痛。《针灸大成·南丰李氏补泻》曰："除寒热病，宜于天部行气。经络病，宜于人部行气；麻痹、疼痛，宜于地部行气。"就是按病位行气的方法。

按病情行气：要根据病情之虚实，决定针之补泻。如久病、气短、便溏、脉弱无力的虚证或进针后针下空虚及出针时针下仍轻滑的，应用弹、捻、提、按等补法，促其针下稍涩，热感传导以补其虚；新病：胸满、腹痛、便结、脉大有力的实证或进针后紧涩及退针时针下仍过于沉紧的，应用搓、摇、循、摄等泻法，促其针下松滑，凉感放散以泻其实。《素问·针解》所载："刺虚则实之者，针下热也，气实乃热也。满而泻之者，针下寒也，气虚乃寒也"就是按病情行气的方法。

技术操作与得气、感传有密切关系，感觉性质（酸、困、麻、胀、热、凉等），传导远近以及循经与否和术者的手法，操作时间，取穴的正确和押手以及患者的病情等均有密切关系。因此，将针进到一定深度后，如无得气现象或感传不明显或将感应失去时，应采用下列方法。

（一）候气催气法

候气是在不得气时，将针停在原处，留3～5min，再进行提插捻转而使气至，叫候气法。催气的方法很多，常用的有以下几种。

1. 搜法

搜法是针已进到所定深度尚不得气，即将针退到皮下。改变针刺方向，再行进针。如仍不得气，再向前、后或左、右有目的地直刺或斜刺，反复地进退搜（探）索，以催其气至。

2. 弹震

弹是用手指弹动针柄，促其气至，使针下沉紧；震是右手以半握拳状将中指突出，敲震穴位周围，或用手指弹震，以震动内气或内部器官，促其经气内守。

3. 循按

循按是针后气不至，用手指由针穴附近向上下、左右循按，爪摄或叩击，以引其气至。

4. 移位

如因取穴不准，或针刺穴位过偏，则可重新移动针刺部位或调整针刺方向，再进行提插、捻转,一般即可得气。如因患者肢体麻痹或感应迟钝等,用上述方法催气,仍不得气,就不要强用手法,仍可留针候气。

（二）行气法

行气法是得气后,医生采用提插、搓捻、关闭等手法,以加大其感应或引导其感应向远处传导的方法。常用的有:

1. 提插

提是向外退针,插（按）是向里进针。在得气的基础上,针尖在 1 分左右的范围内连续提插,使感觉传导。但因病情不同,提插也有轻重、急慢之不同。

2. 搓捻

搓是捻力强而角度大,一般在 180° 以上;捻是捻力弱而角度小,一般在 45° 以内,都是捻针催气、行气和进行补泻的方法,在得气的基础上连续搓捻,以使感觉放散。但搓捻勿转太紧、太急,以防肌肉缠针引起疼痛。

3. 拨刮

拨是针下气至,以右手拇食二指扶针柄,向左右在 45° 角以内似钟摆式的、缓慢地拨动,使感觉放散。多用于拨散结节肿物;刮是针下气至,以右手指甲向上或向下连续刮动针柄,或用手指向上或向下摩擦针柄,以加大感应,但向下刮多用于补,向上刮多用于泻。

4. 盘摇

盘是将针进到地部（穴的终点或筋骨之间）,候气至,然后提至人部（穴的中层或肉内）或天部（皮下）,将针扳倒,与皮肤呈 45° 角,似推磨式缓慢地旋转,一般不要超过 3 圈;摇是针下得气后,向左右似摇铃式的摇转,操作多在 180° ~ 360° 之间,一般不超过 3 遍,使针孔开大。二者的作用在于使感觉扩散,针下空虚,多用于泻法。但用盘摇二法,均勿过急、过快,以防肌肉缠针引起肿痛,损伤正气。

5. 关闭

关闭是针下气至,左侧押手把不让感觉传导的方向闭住,主要是控制和引导感觉传导的方向。如使感觉向上传导,押手须按在针穴的下方,向上连续不断地用力,同时右手持针的针尖亦向上进;如使感觉向下传导,押手须按在针穴的上方,向下用力,同时针尖亦向下进,左右两手互相配合、同时努力,就能使感觉传到预定的"病所"。

6. 飞推

飞似捻法,但每捻 1 次,拇食二指要离开针柄 1 次,似展翅飞扬之状,一捻一离（针体不一定转动）;推似捻法,但它是拇食二指持针向前弩推,针体同样不转。二法能使感觉向远处传导或延长感觉的持续时间。飞法常连续三飞,用于补泻,推法多用于守气。

(三)守气法

守气法是催气、得气、行气后,患者有舒适感觉时,医生采用推弩、扳垫等法,以保持感应之持久为守气法。《素问·宝命全形论》所云:"经气已至,慎守勿失"就是守气的方法。因为候气、催气,都是为了得气,得气之后最好不要"失气",所以古人把能守气的术者称为"上工"。故《灵枢·小针解》篇说:"上守机者,知守气也。"

1. 推弩

推弩是针尖顶住有感觉的部位,推弩针柄或拇指向前或向后捻住针柄,不使针尖脱离感觉(不失气),稍待 1～3min,以保持感觉时间延长。

2. 捻提

捻提是针尖拉着有感觉的部位(拇指向后捻提针柄),使针尖不脱离感觉,稍待1～3min,以保持感觉时间延长。

3. 扳垫

扳是针下得气,患者有舒适感觉时,右手将针柄扳向一方;垫是将手指垫在针体与被针穴位皮肤之间,顶住有感觉的部位(拇指扳食指垫,食指扳拇指垫),以加大感应。有时也用于补泻,但用于补法针尖要往里按着,扳的角度小,泻法针尖往外提着,扳的角度大。

五、留针与出针

1. 留针

留针是针下得气,将针留在穴内不动,以加强针法的持续作用。留针与否和留的时间长短,应根据病情而定。一般得气后,操作完毕即可出针。如遇剧烈疼痛、痉挛和寒证等,须镇痉止痛、温经除寒时,应留针30min 左右,甚至可留数小时。

从揣穴、进针至留针都要观察患者的精神状态和面色表情,如果发现患者恐惧或面色苍白,是怕针或晕针的表现,应当向患者解释,以解除恐惧;如果是晕针,应当用指切人中等穴,以解除晕针;如果是进针时针下轻滑、空虚,似扎豆腐之状,是不得气,患者没感应的现象,应当用提插,搓捻等法,使针下气至沉紧;如果留针时穴处出现凹陷,是针体下陷或肌肉缠针或针感过强,患者有不舒服感的现象,应当提退其针或将针回转,使针下松解;针柄向左倒,是针刺入穴内针尖向右偏的现象,针柄向右倒,是针刺入穴内针尖向左偏的现象,应当将针提至皮下,变换方向另刺,纠正到针体垂直为好;如果针上腹部的穴位,留针时针体针柄随患者呼吸上、下摆动,并且摆动的均匀为合适;如果针体跳动,是气滞不通的表现,应当延长留针时间,使针体停止跳动再出针;如果针柄向下倒,是气向上逆的表现,应当加强刺激量或增加留针时间,使逆气下行;针体向上倒,是气往下行、腹气已通、胃痛停止的表现,应当再留针片刻起针。

2. 出针

操作完毕或留针后,左手持消毒棉球,轻按被针穴位的皮肤,或用手指按在针穴附近,右手持针柄轻捻、轻提、边捻边退将针拔出。如用于补法,则慢出针,急扪闭针穴,不令正气外泄或出血;用于泻法,则急出针,不扪闭针穴,使邪气外泄,但需保持针孔清洁,防止感染。

六、补泻手法

针刺治病,是根据不同病情,使用不同针刺手法,达到或补或泻的作用。因此掌握补泻手法是非常重要的。《难经·七十三难》中"补者不可以为泻,泻者不可以为补"就是说用针治病,不可虚实不分,补泻乱施。

(一)迎随补泻法

顺着十四经的循行方向进针,得气后将针推进半分左右为补,逆着十四经的循行方向进针,得气后将针提退半分左右为泻。《灵枢·终始》篇说的:"泻者迎之,补者随之",《难经·七十八难》说的:"得气,因推而内之,是谓补;动而伸之,是谓泻"即迎随补泻法。

(二)呼吸补泻法

患者鼻子吸气,口中呼气,在呼气时进针,得气后在吸气时将针拔出为补;鼻子呼气,口中吸气,在吸气时进针,使其感觉消失后,在呼气时将针拔出为泻。《素问·调经论》说的:"气盛乃内针,针与气俱内,以开其门……针与气俱出……"曰泻;"候呼内针,气出针入……气入针出……"曰补,就是呼吸补泻法。

(三)徐疾补泻法

《素问·针解》说的:"徐而疾则实者,徐出针而疾按之;疾而徐则虚者,疾出针而徐按之"就是徐疾补泻法。但在徐疾补泻的方法上,历代均有发挥,现在常用的有:

1. 进退补泻

进退补泻是将针进到天部,找到感觉,按天、人、地三部进针,一部一停地急(重)进3次,插至地部,然后一次将针缓慢拔出为补;一次将针缓慢进至地部,找到感应,然后按地、人、天三部退针,一部一停地急(重)退3次,将针拔出为泻,亦即:"三进一退"为补,"一进三退"为泻。

2. 提插补泻

提插补泻是进针得气后,针尖拉着有感应的部位,急(重)插慢(轻)提3～5次,出针后急按针穴为补;向有感应的部位,慢(轻)插急(重)提3～5次,出针后不按针穴为泻;在有感应的部位,缓慢地匀速地提插,出针后的揉按针穴为平补平泻。

（四）捻转补泻法

1. 指飞补泻

指飞补泻是进针2～3分深得气后,拇指向前连续飞三次以加大感应,使针下沉紧,为"一进三飞"的补法;进针到一定深度,拇指向后连续飞三次加大感应后,再急提退1～2分,使针下空虚,为"三飞一退"的泻法。《神应经·补泻》说的:"大指、食指持针,却用食指连搓三下,谓之飞,仍提针向左转,略退针半分许,谓之三飞一退;大指、食指持针,以大指连搓三下,谓之飞,将针深进一、二分,以针头向左边,谓之一进三飞"就是指飞补泻法。

2. 九六补泻

九六补泻是进针得气后,拇指向前连续捻(45°左右)9次或按天、人、地三部,每部捻9次或27次为补;向后连续搓(180°左右)6次或按地、人、天三部,每部连续搓6次或18次为泻;拇指向前后(在90°左右)连续来回的平均捻转为平补平泻。

（五）荣卫补泻法

先在天部候气,如气不至,即行催气,气至后缓慢出针,急按其穴,不使气泻谓之补;先在地部候气,候得气至,急(重)出针,不按针穴,或从血管点刺放血谓之泻。《难经·七十六难》说的"当补之时,从卫取气,当泻之时,从荣置气"就是荣卫补泻法。

（六）开阖补泻法

候针下气至(沉紧),缓慢将针拔出,急按其穴,使针孔闭合,真气内守为补;气至摇针,候针下气散(空虚),急速将针拔出,不按其穴,使针孔开大,邪气外散为泻。

（七）虚实补泻法

虚证用过补法后,针下仍松滑,采用弹、按、刮、捻等法,使针下沉紧,然后再将针缓慢拔出为补;实证用过泻法后,针下仍沉紧,采用循、摄、提、摇等法,使针下松滑,然后再将针急速拔出为泻。这种方法是根据《素问·宝命全形论》中"刺虚者须其实,刺实者须其虚"的原则发挥的。

七、混合补泻法

混合补泻法,是采用补泻法中的几种补泻,在一定穴位上综合运用的方法。也是根据不同的病理虚实情况,采用不同的刺激量的补法或泻法。

（一）烧山火（补法）

这种方法是采用三进一退、一进三飞、提插、九六、呼吸、迎随、开合等法中的补法组成的,以产生热感为目的。《金针赋》曰:"烧山火,治顽麻冷痹。先浅后深,用九阳而三进三退,慢提紧按。"《针灸大成·三衢杨氏补泻》曰:"烧山火,能除寒,三进一退热涌涌……"指出按本法操作,可以产生热感,治疗寒证。

操作方法:令患者自然地鼻吸口呼,随其呼气。用单指押手法将针进至天部,右手拇指向前连续飞3次或9次,以催其气至(如针下沉紧,则轻提1~2分或轻微回转以解除滞针),即将针插至人部,操作方法与天部相同;然后即将针急插至地部,仍按天部的方法操作。飞毕,候到针下气至沉紧时,用针尖拉着有感应的部位,在一分上下的范围内急(重)插慢(轻)提3次,促其产生热感(如有热感则用推法守气,促其热感放散传导,如无热感则将针退至天部,另行操作)。手法用毕,随其吸气缓慢将针拔出,急扪针穴。此法如在天部或人部操作时,已见到患者皮肤发热或出汗或自觉针穴附近甚至全身有热感时,即不必继续操作。手法熟练时,不利用呼吸和九数操作也能产生热感。留针与否应根据病情而定。

适应证:中风脱证,瘫痪麻痹,风湿痹证,肢冷便溏,阳痿偏坠,腹痛腰酸等一切虚寒证。有时以发汗解表之目的,用于外感风寒。临床应用本法,针风池、合谷,可以发汗解表,治疗外感风寒;针梁丘、膝眼、足三里,可以温散寒湿,治疗风寒湿引起的膝关节炎等都有明显效果。

(二)透天凉(泻法)

这种手法是采用一进三退、三飞一退、提插、九六、呼吸、迎随、开合等法中的泻法组成的,以产生凉感为目的。《金针赋》说的:"透天凉,治肌热骨蒸,先深后浅,用六阴而三出三入,紧提慢按……"《针灸大成·三衢杨氏补泻》说的:"透天凉,能除热。三退一进冷冰冰……"指出按本法操作,可以产生凉感,治疗热证。

操作方法:令患者自然地鼻呼口吸,随其吸气用舒张押手法。不捻不转缓慢地将针进至地部(俗名偷针刺法),右手拇指向后连续捻6次。候到针下气至沉紧时,然后将针急提至人部。再由人部向地部有感应的部位,连续地慢(轻)插急(重)提6次。促其产生凉感(如有凉感则用刮法守气,促其凉感放散传导,如发生滞针,则摇动针体或用指摄法以解除滞针),然后将针急提至天部,再由天部向人部有感应的部位连续慢插急提6次,使凉感放散传导(如地、人、天三部均无感应则另行操作)。手法用毕,随其呼气急速将针拔出,不按针穴。此法操作时,不利用呼吸和六数操作也能产生凉感,留针与否应根据病情而定。

适应证:中风闭证,暑热高烧,谵语、癫狂、鼻衄、龈肿,身热便干等一切实热证。有时以清热解表之目的,用于外感风热。临床应用本法,针水道、中极、复溜可以泻热利尿,治疗膀胱实热的小便不通;针大椎、肺俞、合谷可以清热解表,治疗外感风热引起的发烧等都有明显效果。

(三)阳中隐阴(先补后泻法)

这种手法是在同一穴位中,先在人部行烧山火,后在地部行透天凉的混合手法。《金针赋》说的:"阳中之阴,以九六之法,则先补后泻。"《针灸大成·三衢杨氏补泻》说的:"阳中隐阴,能治先寒后热,浅而深"指出按本法操作,可以治疗先寒后热的病。

操作方法:令患者自然地鼻吸口呼,随其呼气用单指押手法,将针进至天部,候其气至,即将针急插至人部,右手拇指向前连续飞9次,候到酸、胀等感觉时,用针尖拉着有感应的部位,在1分上下的范围内急插慢提3次,患者如有热感,即将针稍停片刻,候热感消失,然后令患者改为口吸鼻呼,医生改用舒张押手法,将针缓慢地插至地部,拇指向后连续捻6次,候到酸、麻等感觉时,即将针急提至人部,再由人部向地部有感应的部位,慢插急提3次,凉感产生,稍停片刻,即将针提至天部,稍停片刻,将针拔出,缓慢揉按针穴。

适应证:疟疾之先寒后热者,以及内热表寒、内实外虚、虚实夹杂的疾病。

(四)阴中隐阳(先泻后补法)

这种手法是在同一穴位中,先在地部行透天凉,后在人部行烧山火的混合手法。《金针赋》说的:"阴中之阳,以六九之方,则先泻后补。"《针灸大成·三衢杨氏补泻》说的:"阴中隐阳,能治先热后寒,深而浅。"指出按本法操作,可以治疗先热后寒的病。

操作方法:令患者自然地口吸鼻呼,随其吸气,用舒张押手法,缓慢地将针进至地部,拇指向后连续捻6次,候到酸、麻等感觉时,即将针提至人部,再由人部向地部有感应的部位,慢插急提3次,如有凉感,即将针稍停片刻,候凉感消失,然后令患者改为鼻吸口呼,医生改为单指押手法,拇指将针向前飞9次,候到酸、胀等感觉时,针尖拉着有感应的部位,在一分上下的范围内急插慢提3次,热感产生,稍停片刻,将针拔出,缓慢揉按针穴。

适应证:疟疾之先热后寒者,以及内热表寒、内实外虚、虚实夹杂的疾病。

(五)苍龟探穴(平补平泻·行气法)

这种手法是采用先深后浅,结合左右捻转组成的。由于拇食二指捻针,边捻边进,钻剔四方,有似苍龟入土之形象故名。《金针赋》说的:苍龟探穴,如入土之象,一退三进,钻剔四方"指出本法操作。

操作方法:先将针进至地部,复将针提至天部,变换针尖方向,再向下、向左、向右边捻边进,逐渐深入,如苍龟入土探穴,向四方反复钻剔透刺,使针感连续出现,时间延长。留针后,缓慢将针拔出,揉按针穴。

适应证:顽麻冷痹、瘫痪萎软、肢体麻木、癥瘕积聚等一切气血瘀滞证。

（六）赤凤迎源（平补平泻·行气法）

这种手法是采用先深后浅，结合提插、捻转、指飞组成的。由于指飞一捻一离，有似赤凤展翅飞扬的形象故名。《金针赋》中"赤凤迎源，展翅之仪，入针至地，提针至天，候针自摇，复进其元，上下左右，四围飞旋"指出本法操作。

操作方法：先将针进至地部，候到感应，复将针提至天部，候针下气至针体自行摆动，再将针插至人部，行提插、捻转、候得气至，再以拇食二指捏针柄，一捻一离，似展翅飞扬之状，左右飞旋，使针感放散传导。根据病情留针后，缓慢将针拔出，揉按针穴。

适应证：顽麻冷痹、瘫痪萎软、肢体麻木、癥瘕积聚等一切气血瘀滞证。

（七）进火补法

这种手法比烧山火刺激量轻，较为柔和，是采用三进一退、提插、呼吸、迎随、开合等法中的补法组成的。由于在操作时或起针后常产生热感故名。《针灸大成·三衢杨氏补泻》说的："进火针，初进针一分……退三退，进三进……自然热矣"指出按此法操作，可以产生热感，治疗寒证。

操作方法：令患者口中呼气，随其呼气用指切速刺法，将针刺入一分，候到感应，则用针尖拉着有感应的部位，连续地急（重）插慢（轻）提3次，每进针一分，则按上述方法连续操作3次，使热感放散传导。如无热感则令患者做鼻吸口呼的自然呼吸3次，或加刮法使针尖颤动而催其气至。如有热感则缓慢将针拔出，急扪闭针穴。此法可以按天、人、地三部操作，有时不利用呼吸和提插三数也能产生热感。留针与否应根据病情而定。

适应证：中风脱证，瘫痪麻痹，顽麻冷痹，尿频便溏，肠鸣腹泻，腰酸阳痿等虚寒证及久病体弱的患者。临床应用本法，针肾俞、秩边、风市、阴市、血海、足三里、三阴交等穴，可以温通经络，治疗小儿麻痹后遗症等有明显效果。

（八）进水泻法

这种手法比透天凉刺激量轻，是采用一进三退、提插、呼吸、迎随、开合等法中的泻法组成的。由于在操作时或起针后常产生凉感故名。《针灸大成·三衢杨氏补泻》说的："进水泻，初进针一分……进三进，退三退……自然冷矣。"指出按此法操作可以产生凉治疗热证。

操作方法：令患者口中吸气，随其吸气用舒张押手法，缓慢地不捻不转地将针进至地部，候到感应，将针提退一分，在一分上下的范围内连续地慢（轻）插急（重）提3次，每提退一分则按上述方法连续操作3次，使凉感放散传导。如无凉感，则令患者做鼻呼口吸的自然呼吸3次，或加摇法而催其气至。如有麻凉或触电样感觉，则将针急速拔出，不扪闭针穴。此法可以按地、人、天三部操作，有时不利用呼吸和提插3数，也产生凉感。留针与否应根据病情而定。

适应证:中风闭证,暑热高烧,目赤唇烂,胸满便秘等一切实热证。临床应用本法,针大肠俞、天枢、足三里、丰隆等穴,可以泻热通便,治疗大便秘结,有明显效果。

(九)青龙摆尾(又名苍龙摆尾·补法和温散法)

这种手法是采用拨散、呼吸、开合等法中的补法组成的。由于操作时的拨针,有似龙尾摆动的形象故名。《金针赋》说的:"青龙摆尾,如扶舡舵,不进不退,一左一右,慢慢拨动",《针灸大成·三衢杨氏补泻》说的:"苍龙摆尾手法,补"均指出按本法操作,可以起到补虚的作用。

操作方法:进针候到感应后,令患者自然地鼻吸口呼,随其呼吸医生扶针柄,向左右或前后(在45°角以内)似钟摆式连续缓慢地拨动。往返拨针如"江中舡上舵",使感觉放散。手法用毕缓慢将针拔出,急扪闭针穴。此法在操作时不利用呼吸也可。

适应证:癥瘕积聚、瘰疬、瘿气、关节肿痛等一切气血瘀滞证。临床应用本法,针中脘、天枢、关元、足三里、三阴交等穴,可以温通气血,治疗气滞血瘀所致的腹痛,有明显效果。

(十)白虎摇头(又名赤凤摇头·泻法)

这种手法是采用盘摇、开合等泻法,配合关闭法组成的。由于操作时的摇针,有似白虎摇头的形象故名。《金针赋》说的:"白虎摇头,似手摇铃,退方进圆,兼之左右,摇而振之",《针灸大成·三衢杨氏补泻》说的:"赤凤摇头手法,泻"指出按本法操作,可以起到泻实的作用。

操作方法:将针进至穴内,候到感应,如使感觉向上传导,左侧押手则按在针穴的下方,如使感觉向下传导,则按在针穴的上方,在向前摇着转针时,针呈半圆形,由右下方摇着进至左上方,呈"╲"形。在向后摇着转针时,针呈半方形,由左上方退至右下方,呈"╲"形。反复地向左、右摇振,似"舡中之橹",使感觉放散。手法用毕即将针拔出,缓慢揉按针穴。

适应证:神昏谵语、烦躁疯狂、经络滞结、痉挛项强等一切实热证。临床应用本法针合谷、人中、丰隆等穴,可以祛风化痰、通关开窍。治疗狂躁型精神病,有明显效果。

(十一)热补法

这种手法比烧山火、进火补简单,刺激量介于两者之间,实验证明,它不但能使患者产生热感,而且能使皮肤温度升高。

操作方法:术者左手食指或拇指紧按针穴,右手将针刺入穴内,候其气至左手加重压力,右手拇指向前连续捻按3~5次,候针下沉紧,针尖拉着有感应的部位,连续急(重)插慢(轻)提3~5次;拇指再向前连续捻按3~5次;针尖顶着产生感觉的部位守气,使针下继续沉紧,产生热感。根据病情留针后,缓慢将针拔出,急扪针穴。

适应证:中风脱证、瘫痪麻痹、风湿痹证、腹痛泄泻、阳痿遗精等一切虚寒证。临床应用本法。针中脘、天枢、气海、腰俞、会阳等穴,使之产生热感,治疗腹痛、溏泻等一切虚寒证,都有明显效果。

(十二)凉泻法

这种手法比透天凉、进水泻简便,刺激量介于两者之间,实验证明,它不但能使患者产生凉感,而且能使皮肤温度下降。

操作方法:术者左手食指或拇指紧按针穴,右手将针刺入穴内,候其气至,左手减轻压力,右手拇指向后连续捻提3~5次,候针下沉紧。提退一分左右,针尖向有感应的部位连续慢(轻)插急(重)提3~5次,拇指向后再连续捻提3~5次,针尖拉着产生感应的部位得气。使针下松滑,产生凉感。根据病情留针后,急速将针拔出,不扪针穴。

适应证:中风闭证,暑热高烧,谵语癫狂。目赤龈肿,唇烂便秘等一切实热证。临床应用本法针颊车、翳风、合谷等穴,使之产生凉感,可以清热消肿,治疗痄腮有明显效果。

(秦晓光)

第五节　艾灸疗法

灸法是将艾草或药物等容易燃烧且有温阳性能的原料做成艾炷或艾条的形式,点燃后直接或间接刺激人体腧穴或患处皮肤的外治方法,具有温散寒邪、温经通脉、行血活血、扶正回阳、预防保健等作用。

一、灸疗的材料

灸法的种类繁多,因此所用原材料也各不相同,古籍文献就有用烟草、火筷、油捻、硫黄等作为艾灸材料的记载,但目前临床应用最广泛的是用艾草作为主要原材料的艾灸疗法。

艾草是菊科多年生草本植物,性温芳香。我国各地皆可种植,以蕲州产者为良,有"蕲艾"的特称。古人认为在"端午节"(农历五月初五日)左右采摘的艾最佳。艾叶晒干后,经过捣碎、去除杂质、筛去尘渣,剩下的柔软的淡黄色纤维就是艾绒。

新产的艾绒可燃有机物质多，艾灸时容易灼伤皮肤且燃烧时间短，陈年艾绒则由于挥发油的挥发，艾灸时不但火力温和均匀，而且不会出现散裂等不良情况。《孟子·离娄》中说："七年之病，求三年之艾"，说明我国在几千年前就已经懂得用艾灸治疗疾病，而且也已经发现艾灸治病以三年以上陈艾为佳。陈艾必须要经常晾晒以预防潮湿、发霉和虫蛀，才能保证药用价值。

人们一般将艾绒制成艾炷或艾条使用。艾炷是将艾绒用拇、食、中三指捏成或放入模具中制成的各种大小的圆锥形小体，现在一般按艾炷的直径 1cm、0.5cm、0.3cm 将其分为大炷、中炷、小炷，可燃烧 3~5min。

1. 直接灸法

非瘢痕灸：是将艾炷直接放在患者穴位的皮肤上点燃，不必等艾炷燃尽，只要患者感到烧痛不耐受，就马上换新艾炷再灸，灸后不化脓，不留瘢痕。多用于治疗腹痛、泄泻、腰痛、阳痿等气血不足或虚寒性病症。

瘢痕灸：又叫化脓灸，是在患者需要施灸的穴位上涂抹蒜汁以增加黏性，然后将艾炷粘上在穴位上点燃艾灸，等艾炷全部燃尽后，用无菌镊子除去穴位上的灰烬，再涂蒜汁更换艾炷继续艾灸。如此重复，直至灸完规定的壮数。施灸时医者可用双手在灸处周围轻轻拍打以缓解患者不适感。施灸完应用棉球或纱布将灸处擦净，并用清水膏（广丹 0.2~0.3kg，麻油 0.5kg 熬成的小膏药）贴敷艾灸处，防止感染。灸后一周左右化脓，六周左右结疤。化脓期间如脓液过多则每日换膏药 1~2 次，脓液少则隔日更换一次。如果不化脓则每日在灸处用艾条灸 5~10min，连灸 2~3d 即可化脓。本法适应证广泛，但由于灸时痛，会引起烧伤、化脓、结疤，因此目前临床较少应用。但该法适用于全身各系统顽固病症，尤其是瘢痕灸风门、肺俞、膏肓、膻中治疗哮喘；瘢痕灸足三里、水分、关元、气海，治疗胃和十二指肠溃疡、水肿等症效果十分显著。

2. 间接灸法

隔姜灸：先将 3~5mm 厚的鲜姜片，用粗针刺多个均匀细密的孔，再将其放在要艾灸穴位的皮肤上，然后再将艾炷放在姜片中央，点燃施灸，等艾炷燃尽更换艾炷再灸，不必更换姜片，直至灸完预定壮数。隔姜灸有解表驱寒、温中止呕等作用，多用于治疗感冒、消化不良、腹痛、溏泻、遗精、早泄等病。

隔蒜灸：分为隔蒜片灸和隔蒜泥灸两种。隔蒜片灸操作同隔姜灸，隔蒜泥灸是将蒜捣成泥在穴位上铺大约 3mm 厚，再放艾炷点燃施灸。每穴可灸 3~7 壮。古人认为其有消肿排毒、止痛散结的功能，多用于治疗慢性肿疡、蛇、蝎、毒虫所伤、乳痈等症。

隔盐灸：在脐窝处用干净的食盐将其填平，再将艾炷或艾条放在肚脐处点燃施灸，患者感到灼热时用镊子换取新艾炷继灸，严禁灼伤起泡。古人认为隔盐灸有回阳救逆固脱的作用,故多用于治疗急性腹痛、吐泻、痢疾、风湿痹证、虚脱等症。

二、艾条灸法

艾条亦称艾卷,是我国古代雷火神针,太乙神针等药条灸简化而来的。艾条是将艾绒放入桑皮纸(或易燃纸)内,卷成长 20cm、直径 1.5cm 的圆柱形长条后用胶水封口而成。艾条制作和操作简便,使用时间久,而且刺激量强弱也容易掌握,目前应用最为广泛。

艾条灸有两种手势,一种是以拇、食、中三指如持钢笔一样地持艾条,并用小指固定在被灸部位的附近。这样不仅能避免术者手腕动荡不稳,又能避免在长时间施灸的疲劳。另一种是以拇、食二指持艾条,用中指固定在被灸穴位的附近。

温和灸:将艾条的一端点燃,在距离皮肤 2 ~ 3cm 处进行熏烤,以温热舒适为度,一般可灸 5 ~ 30min。本法由于灸火温热缓和,临床上最为常用。

雀啄灸:将艾条点燃的一端,距皮肤 2 ~ 3cm 处,对准施灸穴位的皮肤,一起一落,像麻雀啄食样地施灸,一般可灸 5 ~ 10min。本法适用于治疗胎位不正、小儿疾患和昏厥急救。

熨热灸:将艾条点燃的一端,接近施灸部位,距皮肤约一寸处,像熨衣服样地往返移动,一般施灸 20 ~ 30min。多用于治疗鹅掌风、皮炎、冻疮等。

回旋灸:施灸时将艾条的一端点燃,在皮肤上回旋往复熏灸,多用于治疗病变面积较大的风湿病、软组织损伤、肩周炎等。

温针灸:是针刺与艾灸相结合的一种方法。操作方法是先将针刺入腧穴得气后,施行适当的补泻手法,然后把艾绒或一寸左右的艾条固定在针柄上,从下面点燃施灸。此法可借针体将艾绒燃烧的热力传到穴内发挥作用。多用于治疗风湿性关节痛和一切虚寒证。

灸器灸:灸器是一种用金属制成的施灸器具。操作方法是:先将艾绒或艾卷点燃放在灸器内,置于应灸穴位的皮肤上施灸,也可依施灸部位或经络循行往返温熨,以局部发热红晕,患者感到舒适为度,一般灸 10 ~ 20min。多用于治疗风寒湿痹、痿证和腰痛、腹痛、溏泻等虚寒证。

灸箱灸:是用一种特制木箱施灸的方法。灸盒是用木板制成的长方形木箱,下面不安装箱底,在箱内中下部安置铁窗纱,距底面约 3~4cm。胸腹部常用的灸箱长 15cm,宽 10cm,高 8cm。施灸时先将灸箱置于应灸穴位的皮肤上,将点燃的艾卷对准穴位放在窗纱上,在灸箱上面盖一硬纸或木板,以调节温度。每次灸 10 ~ 30min。多用于治疗风寒湿痹、痿证和腰痛、腹痛、溏泻等虚寒证。

隔核桃壳眼镜灸：亦称隔核桃壳灸，先用细铁丝或细铝丝制成一副眼镜架，用胶布包裹，镜框外上方突出一个直或弯的长约1.5cm的铁丝或铝丝，以备施灸时插艾卷之用，再用核桃一个，从中线切开，去仁，取壳(壳有裂缝者不能用)备用。施灸前先将核桃壳放在菊花液中浸泡5~10min，施灸时取出套于眼镜框上，再在眼镜框外面铁丝上插上约1.5cm的艾卷，点燃后戴上眼镜架在患眼上施灸。多用于治疗近视眼、远视眼、结膜炎、麦粒肿、视网膜炎、球后视神经炎及视神经萎缩等眼科疾病。

雷火神针灸：也称雷火针。一种方法是在应灸穴位的皮肤上覆盖三层红棉布，然后用拇食中三指捏持雷火神针，点燃烧红，将烧红的一端用力紧按在红布覆盖的穴位上，等温热消退，再重新点燃烧红施灸，每穴操作5~10次。另一种方法是将点燃的一端，用三层红棉布包裹，对准穴位，用力紧按在穴位的皮肤上(如果患者觉得太烫，可在"神针"外再加上一到二层红棉布)，等温热消退，再重新点燃烧红施灸，每穴操作5~10次，多用于治疗风寒湿痹、痿证和腰痛、腹痛、溏泻等虚寒证。

雷火神针处方：艾绒60g，沉香、木香、乳香、茵陈、姜活、干姜、穿山甲①各10g，麝香少许，研成细末，和匀。用桑皮纸一张，长、宽各约30cm，摊平，先取艾绒24g，均匀铺在纸上，再取药末6g，均匀掺在艾绒里，然后卷紧如爆竹状，外用鸡蛋清涂抹，再糊上桑皮纸一层，两头留空纸约3cm，捻紧而成。

三、灸疗的作用与注意事项

灸疗有温散寒邪、温通经络、益气养血、回阳固脱、预防保健的作用，能治疗多种病症，但用之不当，也会给患者造成痛苦，甚或发生不良事故。

(一)灸疗的作用

《灵枢·经脉》篇曰："陷下则灸之。"《灵枢·禁服》篇曰："陷下者，脉血结于中，中有著血、血寒，故宜灸之。"《针灸大成·千金灸法》说："若要安，三里常不干。"明朝《医学入门》说："药之不及，针之不到，必须灸之。"说明在不同腧穴上灸疗，不但能治疗多种疾病，而且还可以起到预防和保健的作用。

疏风解表、温散寒邪：早在《素问·异法方宜论》就有记载："脏寒生满病，其病宜灸焫"，《素问·骨空论》曰："灸寒热之法，先灸项大椎"。艾绒性温，以火点燃熏烤或烧灼穴位，使火力透过皮肤、肌肉、经络，使患者局部感到温热舒适或沿着经络上下传导，故有疏风解表、温散寒邪的功效，可用于治疗风寒表证、痹病和腹痛、泄泻等证。

温通经络、益气养血：《灵枢·刺节真邪》曰："脉中之血，凝而留止，弗之火调，弗能

---

① 穿山甲：现已禁用，可用三棱、莪术或王不留行代，下同。

取之",因此艾灸可以治疗某一经络或部位气滞血凝,经络受阻引起的麻木、疼痛、肿胀等症,还可以治疗气血耗损,经络失养引起的肌肉萎缩、肢体麻痹等症。

升阳举陷、回阳固脱:《灵枢·禁服》曰:"陷下者,脉血结于中,中有著血,血寒,故宜灸之",凡属中气下陷引起的溏泻、脱肛、子宫脱垂用艾灸治疗效果显著。《伤寒论·辨厥阴脉证并治》曰:"下利,手足逆冷,无脉者灸之",可见灸治一定的穴位,有回阳固脱的作用,凡是四肢厥逆、气短脉微、手撒口开、目闭神昏、二便失禁的脱证均适用。

预防保健、强身健体:"若要安,三里常不干",灸足三里能调整脾胃功能,促进身体健康,《医说》中提到灸足三里还可以预防中风,此外,常灸大椎、风门等穴可以预防感冒。

(二)施灸注意事项

灸法虽然容易掌握,但在具体操作时如果不注意,不但影响疗效,也会发生事故。

摆好体位:施灸前必须根据施灸的腧穴,选择患者舒适且容易保持的姿势。

做好沟通:瘢痕灸因有灼痛、化脓和结疤,施灸前必须向患者解释清楚,患者同意后才可施灸。

部位适宜:在五官、面部、毛发处、生殖器官、大血管处、黏膜附近应避免施灸;头颈部和上腹部灸的壮数和时间应当少些,小腹部和腰背部灸的壮数和时间应当多些。

艾灸量要适宜:艾炷大小和壮数多少,应根据患者之年岁大小和体质强弱酌情增减。老人、小孩和体弱者施灸时艾炷应当小些,壮数应当少些,灸的时间要短些;身体强壮的中年人艾炷应当大些,壮数应当多些,灸的时间要长些。艾条灸 1min,相当于艾炷灸 1 壮,可以灵活掌握。

禁灸:咯血、吐血、中风闭证,大便秘结等实热证禁灸。《针灸大成》禁灸穴歌中提出的禁灸穴位:哑门、风府、天柱、承光、头临泣、头维、丝竹空、攒竹、睛明、素髎、禾髎、迎香、颧髎、下关、人迎、天牖、天府、周荣、渊腋、乳中、鸠尾、腹哀、肩贞、阳池、中冲、少商、鱼际、经渠、地五会、阳关、脊中、隐白、漏谷、阴陵泉、条口、犊鼻、阴市、伏兔、髀关、申脉、委中、殷门、承扶、白环俞、心俞等,共 45 穴。如在面部施化脓灸会遗留疤痕;人迎、委中均在大血管附近,应该禁灸。但有些禁灸穴若施灸疗效很好,如灸隐白治疗崩漏,灸犊鼻治疗膝关节痛等,则应根据临床实践,不要拘泥于古说。

避免安全隐患:要防止艾绒或艾炷脱落,烧伤皮肤和衣被等。灸后将艾条的燃火一端剪掉,艾炷用镊子钳取放入罐内,以免复燃发生火灾。

(胥文娟)

第六节　郑氏家传手法

一、郑毓琳创立的热补凉泻与针刺八法

郑毓琳先生(1896—1967)出生于河北省安国县北娄村,是我国现代卓越的针灸家之一,著名针灸大家"西北针王"郑魁山的父亲。郑毓琳先生自幼跟随其叔祖郑云祥学习中医,后拜其舅父曹顺德为师,又拜博野县南白沙村霍老顺为师,霍老顺先生对针灸、气功颇有造诣,尽得霍老真传。1953年郑毓琳与长子郑魁山在北京开设中医诊所,1954年3月应华北中医实验所邀请为针灸医师,同年10月至临终一直任中国中医研究院针灸研究所第三研究室主任。

郑毓琳先生秉承家学,勇于创新,成功地将气功与中国传统针灸针法相融合,形成了独具特色的郑氏针法。他注重传统针刺补泻手法,施针时重用左手,左手与右手互相配合,认为得气和气至病所是提高针刺疗效的关键。他提倡针刺与气功相结合,主张临证取穴,穴少而精,并在总结前人经验的基础上创新出"郑氏针灸八法",在治疗中风半身不遂、胃脘痛、哮喘、崩漏、小儿积滞等疑难杂症疗效显著,尤其二龙戏珠针法对眼疾重症疗效卓著。

(一)注重热补凉泻手法

郑毓琳领悟《素问·针解》篇"刺实须其虚者,留针,阴气隆至,乃去针也;刺虚须其实者,阳气隆至,针下热乃去针也"之旨,认为针治之要,是辨清虚实,分别施以补泻之法,务犯"虚虚实实"之戒。从实践中,郑毓琳总结出简化的热补凉泻手法。

1.热补手法

左手食指紧按穴,右手持针速刺或捻转刺入穴,先浅后深,慢提紧按,务令气至,在酸胀感觉基础上,持针下插1~2分,然后拇指向前捻转3~5次或9次,就有热胀感觉,若无,依前法再做2~3次,多数患者就能出现热胀感觉,出针后揉按穴位。如针刺过程中,患者感觉迟钝,可令患者以鼻吸气,口呼气5~6次,另外也可配合震刮法,拇指从下至上刮针柄1min,以增强针感达取热目的。此法适用于虚、寒的脏腑经络病。

2.凉泻手法

左手食指紧按针穴,右手持针速刺或捻转刺入,先深后浅,紧提慢按,务令气至,在麻胀感觉基础上,将针向上提1~2分,然后拇指向后捻转2~3次或6次,即有凉麻感觉,若无,依前法再做2~3次,多数患者就能出现凉麻感,出针后不揉按穴。如遇到针感刺激不灵敏的患者,可令其口吸鼻呼5~6次,可同时配合震刮法,拇指自下向上刮针柄1min。本法适用于实证、热证型的脏腑经络病。

(二)总结创新针刺八法

郑毓琳根据《针灸大成》载"赤凤迎源""青龙摆尾""苍龟探穴""白虎摇头""龙虎交战"等按动物形象描述的补泻手法,结合临床,不断揣摩,不断实践,总结创新出了八种临床针刺补泻手法,即二龙戏珠、喜鹊登梅、老驴拉磨、金钩钓鱼、白蛇吐信、怪蟒翻身、金鸡啄米、鼠爪刺法八种手法。

1. 二龙戏珠法

操作方法:施针时使针刺感觉分两条线传导,以包围眼珠为目的。如针刺太阳穴时,左手食指紧按穴,右手持针速刺或捻转进入穴,针到一定深度,得气后,针尖先向上眼睑的方向提插或捻转,使热胀或凉胀的感觉传到上眼睑,至目内眦处,再使针尖向下眼睑的方向提插或捻转,使热胀或凉胀感觉传到下眼睑,至目内眦处,包围起眼珠。施针时操作手法似耍龙灯时二龙戏珠一样的动作,故名二龙戏珠。此法用于针太阳穴治疗一切眼病。

2. 喜鹊登梅法

操作方法:施针时用推垫的手法。如针攒竹穴,左手食指紧按穴,右手持针速刺或捻转进入穴,得气后,右手拇指持针柄,中指推垫针体,使针柄、针体和针尖上下摆动,补法则摆动9次,泻法则摆动6次,似喜鹊登梅歌舞,使热胀或凉胀感觉接连不断地传入眼内。因施针时操作手法似喜鹊在梅树枝上歌舞,头尾上下活动一样动作,故名喜鹊登梅。此法治疗眼病针攒竹、鱼腰、丝竹空穴等;针耳门穴治疗耳鸣、耳聋;针下关穴治疗牙痛等。

3. 老驴拉磨法

操作方法:施针时用推盘手法(与古法盘针术相似)。如针头维穴时,左手食指紧按穴,右手持针速刺或捻转进入穴,得气后,将针提到皮下,似推磨一样地推转针体,可连续推转几次。热补法推转9次,推转的角度小;凉泻法推转6次,推转的角度大。因施针时操作手法似老驴拉磨一样的动作,故名老驴拉磨。此法针头维穴治疗头痛;针期门穴治疗肝气郁滞;针章门穴治疗痞块。

4. 金钩钓鱼法

操作方法:施针时行小提抖术。如针膻中穴,得气后,右手拇、食、中三指持针柄向前捻转多些,即得滞针现象,此似游鱼上钩吃食一样;右手持针柄,提着滞针的肌肤微微地拉抖几次。补法连拉 9 次,泻法连拉 6 次。因施针的操作方法似游鱼吞饵,与鱼钩上提的动作一样,故名金钩钓鱼。此法针阳白、颊车、太阳治疗口眼㖞斜;针膻中、中庭治疗肝郁气滞、胸痹。

5. 白蛇吐信法

操作方法:施针时用两枚针齐刺。如针曲池穴时,左手食指紧按定,右手持两枚针速齐刺捻转进入穴,得气后,行提插术,似白蛇吐信样一伸一缩。二枚针同时上下提插。补法行慢提紧插 9 次,泻法行紧提慢插 6 次。因施针时操作手法似白蛇吐信一样,用两枚针齐刺入穴位中,故名白蛇吐信。用此法针肩髃、曲池、阳陵泉、足三里、三阴交、大椎、脾俞、肾俞、关元等穴可治疗中风半身不遂、痹证、四肢麻木等症。

6. 怪蟒翻身法

操作方法:施针时行扳转术的操作方法。如针肝俞穴时,左手食指紧按穴,右手持针速针或捻转进入穴,先令气至,有了麻、胀等感觉时,右手拇、中、食三指持针柄,由下向上扳转针柄,使针体呈半圆形角度,由左向右捻转,似怪蟒回头翻身样,行凉泻手法。因施针时操作手法似怪蟒翻身回头的动作,故名怪蟒翻身。此法可治疗中风闭证、暑热高烧、胸满腹胀等症。

7. 金鸡啄米法

操作方法:施针时行小提插术。如针曲池穴时,左手食指紧按穴,右手持针速刺或捻转进入穴,为了催经气速至,行小提插术,寻找感觉,似小鸡啄米样,鸡头上下动作。因施针时的操作手法似小鸡啄米样动作,故名金鸡啄米。此法以催经气速至为特点,适用于久病体虚之证和一切虚寒证。

8. 鼠爪刺法

操作方法:施针时用五枚、三枚或七枚普通毫针,长 1 寸或 1 寸 5 分。将针柄缠在一起或术者右手拇、中、食指持拿五枚或七枚针进行点刺,或直接刺在肌肤的穴位上,或刺在病灶部位,刺后皮肤表面留下 5 或 7 个针印,似小鼠爪印一样。因施针术后,皮肤表面留下似小鼠爪印的痕迹,故名鼠爪刺。此法常用风热感冒、暑热高烧、皮肤疖肿、带状疱疹等实热证。

(三)针刺与气功相结合

郑毓琳认为,练习气功的作用是调心守神,以增强医者的正气,这有助于医者达到"手如握虎,远近若一,如临深渊,神无营于众物"的针刺要求。练功时意守于机体某一部位,引丹田之气聚于此处,以刺激、调动机体内在的抗病机能,调和阴阳。气功师发放外气治病,亦是以医者之气补病者之气的不足或调节其紊乱之气,使失调的机体趋于平衡而祛病强身,针刺作用于腧穴上,通过调整经气恢复经络的功能,从而调节脏腑经络的阴阳平衡以达到防病治病的效果。

郑毓琳总结针刺手法的要领是意气相随,刚柔并济,因此非常重视气功和针术的结合。他认为练气功是针灸大夫的基本功之一,非常注重对肩关节、肘关节、腕关节的锻炼,以利气的通门。他在临床施针时,调心守神,以意提丹田之气从胸到肩、肘、腕,经医者手指由针体到患者体内,是医者的内气,通过发放外气,而发挥针刺与气功的双重作用,最大限度地调动起患者机体的自身的调节机制,从而得到最大的治疗效果。

二、对针刺手法和针刺补泻的感悟

针刺手法取效的关键在于先用左手揣穴,再右手持针刺入穴位。左手的作用十分重要,左手拇指或食指押在穴位上,向前后左右推拉、压按,摸到指感位置,揣准穴位,像侦察兵一样;右手进针,左手候气。右手持针进针时,要又快又准、全神贯注地将针迅速刺入皮下,避免刺痛,同时左侧押手要体会针下有无得气的感觉,并要观察患者的精神情绪和对针治的耐受情况;左手一旦触到针下冲动,则按住针穴下方,右手持针向上推进,使气至病所,及时应用或补或泻的手法与守气,持续针感,根据患者的病情和体质强弱。给以不同的适当的刺激量,才能达到治愈疾病的目的。

(一)持针进针心手合一

持针时,医生必须宁心安神。先用左手循经揣穴,找准穴位后分拨妨碍进针的肌腱、血管,以确定进针的方向和深浅,然后紧按进针部位皮肤,防止其摆动;右手持针直下,准确刺入穴位。进针要迅速稳准,防止产生疼痛;操作要心神专一,更要两手配合,稳重坚实。并要观察患者的精神活动和表情,这样不但能体会到针下气至冲动的快慢、强弱和感传的近远,还可防止意外事故发生。

(二)气至的邪气与正气

《灵枢·终始》篇载:"邪气来也紧而疾,谷气来也徐而和。""紧"是来势紧迫而匆促,"疾"是动态急速而迅疾,即邪气至则针下突然紧涩,肌肉缠针或感应一闪即无。谷气包括营卫,"营气"是水谷中的精气,营行脉中,缓慢柔和,即针下"指端搏动感"连续出现的现象。"卫气"即水谷之悍气,卫行脉外,彪疾滑利,疾而不紧,滑而不涩,如动脉之状,感应缓和,时间持久,这就是正气,这些必须在长期临床实践中心手合一地细心体会。

(三)经气已至,勿失良机

《灵枢·邪气藏府病形》篇中"中气穴,则针游于巷"指出针刺的作用,关键在于刺中了经穴,尽快得气,并使针感沿着经脉循行线传导至病所。医者应根据患者的体质、营养、精神等来掌握患者的气血虚实、邪正盛衰等情况,其变动是离不开穴位。穴位中的气血、神气的活动是非常微妙的。当针下有了得气感,就要特别注意气之往来,才不会错过手法施行的时机。谨守气之往来,及时进行补泻,不能错过毫发之隙;若不懂病机道理,针下气已至,到了应补泻之时,而不能及时运用手法,等于箭已上弦,当射而不发。用针治病,必须知道针下气之往来盛衰,及时运用关闭法,使气至病所,再进行补泻,才能手到病除。但人的气血、体质各不相同,所以针下的感应也不一致。或针刚刚刺入即有感应,或感应与针适时而至,或出针后始有感应,或经过数次针后,感应才逐渐产生,因此要随机应变,灵活掌握。

根据病情需要,得气后施以补泻手法,才能达到"补虚泻实"的效果,同时在患者有舒适感应时"守气"勿失,并做到需要多长时间,就使气保持多长时间,这是针刺手法与取得疗效的关键。所以古人把能"守气"者,称为"上工"。

(四)补泻性质不同,针感和证治各异

补法能鼓舞人体的正气,使低下的功能得到恢复或旺盛起来,适用于虚证;泻法能引人体内的邪气从针穴而出,使亢进的机能缓解或恢复正常,适用于实证。《素问·针解》篇说:"刺虚则实之者,针下热也,气实乃热也;满而泻之者,针下寒也,气虚乃寒也。"指出补和泻性质不同,产生的痛、麻、胀、热、凉等感觉也不同,因而各有各的适应证。补法治疗虚证,需要针下的虚滑感转为沉紧,产生热感;泻法治疗实证,需要针下气感由沉紧变为松滑,产生凉感。谢国荣于1986年11月在全国针法灸法研究会上说:"针刺治疗是'力'的物理效应,是利用力学原理来治病……运用手法千变万化,归其一点,即体现为针力。手持针柄操作,在针的远端——针尖必然出现力的作用……如果手运针于针柄处,若认定为施力点,在皮肤的针身处为支点的话,则承受力的针尖应为着力点,当着力点集中在针尖时,作用于机体腧穴,将产生巨大的力量。……根据力的原理,针刺则必须借助于针力与力向……针力结合力向变化,将产生补泻两种不同质的效应。"

提插补泻:反复插针,阳气隆至,针下热为补,反复提针,阴气隆至,针下寒为泻。其力的作用有如船撑篙,针柄是施力点。针尖是着力点,以插为主,则针尖首当其冲,凭针力而产生针刺热效应,有人或谓这是摩擦生热,针身是存在滑动摩擦力,那么以提为主,亦是摩擦,却针下寒,这说明针体磨擦力在此不是起主要作用,而针尖之力在提、插针法中,均起主导作用。其中尤其是力向,针尖着力点向内为补,向外为泻,这是针刺补

泻的基本效应。也就是针尖着力点向内、针下实为补;向外、针下虚为泻的基本效应。

捻转补泻:拇指向前,左捻为补,拇指向后,右捻为泻。我认为分左右捻针,这与补泻关系似乎不是主要的,问题是右手持针,往往拇指向前下方倾斜,当拇指向前左捻,则伴以向下之力,拇指向后右捻,则伴上提之力,所以捻转之中,无形中配合了向上向下用力的力向,基于此点,有时把拇指向前捻转,改为食、中指向后向上捻转,临床上便出现了泻的针刺效应,故捻转不在左右,关键为是否兼有向上向下之针力。也就是向上、向外提拉为泻;向下、向内插按为补的针力。

刮、弹、摇、旋针法:此四种针法从力学认识,类属杠杆的形式,即以皮肤为支点,针柄为施力点,针尖为着力点。

刮针法:属辅助手法,向下刮动针柄为补,向上刮为泻。因向下刮则力向往下,向上刮则力向往上,故补泻分明。

弹针法:属辅助手法,轻弹为补,重弹为泻。因轻弹,针尖震动幅度小,震动波向下影响;重弹则针尖震动幅度大,且随针尖震弹摇摆,针力向两侧扩散,故两种针效有别。

摇针法:是持针柄向两侧摆动,或摇大针孔,属泻法。这更是由于针尖摇动幅度大,针力向两边扩散之故。

旋针法:即持针柄如推磨式旋转,属泻法。由于针尖盘旋幅度更大,针力向四周扩散,因此为泻法。

根据上述情况,进针遇到气至冲动,提退豆许,使针下空虚,撒手停针,迎着气至之来势,针向右转,往外提拉夺之,针尖着力点向外,是产生凉感的泻法;得气后往内推进豆许,用搓法使针下沉紧,随着气至的去势,针向左捻,往里捻按济之,针尖着力点向内,是产生热感的补法,正如《标幽赋》说的"动退空歇,迎夺右而泻凉,推内进搓,随济左而补暖。"

针刺刺激的质和量是密不可分的,适度刺激是取效的关键。针刺刺激量不够则不能有效治病;针刺量过大则会给患者带来痛苦甚至会引邪内陷、耗伤正气继发他病,例如补法适量,产生热感,能治疗虚寒证,但如过量太过则汗多亡阳、伤阴,使病情加重。泻法适量,产生凉感,可治疗实热证,可如果量刺激太过则会亡阴、伤阴,使人虚脱。所以治病要根据患者的病情和体质强弱的不同,要灵活掌握不同的补泻手法和不同的刺激量,这样才能获得预期的治疗效果。

三、热补(烧山火)、凉泻(透天凉)针刺手法的实验研究

因为热补、凉泻手法可使受试者分别产生热和凉的不同感觉,因此可采用皮肤温度和血管容积波的变化作为观察指标。1982 年在甘肃中医学院同徐鸿达、杨廉德副主

任医师以此进行了临床研究，并在 1984 年 8 月全国针灸针麻学术讨论会上进行了大会交流。现将临床研究内容总结如下。

1. 一般资料

本次研究共纳入 41 人，其中男性 19 人，女性 22 人。年龄最大 62 岁，最小 17 岁。受试者中健康者 21 人，患者 20 人。

2. 实验方法

在同一受试者一侧合谷穴上，先施行热补手法，隔日行凉泻手法，针刺均使用华佗牌 30 号 1 寸不锈钢毫针，进针至出针共用时 1min。分别观察 41 例受试者施行两种手法后皮肤温度和血管容积波的变化。

（1）手法操作标准

①凉泻手法：医者左手拇指或食指紧按针穴，右手持针速刺至 5 分深左右，得气，左边押手减轻压力，右手拇指向后连续捻提 30 次，候针下沉紧，提退一分左右，针尖向产生感应的部位，连续轻插重提 30 次，最后右手拇指向后拉着守气 20s 左右，待针下松滑，立即出针。

②热补手法：医者用左手拇指或食指紧按针穴，右手速刺进针至 5 分深后调针至得气，然后左手拇指或食指加重压力，右手拇指向前连续捻按 30 次候针下沉紧，针尖拉着有感觉的部位，再连续重插轻提 30 次，最后右手拇指向前推弩守气 20 秒左右，使针下持续沉紧，然后出针。

（2）皮温测量及血管容积波描记

①皮肤温度测量：受试者在室内取坐位，安静休息约 20min，在针刺合谷穴前 15min，用国产 626-4 型半导体热敏电阻点温度计测量双侧商阳和同侧少商穴的皮肤温度，候皮温恒定后开始实验。分别测量上述 3 穴在针前、针后即刻、5、10、15、20、30min 时的皮肤温度，每次测量 30s。

②血管容积波描记：采用国产 HB3PLG 型多导生理记录仪，将其描记头（光敏电阻法）接在被测试者针刺对侧的无名指端，分别描记针刺前后 5、10、15、20、30min 时的变化。

实验在室温为 20～27℃，温波动小于 ±0.5℃；湿度为 16%～24% 的诊室进行。各项操作均由专人负责，受试者均不知将施行何种针刺手法，以减少人为因素对本研究的影响。

3. 实验结果

（1）皮肤温度变化情况

①受试者同侧商阳穴皮肤温度变化情况：施行热补针法时受试者皮肤温度下降而

后逐渐升高；施行凉泻针法皮肤温度先迅速下降然后逐步回升至正常。施行热补针法时，肤温升高 1℃ 以上者 36 例，占 87.7%，温度升高最多者可达 4.9℃；凉泻时下降1℃ 以上者 36 例，占 87.8%，下降最多者可达 5℃。统计分析表明，施行热补手法 5min 的皮温与针前差异无统计学意义（$P>0.05$），针后 10min 皮温变化有统计学意义（$P<0.05$），15～30min 皮温升高 1.84～1.99℃，差异有统计学意义（$P<0.01$）。凉泻手法针后即刻的皮温与针前比较显著下降，差异有统计学意义（$P<0.01$），针后 5～30min 则差异不明显（$P>0.05$）。

②对侧商阳穴皮肤温度的变化：施行热补针法时 41 名受试者肤温升高 1℃ 以上的 33 例，占 80%，升高最多者达 5.3℃；施行凉泻针法时肤温下降 1℃ 以上的 35 例，占 85%，下降最多者达 5.5℃。施热补手法后对侧商阳穴温度上升得较同侧慢。针后 30min 以前的皮温与针前比较，差异无统计学意义（$P>0.05$），而针后 20～30min 皮温明显升高，差异有统计学意义（$P<0.05$）。凉泻手法针后即刻皮温与针前比较显著下降（$P<0.01$），针后 5～30min 差异不明显（$P>0.05$）。

③同侧少商穴皮肤温度的变化：同侧少商穴皮肤温度的变化趋向，与双侧商阳穴的变化基本一致。肤温升高 1℃ 以上者 33 例，占 80%，升高最多者达 5.1℃。凉泻时肤温下降 1℃ 以上者 33 例，占 80%，肤温下降最多者达 3.4℃。统计学分析结果表明，热补手法针后 10min 与针前比较，差异无统计学意义（$P>0.05$）。针后 15～30min 皮温明显升高 1.64～1.76℃（$P<0.05$），凉泻手法针后即刻皮温与针前比较明显下降 1.06℃（$P<0.001$）。而针后 5～30min 差异不明显（$P>0.05$）。

（2）血管容积波的变化

施行热补手法 41 例受试者血管容积波描多数表现为上升，高峰出现在针后 15min 的占总数的 73.2%，20min 出现高峰占 65.9%，10min 后出现的占 63.4%，30min 出现的占 56%，5min 后出现的占 53.6%；用凉泻手法后，41 例受试者血管容积波下降，下降高峰出现在针后 30min 的占总数的 58.5%，20min 后出现的占总人数的 56%。

4. 小结

本实验结果表明：女性比男性温度变化灵敏，青年人比老年人反应灵敏，阳虚者反应迟缓，阴虚者反应灵敏，热补手法可以扩大血管容积，凉泻手法则收缩血管，减小血管容积。因此临床上应根据患者的具体状态使用补泻手法，牢记"虚则补之，实则泻之"，以免误用补泻手法影响疗效甚至导致患者病情加重。

（胥文娟）

第七节　郑氏治病八法

郑魁山教授依据《内经》《难经》中关于针灸治疗的理论,结合自身数十年积累的临床经验,创立了属于针灸的汗、吐、下、和、温、清、消、补八法。在临床应用中以辨证论治及治疗八法为指导,秉持"理、法、方、穴、术"的治疗理念,不断总结针灸配穴和针刺手法的应用规律,提出了特色鲜明的学术思想。他认为,针灸只要辨证准确,配穴得当,手法熟练,便可达到治疗所需的汗、吐、下、和、温、清、消、补的目的。

一、汗法

《素问·阴阳应象大论》曰"其在皮者,汗而发之",就是病邪在肌表,应用汗法从外而解的治疗法则。

1. 发表散寒

一般取大椎、风池、身柱、风门、后溪、合谷,针刺手法用烧山火,使患者产生热感至发汗,主治感冒,恶寒、头痛、发热、无汗、脉浮紧的表寒证。

2. 清透表热

取大椎、陶道、身柱、肺俞用扬刺法,刺之出血;取列缺、合谷用透天凉法,使患者产生凉感,甚至发汗,主治风热感冒,发热、咳嗽痰喘、脉浮数有力的表热证。

注意在大吐、大泻、大失血之后,不可用汗法;气虚、阴虚患者,必须要用汗法时,可先针足三里补气,或先针照海滋阴,然后再行微微发汗,以达到祛邪而不伤正的目的。

二、吐法

《素问·阴阳应象大论》曰"其高者,因而越之",就是病邪在上,胸满腹胀时,应用吐法,达到催吐急救的治疗目的。《医学入门》所载"吐,针内关入三分,先补六次,泻三次,行子午捣臼法三次,提气上行,又推战一次,患者多呼几次,即吐……"就是针灸治疗时利用经穴催吐,使有害物质吐出的方法。

1. 涌吐风痰

取天突,或旁廉泉,用导痰法。即以左手拇指或食指紧按天突穴,候至患者作呕时,速刺天突穴,使其激起内脏反射作用,上涌作呕,即可将顽痰吐出,如不能吐出,可用左手拇指和食指紧切左右廉泉穴,候至患者作呕时,用速刺法,针左右旁廉泉,速刺速出。

2. 引气催吐

取中脘、幽门,用催吐法。即以左手中指紧按中脘穴,右手持针刺入约八分,找到针感,用关闭法,即中指按压在针的下方,其余四指按压在左右两侧,右手持针,针尖和左手压按的指力,随其呼气,向腹部努力推进 1 分,随其吸气,左手减轻按压,将针尖提退 1 分,如此反复操作几次,使感觉向上传导,使其气向上攻,激起内脏反射作用,上涌作呕之际急速将针拔出。

注意年老体弱、慢性病、气虚、气短、哮喘、妊娠期、产后、大失血等患者都不宜用吐法。

三、下法

《素问·阴阳应象大论》曰:"中满者,泻之于内""盛者泻之",就是病邪在下焦,腹中胀满的,应用泻法,攻下的治疗法则。《素问·针解》曰:"满而泄之者,针下寒也,气虚乃寒也……邪胜则虚之者,出针勿按……刺实须其虚者,留针,阴气隆至,乃去针也。"《医学入门》所载"下,针三阴交入三分,男左女右,以针盘旋,右转六阴数毕,用口鼻闭气,吞鼓腹中,将泻插一下,其入即泻,鼻吸手泻三十六遍,方开口鼻之气,插针即泻",这些论述都是针灸利用经穴,泻热导滞,排除肠胃积滞,行气通便,推陈致新的方法。

1. 泻热通便

取大肠俞、天枢、丰隆、上巨虚,用凉泻法,使其产生凉感而下泻,主治胃肠积热、腹痛拒按、大便秘结、脉数有力的实热证。如年老体衰、气血亏耗、肠道失养的阴虚便秘,则取支沟透间使,使用泻法,再取次髎、三阴交、照海用补法,以清热养阴,润肠通便。

2. 清热利湿导滞

取中脘、天枢、气海、曲池、足三里,用凉泻法,使患者产生凉感通便,主治湿热阻滞、腹痛便秘或下痢赤白、里急后重、脉滑数的湿热证。如小儿食积痞块,取上脘、中脘、建里,用平补平泻法,不留针,取三关穴,用点刺法出血,以健脾助运,消积化滞。

注意表邪未解、妊娠、产后、大失血者不宜用下法,年老体衰者应慎用,或攻补兼施。

四、和法

《素问·阴阳应象大论》曰"谨察阴阳所在而调之，以平为期"，就是病邪在半表半里，或阴阳偏盛偏衰时，应用和法，和解或调解以达到阴阳平衡的治疗法则。《灵枢·终始》篇"阴盛而阳虚，先补其阳，后泻其阴而和之；阴虚而阳盛，先补其阴，后泻其阳而和之"就是针灸利用经穴调和机体生理、病理机能上的偏盛偏衰，扶正祛邪的方法。

1. 和解少阳

取大椎、陶道、身柱、液门、外关透内关、侠溪，用阳中隐阴法，使其先热后凉，主治外感病，邪入半表半里，出现寒热往来、胸胁苦满、口苦咽干、心烦喜呕的症候。如疟疾，在发作前1~2h，取大椎、陶道、身柱，针后加灸10~20min，能起到扶正截疟的作用。

2. 疏肝理气

取神封、上期门、膻中、膈俞、肝俞、支沟、阳陵泉，用平补平泻法，留针10~20min，主治肝气郁结的胸胁胀痛。如肝阳上亢，出现头痛、眩晕、失眠，取百会、印堂、神门、三阴交，用平补平泻法，留针20~30min，有平肝潜阳、养阴安神的作用。肝气凝滞，出现疝气、偏坠、睾丸抽痛，配大敦，针后加灸10~20min，照海、中都，用平补平泻法，留针20~30min，有疏肝行气、活血止痛的功能。

3. 和血调经

取合谷、气海、关元、气穴、三阴交，用平补平泻法，留针10~15min，使其产生胀感，主治妇女月经不调、痛经、经闭等症。如痛经，取归来、关元、三阴交，用平补平泻法，留针20~30min，有疏肝理气、活血止痛的作用。

注意表邪未解或邪热传里，均不宜用和法。和法用于病邪既不在表，又不在里，而在半表半里之间。此外，和法还能调和气血、调和肝胃、调和阴阳，使机体达到平衡，是符合古人所谓"以平为期"之理的。因此，和法的思想在针灸临床应用方面是最广泛的。

五、温法

《素问·阴阳应象大论》曰"寒者热之""清者温之""形不足者，温之以气"。这些都是机体感受寒邪或形体虚寒者，应用温法，温经散寒补气的治疗法则。《灵枢·经脉》篇所载"寒则留之"，《灵枢·九针十二原》篇所载"刺寒清者，如人不欲行"，《针灸大全》也有"有寒则温之"的论述，正是针灸利用经穴，消除沉寒阴冷、补益阳气的方法。

1. 温中散寒

取上脘、中脘、下脘、建里、梁门、足三里，或膈俞、肝俞、脾俞、胃俞，用热补法，或留针加灸10~15min，使患者产生热感，主治胃脘隐痛、得温则减、消化不良、脉沉缓的虚寒证。

2. 温肾壮阳

取肾俞、关元俞、次髎,用热补法,使腰骶部产生热感,主治腰酸腿软、脉沉细无力的虚寒证。

3. 温经通络

治疗上肢,取大椎、大杼、膏肓、肩髎、肩髃、曲池、外关、合谷、后溪;治疗下肢,取肾俞、关元俞、次髎、秩边、环跳、风市、阴市、阳陵泉、足三里、绝骨、解溪、申脉;按顺序,由上而下针刺("通经接气法"),用热补法,或针后加灸 10~15min,使患者产生热感,主治痿软、瘫痪、风湿痹病。如下肢瘫痪,取环跳、风市、阳陵泉、绝骨,用热补法,使热感传至足趾,以温经活血,恢复功能。

注意实热证不宜用温法。

六、清法

《素问·至真要大论》曰"温者清之",《针灸大全》所载"有热则清之",就是病邪化热,耗伤津液,应用清法,清热养阴的治疗法则。《灵枢·经脉》篇有"热则疾之",《灵枢·九针十二原》篇所载"刺诸热者,如以手探汤"(即慢进、急退),就是针灸利用经穴,清热除烦、生津止渴的方法。

1. 清热开窍

取百会、人中、承浆、十宣,用点刺法出血,主治中风窍闭、中暑昏迷、小儿惊厥、热极神昏、癫痫、脏燥等症。

2. 清热养阴

取尺泽、委中,用三棱针点刺出血,排血中毒热,主治霍乱腹痛,上吐下泻之急症。

3. 清热解毒

取风池、大椎、颊车、翳风、合谷,用凉泻法,使其产生凉感,留针 20~30min,少商、商阳,用点刺法出血,主治痄腮(腮腺炎)、咽喉肿痛、口唇生疮等温毒积滞证。

注意体质虚弱、大便溏泻等虚寒证,不可用清法。

七、补法

《灵枢·经脉》中"虚则补之",《素问·阴阳应象大论》中"因其衰而彰之",《针灸大全》中"补则补其不足",这些都是针对形体衰弱,或气血不足,应用补法,益气养血的治疗法则。《素问·针解》所载"刺虚须其实者,阳气隆至,针下热,乃去针也",《灵枢·官能》篇所载"阴阳皆虚,火自当之",就是针灸利用经穴扶正祛邪,补益人体的阴阳气血和脏腑虚损的方法。

1. 补中益气

取中脘、关元、天枢、腰俞、会阳、长强，用热补法，或针后加灸 20~30min，使腹部和肛门温热，主治久泻不止、脱肛不收、腹痛喜温、苔薄白、舌质淡、脉迟无力的脾胃虚寒证。

2. 培元固本

取神封、幽门、中脘、列缺、太渊、足三里、照海，用热补法，取大椎、百劳、肺俞、心俞、膏肓、肝俞、脾俞、肾俞，针后加灸 10~20min，使其产生热感，主治消化不良、喘咳气短、自汗、盗汗等脏腑虚损证。

3. 固崩止带

取大赫、中极、归来、三阴交，用热补法，留针 10~15min，使其产生热感，主治经行不止、赤白带下、脉细无力、冲任不固的虚寒证。

注意邪气实或虚中夹实不宜用补法，邪气未尽不宜早用补法。针灸补法是调整人体生理功能，调动体内积极因素，从而抗御病邪的治疗方法，故在临床上应用较为广泛。

八、消法

《素问·至真要大论》曰"坚者削之""结者散之"，就是气血积聚，或痰湿凝滞时，应用消法，软坚消积的治疗法则。《素问·阴阳应象大论》中"其实者，散而泻之"，《灵枢·小针解》中"宛陈则除之""邪胜则虚之"都是利用针灸经穴，达到消积化滞、破瘀散结的方法。

1. 消肿止痛

取小节（腰部以上的取手小节，腰部以下的取足小节），用平补平泻法，留针 20~30min，在留针期间，每 5~6min 行针一次，使感觉传导放散，同时让患者活动肿痛部位，以缓解疼痛，主治创伤性疼痛。

2. 消坚散结

取阿是穴，用三棱针点刺，挤出胶状黏液，主治腱鞘囊肿。局部用围刺、提插法，主治瘿气。取扶突透天窗、天髎透肩井、曲池透臂臑，用平补平泻，留针 20~30min，主治瘿疬。

3. 破瘀活血

取风池、角孙、曲鬓、攒竹、太阳，用热补法，使热感传入眼底，俗称"过眼热"针法，内睛明用压针缓进法，留针 10~20min，使眼底有痒、胀、热感，能化散玻璃体内的瘀血，并使瘀血吸收。

注意消法是针灸常用法之一,虽然没有重要禁忌证,但对体质虚弱的患者应当慎用。

(胥文娟)

第八节　子午流注及飞腾八法

一、子午流注

子午流注是针灸学当中最有特色的理论之一,早在 2000 多年前,《黄帝内经》中就已提出,历史十分悠久。子午流注开穴法萌芽于秦汉,形成于宋金,兴盛于明代,复兴于现代;其法用穴精简,疗效显著,在针灸临床实践中被广泛应用。

"子午"是相对应的两个名词,主要指时间,是十二地支中的两支。一天之中夜半(23:00～1:00)为子时;中午(11:00～13:00)为午时。一年之内,子为农历十一月,始于冬至;午为农历五月,始于夏至。子午更替的过程,视为阴极生阳、阳极生阴的过程。

"流注"代表人体内气血运行的过程,如同自然界的水流一样,从子到午,从午到子,在十二经脉中循环流行。随着时间变化,出现周期性的盛衰变化,由此产生开阖——得时经脉气血当盛为开,失时经脉气血衰退为阖。

子午流注开穴法是以时间为条件,根据人体经脉气血流注次序,结合阴阳、五行、天干、地支等学说而形成的循经按时取穴的独特针法。

古人根据人体气血流注脏腑经络的时、日开穴规律,配合天干、地支、阴阳、五行、五输穴,共同组成的一种逐日按时开穴治病的方法。国外学者称子午流注为"中国式的生物钟""中国式的时间医学"。

《素问·八正神明论》曰:"凡刺之法,必候日月星辰四时八正之气,气定乃刺之""先知日之寒温,月之虚盛,以候气之浮沉,而调于身",《标幽赋》中"望(十五)不补而晦(三十)不浑,弦(上弦初七、初八,下弦二十二、二十三)不夺而朔(初一)不济",这些都指出,针刺时必须观察日月星辰、四时八正的气候,根据气候运用针法。气候温和,日色晴明,则人的血液流行滑润,卫气浮于表;气候寒冷,天色阴暗,则人的血行涩滞不畅,卫气沉于里。月亮初生的时候,血气开始流行,卫气开始畅行;月亮正圆的时候,血气充实,肌肉坚强;月黑无光的时候,机体比较软弱,经络空虚,卫气衰减,形体独居。天气寒冷,不要针刺,要用艾灸,天气温和可针刺;月亮初升之时,不可用泻法,要用补法;月亮正圆之时,不可用补法,要用泻法;月黑无光之时,不要针刺,要用艾灸。

《灵枢·卫气行》篇说:"谨候其时,病可与期,失时反候者,百病不治。故曰:刺实者,刺其来也;刺虚者,刺其去也;刺虚者,刺其去也。此言气存亡之时,以候虚实而刺之,是故谨候气之所在而刺之,是谓逢时,病在于三阳,必候其气在于阳而刺之,病在于三阴,必候其气在阴分而刺之。"此处指出,如能谨慎地候气行的时机而刺,就可以正确估计疾病的治愈日期;如不能及时掌握治病的时机,或违反四季时令气候而误治,则百病难以治愈。所以说,针治邪盛的实证,当刺其来势,迎其气至而夺之;针治气衰的虚证,当刺其去势,随其气去而补之;这就是说在针下产生感应,或感应消失之时,必须细心明辨,候其虚实而运用补泻手法。

因此,谨慎地候气所在的部位而及时针刺者,叫作逢时。就是说,病在三阳经的,必须候其气在阳分之时刺之;病在三阴经的,必须候其气在阴分之时刺之。如此,就能治愈病症,这就是古代医家,观察到天地、日月,阴阳、四季等变化,对人体的影响,用"人与天地相应"的观点,运用针灸"择时选穴"治病的方法。

（一）子午流注与五输穴

子:即子时,指 23 时至 1 时的时间段;午:即午时,指 11 时至 13 时的时间段。按一天来说,子至午时这段时间属阳,所以说"子时一刻一阳生"。午时至子时这段时间属阴,所以说"午时一刻一阴生"。故子午为阴阳之始生,也是昼夜的划分。按照农历一年 12 个月来看,子是十一月（冬至）,午是五月（夏至）;从气候来论,子时寒,午时热;可见子午有阴极生阳,阳极生阴的意义。

《灵枢·顺气一日分为四时》篇中"朝则为春,日中为夏,日入为秋,夜半为冬",说明了"昼夜节律"应自然四时,"旦慧、昼安、夕加、夜甚"不同时辰的病症表现不同。均是子午流注的理论基础。流:似水之流,指人体气血运行不息;注:输注,指气血输注到某经的时间。流注又分两种,一种是按"时支"的,一种是按"日干"的。这两种流注方式,都是如环无端,周而复始。子午流注所采用的穴位都是《灵枢·本输》篇内的"井、荥、输、经、合"（见五输穴表）穴位,应用方法都是根据脏腑、经络、腧穴应五行的属性（如肺和大肠属金）原则。

1. 子午流注的组成

（1）干支配合六十环周法

"干,天干也。"是干线、树干,是单个的意思。日出至日没为一天,故称天干,是最早用来纪日的;支,是总体的支流、树枝,有分支的含义。月亮盈亏一次为一月,是古人用来纪月的。日为阳,月为阴,天干十个,地支十二个。

《素问·六微旨大论》曰:"天气始于甲,地气始于子,子甲相合,命曰岁立。"也就是干支合而六十年之岁气立。十个天干,就是甲、乙、丙、丁、戊、己、庚、辛、壬、癸;十二个地支,就是子、丑、寅、卯、辰、巳、午、未、申、酉、戌、亥。天干起于甲,地支起于子,二者配合起来就成了甲子、乙丑、丙寅、丁卯、戊辰、己巳……,因为天干的甲、乙、丙、丁、戊、己、庚、辛、壬、癸,相当于 1 2 3 4 5 6 7 8 9 10;地支的子、丑、寅、卯、辰、巳、午、未、申、酉、戌、亥,相当于 1 2 3 4 5 6 7 8 9 10 11 12。这些都是单数为阳,双数为阴,所以属阳的天干,配属阳的地支:属阴的天干,配属阴的地支:这是永远不变的(见表1)。因此,从一个甲子,轮到下一个甲子,须六十次。这就是六十环周法,也称六十花甲子。它是古人计算年、月、日、时的特殊符号。

表 1　干支配合

代数	1	2	3	4	5	6	7	8	9	10	11	12
天干	甲	乙	丙	丁	戊	己	庚	辛	壬	癸	甲	乙
地支	子	丑	寅	卯	辰	巳	午	未	申	酉	戌	亥
备注	单数为阳,双数为阴。											

(2)年干支推算法

年、月、日、时都是六十次为一周,而后重返甲子。比如 1980 年是庚申年,1981 年就是辛酉年,1982 年就是壬戌年,以此类推,到 2040 年,又是庚申年。据《辞海》附录记载,中国历史纪年表,用天干、地支纪年,是从西周共和元年(公元前 841 年)开始的,共和元年是庚申年,四年后逢第一个甲子年(公元前 837 年),到 1984 年是第 48 个甲子年。

(3)月干支推算法

每年十二个月,月的十二个地支不变,天干是十个,所以每年给十二个月的地支补两个天干。农历的正月是寅、二月是卯、三月是辰、四月是巳、五月是午、六月是未、七月是申、八月是酉、九月是戌、十月是亥、十一月是子、十二月是丑。古人将十二地支按其先后顺序,从寅开始,分配十二个月,称为月建,作为每个月的符号。即正月建寅、二月建卯……这是古人从观察斗纲所指的方位定出来的。因为由七星组成的北斗,其中的第一星名魁,第五星名衡,第七星名杓,这三颗星在每年正月的黄昏时候,杓星指向寅位,夜半时衡星指向寅位,平旦时魁星指向寅位,到了二月,则同样的,分别指向卯位,三月指向辰位,其余各月均依此类推,从而产生了一年的"年周期"。所以推算每个月的干支,要牢记下述歌诀:

甲己之年丙寅首,乙庚之岁戊寅头,

丙辛之年庚寅上,丁壬壬寅顺行求,

戊癸甲寅正月起,六十首法助医流。

按:此歌俗名年上起月,是按当年的天干地支,当月的地支,依次相推,找到当月的天干,即月的干支。比如甲年或己年的正月都是丙寅,二月即丁卯、三月即戊辰;乙年或庚年的正月都是戊寅、二月即己卯、三月即庚辰……余皆依此类推。

（4）日干支推算法

日,农历的推算法比较难,公历的推算法比较容易。非闰年,一年是 365 日,比如 1981 年的一月一日是己卯,1982 年的一月一日就是甲申,因为 60×6=360 天,余五天,就是己卯日往下推五天,即甲申日。如果闰年,就按 366 日推算,比如 1980 年是闰年,一月一日是癸酉日,按 366 日计算,60×6=360 天,余六天,就是癸酉日往下推六天,所以 1981 年的一月一日是己印日。1981 年的一月十一日是己丑、二十一就是己亥……余皆依此类推。根据历史记载,远在商代以前,古人就用干支纪日,从鲁隐公元年(己未年,公元前 722 年)2 月己巳日,《春秋》编年起,一直到 1984 年没有间断错乱过,已有 2706 年的历史,可见它的历史久远,推算准确。

（5）时干支推算法

时,每日十二个时辰的地支不变,十个天干,每日给十二个时辰补两个天干,合五天六十个时辰,重返甲子。所以要推算每个时辰的干支,要牢记下述歌诀:

甲己还甲子,乙庚丙子初,

丙辛生戊子,丁壬庚子头,

戊癸起壬子,周而复始求。

按:此歌俗名日上起时,是按当日的天干地支,当时的时辰地支,依次相推,找到当时的天干,即时辰的干支。比如每逢甲日或己日的子时,都是甲子,丑时是乙丑,寅时是丙寅,卯时是丁卯:乙日或庚日的子时,都是丙子,丑时是丁丑,寅时是戊寅,卯时是己卯……这是因为从甲到戊是五天,循环六十个时辰为一周,己是再周的开始,所以仍是甲子,故名五门得合,又称六十环周法。余皆依此类推。

2. 五输穴与天干、五行的配合

五输穴是根据其独特的性能而给予特别称号的腧穴,对临床诊断和治疗都很重要,子午流注就是根据五输穴的选穴和配穴应用的,现将其功能及应用分别概述如下:

井者东方,万物之始生。故阴经的井穴属东方甲(阳)乙(阴)木,荥穴属南方丙(阳)丁(阴)火,输穴属中央戊(阳)己(阴)土,经穴属西方庚(阳)辛(阴)金,合穴属北方壬(阳)癸(阴)水。阳为刚,阴为柔。同属性的阳干或同属性的阴干相克,也就是阳性

◆ 第一章 郑氏针灸概论 ◆

的庚金,能克阳性的甲木,阴性的辛金,能克阴性的乙木。阳性的庚金与阴性的乙木相配,不但不克,还能刚柔相济,相合而化金。故阳经的井穴乙与庚合化(属)金,荥穴丙与辛合化(属)水,输穴丁与壬合化(属)木,经穴戊与癸合化(属)火,合穴甲与己合化(属)土。这就是五输穴与天干配合,刚柔相济、五行化生关系(见表2)。也就是"阴阳对立、矛盾统一"的哲学规律。

表 2　五输穴与天干、五行的配合

五输穴	井		荥		俞		经		合	
阴经属性(五行)	木		火		土		金		水	
天干	甲	乙	丙	丁	戊	己	庚	辛	壬	癸
天干与五行的化生配										
阳经属性(五行)	金		水		木		火		土	

(二)时(地)支子午流注

时(地)支子午流注,即气血流注,亦称纳子法、纳支法。是根据每日气血输注十二经的地支时辰。某经病症之虚实,配合五行相生相克穴位,取穴治病的方法。《灵枢·卫气行》篇曰:"岁有十二月,日有十二辰,子午为经,卯酉为纬。"《灵枢·顺气一日分为四时》篇曰:"人有五脏,五脏有五变,五变有五输,故五五二十五输,以应五时。"这是"时支"子午流注最早的记载。已有两千多年的历史,至今仍为医家广泛应用。

时支子午流注,有两种取穴法:一种是按一天十二个时辰,每个时辰配合一经,在这个时辰内,该经自起点至终点的任何腧穴都可应用。例如,肺经病,每日寅时都可取肺经从中府至少商的任何腧穴针灸治疗。其他各个时辰流注到的经,该经所有的腧穴,也依此类推。现在使用这种取穴法的较少。另一种是根据气血流注到某经的时辰,结合五输穴,用"补母""泻子"的取穴方法治疗病症,"纳子法",是依据"日周期",用本经的五输穴,井、荥、输、经、合配属金、水、木、火、土五行属性,根据气血流注本经的时间,在每日的子、丑、寅、卯、辰、巳、午、未、申、酉、戌、亥十二个地支时辰按时开穴。开穴原则是,实则泻其子,虚则补其母。实则泻其子就是在气血流注本经的时辰,本经气血最盛,实证取子穴用泻法,可以祛其邪而不伤正气;虚则补其母,就是在气血始流过本经的时辰,本经气血最虚,取母穴用补法,可以扶正补虚而气血不致瘀滞。现在使用这种方法的较多,兹叙述如下:

1. 十二经纳地支歌

肺寅大卯胃辰宫,脾巳心午小未中,

申膀酉肾心包戌,亥三子胆丑肝通。

按:气血于寅时由肺经开始流注,卯时流往大肠,辰时流注胃经,巳时流注脾经,午时流注心经,未时流注小肠经,申时流注膀胱经,酉时流注肾经,戌时流注心包络经,亥时流注三焦经。次日子时流注胆经,丑时流注肝经,寅时再流注肺经,周而复始,如环无端(见表3)。

表3　气血流注十二经时间

经脉	胆	肝	肺	大肠	胃	脾
时辰	子	丑	寅	卯	辰	巳
时间	23~1	1~3	3~5	5~7	7~9	9~11
经脉	心	小肠	膀胱	肾	心包	三焦
时辰	戊	未	申	酉	戊	亥
时间	11~13	13~15	15~17	17~19	19~21	21~23

按:寅时配肺经,是因为寅为万物生长的始原。从一年来看,正月建寅为一年之始;从时辰来看,寅时天光始明;从几粒种子来看,种子初入土中,为先天之元,到丑,种象始裂,寅萌芽出于土,也就是从寅开始生长;从人象来看,子丑胎儿之期,寅为胎儿离母之时,凡婴儿出生后第一声哭,是肺的功能,因哭使肺接触后天的空气,开始呼吸,人有了后天的呼吸,气血才能循经脉运行。肺似压气机,心似压血泵,心肺的机能不停,则人的生命长存,一旦失常,或发生病变,或导致死亡。所以十二经纳地支,寅时配肺经为十二经气血流注的始源。

因为天供给人五气(燥、焦、香、腥、腐),地供给人五味(酸、甘、苦、辛、咸)。"肺开窍于鼻",五气由鼻吸入,藏于心肺;五味由口食入,藏于中焦。五味经过胃肠腐熟消化,吸收其精微,上注于肺,与五气相合,通过经脉传注转输于十二经脉,以养五藏。五藏之气与五气、五味之宗气相合,变化产生了津、液、精、气……气血流入肺,大肠、胃、脾、心、小肠、膀胱、肾、心包、三焦、胆、肝经后又回注于肺经,周而复始润泽脏腑,补益精髓,营养全身。所以气血流注始于肺,而肺经脉气起于中焦,中焦脾胃内气血生化之源,肺经始于中焦,于脾胃禀气血而能运行。

实证:须在气血输注本经的时间,取本经所属"五行"之子穴泻之。如遇咳嗽有热的肺(金)实证,于寅时泻尺泽(水),即金生水,水为金之子。

虚证:须在气血始流过本经的时间,取本经所属"五行"之母穴补之。如遇咳喘肺经虚证,于卯时补太渊(土),即土生金,土为金之母。

如补泻时间已过,或不虚不实之证,则取本经原穴或本穴。如酉时遇牙痛、眼肿的大肠经(金)实证,取大肠经原穴合谷泻之;戌时遇胃脘隐痛的胃腑(土)虚寒证,则取胃经本穴足三里(土)补之。但也常配用本经脏腑的输、募穴和阿是穴施治(见表4)。

表4　时(地)支子午流注补泻腧穴

经脉	补		泻		本穴	原穴
	腧穴		腧穴	时辰		
肺(金)	太渊(土)	卯	尺泽(水)	寅	经渠(金)	太渊
大肠(金)	曲池(土)	辰	二间(水)	卯	商阳(金)	合谷
胃(土)	解溪(火)	巳	厉兑(金)	辰	足三里(土)	冲阳
脾(土)	大都(火)	午	商丘(金)	巳	太白(土)	太白
心(火)	少冲(木)	未	神门(土)	午	少府(火)	神门
小肠(火)	后溪(木)	申	小海(土)	未	阳谷(火)	腕骨
膀胱(水)	至阴(金)	酉	束骨(木)	申	通谷(水)	京骨
肾(水)	复溜(金)	戌	涌泉(木)	酉	阴谷(水)	太溪
心包(相火)	中冲(木)	亥	大陵(土)	戌	劳宫(火)	大陵
三焦(相火)	中渚(木)	子	天井(土)	亥	支沟(火)	阳池
胆(木)	侠溪(水)	丑	阳辅(火)	子	临泣(木)	丘墟
肝(木)	曲泉(水)	寅	行间(火)	丑	大敦(木)	太冲
说明	不虚不实证或补泻、流注时辰已过,遇有疾病,取本经的本穴或原穴进行治疗。					

因为它按气血输注某经的时间,也就是某经气血最盛的时候,迎其经之盛,取子穴泻之;气血始流过某经的时间,也就是某经气血最虚的时候,随其经之虚,取母穴补之。所以也称它为"迎随补泻"。

2.应用举例

(1)消化不良

患者孟××,男,2岁,成县182地质队家属。因食欲不佳1月,于1975年3月30日初诊。缘去年7月患儿因食积消化不良,经扎针治愈。今年春节开始又不想吃,食量减少,逐渐消瘦,时有发烧、吐食,每天腹泻3～5次,大便夹杂不消化食物,现不欲食5天。检查:体温38℃,面色苍白,精神不振。查血常规:血红蛋白10g,白细胞18.85×10^9/L,中性32%,淋巴63%,单核1%,嗜碱1%,嗜酸3%,印堂有青色脉络,舌净无苔,鼻孔干、红,指纹通过风、气关,色紫,腹部膨胀如鼓,脉细数,140次/min。西医诊断为消化不良,中医辨证系食积内热,胃肠运化失常。采用清热养阴、疏调胃肠之法治之。上午8时许(辰时)先取厉兑为主,配三关纹点刺出血,中脘、天枢用泻法点刺,针治1次,腹胀减轻,饮食增加,以后隔日1次,按时辰先取厉兑,非时辰先取足三里为主,配穴手法同前,针治3次,症状消失,检查恢复正常后停诊。后期随访,状态良好。

（郑俊朋整理）

（2）胃溃疡

患者王××，男，45岁，1973年9月29日初诊。患者1971年5月出现胃痛，嗳气、吞酸，饮食逐渐减少，经治症状时轻时重。现在每天食量不足250g，身体虚弱，疲乏无力，恶寒喜温，经本院钡餐透视检查，诊断为胃溃疡。体查：巨阙、中脘处有明显压痛，舌苔薄白，脉弱，中医辨证：胃痛，证属脾胃虚寒。巳时取解溪，配中脘，用补法，留针30min，以温中散寒，胃痛即止。第五天胃痛复发，又来就诊，因流注时辰已过，则用补法，针足三里（胃经本穴），配中脘，留针30min，胃痛又止。以后患者预约每日巳时来就诊，仍取解溪，配中脘，留针30min，治疗1月即愈。

（3）第五腰椎压缩性骨折、截瘫

患者苏××，男，10岁，因双下肢不能活动1月，于1977年10月18日住院。患儿9月22日不慎从高墙摔下，第二天发现腿痛，第三天双下肢浮肿，不能行走，小便不下，予门诊导尿2次，无效而住院。体查：双下肢不能屈伸，浮肿，以两足为甚，两腿不能上抬，感觉、痛觉障碍，膝反射消失，提睾反射消失，第三、四腰椎压痛明显。X线拍片提示：第五腰椎压缩性骨折。心率96次／min，心律不齐，强弱不等，呼吸音粗糙，未闻及干湿性啰音，腹部膨隆，叩诊呈鼓音，肝脾未触及，大小便失禁，用力按压腹部时能排尿。体温38.9℃，血常规：白细胞$9.5×10^9$／L，中性56%，淋巴40%，嗜酸4%，舌苔薄白，脉数。西医诊断：第五腰椎压缩性骨折、截瘫，中医辨证系筋骨受损、瘀血停留所致，采用活血化瘀、疏通经络、固肾培元之法治之。晚上8时（戌时），先取复溜为主，配肾俞、关元俞、秩边、环跳、风市、梁丘、足三里，用补法，留针20min，针治1次，下肢能活动，以后每次戌时先取复溜，非戌时先取阴谷、太溪为主，配穴手法同前，治疗6次时，扶持能走数步，继续加志室、血海、三阴交，仍按上述方法，治疗到11月2日，针治13次时，不用扶持，自己能走50m远、能站立3~4min，大小便白天能控制，治疗到11月8日，针治19次时，症状基本消失，自己能走100～200m，好转出院。出院后继续到门诊治疗，到12月10日，共针治39次，完全恢复正常而停诊。后期随访，状态良好。

（4）左上肢运动功能失调

患者祝××，男20岁，因左手麻木无力半年，于1972年11月3日初诊。半年前出现左手肿胀、麻木、无力、肤色黯、发凉，项背部疼痛，手不能握物，不能端碗，感觉障碍，有时掉了碗也无知觉。但上肢和手指无疼痛感，遂来我院。体查：两侧颈、颞动脉搏动相等，两臂上举时动脉搏动左侧弱。左手由支沟至手指肿胀色紫红，皮温低，肌力较弱、握力差，手腕至手指尖感觉减退明显，触觉、痛觉减退。西医诊断为左上肢运动功能失调。中医辨证系风寒侵及经络,气血瘀阻所致。采用祛风散寒、疏经活络治之。上午8时许(辰时),取曲池为主,配四续、外关、阳池、腕骨、八邪,用烧山火法,留针20min。以后每日1次,辰时先取曲池,非辰时取商阳或合谷为主,配穴手法同前,治至11月27日,共治32次,左手肿胀渐消,皮色变红,皮温好转,握力增加,至12月15日,针治32次时,左手肿胀基本消失,皮温基本恢复,握力增加,能端碗,手比以前灵活。治至1973年1月20日,针达57次时,症状完全消失,握力增加,左手能提10斤重物,治愈出院。(郑俊朋整理)

(5)面肌痉挛

患者陈××,女,34岁,成县小学老师,因左侧面部及眼睑抽动28天来诊。既往患左面神经麻痹,经针灸治愈,20多天前夜里,左侧头面部受风,第二天发现左侧面部牵及左眼睑抽动,时有跳动,以每天上午10点前后为甚,左口角及眼睑麻木,头晕,不能睁眼。体查:左上、下眼睑和口角阵发性抽搐,左面部皱纹少,皱眉时明显,左鼻唇沟变浅、色青,口角向右歪斜,承泣至巨髎穴处压痛明显,拒按,舌质紫、苔薄白,脉弦滑,80次/min,西医诊断为面肌痉挛,中医辨证系风寒侵袭手阳明经筋,经脉阻闭所致。采用祛风散寒、舒筋活络之法治之。28日上午10时(巳时),取足三里为主,配三阴交、合谷、风池、地仓、颊车用烧山火手法,留针1h,针后痉挛和头晕减轻,每日按上述手法针治1次,治至14次时,头晕症状消失,承泣至巨髎穴处压痛和痉挛基本消失,为了观察疗效,每星期针治1次,共针治17次即愈。后期随访,完全恢复正常。

(6)慢性肥大性鼻炎

患者马××,男,11岁,成县地质队学生,因鼻塞5年,于1975年4月10日初诊。患者诉于1970年感冒后,经常鼻流清涕,鼻不通气。体查:双侧鼻塞,鼻腔黏膜中度充血,少量黏液性分泌物,双侧下鼻甲重度肥大、充血,触及鼻中隔。面色苍白,苔薄白,脉浮略数,西医诊断:慢性肥大性鼻炎,中医辨证系湿热郁滞,阻塞鼻窍。采用清热利湿、通关开窍之法治之。上午6时许(卯时),先取二间为主,配攒竹、上迎香、迎香,用泻法,留针10min,针后鼻子即通气,以后隔日1次,按卯时先取二间,非卯时先取合谷为主,配穴手法同前。针治10次鼻涕减少,鼻黏膜充血减轻,治至7月7日,共治30次时,治愈停诊。后期随访,完全恢复,未复发。

(三)日(天)干子午流注

日(天)干子午流注。亦称纳甲法,纳干法。是根据每日气血输注十二经天干时辰开穴的原则,进行配穴治病的方法。《素问·藏气法时论》说"肝主春,足厥阴、少阳主治,其日甲乙……心主夏,手少阴、太阳主治。其日丙丁……脾主长夏,足太阴、阳明主治,其日戊己……肺主秋,手太阴、阳明主治,其日庚辛……肾主冬,足少阴、太阳主治,其日壬癸。"这是日干子午流注最早的记载。"纳甲法"是依据"年周期",随每日值日经的甲、乙、丙、丁……十个天干开穴。先按日时天干开"值日经"的井穴;按阳日阳时阳经、阴日阴时阴经开穴;按木,火、土、金、水五行的"经生经",井、荥、输、经、合的"穴生穴"规律开穴;逢输过原,又称返本还原,开"值日经"本经之原穴,阴经无原以输代之;日干重见时纳穴,阳经气纳三焦按他生我,阴经血归包络、按我生他的规律开穴。

"纳甲法"治病是符合阴阳矛盾对立统一哲学规律的。金代医家——何若愚所著的《子午流注针经》、窦汉卿著的《针经指南》都提倡"日干子午流注",明代医家徐风著的《针灸大全》将何氏《子午流注针经》内的"流注经络井荥图"的十二图缩减为十图,并编著了《子午流注逐日按时定穴诀》至今仍为针灸医家广泛应用。

日干子午流注有三种取穴法:一种是按值日经的天干,每日分配一经,在这一天内开取该经自起点至终点的任何腧穴,都可治疗该经的病症:例如,胆经病,甲日一天不论什么时辰,都可开取胆经从瞳子髎穴至足窍阴穴的所有腧穴治疗。其他天干值日经亦依此类推。另一种是按时的天干,在这个天干时辰内,开取该经的五输穴中的任何一个腧穴,都可治疗该经的病症。例如,肝经病,不论日的天干如何,只要乙时,都可开取肝经大敦、行间、太冲、中封、曲泉五输穴中的任何一个腧穴治疗。其他时辰的天干亦依此类推。现在使用以上两种方法的较少。再一种是按天干值日经,逢时开取值日经的井穴,下一个时辰按阳日阳时阳经穴、阴日阴时阴经穴和"经生经""穴生穴"的原则开穴,逢输过原。最后阳日气纳三焦,阴日血归包络……这就是何若愚"流注经络井荥图"和徐凤"子午流注逐日按时定穴诀",按时取穴治病的方法。现在使用这种方法的较多,兹将何、徐二氏的取穴方法分述如下。

1. 何氏流注经络井荥图

(1)足少阳胆之经

甲日:甲与己合,胆引气行。

甲日甲戌时胆为井金(窍阴),丙子时小肠为荥水(前谷),戊寅时胃为输木(陷谷),并过本原丘墟穴,木原在寅,庚辰时大肠为经火(阳溪),壬午时膀胱为合土(委中),甲申时气纳三焦,谓诸甲合还原化本。

(2)足厥阴肝之经

乙日:乙与庚合,肝引血行

乙日乙酉时肝为井木(大敦),丁亥时心为荥火(少府),己丑时脾为输土(太白),辛卯时肺为经金(经渠),癸巳时肾为合水(阴谷),乙未血纳包络。

(3)手太阳小肠之经

丙日:丙与辛合,小肠引气行。

丙日丙申时小肠为井金(少泽),戊戌时胃为荥水(内庭)。庚子时大肠为输木(三间),并过本原腕骨穴,故火原在子。壬寅时膀胱为经火(昆仑),甲辰时胆为合土(阳陵泉)。丙午时气纳三焦。

(4)手少阴心之经

丁日:丁与壬合,心引血行。

丁日丁未时心为井木(少冲),己酉时脾为荥火(大都)。

辛亥时肺为输土(太渊),癸丑时肾为经金(复溜),乙卯时肝为合水(曲泉),丁巳时血纳包络。

(5)足阳明胃之经

戊日:戊与癸合,胃引气行。

戊日戊午时胃为井金(厉兑),庚申时大肠为荥水(二间),壬戌时膀胱为输木(束骨),并过本原冲阳穴,故土原在戊,甲子时胆为经火(阳辅),丙寅时小肠为合土(小海),戊辰时气纳三焦。

(6)足太阴脾之经

己日:甲与己合,脾引血行。

己日己巳时脾为井木(隐白),辛未时肺为荥火(鱼际),癸酉时肾为输土(太溪),乙亥时肝为经金(中封),丁丑时心为合水、少海,己卯时血纳包络。

(7)手阳明大肠之经

庚日:庚与乙合,大肠引气行。

庚日庚辰时大肠为井金(商阳),壬午时膀胱为荥水(通谷),甲申时胆为输木(临泣),并过本原合谷穴,金原在申也。丙戌时小肠为经火(阳谷),戊子时胃为合土(足三里),庚寅时气纳三焦。

(8)手太阴肺之经

辛日:丙与辛合,肺引血行。

辛日辛卯时肺为井木(少商),癸巳时肾为荥火(然谷),乙未时肝为输土(太冲),丁酉时心为经金(灵道),己亥时脾为合水(阴陵泉),辛丑时血纳包络。

(9)足太阳膀胱之经

壬日:丁与壬合,膀胱引气行。

壬日壬寅时膀胱为井金(至阴),甲辰时胆为荥水(侠溪),丙午时小肠为输木(后溪),并过本原京骨穴,水原在午,水入火乡,故壬、子午相交也。戊申时胃为经火(解溪),庚戌时大肠合土(曲池),壬子时气纳三焦,还原化本。

（10）手少阳三焦之经

三焦与包络合为表里。

壬子时二焦关冲为井金,甲寅时为荥水(液门);丙辰时为输木(中渚),并过本原阳池;戊午时为经火(支沟),庚中时为合土(天井),壬戌时气入行。

（11）手厥阴心主包络之经

心主与三焦为表里。

癸丑时包络为井木(中冲),乙卯时为荥火(劳宫),丁巳时为输土(大陵),己未时为经金(间使),辛酉时为合水(曲泽)。

（12）足少阴肾之经

癸日:戊与癸合,肾引血行。

癸日癸亥时肾为井木(涌泉),乙丑时肝为荥火(行间),丁卯时心为输土(神门),己巳时脾为经金(商丘),辛未时肺为合水(尺泽),癸酉时血纳包络。

注:上述十二个"开穴图"摘自金代何若愚撰、阎明广注的《子午流注针经》,该书只言在每日阳干重见时气纳三焦,阴干重见时血纳包络,没有关于纳甲法具体纳何穴的记载,但明代医家汪机在《针灸问对》中记载了何若愚有关纳甲法具体纳穴的论述。该书提到:"南唐何若愚谓三焦是阳气之父,包络是阴血之母……胆属足少阳阳木,故甲日甲戌时胆引气出窍阴……至甲申时,气纳三焦之关冲(井)、液门(荥)、中渚(输)、阳池(原)、支沟(经)、天井(合)穴亦开焉。肝属足厥阴乙木,故乙日乙酉时,肝引血出大敦(井木)……至乙未时,血纳包络之中冲、劳宫、大陵、间使、曲泽……";直到癸日,均详细说明了日干重见时阳经气纳三焦六穴、阴经血纳包络五穴的方法。这种方法,比徐氏子午流注早,纳穴较多,可以补充每日开穴之不足。说理比较透,也有实用价值。但流传面较窄,使用的较少。"徐氏子午流注逐日按时定穴歌",徐凤纳穴方法也以歌诀形式流传下来,杨继洲著的《针灸大成》又有转载,所以流传面广,至今仍被针灸医学界人士广泛应用于临床。

2. 徐氏十二经纳天干歌

> 甲胆乙肝丙小肠,丁心戊胃己脾乡,
>
> 庚属大肠辛属肺,壬属膀胱癸肾脏,
>
> 三焦亦向壬中寄,包络同归入癸方。

按:此歌是经络运行气血的流注日期,也称"天干值日经"。即甲、乙、丙、丁、戊、己、庚、辛、壬、癸十个天干,由胆、肝、小肠、心、胃、脾、大肠、肺、膀胱、肾十经,每日一经,轮流十日,周而复始。将心包络和三焦二经,分配到每日按时纳穴,壬日过原时,兼过三焦经原穴阳池;癸日过原时,兼过心包络经原穴大陵(见表5)。

表5　天干值日经

经脉	胆	肝	小肠	心	胃	脾	大肠	肺	膀胱	肾
天干日	甲日	乙日	丙日	丁日	戊日	己日	庚日	辛日	壬日	癸日
说明	阳日纳三焦经穴,壬日兼过三焦经原穴 阴日纳心包经穴,癸日兼过心包经原穴									

按:因为甲属阳木,位在东方,象于四季之春天,万物生长始于春,胆为将军之官,其性属阳木,所以十二经纳天下以甲日配胆经为始源。

轮到的"值日经"(即甲日胆、乙日肝经等)先按时开穴,下一个时辰再继续按次序开穴。开第一个穴位"时的天干",必须是"日的天干",第二日的最后纳穴天干,还必须是第一日的开穴天干;比如甲日甲时开了第一个井穴后,必须在第二天重见甲时,才能纳穴,所以叫"日干重见"。开穴又按"阳日""阳时"开"阳经"穴,甲、丙、戊、庚、壬为"阳日"(单数为"阳干"),子、寅、辰、午、申、戌为"阳时"(单数为"阳支"),胆、小肠、胃、大肠、膀胱、三焦为"阳经";"阴日""阴时"开"阴经"穴,乙、丁、己、辛、癸为"阴日"(双数为"阴干"),丑、卯、巳、未、酉、亥为"阴时"(双数为"阴支"),肝、心、脾、肺、肾、心包络为"阴经"。亦即阳干注腑,阴干注脏。阳日遇阴时不开阳经穴,阴日遇阳时不开阴经穴,在不开穴时即为闭,(得时谓之开,失时谓之闭,开时气血正旺,闭时气血渐衰),闭则按当日天干找相合者取之(如甲与己合、乙与庚合、丙与辛合、丁与壬合、戊与癸合)。凡按时所开的穴皆为主穴,先针灸之,配用其他穴位则为客穴,后针灸之,所以说治病以开穴为主。

开穴规律:根据"经生经""穴生穴"的原则,先按日、时天干开"值日经"的井穴,下一个时辰开"值日经"的相生经(如"值日经"属木,属火的经即为相生经)荥穴、输穴。每逢过原,同时开值日经的原穴,即"返本还原"(阴经无原,以输穴代之),然后仍按"经生经""穴生穴"的原则,继续开经穴、合穴。阳经值日引气行,开穴完了,最后气纳三焦,纳本经所属"五行"之母穴。由于三焦为阳气之父,按"他生我"的规律(他指三焦经五俞穴,我指值日经)开取三焦经腧穴(如胆经属木,即纳三焦经属水的穴),阴经值日引血行,开穴完了,最后血纳心包络,纳本经所属"五行"之子穴。由于心包络为阴血之母,按"我生他"的规律(我指值日经,他指心包络经五俞穴)开取心包络经腧穴(如肝经属木,即纳心包络属火的穴);他的第二日纳穴时的天干,还必须是第一天的开穴天干(表6至表9)。

表6　甲胆值日主气

时辰	甲戌	乙亥	丙子	丁丑	戊寅	己卯	庚辰	辛巳	壬午	癸未	甲申	(日干重见)
经脉	胆	闭	小肠	闭	胃	闭	大肠	闭	膀胱	闭	三焦	(气纳三焦)
五行	金		水		木		火		土		水	
五输	井		荥		输		经		合		纳	
穴位	窍阴		前谷		陷谷		阳溪		委中		液门	(他生我)
过原	戊寅时过(开)丘墟,为返本还原。											

表7　乙肝值日主血

时辰	乙酉	丙戌	丁亥	戊子	己丑	庚寅	辛卯	壬辰	癸巳	甲午	乙未	(日干重见)
经脉	肝	闭	心	闭	脾	闭	肺	闭	肾	闭	心包	(血归包络)
五行	木		火		土		金		水		火	
五输	井		荥		输		经		合		纳	
穴位	大敦		少府		太白		经渠		阴谷		劳宫	(我生他)
过原	乙丑时过(开)太冲,为返本还原。											

表8　壬膀胱值日主气

时辰	壬寅	癸卯	甲辰	乙巳	丙午	丁未	戊申	己酉	庚戌	辛亥	壬子	(日干重见)
经脉	膀胱	闭	胆	闭	小肠	闭	胃	闭	大肠	闭	三焦	(血归包络)
五行	金		水		木		火		土		金	
五输	井		荥		输		经		合		纳	
穴位	至阴		侠溪		后溪		解溪		曲池		关冲	(我生他)
过原	丙午时过(开)京骨和阳池,为返本还原。											

表9　癸肾值日主血

时辰	癸亥	甲子	乙丑	丙寅	丁卯	戊辰	己巳	庚午	辛未	壬申	癸酉	(日干重见)
经脉	肾	闭	肝	闭	心	闭	脾	闭	肺	闭	心包	(气纳三焦)
五行	木		火		土		金		水		木	
五输	井		荥		输		经		合		纳	
穴位	涌泉		行间		神门		商丘		尺泽		中冲	(我生他)
过原	丙午时过(开)京骨和阳池,为返本还原。											

　　因为阳日遇阴时和阴日遇阳时不开穴,故又有甲与己合的取穴法。此法亦称夫妻合(互)用法,夫代表阳经与阳日,妻代表阴经与阴日。这个规律是:甲日用己日的穴,

乙日用庚日的穴,丙日用辛日的穴,丁日用壬日的穴,戊日用癸日的穴。这叫作刚柔相配,或称五门十变或称夫妻经穴合用。虽然有以上两个规律,但也不是每个时辰都有开穴。所以《针灸大成》又有:"如遇有急症,夫闭针其妻,妻闭针其夫,母闭针其子,子闭针其母"的记载。因为有的时辰,各书都没开穴,所以对这些时辰的补充腧穴,各家也是不一致的。郑魁山教授的补穴方法:

根据时辰的天干,决定开穴的经脉:即甲时胆,乙时肝,丙时小肠,丁时心,戊时胃,己时脾,庚时大肠,辛时肺,壬时膀胱,癸时肾经(表10)。

表10　按时辰天干补经脉

天干	甲	乙	丙	丁	戊	己	庚	辛	壬	癸
经脉	胆	肝	小肠	心	胃	脾	大肠	肺	膀胱	肾

根据时辰的地支,增补穴位:阳经按阳时补穴。即子补井,寅补荥,辰补输,午补经,甲补合,戌补纳;阴经按阴时补穴,即丑补井,卯补荥,巳补输,未补经,酉补合,亥补纳(表11)。

表11　按时辰地支补穴位

阳经阳时	子	寅	辰	午	申	戌
阴经阴时	丑	卯	巳	未	酉	亥
五输穴	井	荥	输	经	合	纳

以上补穴,是按阴阳经脉、阴阳时辰规定的补穴规律。这样,闭穴的时辰就有了开穴,也就是所有的时辰都有了开穴,解决了过去闭时无开穴之弊。但也常配用和病症有关的其他穴位施治。

3. 徐氏子午流注逐日按时定穴歌

甲日戌时胆窍阴,丙子时中前谷荥,

戊寅陷谷阳明输,返本丘墟木在寅。

庚辰经注阳溪穴,壬午膀胱委中寻,

甲申时纳三焦水,荥合天干取液门。

乙日酉时肝大敦,丁亥时荥少府心,

己丑太白太冲穴,辛卯经渠是肺经,

癸巳肾宫阴谷合,乙未劳宫火穴荥。

丙日申时少泽当,戊戌内庭治胀康,
庚子时在三间输,本原腕骨可祛黄,
壬寅经火昆仑上,甲辰阳陵泉合长,
丙午时受三焦木,中诸之中仔细详。

丁日未时心少冲,己酉大都脾土逢,
辛亥太渊神门穴,癸丑复溜肾经通,
乙卯肝经曲泉合,丁巳包络大陵中。

戊日午时厉兑先,庚申荥穴二间迁,
壬戌膀胱寻束骨,冲阳土穴必还原,
甲子胆经阳辅是,丙寅小海穴安然,
戊辰气纳三焦脉,经穴支沟刺必痊。

乙日巳时隐白始,辛未时中鱼际取,
癸酉太溪太白原,乙亥中封内踝比,
丁丑时合少海心,己卯间使包络止。

庚日辰时商阳居,壬午膀胱通谷之,
甲申临泣为输木,合谷金原返本归,
丙戌小肠阳谷火,戊子时居三里宜,
庚寅气纳三焦合,天井之中不用疑。

辛日卯时少商本,癸巳然谷何须付,
乙未太冲原太渊,丁酉心经灵道引,
己亥脾合阴陵泉,辛丑曲泽包络准。

壬日寅时起至阴,甲辰胆脉侠溪荥,
丙午小肠后溪输,返本京骨本原寻,
三焦寄有阳池穴,返本还原似嫡亲,
戊申时注解溪胃,大肠庚戌曲池真,
壬子气纳三焦寄,井穴关冲一片金,

关冲属金壬属水,子母相生恩义深。

癸日亥时井涌泉,乙丑行间穴必然,
丁卯输穴神门是,本寻肾水太溪原,
包络大陵原并过,己巳商丘内踝边,
辛未肺经合尺泽,癸酉中冲包络连,
子午截时安定穴,留传后学莫忘言。

4. 徐氏子午流注日时开穴图

甲日:足少阳胆经,甲主,与己合,胆引气行。

甲戌时开胆井金(窍阴),丙子时小肠荥水(前谷),戊寅时胃输木(陷谷),并过胆原(丘墟),庚辰时大肠经火(阳溪),壬午时膀胱合土(委中),甲申时气纳三焦荥水(液门)

乙日:足厥阴肝经,乙主,与庚合,肝引血行。

乙酉时开肝井木(大敦),丁亥时心荥火(少府),己丑时脾输土(太白),并过肝原(太冲),辛卯时肺经金(经渠),癸巳时肾合水(阴谷),乙未时血纳心包络荥火(劳宫)。

丙日:手太阳小肠经,丙主,与辛合,小肠引气行。

丙申时开小肠井金(少泽),戊戌时胃荥水(内庭),庚子时大肠输木(三间),并过小肠经原(腕骨),壬寅时膀胱经火(昆仑),甲辰时胆合土(阳陵泉),丙午时气纳三焦输木(中渚)。

丁日:手少阴心经,丁主,与壬合,心引血行。

丁未时开心井木(少冲),己酉时脾荥水(大都),辛亥时肺输土(太渊),并过心原(神门),癸丑时肾经金(复溜),乙卯时肝合水(曲泉),丁巳时血纳心包络输土(大陵)。

戊日:足阳明胃经,戊主,与癸合,胃引气行。

戊午时开胃井金(厉兑),庚申时大肠荥水(二间),壬戌时膀胱输木(束骨),并过胃原(冲阳),甲子时胆经火(阳辅),丙寅时小肠合土(小海),戊辰时气纳三焦经火(支沟)。

己日:足太阴脾经,己主,与甲合,脾引血行。

己巳时开脾井木(隐白),辛未时肺荥火(鱼际),癸酉时肾输土(太溪),并过脾原(太白),乙亥时肝经金(中封),丁丑时心合水(少海),己卯时血纳心包络经金(间使)。

庚日:手阳明大肠经,庚主,与乙合,大肠引气行。

庚辰时开大肠井金(商阳),壬午时膀胱荥水(通谷),甲申时胆输木(临泣),并过大肠原(合谷),丙戌时小肠经火(阳谷),戊子时胃合土(足三里),庚寅时气纳三焦合土(天井)。

辛日：手太阴肺经，辛主，与丙合，肺引血行。

辛卯时开肺井木（少商），癸巳时肾荥火（然谷），乙未时肝输土（太冲），并过肺原太渊，丁酉时心经金（灵道），己亥时脾合水（阴陵泉），辛丑时血纳心包络合水（曲泽）。

壬日：足太阳膀胱经，壬主，与丁合，膀胱引气行。

壬寅时开膀胱井金（至阴），甲辰时胆荥水（侠溪），丙午时小肠输木（后溪），并过膀胱原（京骨），兼过三焦原（阳池），戊申时胃经火（解溪），庚戌时大肠合土（曲池），壬子时气纳三焦井金（关冲）。

癸日：足少阴肾经，癸主，与戊合，肾引血行。

癸亥时开肾井木（涌泉），乙丑时肝荥火（行间），丁卯时心输土（神门），并过肾原（太溪），兼过心包络原（大陵），己巳时脾经金（商丘），辛未时肺合水（尺泽），癸酉时血纳心包络井木（中冲）（表12）。

表12 徐氏子午流注日时开穴及补穴

单氏补穴		1	4	2	5	3	0
郑氏补穴		井	荥	输	经	合	纳
六甲	干支配合	甲戌	甲子	甲寅	甲辰	甲午	甲申
	穴名	窍阴	阳辅	{[侠溪]}	阳陵泉	{临泣}[阳]	液门
六乙	干支配合	乙酉	乙亥	乙丑	乙卯	乙巳	乙未
	穴名	大敦	中封	行间	曲泉	{[太冲]}	劳宫
六丙	干支配合	丙申	丙戌	丙子	丙寅	丙辰	丙午
	穴名	少泽	阳谷	前谷	小海	{[后溪]}	中渚
六丁	干支配合	丁未	丁酉	丁亥	丁丑	丁卯	丁巳
	穴名	少冲	灵道	少府	少海	神门	大陵
六戊	干支配合	戊午	戊申	戊戌	戊子	戊寅	戊辰
	穴名	厉兑	解溪	内庭	三里	陷谷	支沟
六己	干支配合	己巳	己未	己酉	己亥	己丑	己卯
	穴名	隐白	{[商丘]}	大都	阴陵泉	太白	间使
六庚	干支配合	庚辰	庚午	庚申	庚戌	庚子	庚寅
	穴名	商阳	{[阳溪]}	二间	曲池	三间	天井
六辛	干支配合	辛卯	辛巳	辛未	辛酉	辛亥	辛丑
	穴名	少商	{经渠}[太渊]	鱼际	{[尺泽]}	太渊	曲泽

六壬	干支配合	壬寅	壬辰	壬午	壬申	壬戌	壬子
	穴名	至阴	{昆仑}[束骨]	通谷	{[委中]}	束骨	关冲
六癸	干支配合	癸亥	癸丑	癸卯	癸巳	癸未	癸酉
	穴名	涌泉	复溜	{[然谷]}	阴谷	{太溪}[复溜]	中冲
备注	上列"补穴表"，表内加"[ ]"的，是郑氏补穴，摘自1978年《针灸集锦》，加"{}"的是单氏补穴，摘自1983年王立早编著的《子午流注传真》。						

　　为何癸日癸亥时开涌泉？因为徐氏子午流注"纳甲法"，每日一经值日，每经值日11个时辰，5日1周，10日再周。10日共110个时辰有开穴，每昼夜12个时辰，10日共120个时辰，尚缺10个时辰无开穴。这是因为10日之中，每日不是阴经交阳经，就是阳经交阴经，阴经阳经相交，是第1日"值日经"开穴，开到第二日交给第二日的"值日经"继续开穴。比如甲日胆经值日，阳日时开阳经穴，开到乙日甲申时纳穴后，乙日肝经值日，乙酉时继续开穴，阴日阴时开阴经穴，开到丙日乙未时纳穴后，丙日小肠经值日，丙申时继续开穴……每日交接1次，少1个时辰，最后交到癸日就缺了10个时辰。因此，癸日肾经开穴，不能在癸丑时，而应推后10个时辰在癸亥时开涌泉。

　　为何甲日甲戌时开窍阴？因为徐氏子午流注"纳甲法"，每日一经值日，10个天干值10日，阳日阳时开阳经穴，交于第二日的阴经，阴日阴时开阴经穴，交于第二日的阳经。也就是第一天值日经的时辰开穴、纳穴完了，第二天的值日经接着开穴。如果甲日甲子时开窍阴，甲戌时纳穴，乙亥时是甲日的时辰，不是乙日的时辰。而乙日乙时不能接着开穴，就影响了阴阳交接和子午流注一周再周的循环规律。所以甲日胆经开穴，不能在甲子时，而应推后10个时辰，在甲戌时开胆窍阴，第二日"日干重见"甲申时纳液门，乙日乙酉时肝经接着开大敦。

　　何谓"时穴""病穴"？按时辰所开的穴为"时穴"；根据病情所配的穴为"病穴"。子午流注法治病都是以"时穴"为主，无论什么病，都是先取所开的"时穴"为主，再配"病穴"。如果补泻时辰已过，或不虚不实之证，亦可开取原穴与本经同一属性的本穴辨证论治，主次分明。医者治病，必先治"神"，即未取"病穴"之前，先取所开"时穴"或本穴，原穴，调和人体气血，增强抗病机能，有病则能治病，无病也能健身，体壮则邪不侵犯，此即"上工治未病""治神"之理也。

　　5.脏腑经络辨证按日干取穴

　　痰饮伏肺、风寒外袭，哮喘，喘急胸闷、呼吸急促、喉间哮鸣、张口抬肩、咳吐稀痰、形寒无汗：辛日辛卯时取少商，或乙未时取太渊，配肺俞、定喘、膻中、列缺，用烧山火手法,留针或灸 10～20min,以发散风寒,宣肺平喘。

胆火风阳,循经上扰偏头痛,头痛如裂,面赤口苦:甲日甲戌时取窍阴,配风池、头维、额厌,用泻法,留针 20～30min,以祛风降逆、疏经止痛。

肝失条达,情志郁结,两胁胀痛,胸闷不舒,饮食减少,脉弦:乙日乙酉时取大敦、配期门、肝俞、行间,用平补平泻法,留针 20～30min,以理气活血,疏肝止痛。

小肠受寒,小腹痛,牵及睾丸肿大冷痛,小便不利:丙日丙申时取少泽,配关元、四满、三阴交、大敦,灸 10~20min,以温经散寒、消肿止痛。

心血不足,胆怯受惊,心悸易怒,多梦易醒:丁日丁未时取少冲,或辛亥时取神门,配心俞、巨阙,用补法,留针 10～20min,以养血宁心,镇惊安神。

胃气素虚、再受寒邪,胃脘痛、食难消化、形寒怕冷、时吐清水:戊日戊午时取厉兑,或壬戌时取冲阳,配胃俞、中脘、足三里,用补法或灸 10～20min,以温中散寒、和胃止痛。

脾失健运、不能散精,不思饮食、大便溏泄、神疲肢软:己日己巳时取隐白,或癸酉时取太白,配脾俞、气海、腰俞、会阳,用补法或灸 10～20min,以健脾助运,温固下元。

大肠传导失职,湿热相搏、腑气受损,大便脓血、腹痛、里急后重:庚日庚辰时取商阳,或甲申时取合谷,配中脘、天枢、曲池、大肠俞,用泻法,留针 20～30min,以清热利湿、通调大肠。

风寒之邪侵袭足太阳膀胱经,头项强痛、鼻塞目痛、腰脊冷痛、发热恶寒:壬日壬寅时取至阴,或丙午时取京骨、后溪,配天柱、风门、大椎、攒竹,用烧山火手法,以发散风寒,疏调膀胱。

惊恐伤肾、精气空虚,遗精阳虚、阴茎痿软、不能勃起、神疲腰酸、头晕目眩:癸日癸亥时取涌泉,配太溪、肾俞、志室、命门、关元、三阴交、百会,用补法或灸 10～20min,以补肾益气、培元固本。

6.医案举例

(1)脑炎后遗症

患者胡×,男,6 岁,成县武家巷北泉三队村民,因失聪、失语伴下肢不能活动 18天,于 1979 年 1 月 25 日初诊。

患者于 1 月 8 日出现高烧住院诊疗,诊断为脑炎,经注射青、链霉素 3 天,高烧渐退,然发现耳聋、瘖哑,下肢不能站立,不能行走,经中西医药物治疗无效,转入针灸病房。体查:舌质红、无苔,脉细数,表情、精神一般,大声说话或在背后拍手听不见,下肢无力不能站立(搀扶可站立)、不能迈步,哭声如常。中医辨证系风邪侵袭、耗伤津液、神明不清所致。采用清热养阴,开窍醒神之法治之。1 月 25 日上午 8 时(壬辰日、甲辰时），先取侠溪穴，再配风池、哑门、上廉泉、秩边、梁丘、血海、阳陵泉、绝骨，用泻法，不留针，针治一次后即可迈步，以后先针开穴为主，配穴手法同前，治疗到 30 日，针刺治疗 4 次时，即能说话，自己扶墙能走，但仍耳聋，30 日上午 8 时（丁酉日、甲辰时），先取阳陵泉穴，配穴手法同前，减风池、哑门、上廉，加听宫，治疗到 2 月 14 日，针刺 15 次时，自己能走、能跑，听力恢复正常，即停诊。同年 5 月 24 日随访，完全恢复正常。

（2）血栓性静脉炎

患者张××，女，30 岁，成县立新公政府苇子沟村民，因左下肢肿痛，不能站立 8 天，于 1980 年 1 月 14 日转诊。

患者因患宫外孕失血过多，急诊入院，1979 年 12 月 23 日行宫外孕手术后，第 13 天发现左下肢肿胀、麻木、疼痛，经药物治疗效果不佳而转科。检查：体温 38℃，颈静脉怒张，左下肢由腘窝至内踝浮肿，以腘窝至腓肠肌处较重，腘窝下可触及粗大坚硬的静脉膨隆和黄豆大小的结节包块，不能站立。听诊：二尖瓣区可闻及Ⅱ级吹风样收缩期杂音。血常规：血红蛋白 92g/L，白细胞 6.2×10^9/L，中性 69%，淋巴 20%，嗜酸 3%。尿检：蛋白微量，白细胞偏高，偶见成堆。面色潮红，舌质紫、苔黄厚，脉弦细 88 次/min，西医诊断为血栓性静脉炎，中医辨证为瘀血阻络所致。采用活血化瘀，消肿止痛之法治之。7 月 14 下午 4 时（丙戌日、丙申时），取少泽为主，点刺出血，配阿是穴（结节肿块处）用丛刺、扬刺法出血，血海、曲泉、膝阳关、足三里、三阴交、承山，用平补平泻法，留针 20min，针治 1 次肿痛好转，以后每日按上述方法，先取开穴为主，配穴手法同前。针治 2 次即能下地活动，治疗到 1 月 24 日，针刺 10 次时，肿痛完全消失，运动自如，检查：恢复正常，治愈出院。同年 10 月 26 日随访，未复发。

（3）三叉神经痛

患者赵××，男，25 岁，于 1979 年 10 月 20 日初诊。

患者于 1978 年 3 月出现牙痛，连及右侧鼻翼、面部，每次发作持续 20min 无缓解。疼痛以至于不能饮食和睡眠。在××医院诊断为三叉神经痛，治疗效果不佳。后又出现恶心，发热，胸闷气短，心烦口苦，大便干燥。查体：舌苔白，舌根腻，脉弦。中医辨证系肝阳乘胃，肝火犯胃，风热上扰。采用祛风清热之法治之。庚申日、甲申时取双合谷，配右下关，用凉泻法，留针 30min，当即痛止。22 日壬戌日、戊申时，针刺解溪，配下关，一次即愈。

（4）腓肠肌痉挛

患者魏××，男，55 岁，成县农具厂职工，两小腿交替转筋抽痛 2 天，于 1979 年 3 月 6 日初诊。

患者于 1978 年下半年出现右腿及脚心疼痛，痛后引起右小腿抽痛，下肢不能伸直,晚上疼痛加重,抽痛难忍,不能入睡,经过针灸治疗而愈。1979年2月症状复现,反复发作,3月4日病情加剧,左右小腿交替抽痛一夜,5日又抽痛一天,小腿后侧抽痛发硬,自述起筋疙瘩,不能活动。体查:双下肢腓肠肌紧张发硬,由上向下触诊,从承山穴至跗阳穴可触及隆起的条索(筋疙瘩),压痛明显,舌苔淡黄,舌根腻,脉沉细而紧。中医辨证系风寒侵及足太阳经筋所致。采用祛风散寒,舒筋活络之法治之。3月6日上午11时许(壬申日、丙午时),先取京骨为主,酉己秩边、承山、飞扬、跗阳,用烧山火法,留针30min,针后抽痛停止,7日上午6时许(癸酉日、乙卯时),取曲泉为主,配穴手法同前,针治2次后,小腿未感到抽痛,腓肠肌结节及压痛消失,痊愈停诊。此后随访,再未复发。

　　7.有关子午流注的现代研究

　　(1)疾病自然死亡时间与子午流注的关系

　　据福建省子午流注研究协作组、福建省中医研究所蔡宗敏整理,综合1977至1981年间,在福建省14个医疗单位,2668例因疾病住院自然死亡的病例,探讨其死亡时间与月令、节气、时辰以及脏腑经络等关系的结果:

　　①因疾病死亡的性别、年龄分布有一定规律,即男性死亡人数多于女性,其比例为1.64:1。年龄在0~29岁组死亡人数最多,可能是由于男性及纯阳体容易亡阳死亡。

　　②从死亡月龄来看,死亡高峰集中在酉(八)月。八月份处于酷暑高温时期,也容易造成亡阳的主要外界因素。

　　③死亡与节气的关系。统计结果表明,在七大节气中,清明、夏至、立春、寒露及冬至等五大节气的死亡人数显著多于对照组($P<0.05$)。尤其在夏至和冬至时更明显。夏至一阴生,从阳入阴,冬至一阳生,从阴入阳,在这些阴阳消长的转化时期,对于疾病恶化起了一定的转折作用。因此,这一发现对于防止疾病与延长寿命方面,有积极意义。

　　④疾病死亡与地区差别的关系。从死亡曲线分布形态来看,以闽南地区的曲线比较明显,呈现常态曲线有规律地分布,高峰值在酉(八)月,基于福建省闽南地处亚热带气候,亦进一步证实了高气温与死亡有一定关系。因此,防止有害气温对人类的袭击,有积极意义。

　　⑤从2668例死亡病例在十二时辰的分布情况可以看出,一天在子、午两时辰,疾病死亡人数均处于极低状态。一日越过此两时辰,死亡病例即出现上升高峰。因此,掌握这个规律,按时取穴来治病,可取得较好效果。

　　⑥疾病所属脏腑、经络与时辰的关系,适合于各类病症,其共同的规律是:凡是各所属脏腑、经络之主时,疾病死亡人数相对地减少,一旦越过各脏腑、经络的主时,疾

病死亡便逐渐上升,直到高峰。由此可见,积极参与体育锻炼,加强各脏腑、经络的机能,有延长寿命、减少死亡的现实意义。同时,若能按时循经取穴,并使"气"直至各有关脏腑、经络之"病所",对于提高针灸临床疗效有现实意义。

(2)脏腑经络气机与时辰的关系

陕西省中医药研究院附属医院、西安铁路中心医院陈克勤、阎庆瑞等为了确定脏腑经络气机和时辰的关系,在西安、成都两地的 8 家医院,随机调查了住院的现病例 331 例和死亡病例 2532 例,分析其发病、病因及病程的时间有何变化,加重、缓解、死亡等时间规律,得出如下结论:

①通过现病例 331 例的分析,可以看出:一日之内,病情有明显加重时间变化者 180 例,其最高时辰为戌时(31 例,占 17.2%),最低时辰为丑时(6 例,占 3.3%)。一日之内,有明显缓解者 164 例,其最高时辰为巳时(34 例,占 20.7%),最低时辰为丑时(0)。

②死亡病例 2532 例,死亡前一日症状即加重者 1985 例,其时间一般由寅时开始上升(112 例,占 5.64%),至巳时达高峰(242 例,占 12.13%);最低时辰为丑时(111 例,占 5.59%)。死亡的最高时辰为辰、酉时(476 例,占 18.78%);最低时辰为子时(187 例,占 7.39%)。并因发病脏腑不同,其死亡时辰峰值亦有差别,如:心脏病,多在子、卯、午、酉四时;肺脏病,多在酉时;脾胃肾脏病,多在巳时;小肠病,多在申时;胆病,多在午时;膀胱病,多在卯时;脑病,多在酉时。

以病种而论同是心脏病,如系冠心病,其死亡时辰多在酉时;肺心病则多在卯时;肝病的肝硬化其死亡时辰多在辰时;而肝癌多在丑、寅二时。同一病种,因地区不同,其死亡与前一日病情加重的时辰亦有差异,如:肝脏病死亡前一日病情加重的时辰峰值,西安地区多在辰时,而成都地区则多在申时。脑血管病的死亡时辰,西安地区多在酉时,而成都地区则多在丑时。这些规律,为临床制定预防性监护,按时救治及判定预后等提供了科学依据。

(3)子午流注取穴(纳甲法)的临床研究

吉林省白求恩医科大学李陟等在门诊患者中,按初诊顺序,以"随机"方式,分成观察组,与对照组。共治 400 例。一般资料:病类、病程、例数、性别、年龄与配穴、手法、疗程和疗效判定标准等基本一致。观察组的病例采用"按时开穴配穴治疗"的方法;对照组的病例,单用基本配穴法治疗,治疗前后两者的疗效进行对照。结果表明:

①在限定疗程的情况下,总疗效对比有很显著差异(P<0.01)。

②在病例数较多的腿痛、漏肩风、面瘫、偏瘫四个病种中统计,两组亦有明显差异(P<0.01)。

③如果不限疗程,则观察组中痊愈率 45%,平均治疗次数为 11.43 次,而对照组

中痊愈率占 18.5%，平均治疗次数为 27 次。

结论：临床上，用子午流注纳甲法取穴治疗较一般配穴法收效较快，可缩短疗程，总有效率高于一般配穴法。

哈尔滨医科大学附属第一医院针灸科王风仪等应用子午流注取穴法收治各科急慢性疾病 222 例，20 个病种。治疗方法：子午流注取穴应用纳甲法，按时间选取所开的俞穴。用毫针针刺，虚补实泻，或平补平泻。10 次为 1 疗程，一般均治 1～2 疗程。治疗效果：222 例中治愈 46 例（20.7%），显效 39 例（17.6%），有效 123 例（59.4%）。总有效率 93.7%。对照组：用一般针法，手法与观察组相同。在基本相同的条件下，两组的结果比较如下：总有效率观察组为 93.7%，对照组为 90%（$P<0.01$），有显著差异。治愈率：观察组 20.7%，对照组为 10.8%（$P<0.01$），亦有显著差异。体会：子午流注取穴法可广泛用于各种疾病的临床治疗。此法疗效好、见效快、应用范围广，对疼痛性疾病疗效尤为显著，有的可达到针后痛止的效果。

（4）子午流注针法对 53 例肢体血流图变化的影响

湖北中医学院附属医院孙国杰、周安方等采用国产 JX74-A 型晶体管血流图机及 XDH-2 型心电图机，用铅板作为实验极板，均取被检者右侧下肢为极板安放部位，一极安放在内踝上 3 寸（相当于三阴交）处，极板面积为 2cm×2cm，另一极放在拇趾内侧（相当于隐白穴）处，极板面积为 1cm×3cm。两极之间相距约 20cm。

每位被检者均先后被针刺 3 次（每 1 次为一组），第一组为子午流注按时开穴，第二组为同穴不同时，第三组为随机取穴。后两组作为前一组的同身对照组，观察 53 例的结果：按时开穴组（一组），针刺后 D0'（舒张时间）延长者 45 例，占 85%，D0' 延长时间平均为 10%，心率平均每分钟减慢 4 次，周期延长时平均为 6%。上述第一组各项结果，与第二、三组相比较，经 D0' 延长统计学处理，有明显差异。

一般认为，正常情况下，心受血量的多少取决于舒张时间的长短，舒张时间长，则受血充盈，并反射性地加强心肌收缩力，使每搏输出量增加。从结果来看，子午流注按时开穴针刺法能显著地使舒张时间延长、心率减慢，从而具有加强心肌收缩力、增加心每搏输出量，并可使心脏得到充分休息的作用。

二、灵龟八法与飞腾八法

灵龟八法与飞腾八法，亦称"奇经纳卦法"。是古人根据《洛书·九宫图》和《灵枢·九宫八风》篇的方位和八风对人体的侵害，配合奇经八脉的八个穴位，按日时开穴治病的方法。这种方法用阴脉四穴，阳脉四穴，也称它为"阴四针阳四针"。此法治病效果好，古人有"八法神针"的评价。

灵龟八法,是根据《洛书》和"九宫八卦"发展而来的,它符合哲学原理,按天干、地支及计数,按日按时开穴治病的方法,所以它属于哲学,又属于数学。国外学者称灵龟八法用的是八卦理论"二进位法",是电子计算机的鼻祖。传说伏羲时,有龙马从黄河出现,背负"河图",有神龟从洛水出现,背负"洛书"。伏羲根据这个"图""书"画成八卦,这就是《周易》九宫八卦的来源。

明代徐凤著的《针灸大全》说:"公孙偏与内关合,列缺能消照海疴,临泣外关分主客,后溪申脉正相合。左针右病知高下,以意通经广按摩,补泻迎随分逆顺,五门八法是真科。"杨继洲著的《针灸大成》说:"八法神针妙,飞腾法最奇,砭针行内外,水火就中推。上下交经走,疾如应手驱,往来依进退,补泻逐迎随。"《针灸大全》又说:"愚谓奇经八脉之法,各有不相同,前灵龟八法,有阳九阴六、十干十变开阖之理,用之得时,尤不捷效。后飞腾八法,亦明师所授,故不敢弃,亦载于此,以示后之学者。"

(一)灵龟八法

灵龟八法,亦称"奇经纳卦法"。它主要是将日、时干支的四个基数加在一起,然后按阳日被九除、阴日被六除,用其剩余之数,再找符合九宫八卦基数的开穴治病的方法。金元时期窦汉卿著的《针经指南》提倡八法流注,明代徐凤的《针灸大全》和杨继洲著的《针灸大成》均有记载,至今仍为针灸医家所应用。

1. 灵龟八法的组成

(1)八法日的"干支"基数歌

甲己辰戌丑未十,乙庚申酉九为期,

丁壬寅卯八成就,戊癸巳午七相依,

丙辛亥子亦七数,逐日干支即得知。

按:此歌用于日的"天干""地支"计数(见表13)。

表13　日的天干地支基数

天干	甲己	乙庚	丁壬	戊癸丙辛
地支	戌辰丑未	申酉	寅卯	巳午亥子
基数	10	9	8	7

(2)八法时的"干支"基数歌

甲己子午九宜用,乙庚丑未八无疑,

丙辛寅申七作数,丁壬卯酉六顺知,

戊癸辰戌各有五,巳亥单加四共齐。

按:此歌用于时的"天干""地支"计数(表14)。

表 14　时的天干地支基数

天干	甲己	乙庚	丙辛	丁壬	戊癸	
地支	子午	丑未	寅申	卯酉	辰戌	巳亥
基数	9	8	7	6	5	1

按：日时"干支"基数，现在称谓代数。日"干支"基数来源于甲己化土，辰戌丑未属土，天五生土，地十成之，土之成数为十，所以天干甲己和地支辰戌五未均为十。乙庚化金，申酉属金，地四生金，天九成之，金之成数为九，所以天干乙庚和地支申酉均为九。丁壬化木，寅卯属木，天三生木，地八成之，木之成数为八，所以天干丁壬和地支寅卯均为八。戊癸化火，巳午属火，地二生火，天七成之，火之成数为七，所以天干戊癸和地支巳午均为七。丙辛化水，亥子属水，天一生水，地六成之，但它们的基数不是六而是七，这是因为水火同属先天始生之物，水火相同，亦是七数。所以日的"干支"基数，是从天地五行生成数而来。时"干支"基数是将天干十个数和地支十二个数，依次配成。天干有甲己、乙庚、丙辛、丁壬、戊癸五组；地支有子午、丑未、寅申、卯酉、辰戌、巳亥六组。从天干第一组和地支第一组依次相配，最后地支剩余一组。基数是由《洛书》的九数起始，次递减一，而成甲己子午为九，乙庚丑未为八，丙辛寅申为七，丁壬卯酉为六、戊癸辰戌为五，巳亥为四。所以时的"干支"基数是从"洛书"九宫数而来。

（3）腧穴占八卦基数歌

坎一联中脉，照海坤二五，

震三属外关，巽四临泣数，

乾六是公孙，兑七后溪府，

艮八系内关，离九列缺主。

按：此歌是将奇经八脉的八个穴位和八卦联系起来，每个穴位占一卦的基数，用于余数开穴（表 15）。

表 15　九宫八卦基数和开穴

八卦	坎	坤	震	巽	乾	兑	艮	离
基数	1	2.5	3	4	6	7	8	9
穴位	申脉	照海	外关	临泣	公孙	后溪	内关	列缺

灵龟八法九宫图的"戴九履一，左三右七，二四为肩，八六为足，五居于中，寄于坤局"。是根据"洛书图"和"伏羲八卦"发展而来的。因为"洛书图"和"八卦图"，不仅在中医理论上有一定的价值，而且在哲学、数学的发展上也做出了重要贡献。为了便于理

解,兹将"洛书图"和"八卦图"分述如下:

灵龟八法九宫图

"灵龟八法"坤宫为何配二、五两个数?因为灵龟八法九宫图,坤宫的基数是二,又因为中宫戊己属土,土之生数为五,甲土寄申位为坤,即中宫之五,寄于坤宫,亦即坤既为二,又代表中宫之五。所以坤宫配二、五两个数。(见图1)

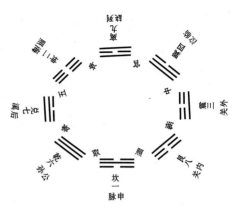

图1　灵龟八法九宫图

洛书图:张介宾著的《类经附翼》说:"大禹治水,神龟负图出洛,文列于后,其数戴九履一,左三右七,二四为肩,八六为足,五居于中,禹因以第之,以成九畴。"(见图2)

伏羲八卦:张介宾著的《类经附翼》说:"易有太极,是生两仪,两仪生四象,四象生八卦。"(见图3)

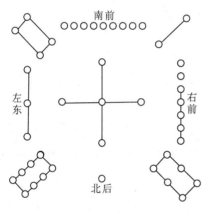

图2　洛书图

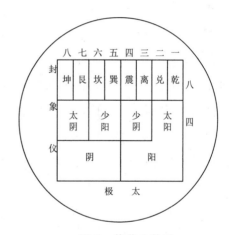

图3　伏羲八卦图

以上洛书和八卦,既是阴阳、五行,又是哲学、数学。

在哲学方面:"易有太极",《庄子·上下篇》称"太极"为"大一"。《周易正义》说:"太极为天地未分之前,元气混而为。"《礼记·礼运》说:"夫礼必本于'大一',分而为天地,转而为阴阳。"由此可知"大一"是指世界的本原,宇宙之整体。这个宇宙之整体,最初是浑然一体的元气,是世界的开始,万物的根基,物质世界的一切生长变化都以此为源头,故曰"易有太极"。

"是生两仪":《周易乾凿度》说:"易有太极,太极分而为二,故生天地"。"两仪"的含义为阴阳的对立统一。因为数字一、二正是奇偶的对立统一,也就是用数字的奇偶对立统一,来代表天地、阴阳、矛盾运动的对立统一规律。故曰"是生两仪"。

"两仪生四象"：《系辞传》说："是故法象莫大乎天地，变通莫大乎四时。"这是一奇一偶之上复生一奇一偶，即☰、☱、☲、☳。☰是太（老）阳（属南方丙丁火），象征夏；☱是少阴（属西方庚辛金），象征秋；☲是少阳（属东方甲乙木），象征春；☳是太（老）阴（属北方壬癸水），象征冬；（中央戊己属土，象征长夏。）就是说，有了四时寒暑之交替运行，天地才能生万物。故曰"两仪生四象"。

"四象生八卦"八卦取象歌："乾三连，坤六断，震仰盂，艮覆碗，离中虚，坎中满，兑上缺，巽下断。"画八卦的顺序：乾☰、兑☱、离☲、震☳、巽☴、坎☵、艮☶、坤☷。八卦代表八种基本物质："乾为天，坤为地，震为雷，巽为风，坎为水，离为火，艮为山，兑为泽。"这八种基本物质构成了现实世界的物质基础。八种基本物质各有特性："乾，健也。坤，顺也。震，动也。巽，人也。坎，陷也。离，丽也。艮，止也。兑，说（悦）也。"天能运行而不止，故曰"健"。地处卑下而承天，故曰"顺"。雷能惊起，故曰"动"。风行无孔不入，故曰"人"。水存洼处，故曰"陷"。火必附于可燃之物，故曰"丽"。山巍然不动，故曰"止"。泽能养物，故曰"说"（悦）。由于这八种基本物质互相交错相反相成，才能促成变化而生万物。这就是说，震为东方，正春，于此时此地万物胚芽萌发均有生机。巽为东南，春末夏初，于此时此地在微风的吹拂下万物在地上一片洁净。离为南方，正夏，于此时此地在阳光照耀下万物繁茂鸟兽出动。坤为西南，夏末秋初，于此时此地万物皆得到了充足的养分而日益成长。兑为西方，正秋，于此时此地万物皆成熟而喜悦。乾为西北，秋末冬初，于此时此地万物皆由壮实而走向枯老。坎为北方，正冬，于此时此地万物皆枯老衰竭。艮为东北，冬末春初，于此时此地万物皆新陈代谢终始相因，旧的生命停止了，新的生命又开始，如此往复生生不已，万物无有穷尽。故曰"四象生八卦"。

总之，从太极到八卦，其实质是：宇宙最初是浑然一体的元气。它一分为二而凝结成天地，有天地这种物质实体，就有物质运动规律，物质运动的基本规律，就是阴阳矛盾对立统一。有天地之后又有四时，由于天地四时之运行，又形成了八种基本物质，由于八种基本物质各有其特性功能、互相交错相反相成，产生了无限的变化，万物由此而生长。这就是古人对客观物质世界形成与发展的一种极其朴素的认识。也是古代朴素唯物主义所具有的显著特点。

在数学组合方面：坎一、离九、是十，加中宫之五，共十五；乾六、坎一、艮八，共十五；艮八、震三、翼四，共十五；翼四、离九、坤二，共十五；坤二、兑七、乾六，共十五。

总之，横直相对的四面八方，相合都是十，加中宫之五，都是十五；这就是加法。

乾六减坎一，艮八减震三，离九减巽四，兑七减坤二，均剩余剩五，这就是减法。

根据阳数为一，阴数为二，阴阳相合等于三，由三相乘分属四方。阳数三为起点，东方震宫为三，三三得九，南方离宫；三九二十七，西方兑宫；三七二十一，北方坎宫；

一三得三,震宫;阴数二为起点,西南坤宫为二;二二得四,东南巽宫;二四得八,东北艮宫;二八十六,西北乾宫;二六十二,坤宫。将八卦的一、三、七、九阳数乘以五,或二、四、六、八阴数乘以五,都是一百。这就是乘法。……

综上所述,是古人加、减、乘……的数学,由这四面八方简单的数学,再加、减、乘、除……演变、发展,无穷无尽。

(4)临时开穴歌

阳日除九阴除六,不及零余穴下推

按:此歌是将日、时、干、支的四个基数加在一起,然后先按阳日(甲、丙、戊、庚、壬日)用九除,阴日(乙、丁、己、辛、癸日)用六除,根据其余数再找符合下述九宫八卦基数的穴位,就是灵龟八法所开的穴位。在找余数时,阳日如遇到27数,不能以9除尽,应当除18,余9开列缺:阴日如遇30数,也应除24,余6开公孙。如甲子日,丙寅时,甲10、子7、丙7、寅7、共31,按阳数被9除,余4开临泣。其算式为 $31÷9=3……4$。乙丑日,戊寅时,乙9、丑10、戊5、寅7,共31,按阴日被6除,余1开申脉。其算式为 $31÷6=5……1$(表16)。

表16　八法针六十花甲子日时开穴

甲子日		乙丑日		丙寅日	
甲子内关	乙丑公孙	丙子照海	丁丑外关	戊子照海	己丑照海
丙寅临泣	丁卯照海	戊寅申脉	己卯临泣	庚寅外关	辛卯申脉
戊辰列缺	己巳外关	庚辰照海	辛巳公孙	壬辰内关	癸巳公孙
庚午后溪	辛未照海	壬午临泣	癸未照海	甲午公孙	乙未临泣
壬申外关	癸酉申脉	甲申照海	乙酉外关	丙申照海	丁酉列缺
甲戌临泣	乙亥照海	丙戌申脉	丁亥照海	戊戌后溪	己亥申脉
丁卯日		戊辰日		己巳日	
庚子外关	辛丑申脉	壬子照海	癸丑外关	甲子照海	乙丑外关
壬寅照海	癸卯外关	甲寅公孙	乙卯临泣	丙寅申脉	丁卯照海
甲辰公孙	乙巳临泣	丙辰照海	丁巳列缺	戊辰外关	己巳公孙
丙午照海	丁未公孙	戊午临泣	己未后溪	庚午临泣	辛未照海
戊申临泣	己酉申脉	庚申照海	辛酉外关	壬申公孙	癸酉临泣
庚戌照海	辛亥外关	壬戌申脉	癸亥内关	甲戌申脉	乙亥照海
庚午日		辛未日		壬申日	
丙子照海	丁丑外关	戊子申脉	己丑临泣	庚子后溪	辛丑照海

戊寅申脉	己卯临泣	庚寅照海	辛卯公孙	壬寅外关	癸卯申脉
庚辰照海	辛巳列缺	壬辰临泣	癸巳照海	甲辰临泣	乙巳照海
壬午临泣	癸未照海	甲午照海	乙未外关	丙午公孙	丁未临泣
甲申照海	乙酉外关	丙申申脉	丁酉照海	戊申照海	己酉照海
丙戌申脉	丁亥内关	戊戌外关	己亥公孙	庚戌外关	辛亥申脉
癸酉日		甲戌日		乙亥日	
壬子申脉	癸丑照海	甲子照海	乙丑列缺	丙子照海	丁丑公孙
甲寅照海	乙卯公孙	丙寅后溪	丁卯照海	戊寅临泣	己卯申脉
丙辰临泣	丁巳照海	戊辰外关	己巳公孙	庚辰照海	辛巳外关
戊午公孙	己未外关	庚午申脉	辛未内关	壬午申脉	癸未照海
庚申申脉	辛酉照海	壬申公孙	癸酉临泣	甲申照海	乙酉公孙
壬戌外关	癸亥申脉	甲戌后溪	乙亥照海	丙戌临泣	丁亥照海
丙子日		丁丑日		戊寅日	
戊子申脉	己丑临泣	庚子照海	辛丑外关	壬子外关	癸丑申脉
庚寅照海	辛卯列缺	壬寅申脉	癸卯照海	甲寅临泣	乙卯照海
壬辰后溪	癸巳照海	甲辰照海	乙巳公孙	丙辰列缺	丁巳后溪
甲午照海	乙未外关	丙午临泣	丁未照海	戊午照海	己未照海
丙申申脉	丁酉内关	戊申公孙	己酉外关	庚申外关	辛酉申脉
戊戌公孙	己亥列缺	庚戌申脉	辛亥照海	壬戌内关	癸亥公孙
己卯日		庚辰日		辛巳日	
甲子公孙	乙丑临泣	丙子内关	丁丑公孙	戊子临泣	己丑申脉
丙寅照海	丁卯公孙	戊寅临泣	己卯后溪	庚寅照海	辛卯外关
戊辰临泣	己巳申脉	庚辰照海	辛巳外关	壬辰申脉	癸巳照海
庚午照海	辛未外关	壬午后溪	癸未照海	甲午照海	乙未公孙
壬申申脉	癸酉照海	甲申内关	乙酉公孙	丙申临泣	丁酉照海
甲戌照海	乙亥公孙	丙戌临泣	丁亥照海	戊戌公孙	己亥外关
壬午日		癸未日		甲申日	
庚子照海	辛丑外关	壬子照海	癸丑公孙	甲子申脉	乙丑内关
壬寅申脉	癸卯内关	甲寅外关	乙卯申脉	丙寅公孙	丁卯临泣
甲辰照海	乙巳列缺	丙辰照海	丁巳外关	戊辰照海	己巳照海
丙午临泣	丁未照海	戊午申脉	己未临泣	庚午列缺	辛未后溪

戊申列缺	己酉外关	庚申照海	辛酉公孙	壬申照海	癸酉外关
庚戌申脉	辛亥内关	壬戌临泣	癸亥照海	甲戌公孙	乙亥临泣
乙酉日		**丙戌日**		**丁亥日**	
丙子临泣	丁丑照海	戊子临泣	己丑后溪	庚子照海	辛丑公孙
戊寅公孙	己卯外关	庚寅照海	辛卯外关	壬寅临泣	癸卯照海
庚辰申脉	辛巳照海	壬辰申脉	癸巳内关	甲辰照海	乙巳外关
壬午外关	癸未申脉	甲午内关	乙未公孙	丙午申脉	丁未照海
甲申临泣	乙酉照海	丙申临泣	丁酉照海	戊申外关	己酉公孙
丙戌公孙	丁亥临泣	戊戌列缺	己亥外关	庚戌临泣	辛亥照海
戊子日		**己丑日**		**庚寅日**	
壬子照海	癸丑列缺	甲子照海	乙丑公孙	丙子公孙	丁丑临泣
甲寅外关	乙卯申脉	丙寅临泣	丁卯照海	戊寅照海	己卯照海
丙辰内关	丁巳公孙	戊辰公孙	己巳外关	庚辰外关	辛巳申脉
戊午申脉	己未临泣	庚午申脉	辛未照海	壬午照海	癸未外关
庚申照海	辛酉列缺	壬中外关	癸酉申脉	甲申公孙	乙酉临泣
壬戌后溪	癸亥照海	甲戌临泣	乙亥照海	丙戌照海	丁亥列缺
辛卯日		**壬辰日**		**癸巳日**	
戊子照海	己丑照海	庚子内关	辛丑公孙	壬子照海	癸丑外关
庚寅公孙	辛卯临泣	壬寅临泣	癸卯照海	甲寅公孙	乙卯临泣
壬辰照海	癸巳公孙	甲辰照海	乙巳外关	丙辰照海	丁巳公孙
甲午外关	乙未申脉	丙午后溪	丁未照海	戊午临泣	己未申脉
丙申照海	丁酉外关	戊申外关	己酉公孙	庚申照海	辛酉外关
戊戌申脉	己亥临泣	庚戌临泣	辛亥照海	壬戌申脉	癸亥照海
甲午日		**乙未日**		**丙申日**	
甲子内关	乙丑公孙	丙子照海	丁丑外关	戊子外关	己丑公孙
丙寅临泣	丁卯照海	戊寅申脉	己卯临泣	庚寅临泣	辛卯照海
戊辰列缺	己巳外关	庚辰照海	辛巳公孙	壬辰列缺	癸巳后溪
庚午后溪	辛未照海	壬午临泣	癸未照海	甲午后溪	乙未照海
壬申外关	癸酉申脉	甲申照海	乙酉外关	丙申外关	丁酉申脉
甲戌临泣	乙亥照海	丙戌申脉	丁亥照海	戊戌内关	己亥照海

丁酉日		戊戌日		己亥日	
庚子临泣	辛丑照海	壬子照海	癸丑外关	甲子照海	乙丑外关
壬寅公孙	癸卯临泣	甲寅公孙	乙卯临泣	丙寅申脉	丁卯照海
甲辰申脉	乙巳照海	丙辰照海	丁巳列缺	戊辰外关	己巳公孙
丙午外关	丁未申脉	戊午临泣	己未后溪	庚午临泣	辛未照海
戊申照海	己酉照海	庚申照海	辛酉外关	壬申公孙	癸酉临泣
庚戌公孙	辛亥临泣	壬戌申脉	癸亥内关	甲戌申脉	乙亥照海
庚子日		辛丑日		壬寅日	
丙子照海	丁丑外关	戊子申脉	己丑临泣	庚子公孙	辛丑临泣
戊寅申脉	己卯临泣	庚寅照海	辛卯公孙	壬寅照海	癸卯列缺
庚辰照海	辛巳列缺	壬辰临泣	癸巳照海	甲辰外关	乙巳申脉
壬午临泣	癸未照海	甲午照海	乙未外关	丙午照海	丁未外关
甲申照海	乙酉外关	丙申申脉	丁酉照海	戊申申脉	己酉临泣
丙戌申脉	丁亥内关	戊戌外关	己亥公孙	庚戌照海	辛亥列缺
癸卯日		甲辰日		乙巳日	
壬子公孙	癸丑临泣	甲子照海	乙丑列缺	丙子照海	丁丑公孙
甲寅申脉	乙卯照海	丙寅后溪	丁卯照海	戊寅临泣	己卯申脉
丙辰外关	丁巳申脉	戊辰外关	己巳公孙	庚辰照海	辛巳外关
戊午照海	己未照海	庚午申脉	辛未内关	壬午由脉	癸未照海
庚申公孙	辛酉临泣	壬申公孙	癸酉临泣	甲申照海	乙酉公孙
壬戌照海	癸亥公孙	甲戌后溪	乙亥照海	丙戌临泣	丁亥照海
丙午日		丁未日		戊申日	
戊子申脉	己丑临泣	庚子照海	辛丑外关	壬子临泣	癸丑照海
庚寅照海	辛卯列缺	壬寅申脉	癸卯照海	甲寅照海	乙卯外关
壬辰后溪	癸巳照海	甲辰照海	乙巳公孙	丙辰申脉	丁巳内关
甲午照海	乙未外关	丙午临泣	丁未照海	戊午外关	己未公孙
丙申申脉	丁酉内关	戊申公孙	己酉外关	庚申临泣	辛酉照海
戊戌公孙	己亥列缺	庚戌申脉	辛亥照海	壬戌列缺	癸亥后溪
己酉日		庚戌日		辛亥日	
甲子申脉乙	丑照海	丙子内关	丁丑公孙	戊子临泣	己丑申脉
丙寅外关	丁卯申脉	戊寅临泣	己卯后溪	庚寅照海	辛卯外关

戊辰照海	己巳照海	庚辰照海	辛巳外关	壬辰申脉	癸巳照海
庚午公孙	辛未临泣	壬午后溪	癸未照海	甲午照海	乙未公孙
壬申照海	癸酉公孙	甲申内关	乙酉公孙	丙申临泣	丁酉照海
甲戌外关	乙亥申脉	丙戌临泣	丁亥照海	戊戌公孙	己亥外关
壬子日		癸丑日		甲寅日	
庚子照海	辛丑外关	壬子照海	癸丑公孙	甲子列缺	乙丑后溪
壬寅申脉	癸卯内关	甲寅外关	乙卯申脉	丙寅照海	丁卯外关
甲辰照海	乙巳列缺	丙辰照海	丁巳外关	戊辰中脉	己巳临泣
丙午临泣	丁未照海	戊午申脉	己未临泣	庚午内关	辛未公孙
戊申列缺	己酉外关	庚申照海	辛酉公孙	壬申临泣	癸酉照海
庚戌申脉	辛亥内关	壬戌临泣	癸亥照海	甲戌照海	乙亥外关
乙卯日		丙辰日		丁巳日	
丙子外关	丁丑申脉	戊子临泣	己丑后溪	庚子照海	辛丑公孙
戊寅照海	己卯照海	庚寅照海	辛卯外关	壬寅临泣	癸卯照海
庚辰公孙	辛巳临泣	壬辰申脉	癸巳内关	甲辰照海	乙巳外关
壬午照海	癸未公孙	甲午内关	乙未公孙	丙午申脉	丁未照海
甲申外关	乙酉申脉	丙申临泣	丁酉照海	戊申外关	己酉公孙
丙戌照海	丁亥外关	戊戌列缺	己亥外关	庚戌临泣	辛亥照海
戊午日		己未日		庚申日	
壬子照海	癸丑列缺	甲子照海	乙丑公孙	丙子后溪	丁丑照海
甲寅外关	乙卯申脉	丙寅临泣	丁卯照海	戊寅外关	己卯公孙
丙辰内关	丁巳公孙	戊辰公孙	己巳外关	庚辰临泣	辛巳照海
戊午申脉	己未临泣	庚午申脉	辛未照海	壬午公孙	癸未临泣
庚申照海	辛酉列缺	壬申外关	癸酉申脉	甲申后溪	乙酉照海
壬戌后溪	癸亥照海	甲戌临泣	乙亥照海	丙戌外关	丁亥申脉
辛酉日		壬戌日		癸亥日	
戊子公孙	己丑外关	庚子内关	辛丑公孙	壬子照海	癸丑外关
庚寅申脉	辛卯照海	壬寅临泣	癸卯申脉	甲寅公孙	乙卯临泣
壬辰外关	癸巳申脉	甲辰照海	乙巳外关	丙辰照海	丁巳公孙
甲午临泣	乙未照海	丙午后溪	丁未照海	戊午临泣	己木申脉
丙申公孙	丁酉临泣	戊申外关	己西公孙	庚申照海	辛酉外关
戊戌照海	己亥照海	庚戌临泣	辛亥照海	壬戌申脉	癸亥照海

2. 八法八穴主治病症

（1）公孙主病

《针灸聚英·西江月》："九种心疼涎闷,结胸翻胃难停,酒食积聚胃肠鸣,水食气疾隔病。脐痛腹疼胁胀,肠风疟疾心疼,胎衣不下血迷心,泄泻公孙立应。"

《针灸大全》公孙二穴,主治31证:

①九种心疼,一切冷气:大陵二穴、中脘一穴、隐白二穴。

②痰膈涎闷、胸中隐痛:劳宫二穴、膻中一穴、间使二穴。

③脐腹胀满,食不消化:天枢二穴、水分一穴、内庭二穴。

④胁肋下痛,起止艰难:支沟二穴、章门二穴、阳陵泉二穴。

⑤泄泻不止,里急后重:下脘一穴、天枢二穴、照海二穴。

⑥胸中刺痛,隐隐不乐:内关二穴、大陵二穴、或中二穴。

⑦两胁胀满,气攻疼痛:阳陵泉二穴、章门二穴、绝骨二穴。

⑧中满不快,翻胃吐食:中脘一穴、太白二穴、中魁二穴。

⑨气隔五噎,饮食不下:膻中一穴、足三里二穴、太白二穴。

⑩胃脘停痰,口吐清水:巨阙一穴、厉兑二穴、中脘一穴。

⑪中脘停食,刺痛不已:解溪二穴、中脘一穴、足三里二穴。

⑫呕吐痰涎,眩晕不已:丰隆二穴,中魁二穴、膻中一穴。

⑬心疟,令人心内怔忡:神门二穴、心俞二穴、百劳（大椎）一穴。

⑭脾疟,令人怕寒,腹中痛:商丘二穴、脾俞二穴、足三里二穴。

⑮肝疟,令人气色苍苍,恶寒发热:中封二穴、肝俞二穴、绝骨二穴。

⑯肺疟,令人心寒怕惊:列缺二穴、肺俞二穴、合谷二穴。

⑰肾疟,令人洒热,腰脊强痛:大钟二穴、肾俞二穴、申脉二穴。

⑱疟疾大热不退:间使二穴、百劳（大椎）一穴、绝骨二穴。

⑲疟疾先寒后热:后溪二穴、曲池二穴、劳宫二穴。

⑳疟疾先热后寒:曲池二穴、百劳（大椎）一穴、绝骨二穴。

㉑疟疾心胸疼痛:内关二穴、上脘一穴、大陵二穴。

㉒疟疾头痛眩晕,吐痰不已:合谷二穴、中脘一穴、列缺二穴。

㉓疟疾骨节疼痛:魄户二穴、百劳（大椎）一穴、然谷二穴。

㉔疟疾口渴不已:关冲二穴、人中一穴、间使二穴。

㉕胃疟,令人善饥而不能食:厉兑二穴、胃俞二穴、大都二穴。

㉖胆疟,令人恶寒怕惊,睡卧不安:临泣二穴、胆俞二穴、期门二穴。

㉗黄疸,四肢俱肿,汗出染衣:至阳一穴、百劳（大椎）一穴、腕骨二穴、中脘一穴、

足三里二穴。

㉘黄疸,遍身皮肤及面目、小便俱黄:脾俞二穴、隐白二穴、百劳(大椎)一穴、至阳一穴、足三里二穴、腕骨二穴。

㉙谷疸,食毕则头眩,心中怫郁,遍身发黄:胃俞二穴、内庭二穴、至阳一穴、足三里二穴、腕骨二穴、阴谷二穴。

㉚酒疸,身目俱黄,心中俱痛,面发赤斑,小便黄:胆俞二穴、至阳一穴、委中二穴、腕骨二穴。

㉛女痨疸,身目俱黄,发热恶寒,小便不利:关元一穴、肾俞二穴、然谷二穴、至阳一穴。

《针灸大成》公孙二穴,补充主治五证:

①月事不调:关元、气海、天枢、三阴交。

②胸中满痛:劳宫、通里、大陵、膻中。

③痰热结胸:列缺、大陵、涌泉。

④四肢风痛:曲池、风市、外关、阳陵泉、三阴交、手三里。

⑤咽喉闭塞:少商、风池、照海、颊车。

按:高氏《针灸聚英》按照窦氏《针经指南》公孙穴的主病写成了《西江月》,徐氏《针灸大全》根据《西江月》的内容,将公孙穴整理为主治 31 证,杨氏《针灸大成》又增补 5 证,共 36 证。治病先取公孙为主穴,后取每条证治后列出的客穴,构成主客配穴法。

(2)内关主病

《针灸聚英·西江月》"中满心胸痞胀,肠鸣泄泻脱肛,食难下膈酒来伤,积块坚横胁抢。妇女血痛心疼,结胸里急难当,伤寒不解结胸堂,疟疾内关独当。"

《针灸大全》内关二穴,主治 25 证:

①中满不快,胃脘伤寒:中脘一穴、大陵二穴、足三里二穴。

②中焦痞满,两胁刺痛:支沟二穴、章门二穴、膻中一穴。

③脾胃虚冷,呕吐不已:内庭二穴、中脘一穴、气海一穴、公孙二穴。

④脾胃气虚,心腹胀满:太白二穴、足三里二穴、气海一穴、水分一穴。

⑤胁肋下疼,心脘刺痛:气海一穴、行间二穴、阳陵泉二穴。

⑥痞块不散,心中闷痛:大陵二穴、中脘一穴、三阴交二穴。

⑦食症不散,人渐羸瘦:腕骨二穴、脾俞二穴、公孙二穴。

⑧食积血痕,腹中隐痛:胃俞二穴、行间二穴、气海一穴。

⑨五积气块、血积血癖:膈俞二穴、肝俞二穴、大敦二穴、照海二穴。

⑩脏腑虚冷,两胁痛疼:支沟二穴、建里一穴、章门二穴、阳陵泉二穴。

⑪风壅气滞,心腹刺痛:风门二穴、膻中一穴、劳宫二穴、足三里二穴。

⑫大肠虚冷,脱肛不收:百会一穴、命门一穴、长强一穴、承山二穴。

⑬大便艰难,用力脱肛:照海二穴、百会一穴、支沟二穴。

⑭脏毒肿痛,便血不止:承山二穴、肝俞二穴、膈俞二穴、长强一穴。

⑮五种痔疾,攻痛不已:合阳二穴、长强一穴、承山二穴。

⑯五痫等症,口中吐沫:后溪二穴、神门二穴、心俞二穴、鬼眼四穴。

⑰心情呆痴,悲泣不已:里通二穴、后溪二穴、神门二穴、大锤二穴。

⑱心惊发狂,不识亲疏:少冲二穴、心俞二穴、中脘一穴、十宣十穴。

⑲健忘易失,言语不记:心俞二穴、通里二穴、少冲二穴。

⑳心气虚损,或歌或笑:灵道二穴、心俞二穴、通里二穴。

㉑心中惊悸,言语错乱:少海二穴、少府二穴、心俞二穴、后溪二穴。

㉒心中虚惕,神思不安:乳根二穴、通里二穴、胆俞二穴、心俞二穴。

㉓心惊中风,不省人事:中冲二穴、百会一穴、大敦二穴。

㉔心脏诸虚,心郄惊悸:阴郄二穴、心俞二穴、通里二穴。

㉕心虚胆寒,四肢颤悼:胆俞二穴、通里二穴、临泣二穴。

按:高氏《针灸聚英》按照窦氏《针经指南》内关穴的主病写成《西江月》,徐氏《针灸大全》根据《西江月》的内容,将内关穴整理为主治25证。治病先取内关为主,后取每条治证后列出的客穴,构成主客配穴法。

（3）足临泣主病

《针灸聚英·西江月》:"手足中风不举,痛麻发热拘挛,头风痛肿项腮连,眼肿赤痛头旋。齿痛耳聋咽肿,浮风搔痒筋牵,腿疼胁胀肋肢偏,临泣针时有验。"

《针灸大全》临泣二穴,主治24证:

①足跗肿痛,久不能消:行间二穴、申脉二穴。

②手足麻痹,不知痒痛:太冲二穴、曲池二穴、大陵二穴、合谷二穴、足三里二穴、中渚二穴。

③两足颤悼,不能移步:太冲二穴、昆仑二穴、阳陵泉二穴。

④两手颤悼,不能握物:曲泽二穴、腕骨二穴、合谷二穴、中渚二穴。

⑤足趾拘挛,筋紧不开:丘墟二穴、公孙二穴、阳陵泉二穴。

⑥手指拘挛,伸缩疼痛:尺泽二穴、阳溪二穴、中渚二穴、五处二穴。

⑦足底下发热,名曰湿热:涌泉二穴、京骨二穴、合谷二穴。

⑧足外踝红肿,名曰穿踝风:昆仑二穴、丘墟二穴、照海二穴。

⑨足跗发热,五趾节痛:冲阳二穴、侠溪二穴、足十宣十穴。

⑩两手发热,五指疼痛:阳池二穴、液门二穴、合谷二穴。

⑪两膝红肿疼痛,名曰鹤膝风:膝关二穴,行间二穴、鹤顶二穴、阳陵泉二穴。

⑫手腕起骨痛,名曰绕踝风:太渊二穴、腕骨二穴、大陵二穴。

⑬腰胯疼痛,名曰寒疝:五枢二穴、委中二穴、三阴交二穴。

⑭臂膊痛连肩背:肩井二穴、曲池二穴、中渚二穴。

⑮腿胯疼痛,名曰腿叉风:环跳二穴、委中二穴、阳陵泉二穴。

⑯白虎历节风疼痛:肩井二穴、足三里二穴、曲池二穴、委中二穴、合谷二穴、行间二穴、天应一穴、遇痛处针,强针出血。

⑰走注风游走、四肢疼痛:天应一穴、曲池二穴、足三里二穴、委中二穴。

⑱浮风,浑身瘙痒:百会一穴、太阳紫脉、百劳(大椎)一穴、命门一穴、风市二穴、绝骨二穴、水分一穴、气海一穴、血海二穴、委中二穴、曲池二穴。

⑲头项红肿强痛:承浆一穴、风池二穴、肩井二穴、风府一穴。

⑳肾虚腰痛,举动艰难:肾俞二穴、脊中一穴、委中二穴。

㉑闪挫腰痛,起止艰难:脊中一穴、腰俞一穴、肾俞二穴、委中二穴。

㉒虚损湿滞,腰痛,行动无力:脊中一穴、腰俞一穴、肾俞二穴、委中二穴。

㉓诸虚百损,四肢无力:百劳一穴、心俞二穴、足三里二穴、关元一穴、膏肓俞二穴。

㉔胁下肝积,气块刺痛:章门二穴、支沟二穴、阳陵泉二穴、中脘一穴、大陵二穴。

《针灸大成》临泣二穴,补充主治6证:

①手足拘挛:中渚、尺泽、绝骨、八邪、阳溪、阳陵泉。

②四肢走注:足三里、委中、命门、天应、曲池、外关。

③膝胫疫痛:行间、绝骨、太冲、膝眼、足三里、阳陵泉。

④腿寒痹痛:四关、绝骨、风市、环跳、三阴交。

⑤臂冷痹痛:肩井、曲池、外关、足三里。

⑥百节酸痛:魂门、绝骨、命门、外关。

按:高氏《针灸聚英》按照窦氏《针经指南》临泣穴的主病,写成《西江月》徐氏《针灸大全》根据《西江月》的内容,将足临泣穴整理为主治24证,杨氏《针灸大成》又增补6证,共30证。治病先取足临泣为主穴,后取每条证治后列出的客穴,构成主客配穴法。

(4)外关主病

《针灸聚英·西江月》:"肢节肿痛臂冷,四肢不遂头风,背胯内外骨筋攻,头项眉棱皆痛。手足热麻盗汗,破伤眼肿睛红,伤寒自汗表烘烘,独会外关为重。"

《针灸大全》外关二穴,主治 36 证:

①臂膊红肿,肢节痛疼:肘髎二穴、肩髃二穴、腕骨二穴。

②足内踝骨红肿痛,名曰绕踝风:太溪二穴、丘墟二穴、临泣二穴、昆仑二穴。

③手指节痛,不能伸屈:阳谷二穴、五处二穴、腕骨二穴、合谷三穴。

④足趾节痛,不能行步:内庭二穴、太冲二穴、昆仑二穴。

⑤五脏结热,吐血不已:(取五脏俞穴,并血会治之)心俞二穴、肝俞二穴、脾俞二穴、肺俞二穴、肾俞二穴、膈俞三穴。

⑥六腑结热,血妄行不已:(取六腑俞穴,并血、会治之)胆俞二穴、胃俞二穴、小肠俞二穴、膀胱俞二穴、三焦俞二穴、大肠俞二穴、膈俞二穴。

⑦鼻衄不止,名血妄行:少泽二穴、心俞二穴、膈俞二穴、涌泉二穴。

⑧吐血昏晕,不省人事:肝俞二穴、膈俞二穴、通里二穴、大敦二穴。

⑨虚损气逆,吐血不已:膏肓二穴、膈俞二穴、丹田一穴、肝俞二穴。

⑩吐血衄血,阳乘于阴,血热妄行:中冲二穴、肝俞二穴、膈俞二穴、足三里二穴、三阴交二穴。

⑪血寒亦吐,阴乘于阳,名心肺二经呕血:少商二穴、心俞二穴、神门二穴、肺俞二穴、膈俞二穴、三阴交二穴。

⑫舌强难言及生白苔:关冲二穴、中冲二穴、承浆一穴、极泉一穴。

⑬重舌肿胀,热极难言:十宣十穴、海泉一穴、金津一穴、玉液一穴。

⑭口内生疮,名曰枯槽风:兑端一穴、支沟二穴、承浆一穴、十宣十穴。

⑮舌吐不收,名曰阳强:涌泉二穴、兑端一穴、少冲二穴、神门二穴。

⑯舌缩不能言,名曰阴强:心俞二穴、膻中一穴、海泉一穴。

⑰唇吻裂破,血出干痛:承浆一穴、少商二穴、关冲二穴。

⑱项生瘰疬,绕颈起核,名曰蟠蛇疬:天井二穴、风池二穴、肘尖二穴、缺盆二穴、十宣十穴。

⑲瘰疬延生胸前,连腋下者,名曰瓜藤疬:肩井二穴、膻中一穴、大陵二穴、支沟二穴、阳陵泉二穴。

⑳左耳根肿核者,名曰惠袋病:翳风二穴、后溪二穴、肘尖二穴。

㉑右耳根肿核者,名曰蜂巢病:翳风二穴、颊车二穴、后溪二穴、合谷二穴。

㉒耳根红肿痛:合谷二穴、翳风二穴、颊车二穴。

㉓颈项红肿不消,名曰项疽:风府一穴、肩井二穴、承浆一穴。

㉔目生翳膜,隐涩难开:睛明二穴、合谷二穴、肝俞二穴、鱼尾二穴。

㉕风沿烂眼,迎风冷泪:攒竹二穴、丝竹空二穴、二间二穴、小骨空二穴。

㉖目风肿痛,胬肉攀睛:禾髎二穴、睛明二穴、攒竹二穴、肝俞二穴、委中二穴、合谷二穴、肘尖二穴、照海二穴、列缺二穴、十宣十穴。

㉗牙齿两颔肿痛:人中一穴、合谷二穴、颊车二穴。

㉘上片牙痛及牙关紧急不开:太渊二穴、颊车二穴、合谷二穴。

㉙下片牙痛及颊项红肿痛:阳溪二穴、承浆一穴、颊车二穴、太溪二穴。

㉚耳聋气痞疼痛:听会二穴、肾俞二穴、足三里二穴、翳风二穴。

㉛耳内或鸣或痒或痛:客主人二穴、合谷二穴、听会二穴。

㉜雷头风晕,呕吐痰涎:百会一穴、中脘一穴、太渊二穴、风门二穴。

㉝肾虚头痛,头重不举:肾俞二穴、百会一穴、太溪二穴、列缺二穴。

㉞阴厥头晕及头目昏沉:大敦二穴、肝俞二穴、百会一穴。

㉟头顶痛,名曰正头风:上星一穴、百会一穴、脑空二穴、涌泉二穴、合谷二穴。

㊱暴赤肿及疼痛:攒竹二穴、合谷二穴、迎香二穴。

《针灸大成》外关二穴,补充主治1证:中风拘挛:中渚、阳池、曲池、八邪。

按:高氏《针灸聚英》按照窦氏《针经指南》外关穴的主病,写成《西江月》,徐氏《针灸大全》根据《西江月》的内容,将外关穴整理为主治36证,杨氏(针灸大成)又增补1证,共37证。治病先取外关为主穴,后取每条证治后列出的客穴,构成主客配穴法。

(5)后溪主病

《针灸聚英·西江月》:"手足急挛战掉,中风不语痫癫,头疼眼肿泪涟涟,腿膝背腰痛遍。项强伤寒不解,牙齿腮肿喉咽,手麻足麻破伤牵,盗汗后溪先贬。"

《针灸大全》后溪二穴,主治14证:

①手足挛急,屈伸艰难:足三里二穴、曲池二穴、尺泽二穴、合谷二穴、行间二穴、阳陵泉二穴。

②手足俱颤,不能行步、握物:阳溪二穴、曲池二穴、腕骨二穴、阳陵泉二穴、绝骨二穴、公孙二穴、太冲二穴。

③颈项强痛,不能回顾:承浆一穴、风池二穴,风府一穴。

④两腮颊痛红肿:大迎二穴、颊车二穴、合谷二穴。

⑤咽喉闭塞,水粒不下:天突一穴、商阳二穴、照海二穴、十宣十穴。

⑥双鹅风,喉闭不通,此乃心肺二经热:少商二穴、金津一穴、玉液一穴、十宣十穴。⑦单鹅风,喉中肿痛,肺三焦经热:关冲二穴、天突一穴、合谷二穴。

⑧偏正头风及两颐角痛:头临泣穴、丝竹空穴、太阳穴、列缺二穴、合谷二穴。

⑨两眉角痛不已:攒竹二穴、阳白二穴、印堂一穴、合谷二穴、头维二穴。

⑩头目昏沉,太阳痛:合谷二穴、太阳穴、头维二穴。

⑪头顶拘急,引肩背痛:承浆一穴、百会一穴、肩井二穴、中渚二穴。

⑫醉头风,呕吐不止,恶闻人言:涌泉二穴、列缺二穴、百劳一穴、合谷二穴。

⑬眼赤痛肿,风泪下不已:攒竹二穴、合谷二穴、小骨空二穴、临泣二穴。

⑭破伤风,因他事搐发,浑身发热癫强:大敦二穴、合谷二穴、行间二穴、十宣十穴、太阳穴。

《针灸大成》后溪一穴,补充主治6证:

①咳嗽寒热:列缺、涌泉、申脉、肺俞、天突、丝竹空。

②头目眩晕:风池、命门、合谷。

③头项强硬:承浆、风府、风池、合谷。

④牙齿疼痛:列缺、人中、颊车、吕细、太渊、合谷。

⑤耳不闻声:听会、商阳、少冲、中冲。

⑥破伤风证:承浆、合谷、八邪、后溪、外关、四关。

按:高氏《针灸聚英》按照窦氏《针经指南》后溪穴的主病,写成《西江月》,徐氏《针灸大全》根据《西江月》的内容,将后溪穴整理为主治14证,杨氏《针灸大成》又增补6证,共20证。治病先取后溪为主穴,后取每条证治后列出的客穴,构成主客配穴法。

(6)申脉主病

《针灸聚英·西江月》:"腰背强痛腿肿,恶风自汗头疼,雷头赤目痛眉棱,手足麻挛臂冷。吹乳耳聋鼻衄,痫癫肢节烦憎,遍身肿满汗头淋,申脉先针有应。"

《针灸大全》申脉二穴,主治24证。

①腰背强,不可俯仰:腰俞一穴、膏肓二穴、委中二穴(决紫脉出血)。

②肢节烦痛,牵引腰脚疼:肩髃二穴、曲池二穴、昆仑二穴、阳陵泉二穴。

③中风不省人事:中冲二穴、百会一穴、大敦二穴、印堂一穴。

④中风不语:少商二穴、前顶一穴、人中一穴、膻中一穴、合谷二穴、哑门一穴。

⑤中风半身瘫痪:手三里二穴、腕骨二穴、合谷二穴,绝骨二穴、行间二穴、风市二穴、三阴交二穴。

⑥中风偏枯,痛疼无时:绝骨二穴、太渊二穴、曲池二穴、肩髃二穴、足三里二穴、昆仑二穴。

⑦中风四肢麻木不仁:肘髎二穴、上廉二穴、鱼际二穴、风市二穴、膝关二穴、三阴交二穴。

⑧中风手足瘙痒,不能握物:膈俞二穴、腕骨二穴、合谷二穴、行间二穴、风市二穴、阳陵泉二穴。

⑨中风口眼㖞斜,牵连不已:颊车二穴(针一分,沿皮内透地仓穴,㖞左泻右,㖞右泻左,可灸二七壮),人中一穴,合谷二穴,太渊二穴,十宣十穴,瞳子髎二穴。

⑩中风角弓反张,眼目盲视:百会一穴、百劳一穴、合谷二穴、曲池二穴、行间二穴、十宣十穴、阳陵泉二穴。

⑪中风口噤不开,言语謇涩:地仓二穴(宜针透)、颊车二穴、人中一穴、合谷二穴。且夫中风者,有五不治也,开口闭眼,撒手遗尿,喉中雷鸣,皆恶候也。且中风者,为百病之长,至其变化,各有不同焉。或中于脏或中于腑,或痰或气,或怒或喜。逐其隙而害成也。中于脏者,则令人不省人事,痰涎上壅,喉中雷鸣,四肢瘫痪,不知疼痛,语言謇涩,故难治也。中于腑者,则令人半身不遂,口眼㖞斜,知痒痛,能言语,形色不变,故易治也。治之先审其证而后刺之,其中五脏六腑形证各有名,先须察其源,而名其证,依标本刺之,无不效也。

⑫肝中之状,无汗恶寒,其色青,名曰怒中。

⑬心中之状,多汗怕惊,其色赤,名曰思虑中。

⑭脾中之状,多汗身热,其色黄,名曰喜中。

⑮肺中之状,多汗恶风,其色白,名曰气中。

⑯肾中之状,多汗身冷,其色黑,名曰气劳中。

⑰胃中之状,饮食不下。痰涎上壅,其色淡黄,名曰食后中。

⑱膻中之状,自侵牵连,鼾睡不醒,其色绿,名曰惊中。

⑲腰脊项背疼痛:肾俞二穴、人中一穴、肩井二穴、委中二穴。

⑳腰疼头项强,不得回顾:承浆一穴、腰俞一穴、肾俞二穴、委中二穴。

㉑腰痛,起止艰难:然谷二穴、膏肓二穴、委中二穴、肾俞二穴。

㉒足背生疮,名曰背发:内庭二穴、侠溪二穴、行间二穴、委中二穴。

㉓手背生毒,名曰附筋:液门二穴、中渚二穴、合谷二穴、外关二穴。

㉔手臂背生毒,名曰附骨疽:天府二穴、曲池二穴、委中二穴,治之无不愈矣。

《针灸大成》申脉二穴,补充主治6证:

①背胛生痈:委中、侠溪、十宣、曲池、液门、内关、外关。

②遍体疼痛:太渊、足三里、曲池。

③鬓髭发毒:太阳、申脉、太溪、合谷、外关。

④项脑攻疮:百劳、合谷、申脉、强间、委中。

⑤头痛难低:中脉、金门、承浆。

⑥颈项难转:后溪、合谷、承浆。

按:高氏《针灸聚英》按照窦氏《针经指南》申脉穴的主病,写成《西江月》,徐氏《针灸大全》根据《西江月》的内容,将申脉穴整理为主治24证,截《针灸大成》又增补6证,共30证。治病先取申脉为主穴,后取各条证治后列出的客穴,构成主客配穴法。

(7)列缺主病

《针灸聚英·西江月》:"痔疟便肿泄痢,唾红溺血咳痰,牙痛喉肿小便难,心胸腹疼噎咽。产后发强不语,腰痛血疾脐寒,死胎不下膈中寒,列缺乳痈多散。"

《针灸大全》列缺二穴,主治33证:

①鼻流浊涕臭,名曰鼻渊:曲差二穴、上星一穴、百会一穴、风门二穴、迎香二穴。

②鼻生瘜肉,闭塞不通:印堂一穴、迎香二穴、上星一穴、风门二穴。

③伤风面赤,发热头痛:通里二穴、曲池二穴、绝骨二穴、合谷二穴。

④伤风感寒,咳嗽胀满:膻中一穴、风门二穴、合谷二穴、风府一穴。

⑤伤风四肢烦热,头痛:经渠二穴、曲池二穴、合谷二穴、委中二穴。

⑥腹中肠痛,下利不已:内庭二穴、大杼二穴、三阴交二穴。

⑦赤白痢疾,腹中冷痛:水道二穴、气海一穴、外陵二穴、天枢二穴、足三里二穴、三阴交二穴。

⑧胸前两乳红肿痛:少泽二穴、大陵二穴、膻中一穴。

⑨乳痈红肿痛,小儿吹乳:中府二穴、膻中一穴、少泽二穴、大敦二穴。

⑩腹中寒痛,泄泻不止:天枢二穴、中脘一穴、关元一穴、三阴交二穴。

⑪妇人血积痛,败血不止:肝俞二穴、肾俞二穴、膈俞二穴、三阴交穴。

⑫咳嗽寒痰,胸膈闭痛:肺俞二穴、膻中一穴、足三里二穴。

⑬久咳不愈,咳唾血痰:风门二穴、太渊二穴、膻中一穴。

⑭哮喘气促,痰气壅盛:丰隆二穴、俞府二穴、膻中一穴、足三里二穴。

⑮吼喘胸膈急痛:彧中二穴、天突一穴、肺俞二穴、足三里二穴。

⑯吼喘气满,肺胀不得卧:俞府二穴、风门二穴、太渊二穴、膻中一穴、中府二穴、足三里二穴。

⑰鼻塞不知香臭:迎香二穴、上星一穴、风门二穴。

⑱鼻流清涕,腠理不密,清涕不止:神庭一穴、肺俞二穴、太渊二穴、足三里二穴。

⑲妇人血沥,乳汁不通:少泽二穴、大陵二穴、膻中一穴、关冲二穴。

⑳乳头生疮,名曰妒乳:乳根二穴、少泽二穴、肩井二穴、膻中一穴。

㉑胸中噎塞痛:大陵二穴、内关二穴、膻中一穴、足三里二穴。

㉒五瘿等证(项瘿之证有五:一曰石瘿,如石之硬;二曰气瘿,如绵之软;三曰血瘿,如赤脉细丝;四曰筋瘿,如无骨;五曰肉瘿、如袋之状;此乃五瘿之形也):扶突二穴、天突一穴、天窗二穴、缺盆二穴、俞府二穴、膺俞一穴(喉上)、膻中一穴、合谷二穴、

十宣十穴(出血)。

㉓口内生疮,臭秽不可近:十宣十穴、人中一穴、金津一穴、玉液一穴、承浆一穴、合谷二穴。

㉔三焦热极,舌上生疮:关冲二穴、外关二穴、人中一穴、迎香二穴、金津一穴、玉液一穴、地仓二穴。

㉕口气冲人,臭不可近:少冲二穴、通里二穴、人中一穴、十宣十穴、金津一穴、玉液一穴。

㉖冒暑大热,霍乱吐泻:委中二穴、百劳(大椎)一穴、中脘一穴、曲池二穴、十宣十穴、足三里二穴、合谷二穴。

㉗中暑自热,小便不利:阴谷二穴、百劳(大椎)一穴、中脘一穴、委中二穴、气海一穴、阴陵泉二穴。

㉘小儿急惊风,手足抽搐:印堂一穴、百会一穴、人中一穴、中冲二穴、大敦二穴、太冲二穴、合谷二穴。

㉙小儿慢脾风,目直视,手足搐,口吐沫:百会一穴、上星一穴、人中一穴、大敦二穴、脾俞二穴。

㉚消渴等证(三消其证不同,消脾、消中、消肾。《素问》云:胃府虚,食斗不能充饥;肾脏渴,饮百杯不能止渴及房劳不称心意;此为三消也。乃土燥承渴,不能克化,故成此病):人中一穴、公孙二穴、脾俞二穴、中脘一穴、照海二穴、足三里二穴(治食不充饥)、太溪二穴(治房不称心)、关冲二穴。

㉛黑砂,腹痛头疼,发热恶寒,腰背强痛,不得睡卧:百劳(大椎)一穴、天府二穴、委中二穴、十宣十穴。

㉜白砂,腹痛吐泻,四肢厥冷,十指甲黑,不得卧:大陵二穴、百劳(大椎)一穴、大敦二穴、十宣十穴。

㉝黑白砂,腹痛头痛,发汗口渴,大便泄泻,恶寒,四肢厥冷,不得睡卧,名曰绞肠砂。或肠鸣腹响:委中二穴、膻中一穴、百会一穴、丹田一穴、大敦二穴、窍阴二穴、十宣十穴。

《针灸大成》列缺二穴,补充主治7证:

①血迷血晕:人中。

②胸膈痞结:涌泉、少商、膻中、内关。

③脐腹疼痛:膻中、大敦、中府、少泽、太渊、三阴交。

④心中烦闷:阴陵、内关。

⑤耳内蝉鸣:少冲、听会、中冲、商阳。

⑥鼻流浊污：上星、内关、列缺、曲池、合谷。

⑦伤寒发热：曲差、内关、列缺、经渠、合谷。

按：高氏《针灸聚英》按照窦氏《针经指南》列缺穴的主病，写成《西江月》，徐氏《针灸大成》根据《西江月》的内容，将列缺穴整理为主治33证，《针灸大成》又增补7证，共40证。治病先取列缺为主穴，后取每条证治后列出的客穴、构成主客配穴法。

（8）照海主病

《针灸聚英·西江月》："喉塞小便淋涩，膀胱气痛肠鸣，食黄酒积腹脐并，呕泻胃翻便紧。难产昏迷积块，肠风下血常频，膈中决气气痃侵，照海有功必定。"

《针灸大全》照海二穴，主治29证：

①小便淋沥不通：阴陵泉穴、三阴交穴、关冲二穴、合谷二穴。

②小腹冷痛，小便频数：气海一穴、关元一穴、三阴交穴、肾俞二穴。

③膀胱七疝，贲豚等症：大敦二穴、兰门二穴、丹田一穴、三阴交穴、涌泉二穴、章门二穴、大陵二穴。

④偏坠水肾，肿大如升：大敦二穴、曲泉二穴、然谷二穴、三阴交穴、归来二穴、兰门（在曲骨两旁各三寸脉中）二穴、膀胱俞二穴、肾俞二穴（横纹可灸七壮）。

⑤乳悬疝气，发时冲心痛：带脉二穴、涌泉二穴、太溪二穴、大敦二穴。

⑥小便淋血不止，阴器痛：阴谷二穴、涌泉二穴、三阴交二穴。

⑦遗精白浊，小便频数：关元一穴、白环俞穴、太溪二穴、三阴交二穴。

⑧夜梦鬼交，遗精不禁：中极一穴、膏肓二穴、心俞二穴、然谷二穴、肾俞二穴。

⑨妇女难产，子掬母心不能下：巨阙一穴、合谷二穴、三阴交穴、至阴二穴（灸效）。

⑩女人大便不通：申脉二穴、阴陵泉穴、三阴交穴、太溪二穴。

⑪妇人产后脐腹痛，恶漏不已：水分一穴、关元一穴、膏肓二穴、三阴交二穴。

⑫妇人脾气、血蛊、水蛊、气蛊、石蛊：膻中一穴、水分一穴（治水）、关元一穴、气海一穴、足三里二穴、行间二穴（治血）、公孙二穴（治气）、内庭二穴（治石）、支沟二穴、三阴交二穴。

⑬女人血分，单腹气喘：下脘一穴、膻中一穴、气海一穴、足三里二穴、行间二穴。

⑭女人血气劳倦，五心烦热，肢体皆痛，头目昏沉：百会一穴、膏肓二穴、曲池二穴、合谷二穴、绝骨二穴、肾俞二穴。

⑮老人虚损，手足转筋，不能举动：承山二穴、阳陵泉二穴、临泣二穴、太冲二穴、尺泽二穴、合谷二穴。

⑯霍乱吐泻，手足转筋：京骨二穴、足三里二穴、承山二穴、曲池二穴、腕骨二穴、尺泽二穴、阳陵泉二穴。

⑰寒湿脚气,发热大痛:太冲二穴、委中二穴、三阴交二穴。

⑱肾虚脚气红肿,大热不退:气冲二穴、血海二穴、太溪二穴、公孙二穴、委中二穴、三阴交二穴。

⑲干脚气,膝头并内踝及五趾疼痛:膝关二穴、昆仑二穴、绝骨二穴、委中二穴、阳陵泉二穴、三阴交二穴。

⑳浑身胀满,浮肿生水:气海一穴、足三里二穴、曲池二穴、合谷二穴、内庭二穴、行间二穴、三阴交二穴。

㉑单腹蛊胀,气喘不息:膻中一穴、气海一穴、水分一穴、足三里二穴、行间二穴、三阴交二穴。

㉒心腹胀大如盆:中脘一穴、膻中一穴、水分一穴、行间二穴、三阴交二穴。

㉓四肢面目浮肿,大热不退:人中一穴、合谷二穴、足三里二穴、临泣二穴、曲池二穴、三阴交二穴。

㉔妇人虚损形瘦,赤白带下:百会一穴、肾俞二穴、关元一穴、三阴交二穴。

㉕女人子宫久冷,不受胎孕:中极一穴、三阴交二穴、子宫二穴。

㉖女人经水正行,头晕小腹痛:阴交一穴、内庭二穴、合谷二穴。

㉗室女月水不调,脐腹疼痛:天枢二穴、气海一穴、三阴交二穴。

㉘室女月水不调,淋沥不断,腰腹痛:肾俞二穴、关元一穴、三阴交二穴。

㉙妇人产难,不能分娩:三阴交二穴、合谷二穴、独阴二穴(灸)。

《针灸大成》照海二穴,补充主治6证:

①气血两虚:行间、关元、水分、公孙、气海、临泣。

②五心烦热:内关、涌泉、十宣、大陵、合谷、四花。

③气攻胸痛:通里、大陵。

④心内怔忡:心俞、内关、神门。

⑤咽喉闭塞:少商、风池、照海。

⑥虚阳自脱:心俞、然谷、肾俞、中极、三阴交。

按:高氏《针灸聚英》按照窦氏《针经指南》照海穴的主病,写成《西江月》,徐氏《针灸大全》根据《西江月》的内容,将照海穴整理为主治29证,《针灸大成》又增补6证,共35证。治病先取照海为主穴,后取每条证治后列出的客穴,构成主客配穴法。

3. 主客配穴主治病症

(1)公孙土、内关客,或内关土、公孙客

胃脘痛(胃和十二指肠溃疡),胃痛拒按,呕吐、黑便:配上脘、中脘,用平补平泻法,留针20～30min,以理气活血,和中止痛。

腹痛吐泻(急性胃肠炎),腹痛水泻,恶心呕吐:配中脘、天枢、气海,用平补平泻法,留针 20～30min,以调理胃肠,镇痛止呕。

眩晕(内耳性眩晕,美尼埃病),反复突然发作眩晕,不能站立,恶心呕吐,耳鸣,听力减退:配风池、百会、听宫,用平补平泻法,留针 20～30min,以升清降浊,安神定志。

温疟(疟疾)寒战高热,头痛昏迷:配大椎、人中、液门,用泻法,留针 20～30min,以清热祛邪,开窍醒神。

(2)临泣主、外关客,或外关主、临泣客

胁痛(胆囊炎),上腹部阵发性绞痛,腹胀,烦躁,恶心呕吐,配日月、阳陵泉,用泻法,留针 20～30min,以清热利胆,理气止痛。

耳聋(神经性耳聋),听力减退,心烦易怒:配听宫、翳风、率谷,用泻法,留针 20～30min,以清泻少阳,开窍聪耳。

胁痛(肋间神经痛),胸闷不舒,胁肋胀痛:配期门、肝俞、行间,用泻法,留针 20～30min,以疏肝解郁,理气止痛。

伤风(感冒),发热恶风,头痛无汗,咽喉肿痛:配风池、大椎,用透天凉手法,留针 10～20min,以发散风热,清利咽喉。

(3)后溪主、申脉客,或申脉主、后溪客

急惊风(脑炎),高热头痛,神志不清,强直性抽搐,口噤不开:配人中、百会、天柱、大椎、命门、合谷,用泻法,十宣,点刺出血,以清热解毒,祛风镇惊。

目赤肿(急性结膜炎),眼睛红肿热痛,眵多流泪:配风池、睛明,用泻法,留针 10～20min,攒竹,点刺出血,以清热散风,消肿止痛。

颈项强(颈椎病),颈项强痛,活动受限,头痛、手麻:配天柱、百劳、大椎,用烧山火手法,留针 10～20min,以活血化瘀,通利关节。

腰脊痛(脊椎炎),脊椎强直,腰背疼痛:配大椎、命门、腰阳关、华佗夹脊,用热补法,以通利关节,活血止痛。

(4)列缺主、照海客,或照海主、列缺客

喉痹(急性喉炎),发热喉塞,声音嘶哑,呼吸困难:配翳风、承浆,用泻法,留针 20～30min,少商,点刺出血。以清热解毒,养阴利咽。

咽肿(慢性咽炎),咽部黏膜充血、肿胀、干燥、有异物感:配翳风、颊车、廉泉,用平补平泻法,留针 20～30min,以清热养阴,消肿利咽。

哮喘(支气管炎),咳吐黏痰,胸闷气喘:配百劳一身柱、肺俞,用平补平泻法。留针 10～20min,以宽胸理气,润肺化痰。

肺痨(肺结核),午后潮热,干咳、咯血:配大椎、肺俞、至阳、命门,用补法,留针

10～20min,以养阴清热,补肾润肺。

4. 医案举例

(1)颈椎病并发剧烈头痛

患者,李××,女,63 岁,1978 年 9 月 26 日初诊。患者二十多天前夜间户外乘凉,突觉颈后有冷风,当即头痛、头胀,枕后部似裂开样剧痛,不能忍受,即送当地医院,经中西药及针灸等多种方法治疗 20 多天症状不减,遂来求诊。当时症状:头痛剧烈、头沉重,以头顶及枕部最剧,不能卧,卧则不能起,在躺下时头部冠状缝处剧疼如裂,终日两手抱头,不能入睡,颈项强直、不能活动,眼红肿、视物不清,右膝肿痛、活动受限。血压 130／80mmHg,舌苔薄白,脉弦数。脑系科检查:双侧瞳孔等大,对光反射正常,四肢肌力、肌张力正常,腱反射活跃,双足跖反射中性,颈部活动明显受限,右侧颈肌紧张;项抵抗(+),右膝、踝反射(+),眼科检查:双眼结膜高度充血,瞳孔小,眼底动脉细;X 线照片:颈椎骨质疏松,颈椎 4～5、5～6 间隙狭窄,椎体边缘可见增生性改变;颅脑 CT 示:未见明显异常改变;脑超声波检查:脑中线未见偏移;脑电波图检查:左颞慢波。

诊断为脑动脉硬化,颈椎病。中医辨证系风邪侵袭经络,夹火上扰,致气血逆乱而发头痛。采用祛风清热,调理气血,疏经止痛之法治之。9 月 26 日下午 4 时(辛卯日、丙申时),先取照海为主,留针,配风池、风府、大椎、百劳、天柱、脑空,不留针;百会、头维、太阳、攒竹、球后、合谷,用平补平泻法,留针 30min,针治 1 次头痛减轻。

27 日上午 10 时许(壬辰日、乙巳时),先针外关为主,后针足临泣;28 日上午 10 时(癸巳日、丁巳时),先针公孙,后针内关,配穴及手法同前。针治 3 次时,头痛、颈项强直减轻,眼红肿渐消,视力好转,则加配梁丘、血海、膝眼、足三里和以上穴位交替轮换使用;每日随时按"灵龟八法"先取开穴,后取以前配穴,用平补平泻法,治疗到 10 月 22 日,治疗 26 次时,头痛,眼红肿消失,视力恢复正常,颈项活动自如,膝肿痛消失,血压 120／80mmHg,舌苔薄白,脉缓,治愈出院。同年 11 月 23 日通信联系,未复发。

(2)脑震荡后遗症

患者,刘××,女,25 岁,工人。于 1978 年 10 月 15 日 16 时来医院诊治。

患者 1978 年 9 月 27 日下午 7 点 30 分从行驶的公共汽车上摔下,伤后昏迷不省人事,喷射性呕吐两次,即送入当地医院,诊断为脑震荡。经住院抢救 4h 方醒。醒后一直头痛、头昏、头沉,以左侧为重,不能回忆往事,眼花、呕吐,吃不进东西,两腿无力,不能站立,有时嗜睡。住院 5d 清醒后,但上述症状不减。检查:左头顶皮下血肿 4cm×5cm,脉搏 84 次／min;身体瘦弱,神清,精神不振,两腿不能站立。X 线片示:未见骨折征象;化验检查:白细胞 9×10⁹/L,血红蛋白 11.6g,中性 74%,淋巴 25%,嗜酸性 1%。面色苍白,舌苔薄白,弦细。

中医辨证系髓海受伤,瘀血停留,经络受阻,元神不宁所致。采用活血化瘀,疏通经络,清脑安神之法主治。10月15日下午4时(庚戌日、甲申时),先针内关为主,后配风池、百会、太阳,用平补平泻法,血肿局部,用围刺法,留针20min。针治1次后呕吐停止。16日上午10时(辛亥日、癸巳时),先针照海为主,后配列缺,每日按"灵龟八法"先针开穴,后针配穴,手法同前;治疗到10月20日,治疗5次时,血肿渐消,头痛、头昏、头沉减轻,他人扶着能行走40~60步,即出院。10月27日上午10时(壬戌日、乙巳时)来门诊时,患者因昨日生气,又出现呕吐和头昏,先针外关为主,配穴及手法同前,针治1次症状消失。为了巩固疗效,在门诊治疗到11月19日,共针治25次,血肿和症状完全消失,即上班工作。同年12月23日和1981年7月28日两次随访,完全恢复正常,没有留下后遗症。(郑俊江整理)

(3)急性肾炎

患者,李××,女,33岁,成县当地村民,因呕吐不止,于1979年10月6日初诊。

患者三四天前感觉全身乏力,胃口不佳,畏寒发热,头胀不适,体温39℃而住院。最近两天来不思饭食,昨日仅喝了一碗面汤,喝后即吐,以后吃饭喝水都吐,有时吐黄绿色苦水,大便干,小便黄、量少而涩痛,次数频繁,每天30次左右,易出汗。检查血象:白细胞19.7×10^9/L,中性88%,淋巴9%,单核3%。尿常规:黄色,透明度:清,反应:酸,比重:不足,蛋白(+++),糖定性(-),红细胞5~8个/HP,上皮细胞10~20个/HP,白细胞10~15个/HP,面色苍白,眼睑浮肿,舌淡红,苔白,脉数。

西医诊断为急性肾炎,中医辨证系邪传中焦,脾失健运,胃纳不受;下焦热阻,肾失开合,膀胱气化失司。采用调和脾胃,泻热养阴之法主治。丙午日、丁酉时取内关,配公孙,用泻法,留针30min,针后呕吐即止。第二日是丁未日、乙巳时取公孙,配内关,共针6次,症状完全消失而出院。

(4)外伤性尿潴留

患者,王××。男,16岁,成县当地学生,因排尿困难1天,于1979年6月4日转诊。

因患者8天前和孩子们玩耍时,从1m高处跳下后,行走转身时突然腰痛,近5天来发烧、腰痛、腹胀痛、不能大小便而入院,入院灌肠后有排便,但无排尿而转针灸科。体查:体温38.9℃,脉搏120次/min,血压110/70mmHg,急性病容,眼窝凹陷,瞳孔等大,鼻煽,口腔黏膜干燥,颈项强硬,左侧颈后三角区处可触及多个淋巴结节相互粘连,胸廓对称,气管正中,心率快,心音有力,左侧肺部呼吸音粗糙,右侧可闻及啰音,肝脾、肋下未触及,腹胀、肠鸣音减弱,四肢关节活动好,脊椎无明显畸形,膀胱触叩诊充盈明显。血常规:白细胞11~10^9/L,中性78%,淋巴22%,血红蛋白11.5g,血沉23mm/h,尿:外观透明,镜检,白细胞0~1,红细胞0~2。舌质紫暗、苔黄厚,脉象弦滑。

西医诊断为急性尿潴留,中医辨证系经络受损,瘀血阻络所致。采用活血化瘀,疏导水道之法治之。4日上午11时许(壬寅日、丙午时),先取照海为主,配关元、水道、三阴交,用平补平泻法,留针10min,针后8min即尿,6月5日下午2时(癸卯日、己未时),先取照海为主,配穴及手法同前,加肾俞、关元俞,针治3次大小便即通畅,治疗到6月10日,治疗7次时,已两天大小便正常,症状完全消失而出院。3个月后随访,情况良好。

(5)继发性缺铁性贫血

患者,刘×,女,41岁,成县当地小学老师。因月经过多一年余,于1981年8月13日住院。

患者因1973年开始出现头晕、头痛、乏力、眼困、嗜睡、食欲减退、伴记忆力减退、月经过多,住兰州某医院。检查:血红蛋白6.5g,诊断为缺铁性贫血,住院一个月,经注射维生素B_{12}治疗,血红蛋白升至10.5g好转而出院,1975年复发,2月2日,患者血红蛋白降至5.4g,又住上述医院,诊断为继发性缺铁性贫血,住院一个月,血红蛋白升至9.9g好转而出院,几年来反复发作,病情逐渐加重,1980年8月,患者阴道开始大量出血,每日淋漓不断,流血9d,卧床不起,遂来住院。检查:面色㿠白,浮肿,口唇苍白,舌净无苔、舌质淡,语声低微,精神不振,脉搏109次/min,脉象:左沉细无力,右芤,胃脘部似有硬块、压之困痛。血常规:血红蛋白6g,白细胞4.8×10^9/L,中性74%,淋巴24%,嗜酸2%,西医诊断为继发性缺铁性贫血,原发性功能性子宫出血。中医辨证系脾失健运,统摄无权所致。采用补中益气,培元摄血之法治之。8月13日上午10时(癸酉日、丁巳时),先取公孙为主,配中脘、关元、三阴交,用补法,留针10min,以后每日1次,按"灵龟八法"先取公孙为主,配穴及手法同前,治疗到8月23日,治疗10次时,头晕、乏力等症好转,肢体较前有力,饮食增加,精神好转;治疗到9月3日,月经来潮7日即止;治疗到11月14日,治疗60次时,月经连续3个月正常,症状完全消失,血红蛋白升至9.5g,治愈出院。

(二)飞腾八法

飞腾八法,也是以奇经八脉、八卦为基础,按天干时辰开穴治病的一种方法。元代王国瑞撰写的《扁鹊神应针灸玉龙经》提倡飞腾八法,明代徐凤著的《针灸大全》和杨继洲著的《针灸大成》均有转载。它的运用,与灵龟八法不同,不用天干、地支基数,只是逢天干时开穴(表17)。

表 17　天干八穴八卦配合表

壬甲	丙	戊	庚	辛	乙癸	己	丁
公孙	内关	临泣	外关	后溪	申脉	列缺	照海
乾	艮	坎	震	巽	坤	离	兑

飞腾八法歌

壬甲公孙即是乾,丙居艮上内关然,

戊为临泣生坎水,庚属外关震相连,

辛上后溪装巽卦,乙癸申脉到坤传,

己土列缺南离上,丁居照海兑金全。

　　上述表、歌,是每日按天干时的开穴。如"甲己还甲子"的甲子时,开公孙,乙丑时开申脉,丙寅时开内关,戊辰时开临泣,己巳时开列缺,庚午时开外关……治病先取开穴,后取配穴。因为这个方法用的不多,故从略。

　　"飞腾八法"为何壬甲配乾,乙癸配坤,因为"飞腾八法"用的八卦,有八个方位,天干有十个,即甲乙丙丁戊己庚辛壬癸。甲、丙、戊、庚、壬为阳;乙、丁、己、辛、癸为阴。易经将八卦比喻八个人:乾父、坤母、艮少男、兑少女、坎次男、离次女、震长男、巽长女,将天干和八卦依顺序排列配合起来,即是甲配乾,乙配坤、丙配艮、丁配兑、戊配坎、己配离、庚配震、辛配巽。还余下最后两个天干(壬癸),根据乾为诸阳、男性之父;坤为诸阴、女性之母。便将属阳的壬配于乾,属阴的癸配于坤了。而且依据上述天干与八卦排列的顺序,也应该是壬与甲重复于乾,癸与乙重复于坤。所以壬甲配乾,癸乙配坤。

(王天宝)

第九节　临床治则

　　针灸是针法和灸法的总称,然而针法和灸法是两种不同的治病操作方法。针法是在中医理论指导下,把针具通过一定角度刺入人体特定的部位(腧穴),通过对特定部位的刺激,达到治疗疾病的目的;灸法是通过将灸柱、灸草等放置人体特定部位,熏灼皮肤,灸柱的相关药物作用经过烧灼,利用热的刺激,通过穴位经过经络循行达到治疗疾病的目的。针法和灸法都是通过人体的穴位、经络来达到通调脏腑、营卫气血,达到扶正祛邪、预防及治疗疾病的目的。

一、针灸治则

针灸虽是一种通过经络穴位,从人体外部通过一定方法达到治内的一种治病方法,但其治疗疾病的根本同内服药物治疗疾病一样,都是采用虚则补之、实则泻之的基本治病总则,在临床中,通过急则治标、缓则治本、分清主次等,采取各个击破,以达到扶正祛邪,治疗疾病的目的。

(一)补虚泻实

虚指人体正气虚弱,实指邪气偏盛。在临床治疗中,实热证多采用浅刺出血的方法治疗,如某些疾病局部青紫红肿,可以采用三棱针局部点刺放血;虚寒证应用补法留针或施灸；发生疼痛有痉挛时多用针刺泻法；肌肉筋脉麻痹不通时多用补法和灸法；虚实夹杂时宜用平补平泻或补泻兼施;一般表证、皮肉病等宜浅刺,里证、筋骨病宜深刺。

(二)标本缓急

在发病过程中,标为症状,本为病因。致病因素中,标为病邪,本为正气。故在疾病发展过程中,本是疾病的主要方面,故在治病上有治病必求其本的原则。但在临床中要灵活掌握,故又有急则治其标,缓则治其本的原则。急性病表现症状如起病急、症状重,表现多有剧痛、尿闭、昏迷等,应先治其症,然后治因。慢性病起病缓、病情迁延,少有较急危的临床症状,则治疗时应以治疗病因为主。比如思虑太过,劳伤心脾时,容易出现心悸、盗汗、多梦、易惊、失眠、食欲不振、疲乏无力等症状,在治疗时要审症求因,主要为调理心脾,使其心脾功能恢复正常,症状就会随之好转。比如气血虚弱易受外邪侵犯,审症求因应当以培补正气为主。这便是"扶正祛邪"的法则。

(三)主次先后

在治病当中如果患者病情复杂,应当先抓疾病过程中的主要病症治疗。比如妇女闭经引起其他病症,要先治疗闭经,经过治疗月经正常后,其他病症就更容易治疗或不治自愈。但同时会有另一种情况,即患者同时患有多种疾病时,可以先治疗容易医治的,然后再去治疗相对较难治的,比如患者同时患有风湿性关节炎和消化不良,在临床治疗时可先治消化不良,然后治疗风湿性关节炎,因为风湿性关节炎是一个慢性病,相对比较难治,病程长,且迁延难愈,需较长时间治疗才能治愈。故而在临床治疗时,采用主次先后的顺序,更容易将疾病各个击破,治愈疾病。

综上所述,医生在临床治疗疾病时,既要掌握治疗原则,还要具有一定的灵活性;

要根据病情变化抓疾病发生、发展中的主要矛盾,还要以发展的眼光看待疾病的发生和变化。在临床诊治时要突出祖国医学的整体观念和辨证施治的特点,定能在临床中收到更好的疗效。

二、特定穴的应用

特定穴,是根据其性能特殊而赋予特殊称号的腧穴,是腧穴中特别重要的部分,对临床诊断和治疗有很大作用,根据其功能分为以下几个部分。

(一)五输穴

部位:五输穴都分布在四肢肘膝以下,手不过肘,足不过膝。阴经各有 5 穴,阳经各有 6 穴,共 66 穴。按井、荥、输(原)、经、合的次序排列,阴经输穴原穴合一,(见表18、表 19)。

表 18　阴经五输穴

阴经	井(木)	荥(火)	输(土)	经(金)	合(水)
	所出	所溜	所注	所行	所入
	心下满	身热	体重节痛	喘咳寒热	逆气面泄
肺(金)	少商	鱼际	太渊	经渠	尺泽
脾(土)	隐白	大都	太白	商丘	阴陵泉
心(火)	少冲	少府	神门	灵道	少海
肾(水)	涌泉	然谷	太溪	复溜	阴谷
心包(相火)	中冲	劳宫	大陵	间使	曲泽
肝(木)	大敦	行间	太冲	中封	曲泉

表 19　阳经五输穴

阳经	井(金)	荥(水)	输(木)	原(总刺)	经(火)	合(土)
	所出	所溜	所注	所过	所行	所入
	心下满	身热	体重节痛	脏腑病	喘咳寒热	逆气而泄
大肠(金)	商阳	二间	三间	合谷	阳溪	曲池
胃(土)	厉兑	内庭	陷谷	冲阳	解溪	足三里
小肠(火)	少泽	前谷	后溪	腕骨	阳谷	小海
膀胱(水)	至阴	通谷	束骨	京骨	昆仑	委中
三焦(相火)	关冲	液门	中渚	阳池	支沟	天井
胆(木)	窍阴	侠溪	足临泣	丘墟	阳辅	阳陵泉

功能:输有输通的含义。《灵枢·九针十二原》篇说:"经脉十二,络脉十五,凡二十七气,以上下。所出为井,所溜为荥,所注为输,所行为经,所入为合。"古人把井穴比作刚从地下涌出来的泉水;荥穴比作开始溜而不大的水流;输穴比作能灌溉运输的水流;经穴比作畅行的水流;合穴比作汇入大河的水流。说明五输穴有疏通经络,运行气血,营养全身的作用。还有五输穴与五行配合,即阴经的井属木,荥属火,输属土,经属金,合属水。阳经的井属金,荥属水,输属木,经属火,合属土。

应用:凡脏腑经络发生的病症,根据其所属经脉,均可取该经的五输穴进行治疗。根据选穴方法可分为以下几类。

①按证取穴:是根据五输穴主治取穴的方法。《难经·六十八难》中"井主心下满,荥主热,输主体重节痛,经主喘咳寒热,合主逆气而泄。"即症见心慌,伴有心下满闷的取心经井穴少冲;肺炎痰多、身热的取肺经荥穴鱼际,胃痛,伴有逆气或下泄的取胃经合穴足三里。除此之外,井穴还用于发热、昏迷及急性病的治疗。

②本经取穴:是脏腑经络有病取本经输穴的方法。如咳喘症属于肺经病,就取肺经五输穴穴位。

③子母取穴:是本经应用五输穴"虚则补其母,实则泻其子"取穴的方法,根据五输穴五行归属选穴,如肝经(属木)实证泻行间(荥火),火为木之子;肝经虚证补曲泉(合水),水为木之母。

④异经取穴:是应用"虚则补其母,实则泻其子"的法则异经取穴的方法。如肾经(属水)虚取肺经(属金)经渠穴补之(金为水之母);肝经(属木)实取心经(属火)少府穴泻之(火为木之子)。

⑤四季取穴:是根据春夏阳气在外,人体之气行于浅表,宜浅刺肌肉浅薄的井穴、荥穴;秋冬阳气在里,人体之气潜伏于里,宜深刺肌肉深厚的经穴、合穴。如春天伤风咳嗽取井穴商阳、少商;冬天腹痛泄泻取合穴曲池、足三里。

⑥子午取穴:见"子午流注灵龟八法"一篇。

五输穴歌

少商鱼际与太渊,经渠尺泽肺相连。

商阳二三间合谷,阳溪曲池大肠牵。

厉兑内庭陷谷胃,冲阳解溪三里随。

隐白大都太白脾,商丘阴陵泉要知。

少冲少府属于心,神门灵道少海寻。

少泽前谷后溪腕,阳谷小海小肠经。

至阴通谷束京骨,昆仑委中膀胱知。

涌泉然谷与太溪,复溜阴谷肾所宜。

中冲劳宫心包络,大陵间使传曲泽。

关冲液门中渚焦,阳池支沟天井索。

窍阴侠溪临泣胆,丘墟阳辅阳陵泉。

大敦行间太冲看,中封曲泉属于肝。

（二）原络穴

部位:除任、督和脾之大络外,其他原络穴位皆在四肢肘膝以下(表20)。

表20 原穴与络穴

经脉	肺	大肠	胃	脾	心	小肠	膀胱	肾	心包	三焦	胆	肝	任脉	督脉	脾大络
原穴	太渊	合谷	冲阳	太白	神门	腕骨	京骨	太溪	大陵	阳池	丘墟	太冲			
络穴	列缺	偏历	丰隆	公孙	通里	支正	飞扬	大钟	内关	外关	光明	蠡沟	会阴	长强	大包

功能:原即本源,有原气的含义。原气是生命活动的根本,起于脐下丹田,通过三焦,输布于五脏六腑和十二经脉。十二原穴是脏腑经络中原气驻留的部位,起着推动脏腑经络生理活动的作用。原穴都排列在五输穴之间,属于五输穴范围。"络"有网络与联络的含义。十五个络穴,是十五络脉分出处的穴位,多在表里经之间,有协调经络、疏通气血的作用。

应用:《灵枢·九针十二原》篇说:"十二原者,主治五脏六腑之有疾者也。"原穴可以治疗五脏六腑相关疾病。络穴在表里两经之间,所以能治疗表里两经的有关病症。如肺经络穴列缺,不仅能治肺经病,而且还能治大肠经病症。

原络穴可单独取用,也可配合使用。原络配穴,又叫主客配穴。是先取发病本经的原穴为主,然后取与其互为表里经的络穴为客,所以原络配穴也叫表里配穴法。如心包经病的胸满心跳,喜笑不休,取本经原穴大陵为主,再取三焦经络穴外关为客。

原络穴歌:

原穴歌

心包大陵焦阳池,肝经太冲胆丘墟。

大肠合谷肺太渊,胃原冲阳太白脾。

小肠腕骨心神门,膀胱京骨肾太溪。

络穴歌

膀胱飞扬肾大钟,脾经公孙胃丰隆。

大肠偏历肺列缺，小肠支正通里心。

心包内关焦外关，肝经蠡沟胆光明。

脾之大络名大包，督脉长强任会阴。

（三）俞募穴

部位：俞穴皆位于背腰部脊柱两旁，募穴皆位于胸腹部，二者的穴位多数与脏腑所在部位相对，故以脏腑而命名（表21）。

表21　俞穴与募穴

脏腑	肺	大肠	胃	脾	心	小肠	膀胱	肾	心包	三焦	胆	肝
俞穴	肺俞	大肠俞	胃俞	脾俞	心俞	小肠俞	膀胱俞	肾俞	厥阴俞	三焦俞	胆俞	肝俞
募穴	中府	天枢	中脘	章门	巨阙	关元	中极	京门	膻中	石门	日月	期门

功能：俞有输转的含义，是各经脏腑之经气向背部输转散布的处所，也是风寒外邪由背部侵入、或脏腑功能失调在背部出现压痛等异常现象的部位。"募"与"幕"相通，有聚集的含义，是各经脏腑之经气在胸腹部聚集之处，也是脏腑功能失调在胸腹部出现压痛等异常现象的部位。因而俞穴、募穴均有疏调脏腑经气的作用。《素问·金匮真言论》篇说："背为阳，腹为阴。"《难经·六十七难》说："阴病行阳，阳病行阴，故令募在阴，俞在阳。"

应用：李东垣说："阴病在阳者，当从阳引阴""故以治风寒之邪，治其各脏之俞"，"阳病在阴者，当从阴引阳""凡治腹之募，皆为原气不足，从阴引阳"。根据这一论述，作者在临床上体会到：外感初期多取募穴，内伤久病多取募穴；邪气有余多取俞穴，正气不足多取俞穴，急性病多取募穴，慢性病多取募穴；血分（阴）病多取募穴，气分（阳）病多取俞穴。以上所举为俞、募穴应用常规。如风寒初起，病未及里，误取募穴，则有引邪入里之弊，但临床见证错综复杂，往往有虚实夹杂，表里俱病，又要俞募配合应用，称为俞募配穴法。临床上要根据患者的体质和病因病机等灵活掌握。

俞募穴歌：

俞穴歌

胸三肺俞四厥阴，心五肝九胆十临。

十一脾俞十二胃，腰一三焦腰二肾。

腰四骶一大小肠，膀胱骶二椎外寻。

募穴歌

心募巨阙肝期门,心包膻中肾京门。

肺募中府胃中脘,小肠关元焦石门。

膀胱中极胆日月,大肠天枢脾章门。

（四）八会穴

部位:八会穴除头部外,分布全身各处(表22)。

表22　八会穴

八会	腑会	脏会	筋会	髓会	血会	骨会	脉会	气会
穴位	中脘	章门	阳陵泉	悬钟	膈俞	大杼	太渊	膻中

功能:会有会合与聚会的含意,八会穴是指人体脏、腑、气、血、筋、脉、骨、髓八者之气所聚会的部位,有调理脏腑、调和气血、疏筋益髓的作用。

作用:凡是属于脏、腑、筋、骨、髓、血、脉、气这八个方面的疾病,皆可取有关会穴进行治疗。如筋挛、筋缩、筋软取筋会阳陵泉;脘腹胀痛、便秘或泄泻取腑会中脘。

八会穴歌:

腑会中脘脏章门,髓会绝骨筋阳陵;

血会膈俞骨大杼,脉会太渊气膻中。

（五）八脉交会穴

部位:八脉交会的八个穴位,皆位于四肢腕踝前后(表23)。

表23　八脉交会穴

经脉	肺	小肠	脾	胆	肾	膀胱	心包	三焦
穴位	列缺	后溪	公孙	足临泣	照海	申脉	内关	外关
通脉	任脉	督脉	冲脉	带脉	阴跷脉	阳跷脉	阴维脉	阳维脉

功能:交会有交接会合的含义。八脉交会穴是十二经与奇经八脉交会相通的八个穴位,同样有调整脏腑、疏通经络的作用。

应用:八脉交会穴通常是两穴配合应用,但也可单独取用。如取内关治胃病;内关、公孙配用治胃、心、胸部的病和疟疾;后溪、申脉配用治内眼角、颈、项、耳部病和发热恶寒的表证;外关、足临泣配用治外眼角、耳后、颊、颈、胁部病和往来寒热证;列缺、照海配用治咽喉、胸膈部病和阴虚内热证。按灵龟八法取穴,见《子午流注与灵龟八法》一书。

八脉交会穴歌：

内关相应是公孙，外关临泣总相同；

列缺交经通照海，后溪申脉亦相通。

（六）郄穴

部位：十六郄穴，多在四肢肘膝以下筋骨间隙中（表24）。

表24　原穴与络穴

经脉	肺	大肠	胃	脾	心	小肠	膀胱	肾	心包	三焦	胆	肝	阴跷	阳跷	阴维	阳维
穴位	孔最	温溜	梁丘	地机	阴郄	养老	金门	水泉	郄门	会宗	外丘	中都	交信	跗阳	筑宾	阳交

功能："郄"有孔隙的含意，为经气深聚之处，也是脏腑经络功能失调在四肢出现明显压痛等异常现象的部位，有输导经气、调整脏腑的作用。

应用：凡脏腑及所属经络的急性病痛，皆可取该经的郄穴经行治疗。如急性胆囊炎，取胆经郄穴外丘。外感风热、肺气不宣，发热口渴、咳嗽黄痰，取肺经郄穴孔最。均可取得良好效果。

郄穴歌：

孔最温溜肺大肠，水泉金门肾膀胱。

中都外丘肝与胆，阴郄养老心小肠。

郄门会宗心包焦，地机梁丘脾胃相。

交信跗阳阴阳跷，筑宾阳交维阴阳。

（七）六腑下合穴

部位：六腑的六个下合穴，简称下合穴，皆在下肢膝关节以下（表25）。

表25　六腑下合穴

六腑	大肠	胃	小肠	膀胱	三焦	胆
穴位	上巨虚	足三里	下巨虚	委中	委阳	阳陵泉

功能：合有会合的含义，六腑下合穴是脉气从足三阳经分出注入六腑的部位，有调整六腑、输导经气的作用。

应用：凡六腑的病症，皆可取该经的下合穴进行治疗。如阑尾炎属大肠病取上巨虚，胆囊炎取阳陵泉。

下合穴歌：

大肠下合上巨虚，小肠下合下巨虚；

三焦委阳胆阳陵,膀胱委中胃三里。

（八）四总穴

部位:四总穴皆在肘膝以下。

功能:四总穴是从原、络、合穴中选出的,有调整脏腑、疏通经络的作用。

应用:四总穴是治疗有关经络及所辖区域病症的要穴,如牙痛、面肿、口眼歪斜等症取合谷穴治疗。

四总穴歌:

肚腹三里留,腰背委中求;

头项寻列缺,面口合谷收。

（九）回阳九针穴

部位:回阳九针穴分布于项、腹及四肢。

功能:有培补元气、回阳救逆的作用。

应用:凡脏腑气血衰弱,或外邪侵袭引起元气大脱可取此类穴位,回阳救逆。阳不用事,功能低下,可取此类穴位,补阳益气、恢复功能。如寒中少阴、四肢厥逆、甚或神昏不语,取涌泉、足三里、哑门、合谷以回阳救逆、开窍醒神。瘫痪痿软取环跳、足三里、三阴交以舒筋活血,恢复功能。

回阳九针穴歌:

哑门劳宫三阴交,涌泉太溪加环跳;

中脘三里合谷并,回阳救逆疗效高。

（景苗苗）

第十节　临床治疗各论

一、辨证配穴

辨证配穴即为辨证施治。疾病的变化虽然错综复杂,但总不离脏腑经络的病机反映。针灸治病,首先要辨清病因、病位、病在何经,归属何脏腑,是经病还是腑病,还是腑病及经;是经病还是腑病,还是经腑同病。然后再辨证其阴阳表里、寒热虚实、选取适当的主穴、配穴,施以补泻凉热等手法,达到治疗目的。

临证时,主穴是针对主要证候选取的疗效最好的穴位,施以适当的针刺手法,使针感达到一定的要求,起主要作用;配穴是为了加强主穴的治疗作用,并针对兼证进行选穴,起辅助治疗作用。按照"急则治其标,缓则治其本"的法则确定,在临床又可以变通。下面谈谈26个临床常见证候的主穴、配穴体会。

(一)昏迷者急醒其神,以救危脱

昏迷是常见的一种临床症状,为神明失用的临床表现,可出现在多种危重病症过程中。病机或因清窍被蒙、经络之气厥逆不通,或因阴阳欲脱致"神明"失其作用。

主穴:人中。督脉属络于脑,人中系督脉、为手足阳明之会。是人体最重要的醒神开窍之穴,昏迷者必先取之。取穴时,首先固定患者头部,避免患者摇头时将针带出体外,施术时针向上斜刺,针尖直达鼻中隔,以患者目内有泪水充盈为度,目中泪液充盈说明疾病存在转机,神醒闭开。

1. 中暑昏迷

症见脉虚数、口渴、身热、汗出等,多因暑热内迫,耗伤气津,气火壅遏,使得阴阳气机逆乱所致。先针主穴人中,泻法,以泪出为度,配合承浆以助人中开清窍。如泪出而不睁眼者取十宣,点刺出血,以泄暑热,调和阴阳气机逆乱;醒后汗出不止者,针气海,平补平泻法,以益气养阴,共同达到清暑泄热,开窍醒神之功。

2. 中风昏迷

中风昏迷分为闭证和脱证。闭证症见:突然昏倒,牙关紧闭,面赤气粗,喉中痰鸣,脉弦数。多因气火冲逆,血气并走于上,痰浊堵塞窍络,脏腑经络功能失常,阴阳逆乱所致。先针主穴人中,用泻法,促其眼泪流出以开闭通窍;配合承浆,十宣点刺出血,以泄壅热,通气机;合谷用泻法,以开噤、泄热。丰隆为胃之络穴,通脾胃气机,降痰化浊。共奏化痰开窍、清热熄风之效。脱证症见:突然昏倒,目合手撒,遗尿,四肢厥冷,脉细弱。多因真气衰微,元阳暴脱,阴阳之气离决所致。先针主穴人中,补法,使其眼泪充盈,以开窍醒神,配合内关、神阙,用大艾柱隔盐以重灸,苏醒为度。关元为任脉与足三阴经之交会穴,三焦元气之所出,联系命门真阳,为阳中有阳之穴。脐为生命之根蒂,大艾重灸,能回垂危之阳,补气固脱。

3. 晕针昏迷

因扎针发生晕针,突然昏迷,汗出脉微,多因患者体质虚弱,正虚不胜针力,精神过度紧张,而出现的脱象,先针主穴人中,补法,边捻转边进针,使其眼泪充盈,以患者苏醒为度;如醒后眼不睁者取中冲,用以补法,调节阴阳,助人中以开窍苏厥;如汗出脉微,配内关,用闭法,使针感传向胸部,用补法,以振奋心之机能,补心气而醒神。

4.失血昏迷

多因妇女血崩流或出血过多而引起脱气所致。出现神志昏迷,脉微欲绝,四肢厥冷等。因为气与血密切相关,大失血后,血脱精亡使得气失依附,随之引起脱气。先针主穴取人中,用补法,针尖达鼻中隔后,推弩顶住,促使患者仰头提气,达到提气摄血之效;补血必求肝脾。肝者血海,为脾胃气血生化之源,因此,取肝、脾两经之井穴大敦、隐白,用补法,针尖向上推弩,以升气摄血;气海者,元气之海也,用补法以补气;三阴交为足三阴交会之穴,用补法以养阴,诸穴合用,以培元固本,补气救脱。

(二)咳嗽者理肺止咳,勿忘五行

咳嗽多为肺的功能失调而致。内伤、外感均可引起,因此在临证时要仔细鉴别。辨证准确,施治方能无误。

外感咳嗽均有外感兼证,此处仅谈风热咳嗽、风寒咳嗽治疗。

主穴:肺俞、大椎。外邪束表以犯肺、肺气失宣,取肺之背俞穴肺俞,以宣肺,此为阴病行阳,从阳引阴从而使客邪外出;大椎者诸阳之会,可扶正祛邪,两穴合用可宣肺解表。

1.风热咳嗽

症见咳而不爽,鼻流浊涕,痰黄而稠,舌质红、苔黄,脉数。多由风热犯肺、肺失清肃、热灼津液而致。先针主穴,用透天凉法使其有凉感而出汗,配合少商以点刺出血,清热宣肺、止咳疏经。

2.风寒咳嗽

症见咳嗽,痰稀色白,恶寒,鼻塞流涕,舌薄白,脉浮。多因风寒束表,肺气不宣而致。先针主穴,配风池、列缺,用烧山火法,使其产生热感出汗,风池为少阳、阳维之会穴,用烧山火法可发散风寒。列缺为肺之络穴,能宣肺利气。四穴合用起着宣肺解表,止咳化痰之效。

肺主气,肺气虚或肺气实均可引起咳嗽。

主穴:中府、经渠。中府为肺之募穴,针向外下方肋骨上缘斜刺,使针感向胸腔传导以调肺气。经渠为肺经之经穴,五行属金,为肺金之本穴,实则泻之,虚则补之,可理肺止咳。

1.气虚咳嗽

症见咳嗽无力,语声低怯,舌质淡,苔薄白,脉虚弱。多由肺气亏损而致。先针主穴用补法,配合灸膻中能补气益精,理肺止咳。

2.肺实咳嗽

暴咳而音哑,声高气粗,胸部满闷感,舌红苔白,脉沉,多为肺气壅塞不得宣降而致。先针主穴,配尺泽用泻法,肺属金,合穴尺泽属水,水为金之子,因此尺泽为"实则泻其子"。四穴合用宽胸降逆、止咳清肺。

五脏六腑功能失调,亦可影响肺而致咳嗽。

主穴治五脏之咳应取俞穴,治六腑之咳,应取合穴。

1. 肺咳

症见咳声嘶哑,痰少而黏,或痰中带血,舌红少津,脉细数。多为肺阴亏耗,阴虚内热,肺气失宣而致。取肺之太渊、肺俞,配募穴中府,平补平泻法以清肺络;列缺、照海为八脉交会穴,合于肺系、咽喉、胸膈,照海用补法以养阴,列缺用泻法以清肺,四穴合用,起清肺养阴,宣肺止咳之功。

2. 大肠咳

症见咳而矢气,取上巨虚、曲池,配天枢、偏历、太渊,用平补平泻法,以调大肠而润肺止咳。

3. 心咳

症见咳而心痛,咽肿而喉痹,口干,心跳,舌红,脉滑数。多由心火上炎使肺气肃降,取心之俞穴心俞、神门,用泻法,以安神,配合心之井穴少冲,点刺出血,以泻心火,肺之井穴少商,点刺出血以疏肺气,解胸闷,三穴合用起清心肺、止咳喘、消喉痹之效。

4. 小肠咳

咳而遗矢,取下巨虚、小海,配列缺、关元,平补平泻,可通调小肠,益气止咳。

5. 肝咳

咳而两胁痛,不可转侧,转则咳剧,舌边红,脉弦。多由郁怒伤肝,肝旺侮肺,肺金失降而致。取肝穴之肝俞、太冲,配荥穴行间,用凉泻法,使肝火以平,肺经不受其侮。肺之原穴太渊,络穴列缺,平补平泻法,以宣肺止咳,四穴合用,起清金制木、平肝润肺之功效。

6. 胆咳

咳而呕苦水,取阳陵泉,配丘墟、列缺、太渊,用泻法,泻胆热以清肺止咳。

7. 脾咳

症见咳甚流涎,痰多色白,体倦少气,舌淡苔白,脉缓无力。多因脾虚日久,运化无权,聚湿生痰,痰湿阻肺而致。取脾穴之太白,属土,为土中之土,用补法培土生金,配脾之合穴阴陵泉,用补法健脾助运,肺穴太渊用补法,以补肺气;诸穴合用可除湿痰。

8. 胃咳

咳则干呕,取足三里配内关、列缺,用平补平泻法。宽胸健胃、理肺止咳。

9. 肾咳

症见咳嗽兼喘,气短腰疼,面白微肿,脉沉细。多由肾虚纳气无力,金水不能相生所致。取肾之俞穴肾俞、太溪,合穴阴谷,用补法以益气补肾;肺之俞穴肺俞、太渊、络穴列缺,平补平泻以化痰止咳。肺肾同治、金水相生、咳喘可除。

10. 膀胱咳

咳而遗尿。取膀胱之合穴委中,配原穴京骨、络穴列缺、肺之背俞肺俞,用补法,补益肺气以约束膀胱。

(三)呕吐者降逆止呕、和中健胃

外感内伤皆可引起呕吐,常为多种病症的兼见之症。此处仅谈胃失和降,其气上逆所致呕吐的配穴。

主穴:内关、足三里。内关为手厥阴之络穴,通阴维,属心包,历络三焦,阴维主一身之里,起到宣通上、中、下三焦气机作用;足三里为胃之下合穴,有调理脾胃、降逆导滞之效。针刺内关时,患者上肢放平伸直,手掌略比肘高;针刺足三里时,下肢放平伸直,足略比膝高,用关闭法,使其感应向上传导,用平补平泻法,留针 20～30min,即可收到立竿见影之功。

1. 饮食伤胃,消化不良

症见吐物酸臭,厌食嗳气,胃脘胀痛,舌苔厚腻,脉弦滑。多由饮食不节,宿食不消而致消化功能失调,胃气受阻不得降而致。如只呕不吐,先针主穴内关,呕吐并见先者针主穴足三里,配中脘、公孙。公孙为足太阴脾经,通冲脉,内关、公孙为八脉交会穴,使感应向上传导,用平补平泻法,留针 20～30min,可调中焦、平冲逆之气;中脘为胃之募穴,针尖先下斜刺,用泻法,使上腹部的沉胀感向下传导,助足三里以消食止疼,降逆导滞。

2. 郁怒伤肝,肝气犯胃

症见恶心呕吐,吞酸反胃,胸肋胀满,口苦,脉弦。多因肝气横逆犯胃,胃气不得下行所致。先用俯伏位取配穴胆俞、膈俞,针尖向外侧肋骨上缘斜刺,使感觉沿肋内放散,不留针;再针内关、中脘、期门、足三里,用平补平泻法,留针 20～30min,肝俞、期门为俞募配穴,以疏肝理气;内关、中脘、公孙,以降逆和胃,肝气得舒、胃气得降、呕吐可止。

3. 脾胃虚寒,痰饮内停

症见面色㿠白,疲乏无力,口流清涎,呕吐时作,胃纳不受,舌淡苔白,脉沉迟。多由脾胃虚弱、运化无力使痰饮内停,胃失和降所致。先针脾俞、胃俞,用补法或灸法,使患者背部有温热感,再针中脘、内关、足三里、梁门,用热补法,使腹部和四肢出现温热感。脾俞为脾之俞穴,健脾助运;中脘、胃俞为俞募配穴,加梁门以调理胃气,用补法加灸以温中益胃、温化痰饮,则呕吐自除。

4. 胃阴不足,胃失濡养

症见干呕烦热、舌红少津、脉虚数。多为热病伤津、耗伤胃阴、胃失濡养、气机失和所致。先针主穴内关、足三里,配胃俞、中脘为俞募配穴,用平补平泻法。中脘、胃俞和中健胃。如胃阳过盛,内关、足三里用泻法,降胃气而清热生津,止呕止咳。

(四)便秘者通调腑气,助运通便

便秘是指排便的时间延长,通常大于4天以上排便1次。常见的有热秘、气秘、血虚秘、冷秘。病因虽然有不同,但造成便秘的主因是大肠传导功能失常。

主穴:天枢、大肠俞。两穴合用为俞募配穴,可疏通大肠腑气。腑气通则传导功能恢复正常。针刺天枢时,略向下斜刺针尖,使针感向下腹部扩散,患者小腹有下坠感;大肠俞直刺,使局部酸胀,针感向骶髂关节放散。如腹部触诊无腹胀、硬结、痞块,无下坠感。虽数日大便不解,但不可滥用泻法,以免伤及正气。

1. 热秘

症见大便干结,腹痛拒按,口臭,舌红、苔黄燥,脉沉而有力。多因阳热肝火偏旺,阴液不足,大肠传导功能失调,腑气不通而致。先针主穴,配曲池、支沟、足三里,用凉泻法使凉感传及四肢末端。支沟为三焦之经穴,三焦得通,津液下达则胃气以和,腑气以调;曲池、足三里为手、足阳明之合穴,以泄热保津。腑气通调,则大便可通调。

2. 寒秘

症见面色清淡,四肢不温,小便清长色白,腹痛喜温喜按,大便艰涩难出,舌淡苔白,脉沉迟。多因阴寒内结,阳气不运,痼冷沉寒。多见于年老体弱之人。先针主穴,配中脘、足三里、丰隆、大横,用热补法使腰骶、腹部和下肢产生温热感。中脘、大横穴起到温中散寒作用,足三里为胃之下合穴,丰隆为胃之络穴,合而为之可通调腑气,起到通便之功。

3. 气秘

症见面色㿠白,神疲乏力,大便费力但并不干结,舌淡嫩,脉虚弱。多由肺气不足,大肠传导失司使得糟粕停于肠道而致。先针主穴,配次髎、中脘、足三里、尺泽,用补法,使针感传至腰骶、腹部和四肢末端。肺主气、肾纳气,次髎、尺泽以补肾气、肺气;中脘、足三里益气健中,从而达到通便之效。

4 血虚秘

症见大便秘结难下,面色无华,头晕心悸,舌燥少苔,脉细涩。多由精血不足,肠道无血以滋、无津以润、大便涩滞难行所致。多见于血虚津亏患者。且发病缓慢,病程长。

先针主穴,平补平泻法,配支沟透间使,用泻法,三阴交、次髎、照海用补法,使针感传到腹部、腰骶和四肢末梢。支沟透间,用泻法,为治疗习惯性便秘之经验穴;三阴交、次髎、照海用补法,益精养血,滋水行舟,共奏养血通便之功。

（五）脱肛者升提下陷,调气收肛

脱肛是指肛门脱出。多因湿热下注,或久泻不止使得中气下陷,升举无力,下元虚弱,从而肛门松弛,不能收纳。

主穴:会阳、腰俞。会阳在肛门附近尾骨尖旁 5 分,针向前直刺,用提插法,使感觉向肛门传导,并使肛门有抽动感;腰俞使用捻转补法,使感觉传到骶髂部,并使患者局部有向上提的感觉,以收敛维系肛门之筋,促其自行回纳。不能回纳者,应用手将垂脱之黏膜推入肛门,以防感染、甚至糜烂。

1. 湿热下注,大肠迫滞不收

症见肛门灼热、痒痛不适,大便或干或稀,后重不扬,用力则肛门脱出。多由气机湿滞,湿热所扰,气随湿热下冲致使肛门下坠脱出。大肠之使为肛门,先针主穴,配天枢、大肠俞、承山,用泻法。天枢、大肠俞为俞募配穴法,使针感传到腹部及肛周,用以调节大肠腹气。承山为足太阳经之经别,从腨至腘别入于肛,使用泻法,使针感传到肛门,以清湿热。以上五穴配合可起到清热导滞、调气收肛之功效。

2. 久泻伤阳,中气下陷

症见身体虚弱,精神萎靡,肛门脱出而不能上提者。多由于久泻或大病后体力不支,调治失宜,致使中气下陷所致。先针主穴,配合督脉之百会、长强,用补法;神阙、气海用灸法,百会使局部有酸胀感,起到升举阳气、起下陷之气作用;长强向上斜刺,沿着尾骨和直肠方向进针,用补法,使酸胀感扩散到肛周,助会阳以从而加强肛门的收缩力;神阙、气海用灸法,力度使得腹部有温热感,达到升阳举陷之功。

（六）遗尿者培补肾气、约束膀胱

遗尿是指在睡中不自觉排尿,轻者数夜尿 1 次,重者则 1 夜尿数次,其因多由膀胱失约或肾气不固所致。

主穴:中极、三阴交。遗尿病机:膀胱失约。中极为膀胱之募穴,足三阴与任脉之会穴,用补法起到固摄作用,针尖向下斜刺,用捻转法,使感觉传至外生殖器及会阴处,并有抽动感;三阴交用关闭法,使针感向上传导,用补法,统补三阴之气,从而加强膀胱约束之功。

1. 小儿遗尿

症见 3 岁及以上儿童,表现为睡后梦中遗尿或不自觉遗尿,气短声怯,动则汗出,舌淡,脉细弱。多由于肾气未充或先天不足引起,与精神刺激也有关系。先针主穴,配气海、百会,用灸法或补法,留针 10~15min。针刺气海针时向下斜刺,用补法,使针感传至外生殖器及会阴处,以固肾、培补下元,配合百会以提升阳气,调元神,灸可培元益气。患有遗尿的儿童,大多为阳气不足,易于外感,嘱其避风寒,同时避免精神刺激。

2. 老年遗尿

症见畏寒肢冷,腰膝酸软,一旦有尿意则来不及入厕,或咳嗽时遗尿。多由于肾气虚弱,下元不固,膀胱失约而成。先针主穴,配关元、肾俞、膀胱俞、复溜,用补法加灸,使腰骶、小腹部及下肢有温热感传导,促其肾气充盈,三焦协调,膀胱复职,即可止遗尿。

(七)尿闭者疏利膀胱,通调水道

尿闭以排尿困难,甚至小便闭塞,点滴难出为主症,病因多由膀胱气化失司而致。是多种疾病引起,急则治标,缓则治因,或症因同治。

主穴:中极、水道、涌泉。膀胱气化失司,取膀胱经募穴中极。针刺时,使用提插法,使针刺的触电感传导向阴部及外生殖器,从而调节膀胱功能;膀胱气化失司,水道不通,取足阳明经之水道,使针向内下方斜刺,用提插法,针感向会阴处传导,往往能引起排尿;下焦不运,点刺涌泉穴,此法称之为上病下取,以利尿开闭;尿闭甚者则膀胱过度充盈,耻骨上方隆起,按之存在波动感,此时腹部穴位应浅刺,或用指针点按水道、中极 1~3min,多数患者即可排尿。

1. 湿热下注

症见小便淋漓涩痛,点滴而出甚或点滴不通,小腹部胀痛不适,口干,舌红苔黄,脉洪数。多由于湿热蕴结,下注于膀胱,致使气化功能失调,气机失调而阻滞成尿闭。先针主穴,配关元、三阴交、秩边,用泻法,使感应传导至小腹部及下肢。关元用泻法,助中极、水道,调三焦气机,达到通调水道作用;湿热下阻,尿闭而下重,秩边用泻法,疏通膀胱经气,配三阴交通调足三阴经之经气,运行下焦,通调水道。

2. 肾气虚弱

症见排尿无力,小便不通,小腹胀痛,舌淡苔白,脉弱。多由于肾气受损,阳气不足,使得膀胱气化功能失常而致,此属虚证。先针主穴,配气海、膀胱俞、阴陵泉、肾俞、复溜用补法,肾俞、膀胱俞以助中极振奋膀胱,阴陵泉、复溜运中焦,利下焦,尿闭可通。

3. 跌扑损伤

症见小便时通时闭,或欲尿不下,小腹胀满疼痛,舌紫暗或有瘀斑,有外伤或手术病史。多由于瘀血停留、膀胱气化受阻而致。先针主穴,配肾俞、小肠俞、三阴交、膀胱俞、秩边,平补平泻法,使针感放射全小腹及下肢,从而达到活血逐瘀,通利膀胱之功。

(八)遗精者有梦清心,无梦固精

遗精是指睡眠中精液外泄。历代医家对本病有不同认识,可分为梦遗和无梦之遗,梦遗多由于邪火妄动,无梦之遗多由于精关不固所导致。

主穴:关元、三阴交。关元为足三阴与任脉之会,是人体原气的处所,用以振奋肾气;三阴交是足三阴经之会穴,通调足三阴之经气,关元向下斜刺,多用捻转补法,使酸胀感放散到外生殖器,并有向上抽动感;三阴交用关闭法,使针感向上传导过膝,用补法。

1. 梦中遗精

症见梦中遗精,头晕耳鸣,心悸多梦,舌红苔少,脉细数。多由于心阴暗耗,心火偏旺,热扰精室而致。先针主穴,配神门、内关、关元俞、肾俞,使感应分别传到手指、小腹、腰骶、外生殖器和下肢。心经之原穴为神门,心包之络穴为内关,用泻法留针 10～20min 达到降心火而交通心肾之功效;肾俞、关元俞用补法,从而壮水制火,补肾固精。

2. 无梦遗精

症见频发滑精,精神倦怠,面色黄白,舌淡苔白,脉沉弱。多由于肾气虚损,精关不固,封藏失司而致。先针主穴,配气海、关元俞、命门、上髎,用热补法加灸,使温热感传导至腰骶、小腹、外生殖器及下肢。气海、肾俞补肾培元,命门壮火;关元俞、上髎壮腰温肾、固摄精元。

(九)疝气者行气导滞,消肿止痛

疝气以少腹痛引睾丸,或阴囊肿大胀痛为主症。疝气类别较多,部分需行手术治疗,这里只介绍寒至厥阴和湿热下阻,阴囊肿痛的治疗。

主穴:关元、三阴交、大敦。疝气为任脉所主之病。古有"阴茎之病,从乎肝治;阴囊之病,当从乎脾治;精道有病,当从乎肾治"之法,故用金鸡啄米法取任脉关元,使针感向会阴部传导,从而达到疏通经脉之功效。

1. 寒滞厥阴

症见睾丸冷痛,牵引小腹,胀痛难忍,舌淡苔白,脉沉弦涩或紧。多为阴寒内盛,复感外寒,致使气血凝滞。先取主穴,配肾俞、气海、归来,用补法加灸 10～20min,使腰、腹、会阴部和下肢有热感,达到温经散寒、行气止痛之功效。

2. 湿热下阻

症见睾丸阴囊肿胀疼痛,舌红,苔黄腻,脉弦数。多由于暴怒伤肝,肝郁化热,湿热内蕴下注睾丸所导致。先取主穴,配阴陵泉、行间、四满、气穴,用泻法,留针 20～30min,针感传至小腹、睾丸和下肢部。四满、气穴调肝益肾;阴陵泉清热利湿,行间疏肝解郁。诸穴合用以达到清热利湿,消肿止痛之功。

(十)头痛者按部分经,疏经止痛

头痛是患者自觉症状,内伤外感均可引起,因其涉及范围很广,在治疗前应仔细诊断,针灸主要是依据疼痛的部位进行辨证,循经配穴。

主穴：风池、太阳。风池系足少阳、手少阳与阳维脉之会穴，可祛风清热，为治疗头脑、五官诸疾的重要腧穴，针刺时用左手拇指压穴位下方，针尖朝向对侧太阳，使酸胀感传向病所。守气，使针感维持1~2min，或穿过疼痛部位；传导越明显疗效越佳，传导差者则疗效慢。太阳穴为经外奇穴，为治疗头痛的经验要穴。

1. 前额痛

属阳明经，有时连及眉棱骨，配上星、头维、攒竹、合谷。

2. 头顶痛

属厥阴经，有时连及目系，配百会、上星、后顶、脑空、太冲。

3. 脑后痛

属太阳经，有时连及肩背，配天柱、百会、后顶、后溪。

4. 偏头痛

属少阳经，有时连及耳区，配头维、颔厌、悬颅、中渚。

5. 眼眶痛

属阳明经，有时目不能睁，配攒竹、鱼腰、四白、合谷。

以上所列，先针刺主穴，再针刺配穴，除风池不留针外，其他穴位均留针10~20min，以扶正祛邪，疏经止痛。如外感风寒头痛，加列缺、外关用烧山火法，使身体产生热感生汗，以发散风寒；气虚头痛加足三里，用补法以补气；血虚头痛加三阴交用补法以养血；湿重头痛加丰隆，用平补平泻法以利湿；肝胆火盛头痛加侠溪、行间，用泻法以清泻肝胆；肾虚头痛加次髎，用补法以补肾；胃火上冲头痛加内庭，用泻法以清胃泻火。

（十一）胸痛者疏导气机，宣痹通阳

胸痛为古之胸痹，痹即为闭塞之意，多由于胸阳不振，阴寒内盛，气机不通，或瘀血停留，使得经络受阻所致。

主穴：膻中、阿是穴。腹中位于胸部任脉，系气之会穴，针向上或向下斜刺，得气后，使用金钩钓鱼法，微微提抖几次，使前胸有沉重感或拉坠感，达到疏导胸部气机之效。阿是穴选在胸痛最甚处，用平补平泻法，以疏经止痛。

1. 胸阳不振，阴寒内盛

症见胸痛彻背，喘息咳唾，舌淡苔白，脉沉迟。多由于阳气不足，阴寒内盛，使水饮痰积停留胸部，导致气机受阻，从而发生疼痛。先针主穴，配肺俞、肝俞、膈俞、内关。用烧山火法或平补平泻法，使温热感或重胀感传到胸部，留针10~20min。肺俞、膈俞能宣痹通阳，祛寒降逆；肝俞、内关能通调气机、宽胸止痛。

2. 瘀血停留，经络受阻

症见胸痛如刺，定处不移，脉弦涩。多有闪挫跌仆，瘀血停留于脉络，经气受阻所致。先针主穴,配心俞、厥阴俞、膈俞、支沟透间使,用平补平泻法,使针感传到胸部,留针 1min。心俞、厥阴俞、膈俞能通血脉而逐瘀活血,支沟透间使起疏经止痛之效。

(十二)胁痛者疏肝解郁,理气止痛

两胁为肝胆经所布,故胁痛多见于肝气郁结或瘀血停留。

主穴:期门、肝俞。期门为肝之募穴,肝俞为肝之俞穴,两穴相配为俞募配穴,针期门用老驴拉磨法,使针感放散。肝俞针尖向外侧肋骨上缘斜刺,使感应沿肋骨放散,以疏肝理气、活血化瘀。

1. 肝气郁结

症见情志易怒,胁下胀痛,食欲不佳,胸闷不舒,苔白,脉弦。多由于肝气郁结,气机受阻所致。先针主穴,配内关透外关、阳陵泉、行间,用平补平泻法,使针感传到胁部和上下肢。内关透外关、胆经合穴阳陵泉、肝之荥穴行间,为手足同名经配穴,以加强舒肝解郁、理气止疼的作用。

2. 瘀血停留

症见胁下刺痛,痛处不移,舌质暗红,脉弦涩。多由于肝郁日久,气滞而导致血瘀,或外伤引起瘀血停留所致。先针主穴,后配肠俞、太冲、阿是穴,用平补平泻法,留针 10~20min。太冲为肝之原穴,膈俞为血会,阿是为局部取穴,用平补平泻法,可活血逐瘀、行气止痛。

(十三)胃脘痛者健胃止痛,消食导积

胃脘痛是指上腹部胃脘处的疼痛,多由于肝气郁滞,食滞胃脘,或中焦虚寒所致。

主穴:中脘、足三里。中脘为胃之募穴,用金鸡啄米法,使针感向小腹传导,足三里为胃之合穴,用关闭法,使针感向上传导至胃脘为佳,两穴合用治疗一切胃痛。

1. 肝气郁滞

症见胃脘胀痛,连及两胁,口苦吞酸,呃气或矢气后较舒,情志不舒时加重,舌苔腻,脉弦。多由于肝气横逆犯胃所致。先针主穴,配肝俞、期门、梁丘、内关,用平补平泻法。肝俞、期门佐以内关能疏肝理气,中脘、足三里、梁丘可和胃止痛。

2. 食滞胃脘

症见胃脘胀痛,恶心呕吐,呕吐物酸臭,苔腻,脉滑。多由于暴食暴饮,宿食不消所致。先针主穴,配内关、梁门、梁丘,用泻法,留针 10~20min。梁门助中脘以消食健胃,内关、梁丘、足三里能舒肝和胃、疏经止痛。

3. 中焦虚寒

症见胃脘隐隐作痛,时吐清水,体倦身疲,舌淡、苔白滑,脉沉迟。多由于脾阳不振,寒从内生,脾失健运所致。先针主穴,配下脘、天枢,用热补法或灸法。中脘、下脘、天枢温中散寒、行气止痛,足三里健胃助运。痛感减轻后加灸胃俞、脾俞以巩固疗效。

(十四)腹痛者通调腹气,止痛助运

多种疾病均可出现腹痛,多由寒温不适,气血不和,或内伤饮食所致。

主穴:中脘、天枢、足三里。中脘为胃之募穴、腑之会穴;天枢为大肠之募穴,可通调腑气,调整胃肠功能;足三里为四总穴之一,是治疗腹部疾病之要穴,三穴同用为腑病取合募之意。

1. 寒痛

症见腹部绵绵作痛,喜温喜按,大便溏泄,舌淡苔白,脉沉紧。多因中焦虚寒,复因外寒侵袭,或多食生冷,以致脾胃运化失职所致。先针主穴,配建里、气海用灸法或热补法,使腹部和下肢有热感。建里助中脘穴以温中止疼,气海助足三里补气助运。

2. 热痛

症见腹痛拒按,恶食嗳腐,大便干结,或泻而不畅,舌苔黄腻,脉滑数。多由于饮食不节,过食肥甘厚腻,大量饮酒,以致热结于肠胃所致。先针主穴,配大肠俞、丰隆用凉泻法,使凉感传到腹部、腰骶及下肢。大肠俞助中脘、天枢通肠导滞,丰隆助足三里以清热止痛。

3. 气痛

症见腹痛胀满,矢气稍缓,时轻时重,舌苔腻,脉弦。多因情志不舒、肝失条达、横逆脾胃、气机郁滞所致。先针主穴,配肝俞、脾俞、三阴交,用平补平泻法,使针感传到腹部、背腰及下肢。肝俞、脾俞以疏肝健脾、助中脘、天枢理气止痛;足三里、三阴交以理气活血。气机通调、则血流通畅,腹痛可止。

4. 血痛

症见腹痛拒按,或按之有形,痛有定处,多在少腹,口干不欲多饮,舌暗红,脉弦涩。多由于瘀血停留,气机不畅所致。先针主穴,配归来、血海、三阴交、阿是穴,用平补平泻法,使针感传到小腹和下肢。阿是穴、归来能活血化瘀;血海、三阴交可疏经止痛。

(十五)腰痛者壮腰补肾,培元益气

许多疾病常伴有腰痛症状,涉及范围比较广,此处仅谈风湿、肾虚、闪挫所致的腰痛。

主穴:肾俞、关元俞。腰痛者以肾阳虚为多见,阳气虚损,风寒湿邪客于经脉,气血必然瘀滞,故腰痛日久多见气血瘀滞证。因此,治腰痛之大法为:温补肾阳,行气活血。腰为肾之外候,分布于足太阳膀胱经,其经挟脊、抵腰中、循膂。故以肾俞、关元俞为主穴。针肾俞,针尖朝向脊柱斜刺,针关元,针尖向卜斜刺,用热补法或烧山火法,使热感向腰骶放射,肾俞壮腰补肾,关元俞培元益气。

1. 风湿腰痛

症见腰部酸楚疼痛,拘急不可俯仰,迁延日久,阴雨天加剧,舌苔白,脉沉紧。多因风、寒、湿三气客于经络,使腰部气血运行失畅所致。先针主穴,配环跳、委中、昆仑,用烧山火法,使热感传到腰骶和下肢。环跳以助肾俞、关元俞温通经气、祛散寒湿。委中、昆仑为远部配穴,以疏通太阳经气。

2. 肾虚腰痛

症见腰痛而困,或遗精盗汗,头晕耳鸣,舌淡苔薄,脉濡。多因肾精亏损,肾气不足所致。先针主穴,配命门、腰眼、昆仑,用热补法,使热感传到腰骶部。命门能填肾中真阳,腰眼、上髎助肾俞、关元俞以补肾壮腰、滋阴养阳。

3. 闪挫腰痛

症见腰痛不能转侧,起卧加剧。多因跌仆闪挫、损伤腰肌、瘀血凝滞、经络不通所致。先针主穴,配志室、腰眼、阿是穴,用烧山火法,使热感传到腰骶部,不留针,用平补平泻法,留针 20～30min,在留针时每 3～5min,捻转提插 1 次,嘱患者活动腰部,以通利气血、消瘀导滞、疏经止痛。

(十六)月经不调者调理冲任,调和气血

月经不调是指月经周期、经量、经色等出现异常。多与冲脉、任脉及肝、脾等经相关。常见的有月经先期、月经后期、月经先后无定期及倒经。

主穴:关元、三阴交。冲任功能失调,肾气不充,肝不藏血,脾不生血,均可导致月经不调。故取任脉与足三阴经交会穴关元、足三阴经之交会穴三阴交为主穴。

1. 月经先期

症见月经先期而至,量多或 1 月数次。色深红,面色潮红,小便黄,口干舌燥。多因肝郁化火或热阻胞宫而致。先针主穴,配归来,平补平泻法,助关元调理冲任。行间、三阴交用泻法,清肝热而凉血。

2. 月经后期

症见经期延后,四五十天一次,量少,色淡,身体瘦弱,面色萎黄,舌淡少苔,脉细弱。多因气血虚亏或寒邪客于胞宫导致经血不能按期来潮。先针主穴,配天枢、气海,用热补法,以培补冲任、温经养血。

3. 月经先后无定期

症见经行不畅,或提前或延后,经量或多或少,色紫暗,精神抑郁,乳房胀痛连及胸胁,舌紫,少苔,脉弦。多因肝气郁结,气血失和所致。先针主穴,配膈俞、肝俞、乳根、归来、血海,平补平泻法。膈俞以活血化瘀;肝俞、乳根以疏肝理气;关元、归来、血海、三阴交以调和气血。

4. 倒经

症见经行不畅,伴有鼻衄,头痛,舌紫,脉滑数。多因血热气逆,损伤经络,以致血溢于外。先针主穴,配气海、归来、二间、合谷、血海、行间用平补平泻法。关元、气海以补气摄血;二间、合谷以清热止衄;归来、血海调和气血;三阴交、行间以平肝降逆,引血归经。

月经不调一症,先期多为血热,后期多为虚寒,不定期多为肝郁,倒经多为血热气逆,但临证时还应结合量、色、质进行综合分析。量过多者为虚热,量少者为化源不足;色浅淡者多为虚寒,色紫暗或质稠者多热多实;质稀者多虚多寒。配穴时,月经量少、血源不足的虚证用补法为主;月经过多,经期较长者用升提摄血法治标为主;经色浅淡,形体虚寒者用热补法或灸法,以祛寒补虚为主;经色紫暗、经血瘀滞者用平补平泻法或泻法,以活血化瘀为主;经血时稠时稀者用平补平泻法,或阳中隐阴,或阴中隐阳法,不可仅凭时间之先后而定寒热虚实。

(十七)痛经者行气活血、通经止痛

痛经是指妇女在月经期或行经前后,少腹或腰部疼痛,甚则剧痛难忍而言,多伴有月经不调,临床多分为经前痛、经期痛和经后痛。

主穴:关元、三阴交。本病多因血瘀或寒凝胞宫,以致气机不畅,脉络阻滞不通所致。以关元、三阴交为主穴,能行气活血,通经止痛。

1. 经前或经期腹痛

经行不畅,色紫有块,胸胁胀痛,口干不欲多饮。舌有瘀点,苔黄,脉弦。多因受寒饮冷,瘀血停留,滞于胞中,经行受阻,不通而痛;或七情郁结,气滞不通而成。先针主穴,配膈俞、膻中、气海、血海、阿是,用平补平泻法,留针 10 ~ 20min。膈俞、血海、三阴交活血化瘀;膻中、气海、关元行气通经。

2. 经后腹痛

痛势绵绵不休,喜温喜按,月经色淡量少,面色萎黄,舌淡无苔,脉象细弱。多因气血不足,血海空虚,胞宫失养所致。先针主穴,配天枢、归来,用补法,以补气养血、温经止痛。

痛经除在时间上分虚实外,还应结合疼痛部位、性质等进行综合分析。少腹痛多为气滞;小腹痛多为血瘀;全腹痛多为气血不和;胀痛多为气滞;绞痛多为寒;刺痛多为瘀;掣痛多为热;拒按为实;喜按为虚等。气滞的用泻法,血瘀的用烧山火法,气血不和的用平补平泻法,实热的用凉泻法,虚寒的用热补法或灸法。

(十八)崩漏者塞流澄源,培元固本

崩漏是指妇女阴道不规则出血。经血非时而下,暴下如注为崩,淋沥不断为漏,久

漏不止可转为崩,崩势稍缓可变为漏,多因气虚、血热、冲任失调所致。

主穴:血海、隐白。血海,针尖向上斜刺,使针感向腹部传导,有祛瘀生新,调治一切血病的功能;隐白为脾之井穴,针尖向上斜刺,能醒神止血。

1. 气不摄血

症见下血过多,昏迷不醒,脉微欲绝。多因气虚血失统摄、气血两脱所致。先针主穴,配人中、内关、中冲用补法;百会、隐白、大敦,止崩醒神。诸穴合用可回阳救脱、固气止血、升提塞流。

2. 肝不藏血

症见月经过多,或突然崩漏不止,夹有血块,血色深红,烦热口渴,精神虚奋,舌红苔黄,脉数。多因肝气郁结化热,藏血失职,热迫血行,或暴怒伤肝,肝不藏血所致。先针主穴,配行间、大敦,用泻法,留针 20～30min。四穴合用可清热宁血、澄源止崩。

3. 冲任虚寒

症见经漏绵绵不止,色淡或暗,少腹寒凉,腰痛疲乏,舌淡苔白,脉沉细弱。多由劳伤过度,冲任气虚,不能制约经血所致。先针主穴,配关元、归来、三阴交,用热补法。五穴合用,可温补冲任、培元固本。

崩漏者急则治其标,以止血为主,古称塞流;缓则治其本,以清热凉血为主,谓之澄源;下血势已缓,或善后调理,以补血养血为主,谓之固本。

(十九)带下者查色观质,固精利湿

带下是指妇女阴道分泌物增多,黏稠如涕如脓。多因任脉不固,带脉失约,以致水湿浊液下注而成,常见的有白带、黄带、赤白带。

主穴:带脉、三阴交。带脉穴属奇经八脉之一的带脉。带脉统摄一身无形之水,故带脉穴为治疗带下症的重要穴位。侧卧取穴,直刺使针感放散到小腹,能利湿止带;三阴交能统调三阴经之气血。

1. 白带

症见带下清稀色白,精神疲倦,四肢清冷,舌淡苔白,脉缓。多因脾肾阳虚,运化失职,湿气下行所致。先针主穴,配关元、阴陵泉、上髎、隐白,用补法或灸 10～20min。关元、上髎温固下元而止带;阴陵泉、隐白,健脾渗湿利水。

2. 黄带

症见带下色黄黏稠,气味腥臭,心烦,口渴不欲多饮,舌苔黄腻,脉濡数。多因脾湿下注,久而化热,湿热蕴结所致。先针主穴,配阴谷、隐白、大赫、气海用泻法。带脉、大赫、阴谷清热止带;气海、三阴交、隐白健脾利湿。

3. 赤白带

症见带下赤白夹杂,淋漓不止,腰腿酸痛,舌红少苔,脉细弱。多因阴虚内热,扰动冲任,损伤血络而致。先针主穴,配气海、关元、上髎,用补法。带脉、关元以固任止带;气海以补气摄精;上髎以固精利湿;三阴交以调补三阴经气血。

(二十)乳汁不足者先活络,健脾催乳

乳汁不足是指产后乳汁量少,不能满足哺育婴儿需要。多因胃气不足,或肝气郁滞所致。

主穴:膻中、少泽。妇人乳汁,乃冲任气血所化,故取任脉经气之会膻中,刺时针尖向乳房两侧横刺,使针感向整个前胸扩散;少泽是增加乳汁分泌的经验穴,用捻转法留针 10~20min。

1. 胃气不足

症见乳房松软,身体羸弱,营养不良,气血不足,乳汁缺乏。多由于脾胃素虚,气血化源不足,或分娩失血过多,气随血耗而致。先针主穴,配膺窗、乳根、中脘、足三里、三阴交,用补法。乳房为足阳明胃经所过,配膺窗、乳根可疏通阳明以助膻中、少泽以催乳;中脘、三阴交、足三里健脾胃以生化气血。

2. 肝郁气滞

症见胸胁胀满,乳房胀痛,乳汁少,闷闷不乐,口苦脉弦数。多由于情志郁结,气机不畅,导致乳脉不行。先针主穴,配屋翳、膺窗、乳根、肝俞、阿是穴,平补平泻法。屋翳、膺窗、乳根助膻中、少泽以活络通乳,阿是穴散结化瘀,肝俞以疏肝理气。

(二十一)小儿抽风者急醒神,柔肝熄风

小儿抽风是以小儿四肢抽搐、口噤、角弓反张为主症的疾病。多由于外感风寒入里化热,或乳食不节,损伤脾胃,肝木失养,引动肝风所致。

主穴:人中、合谷。人中向上斜刺,以泪出为度,清热熄风,镇惊醒神;合谷由虎口赤白肉际向上斜刺,至两掌骨之间,用关闭法,使感应向上传导,同经开窍。

1. 六气化火、肝热生风

症见初起壮热面赤,摇头弄舌,手足乱动,继则口噤唇青,面色青紫,角弓反张。多由外感时邪,内伤饮食,实热内邪,内动肝风所致。先针主穴,人中用泻法,合谷用赤凤摇头法,配风府向下颏斜刺,用泻法,十宣、大椎、陶道、身柱、大敦用点刺出血法,以清热凉肝、熄风镇惊。

2. 脾胃虚弱、肝失濡养

症见面黄肌瘦,大便溏泄,手足抽搐。多由脾胃虚弱、营养失调、中阳不足、土反木侮、肝风内动所致。先针主穴,用平补平泻法,熄风止痉;配中脘、气海、内关、足三里、三阴交,用补法加灸,以培补脾胃,养血柔肝。

(二十二)耳鸣耳聋者利其窍,活络开聪

耳鸣为耳内如有鸣声,耳聋为耳的听觉失聪。耳鸣为耳聋之渐,耳聋为耳鸣之甚。

主穴:听宫、中渚。听宫为手太阳、手少阳、足少阳之会穴,用金鸡啄米法,使感应传向耳内,并使鼓膜有向外鼓胀的感觉,有通窍聪耳的作用。中渚为三焦经输穴,针尖向腕部斜刺,使针感向指端或上臂放散传导,有活络开聪之功。

1. 新病耳鸣、耳聋

胆火上扰耳聋:症见突然发作,鸣声如钟,或如潮水声,甚至全聋,头痛面赤,口苦咽干,心烦易怒,舌红苔黄,脉弦数。多由于新感外邪,扰动肝火,循经上行,耳窍被蒙所导致。先针主穴,配听会、率谷、翳风、侠溪用泻法。听会、率谷、翳风助听宫开窍聪耳;侠溪助中渚以清热泻火。

风寒上扰耳聋:症见耳内闷响,听力减退或消失,鼻塞不通,舌淡苔白,脉浮。多因风寒上扰清窍所致。先针主穴,配风池,烧山火法,使热感传至前额及耳区,使其出汗,不留针;合谷用烧山火法,使热感向上传导,使其出汗;上迎香用平补平泻法,祛风散寒、开窍聪耳。

2. 久病耳鸣、耳聋

症见鸣声如蝉,音低而弱,病程较长,耳聋逐渐加重,头晕目眩,腰酸遗精,舌质红,脉细弱。多因肾精不足或病后精血未充,精气不能上达于耳目所致。先针主穴,配耳门、百会、肾俞、照海,用补法,补肾益精,升清聪耳。

(二十三)聋哑患者先治聋,聪耳开窍

聋哑有先天与后天之分,先天患者,多因胎儿受损,壅塞清窍而致,轻者有不同程度的残余听力,或半聋哑。重者听力消失,全聋哑,神智迟钝;后天患者多因感受外邪,上扰神明,或肝胆火旺,肾气未充,或用药不当,清窍被蒙所致。

主穴:听宫、哑门。听宫为治耳病的要穴,用金鸡啄米法,哑门系督脉和阳维之会穴,是治疗聋哑、失语的常用穴,进针时左手食指紧按针体,右手持针向下颏方向直刺3~5分,得气后用金鸡啄米法,均匀地提插1min,使针感传向喉舌部,同时配合语言训练,不留针。

1. 全耳聋

以通窍聪耳,先治聋后治哑。先针主穴,配耳门、翳风、外关;或听会、耳门、中渚;两组穴位均用金鸡啄米法,得气后留针10~20min,交替轮换使用。听力逐渐恢复后,再配合廉泉向舌根部斜刺,治疗哑证。

2. 半聋哑

聪耳利声与聋哑并治。先针主穴,配合谷、陵下,或耳门、翳风、上廉泉、中渚,两组穴位均用金鸡啄米法,得气后留针 10～20min,交替轮换使用,通窍聪耳,促其发音。

(二十四)牙痛留针时要长,镇痉止痛

牙痛是口腔疾患中最常见的症状。多见于实火牙痛、虚火牙痛及风火牙痛。

主穴:下关、翳风、合谷。下关为足阳明与足少阳之会穴,针刺沿颧骨弓直刺,使针感向上下齿扩散,可通利牙关,清热止痛;翳风为手少阳和足少阳之会,针向鼻尖斜刺,使针感传向下齿,可通关开窍;合谷为手阳明经之原穴,针向手腕直刺,使针感向牙齿传导,可通调经气而止齿痛。

1. 实火牙痛

症见牙齿胀痛,口渴喜冷饮,大便热结,舌质红,苔黄燥,脉洪大。多由于阳明有热,郁而化火,上犯牙齿所致。针刺主穴,配巨髎、颊车、内庭,用泻法,留针 20～30min,以疏泻阳明、清热止痛。

2. 虚火牙痛

症见满口牙痛,伴有松动感觉,咽干舌燥,脉细数。多由于肾水不足,虚火上炎所致。先针主穴,配太溪,用补法,滋阴降火;颧髎、颊车,用泻法,留针 20～30min,以止痛固齿。

3. 风火牙痛

症见牙龈肿痛,痛引颜面,如蚁走窜;怕热喜凉,头晕目眩,舌红少苔,脉浮数。多因素体阴亏,风邪化火,上扰阳明所致。先针主穴,配风池、太阳、巨髎、颊车,用泻法,留针 20～30min,以清热祛风、疏经止痛。

(二十五)冻疮者温经散寒,行气活血

冻疮是指由于严寒侵袭机体所引起的损伤。

主穴:阿是穴,在损伤部位周围用艾条熨热灸。冻疮如在手者,先取主穴,配合谷、后溪、中渚;在足者,配行间、内庭、申脉。用熨热灸 20～30min,以温经散寒、行气活血。

(二十六)鹅掌风者用烧山火法,祛风止痒

鹅掌风是指手心痒痛,或干裂,或起硬皮。多由外感风寒、胃中火盛、血液枯燥所致。

主穴:针刺合谷透劳宫,用烧山火法,并用两条毛巾在开水中浸泡后,交替乘热轮换,将手包缠 20～30min,使手出汗,以祛风止痒。

辨证配穴:手掌痒痛,先针主穴,配中渚、后溪,用烧山火法,留针 20～30min,使手掌出汗,以疏风止痒。手掌剥皮,干裂出血或皮肤起疱流黄水,加八邪用烧山火法,阿是穴(患处)用熨热灸 20～30min,达到疏风活血,除湿止痒之功效。手掌干痒起硬皮,在局部涂鲜蒜汁,用熨热灸 20～30min,起活血润燥、祛风止痒之功效。

(景苗苗)

第十一节　针灸配穴验方

一、昏迷不醒

昏迷不醒为一个症状,病因较多,治法各有不同。急则先治症,缓则治因。

主穴:人中。

辨证配穴:

1. 中暑昏迷

症见脉虚、身热、汗出、口渴,配承浆、十宣点刺出血,气海用平补平泻法,以清暑益气、泻热醒神。

2. 中风昏迷

突然昏倒,不省人事,症见口眼歪斜,喉中痰鸣,舌苔黄腻,脉洪滑,配十宣,点刺出血,承浆、合谷、丰隆用泻法,以降痰开窍,熄风清热。

3. 晕针昏迷

因扎针发生晕针,突然昏迷,汗出脉微,配内关、中冲,用补法,以补气固脱。

4. 失血昏迷

因流血过多导致脱气(如妇女血崩),出现神志昏迷,脉微欲绝,四肢厥冷之症,配气海、三阴交、大敦、隐白,用补法或灸法,已达培元固本、补气救脱之功效。

二、便秘

便秘常分有热秘、冷秘、气秘、血虚秘。

主穴:大肠俞、天枢。

辨证配穴:

1. 热秘

多因阳火偏旺,阴津不足,大肠失调,腑气不通而致。症见舌红、苔黄燥,脉沉数有力,配曲池、支沟、足三里,用泻法,以泻热通便。

2. 冷秘

多因阴寒内结、阳气不运而致。症见面色清淡,四肢不温,小便清长,腹痛喜温,大便艰涩,舌淡苔白,脉沉迟,配中脘、大横、足三里、丰隆,用补法,以温中散寒,助运通便。

3. 气秘

多因肺气不足,大肠传送无力而致。症见面色㿠白,精疲力乏,大便费力,但不干结,舌淡嫩,脉虚弱,配次髎、尺泽、中脘、足三里,用补法,以补中益气,助运通便。

4. 血虚秘

多因精血不足,肠道失濡,大便困难而致,症见面色无华,头晕心悸,舌燥少苔,脉细涩,配支沟透间使,用泻法,三阴交、照海,用补法,以补益精血、润肠通便。

三、遗尿

遗尿多由于膀胱失约或肾气不固所致。

主穴:中极、三阴交。

辨证配穴:

1. 小儿遗尿

多因肾气未充,或先天不足而致,与精神刺激也有一定关系(如父母打骂),常在睡后梦中排尿或不自觉遗尿,配气海、百会,用补法或灸法 10~15min,以培元益气;并嘱其注意饮食寒温,避免精神刺激。

2. 老年遗尿

多因肾气衰弱,或有尿意来不及如厕,或咳嗽遗尿,配关元、复溜、肾俞、膀胱俞用补法加灸,以培补肾气。

四、尿闭

尿闭是膀胱气化失司,多种疾病都可引起,急则治标(症),缓则治因,或症因同治。

主穴:中极、水道、涌泉。

辨证配穴:

1. 湿热下阻

症见小便淋漓涩痛,甚或点滴不通、小腹胀痛、口干、舌红苔黄、脉象洪数,配关元、秩边、三阴交,用泻法,以清热除湿、通调水道。

2. 肾气虚弱

症见气短无力,小腹胀痛,舌淡苔白,脉弱,配气海、肾俞、膀胱俞、阴陵泉、复溜用补法,以培元益气、振奋膀胱。

3. 跌仆损伤

瘀血内停,膀胱气化受阻,配肾俞、小肠俞、膀胱俞、秩边、三阴交,用平补平泻法,以活血化瘀、通利膀胱。

五、头痛

头痛是患者自觉症状,内伤外感均可引起。

主穴:风池、太阳。

辨证配穴:

1. 前额痛

属阳明经,配上星、头维、攒竹、合谷。

2. 巅顶痛

属厥阴经,配百会、上星、后顶、脑空、太冲。

3. 脑后痛

属太阳经,配天柱、百会、后顶、后溪。

4. 偏头痛

属少阳经,配头维、颔厌、悬颅、中渚。

5. 眼眶痛

属阳明经,配攒竹、鱼腰、四白、合谷。

以上均为循经配穴,配穴阿是穴,用平补平泻法,留针 10～20min,以扶正祛邪、疏经止痛。

六、胸痛

胸痛为古代之胸痹,痹为闭塞之意,多因胸阳不振、阴寒内盛、气机不通或瘀血内停,经络受阻所致。

主穴:膻中、阿是穴。

辨证配穴:

1. 胸阳不振,阴寒内盛

症见胸痛彻背,喘息咳唾,舌淡苔白,脉沉迟,配肺俞、膈俞、肝俞、内关,用平补平泻法,留针 10～20min,以理气降浊、宣痹通阳。

2. 瘀血停留,经络受阻

症见胸痛如刺,痛处不移,脉弦涩,配心俞、厥阴俞、膈俞、支沟透间使,用平补平泻法,留针 10～20min,以活血逐瘀、疏经止痛。

七、胁痛

两胁为肝胆经所循行部位,故胁痛多由于肝气郁结或瘀血停留所致。

主穴:期门、肝俞。

辨证配穴:

1. 肝气郁结

症见情志易怒,胁下胀痛,食欲不佳,胸闷不舒,舌苔白,脉弦,配内关透外关,阳陵泉、行间,平补平泻法,留针 10～20min,以疏肝解郁、理气止痛。

2. 瘀血停留

症见胁下刺痛,重着不移,舌暗红,脉弦涩,配膈俞、太冲、阿是穴,平补平泻法,留针 10～20min,以活血逐瘀、行气止痛。

八、小儿抽风

多由外感风寒,入里化热,或乳食不节,损伤脾胃,肝木失养,引动肝风所致。

主穴:人中、合谷。

辨证配穴:

1. 六气化火,肝热生风

症见口噤唇紫,面色青紫,角弓反张,配十宣、风府、大椎、陶道、身柱、大敦,点刺出血,以清热凉肝、熄风止惊。

2. 脾胃虚弱,肝失濡养

症见面黄肌瘦,大便溏薄,手足抽搐,配中脘、内关、气海、足三里、三阴交,用补法加灸,以培补脾胃、养血柔肝。

九、耳鸣、耳聋

多由于胆火上扰或肾精不足所致。

主穴:听宫、中渚。

辨证配穴:

1. 新病耳鸣、耳聋

多由新感外邪,扰动胆火,循经上行,耳窍被蒙所致,症见头痛面赤,口苦咽干,心烦易怒,舌红苔黄,脉弦数,配听会、率谷、翳风、侠溪,用泻法,清泻胆火、开窍聪耳。

2. 久病耳鸣、耳聋

多由肾精不足或病后精血未充所致。症见头晕目眩,腰酸遗精,舌红,脉细弱,配耳门、百会、肾俞、照海用补法,补肾益精、升清聪耳。

（胥文娟）

第十二节　郑氏家传秘方

郑氏家传秘方是依据郑魁山先生几代人的临床经验,总结疗效显著的针灸手法与配穴整理而成,现罗列如下,以供参考。

一、发散风寒方

主穴:大椎、风池、风门、后溪。

操作:大椎、风池、风门用烧山火法,不留针;后溪用烧山火法,留针 20～30min;使其产生热感发汗,以发散风寒、解表宣肺。

主治:风寒感冒,头痛无汗,鼻塞流涕。

二、透表肃肺方

主穴:大椎、陶道、肺俞、合谷、列缺。

操作:大椎、陶道、肺俞用鼠爪刺法,使其出血;合谷、列缺用透天凉法,使其产生凉感出汗;以疏散风热、透表肃肺。

主治:风热感冒,头痛咳嗽,咽喉肿痛。

三、祛风活络方

主穴:四白、合谷、风池、地仓、人中、下关。

操作:患病在三天以内者,针双风池,用烧山火法,使热感传到前额,出汗,不留针;人中向鼻中隔方向斜刺,以患者有泪为度;针刺健侧地仓沿皮透颊车;下关、四白、合谷用温散法,使其有温热感,留针 15～20min,以祛风散寒,疏经活络;患病四天以后者,取以上穴位,用同样手法,针患侧,留针 5～10min,以通调气血、温润经筋。

主治:面瘫,口眼歪斜。

四、祛风开窍方

主穴:人中、承浆、百会、十宣。

操作:人中向鼻中隔方向斜刺,以患者有泪为度,承浆沿皮向下斜刺,百会向后沿皮斜刺,留针 10～20min。点刺十宣使其出血,达到祛风开窍,苏脑醒神的功效。

主治:中风昏迷,痰迷心窍,小儿惊风。

五、祛风化湿方

主穴:梁丘、膝眼、阳陵泉、足三里。

操作:内膝眼向梁丘斜刺,外膝眼向血海斜刺,梁丘、阳陵泉、足三里用烧山火法,使膝关节和下肢有热感,留针 20～30min,以祛风化湿、散寒止痛、通利关节。

主治:风寒湿痹,膝关节肿痛。

六、导痰开窍方

主穴:天突、旁廉泉。

操作:旁廉泉用导痰法。以左手拇食二指紧贴于左右旁廉泉,候至患者作呕吐状为度,用指切速刺法点刺左右旁廉泉,欲使其激起内脏反射,上涌作呕,即可将顽痰呕出,如不能呕出者,再以左手拇食指紧捏双侧旁廉泉穴,中指抠天突穴,即可将顽痰呕出。

主治:中风闭证,小儿惊厥,麻疹出而复回,痰阻咽喉,不能吐出与咽下的险症。

七、通结催吐方

主穴:中脘、幽门、内关。

操作:中脘用催吐法。以左手中指紧按中脘穴,其他四指排开,按在左右两侧,患者配合呼吸,右手持针向上刺,左手按压同时用力,随其呼吸向胸部反复推按、提插几次,使针感向上传导,其气上攻,激起内脏反射,上涌作呕,促其呕吐,迅速将针拔出。如仍不能呕吐者,可用左手食中二指压按左右幽门穴,其他手指按在左右两侧,随其呼吸向胸部反复按压几次,待患者作呕时,点刺幽门穴,即可促其呕吐。

主治:食物中毒,饮停胃脘,欲吐不出的险症。

八、泻热通便方

主穴:大肠、天枢、丰隆、足三里。

操作:大肠俞用凉泻法,使凉感传到腹部及下肢,不留针;天枢、丰隆、足三里用凉泻法,使凉感传到腹部及下肢,留针 20～30min,以泻胃肠积热、通便止痛。

主治:胃肠实热,大便秘结。

九、润肠通便方

主穴:天枢、支沟、上巨虚、三阴交、照海。

操作:天枢、支沟透间使、上巨虚用凉泻法,使腹部有凉感,三阴交、照海用补法,留针 10～20min,以清热养阴,润肠通便。

主治:阴虚便秘,习惯性便秘。

十、泻热祛毒方

主穴:大椎、身柱、灵台、筋缩、脊中、命门、腰阳关、腰俞、膻中、玉堂。

操作:以上穴位用鼠爪刺法出血,不留针,先刺发病开始部位,后刺病的尾端,俗称"截头断尾",然后刺合谷,内关用凉泻法,留针 20min,使凉感向肩部传导,以泻热祛毒、止痛消肿。

主治:头项面部疖肿,带状疱疹。

十一、活血通经方

主穴:气海、关元、气穴、合谷、三阴交。

操作:气海、关元、气穴用补法,合谷、三阴交,用平补平泻法,使上下肢和小腹产生酸胀感,留针 20～30min,以理气活血、通经止痛。

主治:经闭、月经不调。

十二、舒肝理气方

主穴:膈俞、肝俞、膻中、期门、太冲。

操作:膈俞、肝俞用平补平泻法,使针感传到胸部,不留针;膻中、期门、太冲,用平补平泻法,使针感传到腹部和下肢,留针 20～30min,以疏肝解郁、理气止痛。

主治:肝郁气滞,胸胁胀痛。

十三、理气定喘方

主穴:膻中、百劳、大椎、定喘、列缺。

操作:膻中沿皮向下刺八分,百劳、大椎、定喘、列缺用金鸡啄米法,使其产生酸胀感,留针 20 ~ 30min,以宣肺化痰,理气定喘。

主治:咳嗽哮喘,急慢性气管炎。

十四、疏经镇痛方

主穴:风池、百会、头维、太阳、合谷。

操作:风池用温通法,使温热感传到前额,不留针;其他各穴用平补平泻法,留针 20 ~ 30min,以扶正祛邪、疏经镇痛。

主治:头晕、头胀和各种头痛。

十五、活血明目方

主穴:风池、内睛明、球后、攒竹、瞳子髎、肝俞、肾俞。

操作:风池用热补法,使热感传到眼底,肝俞用平补平泻法,肾俞用补法,不留针,内睛明、球后用压针缓进法,攒竹、瞳子髎用热补法,使热感传到眼内,留针 20 ~ 30min,以平肝补肾、活血明目。

主治:青盲、暴盲、云雾移晴等眼病。

十六、开窍聪耳方

主穴:风池、百会、翳风、头窍阴、听宫、支沟。

操作:风池用平补平泻法,使针感传到耳区,不留针;百会、翳风、头窍阴、听宫、支沟用平补平泻法,使耳区和上肢有酸胀感,留针 20 ~ 30min,以疏经活络、开窍聪耳。

主治:耳鸣、耳聋。

十七、通鼻开窍方

主穴:风池、上星、上迎香、合谷、列缺。

手法:风池用烧山火法,使热感传到鼻腔或前额,不留针;上迎香点刺;上星、合谷、列缺用平补平泻法,留针 10 ~ 20min,以疏风活络、通利鼻窍。

主治:鼻渊,鼻塞流涕,不闻香臭。

十八、顺气降逆方

主穴:天突、膻中、冲门、内关、公孙。

操作:将针捋成弓形,弓背贴向喉咙,从天突向下压入 1 ~ 1.5 寸;膻中、冲门、内关、公孙,采用平补平泻法,留针 20 ~ 30min,以顺气降逆。

主治:逆气上冲,梅核气,咽喉异物感等。

十九、豁痰利咽方

主穴:风府、上廉泉、列缺、阳溪、三阴交、照海。

操作:风府向下斜刺 5 分深,上廉泉向上直刺 1 寸左右,用平补平泻法,使针感向舌根和咽喉传导,不留针;列缺向上斜刺,阳溪向太渊透刺,用泻法,使针感向上下传导,三阴交、照海,用热补法,使针感向上下传导,留针 10～20min,以豁化湿、开窍利咽。

主治:中风瘫痪,顺口流涎,吞咽困难,水粒不下。

二十、开窍解语方

主穴:哑门、金津、玉液、合谷。

操作:哑门向下颏斜刺,使针感传到舌根,不留针,金津、玉液用金钩钓鱼法,不留针,合谷用平补平泻法,留针 20～30min,使针感向口腔传导,以疏通经络、开窍解语。

主治:中风失语,舌强不语,音哑等。

二十一、温中散寒方

主穴:脾俞、胃俞、中脘、下脘、梁门、足三里。

操作:脾俞、胃俞用热补法,使热感传到腹部,不留针;其他各穴用热补法,使腹部和下肢有热感,留针 20～30min;以补益阳气、温中散寒。

主治:虚寒胃痛,消化不良等症。

二十二、温肾壮阳方

主穴:肾俞、关元俞、上髎、气海、关元、三阴交。

操作:肾俞、关元俞、上髎用热补法,使热感传到腰骶部和腹部,不留针;气海、关元、三阴交用热补法,使热感传到腹部及下肢,留针 10～20min,以温腑壮阳、固摄精关。

主治:阳痿、遗精、遗尿、腰膝酸软等虚寒证。

二十三、温经祛寒方

主穴:大敦、天枢、关元、气穴、三阴交。

操作:大敦灸 20～30min;天枢、关元、气穴、三阴交用热补法,留针 20～30min,使腹部及下肢有热感,以温经祛寒、理气止痛。

主治:寒滞厥阴,阴囊肿痛,疝气痛经等。

二十四、温通经络方

主穴：肩髃、曲池、外关、合谷、环跳、阳陵泉、足三里、悬钟。

操作：肩髃、曲池、外关、合谷、环跳、阳陵泉、足三里、悬钟，依次从上往下用烧山火法，使热感传到四肢末端，从而达到温经活络、通调气血之功效。

主治：瘫痪，半身不遂，痿躄等。

二十五、清心安神方

主穴：巨阙、内关、神门、丰隆、公孙。

操作：巨阙、神门，平补平泻法；内关、丰隆、公孙，凉泻法使上下肢有凉感，留针20～30min，达到祛痰降逆、清心安神之功效。

主治：邪犯心包，神昏谵语，喜笑若狂。

二十六、清心醒神方

主穴：内关、人中、合谷、丰隆。

操作：人中向鼻中隔方向斜刺，以患者有泪为度；内关、丰隆用凉泻法，使其产生凉感；合谷用怪蟒翻身法，以祛风豁痰、清心醒神。

主治：狂症，癔病，脏燥，精神病等。

二十七、清肺止咳方

主穴：肺俞、大椎、尺泽、列缺、少商。

操作：少商穴点刺出血；大椎、肺俞用凉泻法，使凉感传至胸部，不留针；尺泽、列缺用凉泻法，使上肢有凉感，留针20～30min，以清热宣肺、豁痰止咳。

主治：风热犯肺，身热鼻煽，咳喘胸痛。

二十八、清热理中方

主穴：尺泽、委中、中脘、天枢、足三里。

操作：尺泽、委中用三棱针点刺出血，以泻热毒、止吐止泻；中脘、天枢、足三里用平补平泻法，留针20~30min，以疏导胃气。

主治：霍乱腹痛，上吐下泻。

二十九、清热解毒方

主穴:翳风、颊车、合谷、商阳、少商。

操作:翳风、颊车、合谷用凉泻法,使口腔与上肢有凉感,商阳、少商点刺出血,达到清热解毒、消肿止痛之功。

主治:温毒疟腮,口唇生疮,咽喉肿痛。

三十、补中益气方

主穴:中脘、天枢、气海、足三里。

操作:中脘、天枢、气海用热补法,使腹部及会阴部有热感,足三里用热补法使下肢有热感。留针 20～30min,以暖脾温中、益气涩肠。

主治:脘腹隐痛,消化不良,脾虚泄泻等。

三十一、培元止泻方

主穴:中脘、天枢、气海、腰俞、会阳。

操作:中脘、天枢、气海用热补法,使腹部及肛门有热感,留针 20～30min。出针后针刺腰俞、会阳,使热感传到小腹及肛门,以暖腹涩肠、培元止泻。

主治:脾肾虚损,久泻久痢,五更泄泻。

三十二、升提举陷方

主穴:中脘、梁门、天枢、气海、足三里。

操作:中脘向下斜刺透下脘,梁门向下斜刺透关门,天枢向下斜刺透外陵,气海向下斜刺透关元,足三里用热补法,使腹部及下肢有热感,达到温中暖腹,促使胃腑提升之功。

主治:中气下陷,下元不固,胃腑下垂。

三十三、养心定痛方

主穴:心俞、膻中、巨阙、内关。

操作:心俞用热补法,使热感传到胸部,不留针;膻中、巨阙、内关用热补法,使胸腹部及上肢有热感,留针 20～30min,以达到补益气血、养心安神之功。

主治:心血虚损,脉律不整,心绞痛等。

三十四、升提摄血方

主穴：隐白、行间、人中。

操作：隐白、行间向上斜刺，用补法，使针感向腹部传导，人中向鼻中隔方向斜刺，用补法，以患者眼睛有泪为度，留针 30～60min，以固气摄血、回阳救脱。

主治：血崩，昏迷，月经过多等。

三十五、回阳固脱方

主穴：人中、神阙、关元、腰俞、会阳。

操作：人中向鼻中隔方向斜刺，有泪为度，神阙、关元隔盐灸 20～30 壮；腰俞、会阳向上斜刺，用热补法，使热感传至腰部及腹部，留针 10～20min，达到培元醒神、回阳固脱功效。

主治：中风脱证，亡阴、亡阳等险症。

三十六、消食导滞方

主穴：上脘、中脘、天枢、三关。

操作：上脘、中脘、天枢点刺；三关点刺出血或挤出黄水，以消食导滞、通调胃肠。

主治：小儿乳食积滞，吐乳吐食，消化不良。

三十七、消肿镇痛方

主穴：阿是穴、手小节。

操作：阿是穴（闪挫伤局部未破处）用围刺法，起针后针手小节，左病取右，右病取左，平补平泻法，留针 20～30min，留针期间每 3～5min 行针 1 次，使针感放散传导，同时让患者活动患处，以活血化瘀、疏经止痛。

主治：闪挫跌打，筋肉损伤，无伤口、骨折者。

三十八、消坚散结方

主穴：人迎、曲池、阿是穴。

操作：人迎透扶突，曲池透臂臑，用提插平补平泻，使气至病所，以活血化瘀、散结消肿；阿是穴用围刺法和青龙摆尾法，徐徐拨动。

主治：瘿肿、瘰疬。

三十九、排脓消肿方

主穴:阿是穴、大椎、合谷。

操作:先用阿是穴(脓肿顶端),用三棱针点刺,将胶状黏液或脓水挤净,使脓肿消失,再用平补平泻法针刺大椎、合谷,可防复发。

主治:腱鞘囊肿,良性脓肿。

(胥文娟)

第十三节　郑魁山答疑解惑

一、培养针灸人才方面

古代医学关于中医针灸人才的培养,主要通过家传及师带徒。家传多为传男不传女,其绝招仅传1人。如果3个儿子同时学习针灸,也要在3个中选择一位医德高尚、技术最好的徒弟传给绝技,让其顶立门户,以保证其针灸的疗效及声誉。师带徒和徒拜师,是通过一段时间的互相观察考虑,老师认为徒弟可以继承他的事业,徒弟认为老师医德高尚,医术高超,两相情愿的前提下,方可拜师,跟师傅见习、实习,读些理论书籍和临床实践。通过三年的学习后出师,经过国家考试并及格后,发予医师证书和开业执照后即可挂牌行医。

第1问:你选择徒弟有什么标准?

作为一名担有救死扶伤责任的医生,我认为选择徒弟应以3个方面为标准。

首先应具有仁爱之心。自古称医为仁术,医生的唯一目的,就是救人于疾苦中,把患者的痛苦当作自己的痛苦,把患者的困难当作自己的困难,只有这样的人,方可不畏艰苦,不避寒暑,把为患者解除疾苦作为奋斗目标。

其次应具有聪明才智。医学广博高深,博大精深,只有通过刻苦的钻研,才能精通和掌握它,好的天资也是学习的先决条件。只有博览群书,心通道艺,通晓阴阳,明知运气,方可妙法心生,活而不滞,做到起死回生。

再者应廉洁纯朴。治病不计财利,无欲无求,对待患者不论其贵贱贫富,同等对待,安神定态,普救含灵之苦,对待患者皆如至亲之想,如此者方可为良医。

第 2 问:怎样培养出合格的针灸人才?

针灸这门独特的医学,有着扎实理论体系,又有独特的操作手法,学习过程需精通理论,熟练掌握针灸技术的精微技巧之处,将理论与实践相关联,同时能担任医、教、研工作,这样才能称得上合格的针灸人才。建议采取以下几点措施进行培养。

作为老师,要讲好中医针灸学课程。要想讲好中医针灸课,就必须熟练掌握针灸讲义上的相关古代条义,要用现代语言将其解释清楚,认真做好备课,安排好教学步骤和方法。老师自己必须把讲义吃透、读懂、背熟。例如在提到经络学时,需下苦功夫把讲义上引证的《帛书》《内经》等条文逐字逐句地复习下去,要和原文进行一一校对,把讲义上的错字错句、以及标点符号改过来,写明出处;在遇到古文和不认识的字时,要逐一查字典、词典、辞海,将其一一查清,不明者需向其他老师和同道进行请教,在对文章理解深刻后,写在备课本上或讲稿、教案上,加以巩固;将讲义上引用的古代医籍经典条文一一吃透、背熟,这些说来容易,实则很难。讲课时尽量理论联系实践,引证讲义上没有的古文,要在黑板上写清楚,学生难懂的词句、段落,或者学生听不懂的语句,要重点讲,多次进行重复讲,讲深讲透,使学生听懂、记牢。

老师讲课要有吸引力,吐字清楚。使学生爱听而且能听懂,才能有吸引力。对于刚入学的学生,老师尽量将讲义上的讲清讲透就行了,这样不但能增强学生的记忆,同时能启发其理解能力,能闻一知百,举一反三。讲古代名医和现代有成就的医家治愈疑难重症的经验,以激发其爱国主义精神,巩固其专业思想。例如针灸经典故事:战国时期名医扁鹊,针刺百会治好了虢太子的"尸厥"病,受到君王的称赞;南北朝名医徐文伯,通过针刺合谷、三阴交,立下双胎,使得孕妇免遭剖腹之苦;晋朝名医皇甫谧,为甘肃省灵台县人,著有《针灸甲乙经》,在南北朝和唐朝时传到了国外,朝鲜和日本曾规定《针灸甲乙经》为医学生必修书之一。中华人民共和国成立后,国家成立了中国中医研究院针灸研究所,对针灸的医疗、教学和科研工作进行深入系统的研究,还成立了针灸高级师资进修班、国际针灸专家班等,各省市分别开设了国际针灸培训班,不仅为国内培养了大批针灸高级人才,同时为世界各国培养了大批针灸医生。目前全球已有 100 多个国家正在使用针灸技术和研究针灸,还召开多次国际针灸学术会,1979、1984 年在北京召开了第一届和第二届全国针灸针麻学术讨论会,两次大会上公认中国在针灸医学上、科研上处于世界领先地位,国外友人纷纷反映"中国不愧为针灸的故乡"。同时,"世界针联"于 1987 年 11 月在北京成立,胡熙明当选为主席,王雪苔为秘书长,共收集 568 篇论文,使针灸研究工作迈入一个新阶段,同时,让中国独特的针灸医学和针刺麻醉结合,传播到世界各国,受到世界人民的赞扬和认同。

对针灸的讲解是为了达到启发学生热爱祖国中医针灸事业，树立专业思想的目标。学生到了后期将近毕业时，针灸课程得讲深讲透，要多引证一些经典或讲一些深奥的、难度高的，需要深入研究的理论和技术知识，比如讲烧山火、透天凉、子午流注、灵龟八法，以及《灵枢经》《标幽赋》中的有关文章等，并可安排学生课余时间细读，告诉学生读古代著作的必要性和必须性，在精讲部分更要一字一句进行反复地诵读、只有一遍一遍地读下去，才能体会到读一遍有一遍的收益。同时"温故而知新"，老师应该引导学生深入钻研学习。这样讲学生爱听，有吸引力，激发学生的兴趣，才能把学生的心理抓住，才能提高教学质量，让学生对祖国医学针灸学产生浓厚兴趣。

学习针灸是应该更好地应用于临床，将所学理论联系实际。在讲到病候学时，要联系生理和病理。例如：讲"是动病"、是"主所生病"时，应联系本经脏腑的生理功能和病理变化，让学生不但对疾病有新的认识，而且也要加深理解。讲治疗时，不仅要讲病因、病机，而且要结合临床讲其治疗时的治法、治则、取穴、配穴和手法的应用，必要时应举病例具体说明，让学生加深印象，有更深入的体会。非常重要的一点，要让学生将基础知识、学术术语、专业名词牢记于心。在做习题方面，要先易后难，抓住重点，让学生反复背诵；如果遇到学生不是很理解的名词或术语，教师要反复地讲，使学生理解为止；要让学生背诵有用的歌诀，背熟吃透，先浅后深，先易后难地讲解，要逐渐深入地讲理论知识和临床实践，使学生打下理论联系临床实践的基础。

让学生早临床或师带徒。课堂上讲了理论，再结合实践，学生们可以尽早接触临床，这样对临床不感到陌生。我们的针灸班，在讲到经络腧穴时，就让学生到医院进行临床见习，也就开了第二课堂，从而补充第一课堂的不足。我觉得早接触临床，有以下措施：培养学生良好的卫生习惯，人人讲卫生、爱清洁，穿着白大褂，在治病前或治病后要勤洗手和针具，及时对物品进行消毒，严禁门诊、病房内吸烟，保持室内整洁、不污染，防止交叉感染。给患者一个整洁、安静、舒适、愉快的医疗环境。学生的医德需要培养，首先要尊重老师，听从老师的教导和指导，不管个人认为老师所说的、指导的内容是否符合自己的看法，也要先接受过来，以备日后进行验证；要敬重和爱护患者，视患者如亲人，视病患如己患，对患者要有同情心和责任感，我们应当时时刻刻记着自己是人民的医生，全心全意地为人民解除疾病痛苦。讲完经络腧穴，就可以在人体上画出循经路线，进行摸穴揣穴，将讲过的经络和腧穴的线和点，画清摸准，做到精准。也就是先进行见习、实习，将讲过的理论知识与实际结合起来，比如在课堂上讲了肺经，随之第二课堂就进行见习、实习肺经的循行、腧穴的位置，并说明进针的方向和深浅。这样学习，不但记得牢，而且领会也深刻，选穴准确。在临床操作，见习实习针法时，应在老师的指导下，征得患者同意后进行针刺。在进针时和进针后，让学生去摸针,体会针下得气与不得气的感觉,在学生起针时要让其体会针扎到了什么部位,针是直进的、斜进的、还是横进的,告知学生记住常用腧穴的进针方向及针刺的深浅;见习实习灸法时,要让学生看直接灸、间接灸、艾炷灸、艾卷灸等的操作方法,并让其看清艾卷灸时艾卷与皮肤之间的距离;使学生熟练掌握针法和灸法。学习四诊八纲和辨证论治,要选择典型病历,让学生写性别、年龄、单位、机关、职业、主诉、病史、望、闻、问、切、循、按、触诊、辨证施治等,写完之后逐一进行讲解,让学生去体会、观察望闻问切诊断的情况,以及治疗经过与疗效,并让其写出病史和摘要,这就是再从实践反过来复习到理论。学生毕业后能理论联系实际,独立地从事医疗类工作,并要教学生写完整的病史、阶段小结、随访、复查,对每一个病历进行认真总结,以积累资料。正如有的学生所言:在临床实习的 4 个小时,要比在课堂听 10 次课都深刻、清楚、体会深,记得也牢,真的是"百闻不如一见"。

第 3 问:怎样才能练好中医针灸的基本功?

基本功是硬本领,需要天天练,不间断地练,日积月累,从无到有,由浅到深,由生疏再到熟练掌握。这不仅对初学者有用,同样对于那些中医针灸学术中有一定基础的同道来说,也是非常重要的,理由很多,主要的是基本功一定要熟练掌握。比如从读《灵枢经》《针灸大成》来说,如果学生能做到不加思考,张口就来,动手就做的程度,到临床应用时,不但能触机即发,左右逢源,还会得心应手,熟能生巧。如果在读书时虽能背诵,到了应用时一有障碍,就想不起来,或想不全面了,就说明掌握得还是不熟练,这就是读书不够认真,基本功不够熟练的缘故。所以学习期间要坚持每天练,工作期间也要抓紧业余时间不断地练习,才能练好基本功。中医针灸学,初学时入门比较容易,但想学精,学深则比较困难,若不下功夫进行认真的揣摩钻研,是达不到精益求精的效果的。中医针灸学术,一般学会了四诊八纲、理法方穴,只是学会了最表浅的东西而已,病症有千百余种,方穴有百余个,手法也有许多种,每一个疾病都有其不同的本质和特征,应针对其本质与特征对症治疗,否则就会使辨证施治庸俗化,肤浅而不深入,能治疗小病、轻症,但对于大病、重症则显得束手无策。每个病症都有阶段性,还有性别、年龄、体质等的复杂性,加上阴阳、虚实错综混淆,只凭一方几穴、一种手法,往往不可能很好地控制病症全过程。我们有不少学习中医针灸的渠道,如果只停留在"对号入座"上,选定一病一方,应用某种手法、几个穴位,一直单一地治疗下去,也不变换处方、穴位和手法,就会显得疗效不佳。

要学习写病历。基本功练好之后,要在临床运用四诊八纲、辨证论治,具体实现理、法、方、穴、术的治疗方案。这是真本领,硬功夫。究竟写中医针灸病历达到什么程度才算合格?我认为要定出一个有轮廓的样板来,项目细节不需要太多,要抓住主要

矛盾,突出重点,才能写出符合要求的病历。此外,写病历还要注意:

认真细致地观察病情:在诊治、写病历之前,需耐心地听取患者或者家属对病史的陈述,细致地望、闻、切、按等,得出明确的诊断,在病症基础上,辨明疾病的阴阳、寒热、虚实。这样既有了具体检查,又进行了综合的分析;既有了整体观念,又有了客观标准。如果在诊查中忽视了具体检查,对疾病没有进行详细分析,将是肤浅的辨证论治;如果偏重了局部检查,局限在一个方面,将会失掉整体联系;写出的病历也不符合要求。如果遇到医生有偏见,或者只听了患者对疾病不全面的陈述,或者只看到了一两个表面症状符合自己的观点,就判定为某种疾病,作为治疗的方向;切脉时指下产生似像非像的"幻觉",望诊时目中会产生似是非是的"幻视",闻诊时耳内会产生似有非有的"幻听",对疾病的整体把握不准确,诊察不清楚,理、法、方、穴、术必然不符合病情,治疗效果就会不明显。所以一定要加强基本功的练习,同时要认真细致地观察患者的病情变化。

重点系统地诊查记实:写病历最好是通过望、闻、问、切、按等,在进行全面诊察后再次进行归纳、总结、分析,在对疾病的方面,既要以当时患者主诉作为依据,还需要结合患者的性别、年龄、职业,发病的时间、地点等,综合进行判断。在判断病症时,既要避免脱离现实的概括,还要避免杂乱无章的堆积,这样才能了解到病症的本质,确定疾病属于哪个阶段,进一步制定治疗方案。在记述病历时,要做到有条不紊,有系统地使理中定法,法中立方,方中选穴,穴中施术,要将理、法、方、穴、术进行有机地结合,通过这样方可写成一个有条理,有系统的病历来。

复诊时要根据病情变化进行及时地随证更方:往往医生在写初诊病历时,对病史做着详尽无遗漏地具体描述,对于理、法、方、穴、术等方面也是有比较全面的记述,但是当到写复诊病历时,对疾病的描述往往比较简单,只做了简单的症状和配穴的登记,这往往忽略了疾病过程的变化和理法方穴术的变化调整。并不太关注患者经过针灸治疗后,在某种病症中有着哪些不同的趋向、具体的针刺部位,病症在不同阶段上是属于加重还是减轻。换而言之,针灸与病症双方的斗争过程中,其力量对比关系,每时每刻都在发生着变化,如针灸力胜过了病症力,则效不更方,可加强针灸力,一直将病症彻底治愈;如果病症力胜过针灸力,则是针灸方法不对证,或是针灸力量轻而病情重,则需要细致慎重地进行分析,到底是属于哪一种,然后需要从根本上改变针灸方法和穴位,需在原方、穴、术的基础上进行加减调配。但无论采取的属于哪一措施,都必须写出所改之方或为什么加减调配方、穴、术,说明方、穴、术与理、法的联系。这样写才能使得病历前后保持一致,做到一脉贯通,发现问题则解决问题,提高治疗效果。这样写病历,为以后写技术小结、总结打下坚实基础。否则一味只图一时省事,对病历记载不详细,在对日后病例记载回忆时,又怎样拿出完整的总结呢?这对科研工作和整理提高祖国医学遗产是不利的。

中医针灸病案举例:

李×,男,35岁,甘肃永登县人,农民,2020年8月3日发病,4日入院。

问诊:入院前一天下午,患者在街边吃凉面、西瓜、桃子后,即感腹部不适,当天晚上开始腹痛,逐渐发展为上腹部及脐周绞痛,伴有恶心、呕吐,肠鸣腹泻,腹泻、呕吐一夜之间多达12次,吐出物均为胃内容物,并伴有黄绿色苦水;排泄物为黄色水样稀便,无脓血,伴有全身症状,如头晕头昏,全身酸困乏力,口渴不欲饮,饮水即吐,患者在当地门诊注射阿托品、口服黄连素无效,为进一步诊疗,遂来住院治疗。

望诊:形体适中、发育正常,营养尚可,神志清楚,急性痛苦面容,俯卧呻吟,舌质胖、有齿痕,苔黄腻。

闻诊:气息匀和,言语清晰,口气滞浊难闻,肠鸣音亢进。

切诊:脉象滑数,右上腹及脐周压痛(++),肝脾未触及。

化验:大便稀黄色,红细胞(+),未消化食物(+)。

辨证:本病因患者饮食不洁,中焦湿热相互搏结,侵犯胃肠系统,导致上腹及脐周出现痞满压痛。

治法:清热利湿,调理胃肠。

处方:尺泽、天枢、中脘、委中、足三里。

手法:尺泽、委中,用三棱针点刺放血,中脘、天枢、足三里,用泻法,留针30min,针后腹痛、吐泻即止。

次日上午患者复诊,已无腹痛吐泻发生,能进流食,继续观察病情变化,患者直至下午5时,大便一次,黄色成形,亦未见腹痛吐泻,仅觉身体仍有疲乏感。舌质略胖、舌苔淡黄;脉缓,腹平坦无压痛,证系病后胃气未复。嘱患者注意清淡饮食,采用调理胃气之法治之,取中脘、足三里,用平补平泻法,留针20min,每日1次。

观察到8月8日,针达5次时痊愈出院。

方解:尺泽为肺经穴,肺和大肠相表里,尺泽点刺出血,起到泻肺和大肠之热,中脘是胃之募穴,天枢是大肠募穴,足三里是胃之合穴,用泻法泄热利湿,故可治愈腹痛吐泻。委中是膀胱经穴,出血,可清热利湿;病症消失后,胃气尚未恢复,用平补平泻针中脘、足三里使胃气恢复正常。

二、针灸方法方面

针法是采用长短不同的针,灸法是采用艾条或艾柱,根据患者的疾病特点,在腧穴的皮肤表面施以针刺或进行艾灸,针法要将针刺入皮内、肌肉、筋骨之间经络通行之处,使达到热、凉、酸、麻、胀等感应,或在疼痛局部进行放血排脓,应用灸法温烤皮肤,舒筋活血,两者均可起到调和气血、疏通经络、扶正祛邪、防治疾病的功效。

第 1 问:为何需要准备正确的体位再取穴?

在进行针刺操作前,患者应选择一个舒适,能保持半小时,同时又便于医者操作的体位姿势。将姿势摆好后,为了确保取穴的准确,医者首先要采用体表骨性标志法、骨度分寸量法、手指同身寸法等确定选取穴位的具体位置,接着左手拇指或食指在所选取的穴位处仔细地循按揣穴,找到孔隙凹陷,或者有酸、麻、胀、痛的敏感点,这才是最后确定的可以针刺的穴位点。传统针灸医籍对一般穴位取穴时的体位选择就有所记载,但对具体的取穴姿势论述得很少,针灸临床医生取穴姿势和方法也各不相同。我个人的经验是:大椎、陶道、身柱、灵台、至阳、筋缩,俯伏拱脊取穴,因为这种姿势,脊椎突出,椎间隙和穴位显露,容易进针,如果不俯伏拱脊,脊椎不突出,椎间隙和穴位不显露,不但穴位不易取准,而且不容易进针;膏肓、神堂、附分、魄户,俯伏开胛进行穴位选取,因为保持俯伏开胛时,肩胛骨能相对分开,穴位才能暴露出来,容易进行取穴进针;肩髃穴可治疗肩关节相关疾病,应保持正坐,举臂与肩平行进行取穴,这种姿势可以使肩头前面的凹陷明显暴露,进针至关节腔时相对比较容易,否则肩关节闭合,穴位处孔隙凹陷不明显,进针不能到达关节腔;当然治疗经络处疾病,不需将针刺入关节腔,不举臂也是可以进行取穴;犊鼻穴选取屈膝垂足进行取穴,这种体位可使膝眼凹陷显露,进针至关节腔时也比较容易,如果将腿伸直,膝关节闭合,不但穴位不显露,也不容易进针至关节腔;足三里,进行屈膝垂足取穴,定位在外膝眼下 3 寸;如果将腿伸直,膝眼下 2 寸即为足三里,那么,膝眼下 3 寸的穴位就不准确了;地仓透颊车则需进行张口取穴,张口能使肌肉绷紧,进针透穴比较容易,如若进行闭口取穴,口角及面肌松弛没有绷紧,进针透穴时相对比较困难;人迎透扶突,需用左手拇食二指将胸锁乳突肌提捏进行取穴,如果不捏起胸锁乳突肌,不但不能透穴,而且还容易刺伤动脉,引起出血;曲池透少海,需屈肘拱手,虎口穴向上取穴,这种姿势肘内肌肉松弛,进针透穴比较容易;膝阳关透曲泉,需屈膝垂足取穴,膝后肌肉下垂,进针取穴较容易;天突,首先将毫针捋成弓形,仰靠取穴,弓背向咽喉部,向下沿胸骨后缘缓慢进 1~1.5 寸,比较容易,如不将针捋成弓形,不仰靠取穴,不但不易进针,也有刺伤咽喉和动脉之危险;带脉,侧卧下腿伸直,上腿弯曲,在 11 肋前端下约 1.8 寸,与肚脐平齐取穴,穴位容易取准,进针容易,如果不侧卧,姿势不符合要求,不但 11 肋前端不易摸到,平脐取穴便不易取准。

第2问：为何针刺前需要用左手进行揣穴？

用左手揣穴，类似侦察兵作用，用拇指或食指放在穴位处，进行前后、左右揉按，揣摸推拉，从而体会针穴处肌肉的薄厚程度，孔隙间的大小，指感位置，穴位周围是否有血管、肌腱，要对被针处的穴位进行清楚的侦查，对于妨碍进针的血管、肌腱等，用手指将其拨开，再次确定进针的方向和进针时的深浅，这叫作有的放矢。例如：合谷穴进行针刺时，首先要用左手拇指或食指进行揣穴，需要将手放在两掌骨间的合谷穴处，进行前后、左右的推拉揉按，推开妨碍进针的肌腱和血管，当患者感到最酸胀，最困的位置时，便是正穴，选取1～1.5寸毫针，向最酸胀的穴位点刺入3～5分，此时针感就会恰到好处。又如针刺手三里时，刺前须让患者持以正确体位，即屈肘拱手，将手虎口向上，医者将其左手拇指或食指放在手三里穴处、桡骨外缘，将桡骨和肌肉拨开，当医者揣到患者最为酸胀的位置时，便是正穴，选取1.5寸毫针，向桡骨外缘的正穴刺入5～8分，此时针感就会恰到好处。如果针尖刺到了桡骨内侧，偏离了手阳明大肠经，那就是刺到肺经或其他经。再如用"关闭法"针内关，要感传到胸部，针刺前须让患者仰掌握拳，医者左手拇指放在内关穴处，将两筋分拨开，揣到患者感到最酸胀的正穴，选好1寸毫针，向正穴刺入3～5分，右手持针的针尖和左手拇指同时向上用力推弩，针感就能传到胸部。如果不揣清穴位内部的指感所在，针尖刺不到正穴上，或刺过了最酸胀的点，针感就不一定能传导到胸部。所以如果没有用左手进行揣穴，那么穴位内部情况就不明了，就不知道穴位深浅和具体正穴点的位置所在，如果仅仅依靠穴位体表位置进行进针，往往刺不中腧穴的正穴点，针感也不会循经传导。若要掌握刺中正穴点，使针感循经传导，针刺前须准确进行穴位寻找，在正点上行针，使气至病所，是治疗经络脏腑病取得疗效的关键。

第3问：为何持针需要拇食二指捏针？

用拇食二指捏住针柄，持针体紧握牢固、结实，进针时不可弯曲针体，同时，进行捻、转、提、插时，针体垂直不可偏斜。如果用拇食中三指进行持针，拇指需放在食中二指之间，当进行用力捏时，由于食中二指间有缝隙，针柄相对较软，就会有捏弯现象；此时进针，不但进针时会有刺痛感，而且进针后患者体表穴位虽正，针体、针尖到了体内却偏离了穴位，刺到别处去了，如果要继续进行提插，则会因针体不直而将穴内肌肉搅烂或刺破血管，发生穴内肿胀或瘀血；如果继续捻转，则因针体偏斜而捻转费力，而且还会发生肌肉缠针或剧痛，针尖偏离了穴位，不但疗效不理想，而且患者也会感到被针扎处不舒服。

第4问：同针一穴为何感传部位不同？

针下气至，左侧押手放在针穴下方，向上连续不断地用力，同时右手持针亦向上推,针感即向上传导。如果能向远处传导,到达了目的地,是刺激量合适。如果传导的近,是刺激量不足或因患者经络受阻或经气不足的缘故。比如:针刺风池穴治疗鼻部或眼部疾病,左侧押手应放在针穴的下方,手指向上连续用力进行推按,同时,右手持针向着对侧太阳穴斜刺5分,针刺得气后亦向上推,针感即可传导到鼻部或眼部区域;治疗风寒感冒时,用烧山火手法进行发汗,则应在针感的基础上加大刺激量;如果治疗头顶痛,则应在针感的基础上减少刺激量,使针感传导至头顶;如果治疗偏头痛或耳聋,右手持针需向同侧前额进针,左侧押手亦向前推按,针感即可传导到前额或耳区,对于偏头痛常常达到立竿见影的疗效,如果左侧押手指压力量不足,针感会向下或向肩背部传导。

第5问:如何运用接气通经法?

"接气通经法",又称为"通经接气法"。它是使被针穴位处的针感传导到本经的末端,使得经络疏通、气血畅行,恢复生机的一种针刺手法。如果针感传导达不到经脉末端,就在针感传导的部位,以接力赛式的形式,接着穴位针刺为"接气",使针感传导到本经末端的"通经"。例如:上肢瘫痪,以中指外侧为主,用温通法进行针刺风池穴,针感须传导至中指或无名指,如果只传到颈部肩井穴处,就在肩井穴继续进行针刺,只传到外关穴处,就在外关穴接着针刺,而使针感传导到中指或无名指。

第6问:为何留针时要观察针的现象?

针前和针刺时要观察患者的面部表情及面色变化,即观察患者的病情,精神和对针灸的态度,如若进针时针下有轻滑、空虚感,似扎在豆腐上的感觉,即为不得气,患者没感应现象,应用提插、捻转等手法,使针下气至沉紧;如果发现患者恐惧或面色苍白,即为怕针或晕针的表现,应向患者进行解释,解除其恐惧感,如果发生晕针,应当用指切人中等穴,以解除晕针;如果留针时观察到针穴处出现凹陷,是针体下陷或肌肉缠针或针感过强,患者有不舒服的现象,应提退针或将针回转,使针下松解。

第7问:迎随补泻有几种,操作规律是什么?

迎随补泻之法,有多种操作方法,兹选用几种古人的记载,并将个人理解与操作方法简述如下:

(1)针向逆顺的迎随补泻法:《灵枢·终始》篇曰:"泻者迎之,补者随之。"这是根据静脉窦走向,泻实要用逆其经脉的走向进针,补虚要沿着顺其经脉的走向进针。

(2)提按逆顺的迎随补泻法:《灵枢·小针解》篇曰:"迎而夺之者,泻也;追而济之者,补也。"就是根据经脉的走向,迎其经脉的走向来势进行向外提针者为泻;顺着经脉走向的去势而向内推针者为补。《难经·七十二难》曰:"所谓迎随者,知荣卫之流行,经脉之往来,随其逆顺而取之,故曰迎随。"这是按照各经脉营卫气血流行的浅深部位、盛衰时间,经脉走向的逆顺,分别应用补泻的方法。

(3)搓捻逆顺的迎随补泻法:《标幽赋》曰:"动退空歇,迎夺右而泻凉;推内进搓,随济左而补暖。"表明进针后遇到气至冲动伸提退针,等针下空虚,撒手停针,迎着气至的来势,针向右捻,往外提拉夺之,就是产生凉感的泻法;得气后往内推进些许,用搓法使针下沉紧,随着气至的去势,针向左捻,往里捻按济之,就是产生热感的补法。

迎随补泻法除上述所谈,尚有配穴方面的补母泻子的迎随补泻法,实证在气血输注某经的时辰,取其子穴而泻之;虚证在气血始流过某经的时辰,取其母穴而补之。

第 8 问:捻转补泻有几种,操作关键是什么?

古人记述的捻转补泻,其治疗手法各异,补泻内容亦不相同,主要有以下几种方法。

(1)男女结合呼吸的捻转补泻法

《金针赋》曰:"原夫补泻之法,妙在呼吸手指。男子者,大指进前左转,呼之为补,退后右转,吸之为泻,提针为热,插针为寒;女子者,大指退后右转,吸之为补,进前左转,呼之为泻,插针为热,提针为寒。左与右各异,胸与背不同,午前者如此,午后者反之。"《针灸大成·南丰李氏补泻》也认为这种治疗方法是按照男女、阴阳经脉、左右、上下肢、胸背、午前午后的不同,而捻转方向各有不同,再结合呼吸的捻转补泻法。

(2)拇指向左向右的捻转补泻法

《针经指南》曰:"捻者,以手捻针也,务要识乎左右也,左为外,右为内。"《针灸大成》曰:"搓而转者,如搓线之貌,勿转太紧,转者左补右泻,以大指次指相合,大指往上,进为之左,大指往下,退为之右。"指的是用右手持针,拇指向外、向左捻则为补,向内、向右转则为泻的捻转补泻法。

上述两种捻转补泻法,第一种太过复杂,第二种相对比较简便。根据个人临床体会,仅以拇指向左或向右捻针,产生不了热或凉的感应,也达不到补或泻的目的。应用捻转补泻的关键在于右手持针,当拇指向前下方用力捻针,产生向前推进和向下旋转的针力,使针下沉紧,才能产生热感,达到补的作用;当拇指向后上方用力捻针,产生向后捻退和向外提拉的针力,使针下松滑,才能产生凉感,达到泻的作用。

第 9 问:呼吸补泻有几种,要点是什么?

古人非常重视呼吸补泻,创造的呼吸补泻方法也有很多,古代医书记载的方法主要有以下几种:

(1)开阖呼吸补泻法

《素问·调经论》口:"气盛乃内针,针与气俱内,以开其门,利其户;针与气俱出,精气不伤,邪气乃下,外门不闭,以出其疾;摇大其道,如利其路"则为泻;"持针勿置,以定其意,侯呼内针,气出针入,针空四塞,精无从去,方实而疾出针,气入针出,热不得还,闭塞其门,邪气布散,精气乃得存"则为补。这种方法是结合进针、出针、开阖的呼吸补泻法。

（2）营卫呼吸补泻法

《针灸大成》曰："欲治经脉,须调荣卫,欲调荣卫,须假呼吸。"《内经》曰："卫者阳也,荣者阴也;呼者阳也,吸者阴也。呼尽内针,静以久留,以气至为故者,即是取气于卫。吸则内针,以得气为故者,即是置气于荣也。"这种方法是结合进针、留针的呼吸补泻法。

（3）提插呼吸补泻法

《针灸大成·三衢杨氏补泻》曰："进火补,初进针一分,呼气一口,退三退,进三进,令患者鼻中吸气,口中呼气三次,把针摇动,自然热矣。……进水泻,初进针一分,吸气一口,进三进,退三退,令患者鼻中出气,口中吸气三次,把针摇动,自然冷矣。"这种呼吸补泻法是结合进退提插和摇动针体的方法。

上述几种呼吸补泻法,第一种太繁琐,第二种、第三种都是混合补泻法,根据个人体会,欲补则以鼻子吸气,以口呼气,连续鼻吸口呼 3～5 次后,腹中就能产生热感,起到补的作用;欲泻则以鼻子呼气,以口吸气,连续鼻呼口吸 3～5 次后,腹中就能产生凉感,起到泻的作用。如若能结合提插、搓捻、开阖、补泻等方法,治疗效果更佳。

第 10 问:何谓"泻南补北"法?

《难经·七十五难》说："东方实,西方虚,泻南方,补北方。"这是根据五行生克关系,对肝实肺虚之证,采用泻心火,补肾水的治疗方法。东方属木代表肝,西方属金代表肺,南方属火代表心,北方属水代表肾。肝（木）实,肺（金）虚,是一种木实侮金的反克现象。补北（肾）,泻南（心）,就是益水制火。水为金之子,补水可以制火,使火不能刑金,又能济金以滋肺之虚,使金实以制木。补水泻火,火退则木气削,又金不受火克而制木,东方不实,金气得平,又土不受木克而生金,西方即不虚矣。医者常通过这种方法治疗肺结核的阴虚火旺、午后潮热、咽干口燥、两颧色红、盗汗咯血、舌红脉数,具有一定效果。

第 11 问:何谓"如以手探汤"和"如人不欲行"?

《灵枢·九针十二原》曰："刺诸热者,如以手探汤;刺寒清者,如人不欲行。"指的是针刺治疗热证,适用浅刺法,好像用手去试探沸腾的汤水,要缓慢小心地进行试探,一触到水太烫,应当迅速离开,形容持针缓慢的去接近皮肤,准确的点刺速退放血的泻热法;针刺治疗寒证和肢体清冷的病,适用于深刺留针法,好像人离家多年,奔家心切,急速回家,到家后留恋家乡不愿行的样子。形容快速进针,留针阳气隆至后缓慢拔针的补暖法。

三、临床治疗方面

临床治疗,要根据患者的复杂病情辨证施治,要分清疾病的阴阳、表里、寒热、虚实,需要调和阴阳,扶正祛邪,通里达表,清热散寒,补虚泻实,并根据病症的具体情况,抓住疾病病机,进行辨证配穴,分清疾病主次先后,予以针灸治疗,方可达到治愈病症的目的。

第 1 问:阴阳五行如何运用于针灸临床?

针灸治疗疾病时,医者通过望、闻、问、切对患者的病因、病机、病位进行详细地了解,然后结合八纲、脏腑、经络等辨证方法,确定针灸治疗原则和治疗方法,这一系列过程,都是在阴阳五行指导下进行的,在针灸临床过程中,阴阳五行主要应用于以下几方面:

(1)在疾病诊断方面的应用

临床诊断方面应根据"四诊合参",综合分析疾病各个方面的症状,找出疾病的普遍规律,为疾病的辨证施治提供有意义的资料。在这个过程中,经络学说是疾病的基础,阴阳五行学说是探讨理论的工具。十二正经伴随着五脏六腑的归属,也与阴阳五行有着密切关系,阴中有阳,阳中有阴,阴阳之中复含五行,五行之中亦有阴阳,这样一个纵横交错,既复杂又紧密联系的链锁性结构,临床诊疗只有按阴阳五行学说纵横两个方面去进行分析、归纳,才会达到执简驭繁的效果。

(2)在疾病治疗方面的应用

根据八纲辨证我们可以知道,疾病可以用阴证和阳证来概括分类;疾病的性质有虚证、实证、热证、寒证;疾病病位的浅深有表证,有里证。在针刺手法上,寒证使用烧山火法,热证使用透天凉法,虚证则用相应的补法,实证采用相应的泻法,病位在表者可浅刺,病位在里可深刺。古代尚有半刺应肺,豹文刺应心,关刺应肝,合谷刺应脾,输刺应肾之说,此为五刺应五脏的相关记载。如能注意按阴阳五行生、克、制、化的规律配伍相应穴位,就能收到良好临床治疗效果。

第 2 问:针后见效的预兆会出现什么现象?

一般是针刺后病情好转,精神状态转佳,症状变轻是临床针后见效的预兆。有时在针后或一天以后,患者病情出现变化也是见效的预兆。根据对临床表现的观察,发现以下几点亦为见效预兆:疼痛点向下转移;麻痹痛出现窜痛,痛感增强;红肿疼痛变为痒;发作时间的变化;浮肿见全身奇痒。

第 3 问:患者对针是否存在抗针性,如何解决这一问题?

部分患者在选择一组穴位进行针刺治疗3~5次后,效果明显,一般选择效不更方,但是在此之后,继续用同样的穴位和手法则效果就没有初期明显,这就是指患者适应了这种刺激,也就是产生了抗针性。与抗药性不同,抗药性是在患者对某种药物产生抗药性后,再用这种药物效果就会下降或不产生效果,而抗针性出现后,即使还在原穴位上加强对针刺部位的刺激量或更换穴位,依然能继续产生效果。

第4问:针刺配穴相同,为何疗效不同?

在临床治疗过程中,影响针刺疗效的因素非常多,如医生取穴是否准确,进针方向及进针的浅深,得气的快慢和传导的方向,针刺补泻手法的不同,以及患者精神状态的好坏,体质的强弱变化,病情的轻重,周围环境的优劣程度,以及对医生信任的不同,都可以影响患者的临床疗效。除此之外,还有以下几点影响患者治疗效果:如患者针刺时的体位是否合适;医生进针时的针力是否适当;医者双手的配合是否得当;以及操作时的规范程度。

第5问:针刺后的后遗感对疗效有何影响?

"后遗感"是指出针后,局部或远端遗留的酸胀、重痛、灼热、触电、麻木等不适感觉,多数是由于手法过重所致。一般认为针后应尽快将后遗感消除,使用方法是,用手指在局部进行上下循按,但某些病则例外,"后遗感"出现往往可以达到提高疗效的目的。保留后遗针感,可缩短疗程;延长后遗针感,能提高疗效;揉按后遗感点,起针治作用。

第6问:穴位埋线有何优势?

穴位埋线是将可吸收羊肠线通过特殊针具埋入患者穴位,因为羊肠线在人体内的软化、分解、吸收需要一定的时间,因此可以对腧穴产生持续的机械性刺激的作用。《灵枢·终始》曰:"久病者,邪气入深,刺此病者,深内而久留之"。穴位埋线具有粗针深刺、透穴埋线、延长针感等综合作用。其主要作用特点归纳为以下几点:延长针刺的刺激时间;可治疗局部肌肉的萎缩;具有良好的镇痛效果;有利于功能恢复;增强肌肉的肌力。

第7问:巨刺和缪刺对哪些病症有特效?

缪刺是指左病取右、右病取左,取络穴或井穴浅刺或艾灸的方法,治疗病在络或有疼痛等症状,但脉象查不出经脉、脏腑有病者效果好。巨刺是指左病取右、右病取左。应用于病在左,而右脉病者;取经穴深刺的方法,治疗病在经、在脏腑的急性剧痛,有良好的效果。

第8问:治病为何要从阴引阳,从阳引阴?

病症的发生发展,多是阴阳失去了相对的平衡,即阴阳的偏盛偏衰,阴胜则阳病,阳胜则阴病,阴平阳秘,精神乃至。《素问·阴阳应象大论》说:"阳病治阴、阴病治阳"和"从阴引阳、从阳引阴"观点,是针对上述观点提出的一种治疗法则。《难经·六十七难》

提到:"阴病行阳,阳病行阴故令募在阴,俞在阳"。五脏属阴,六腑属阳,五脏有病可以反映到背部俞穴,六腑有病则可以反映到腹部募穴。因此五脏有病,多取属阳的背部俞穴,例如咳嗽肺病时取肺俞穴,胸痛心病取心俞穴,取属阴的腹部募穴时,多表现为六腑有病多,例如脘痛胃病取中脘穴,肠炎、肠麻痹取天枢穴,胆囊炎取日月穴等等,属于"阳病治阴、阴病治阳"和"从阳引阴、从阴引阳"的一种治疗手法。

第 9 问:疼痛病为何要进行辨证施治?

疼痛是针灸临床常见的一个比较复杂的病症,中医学多认为疼痛是指"不通则痛"的实证,但这种认识并不够全面,因此又有一说法:"不荣则痛"和"不松则痛"的论点,治疗应当采取"以通治痛""以补治痛""以松治痛"的治疗方法。

根据疼痛的部位进行循经取穴:头痛在后头部及项部,取穴时以通天、玉枕、天柱、后溪、申脉等太阳经穴为主;在前额及面部时,取头维、下关、颊车、合谷等阳明经穴为主;两侧及偏头部,取风池、完骨、率谷、外关等少阳经穴为主;在头顶部,取百会、前顶、后顶、内关、太冲等,以局部取穴和厥阴经穴为主。

针对疼痛的病因进行立法处方:风邪侵袭,全身游走窜痛,疼痛时痛时止,痛无定处,取风池、风门、膈俞、血海、后溪、申脉,用平补平泻法,治疗进行疏风止痛、活血通络,有着血行风自灭之意。

按照通经的虚实进行择时针刺治疗:气滞血瘀引起的痛经,表现为经前或经期小腹部胀痛,行经量少,行经不畅,血色紫暗有块,治疗时应在经前 1~3 天取天枢、气海、中极、次髎、三阴交,用平补平泻法,以达理气活血、逐瘀止痛之功,治疗每日 1 次,连续针治 3~5 次,痛止则停针,下月再继续治疗,连续 1~3 月。气血两亏引起的痛经,经期或经净后小腹缠绵疼痛,经色淡,质清稀,在经期或痛时取肾俞、关元俞、上髎、足三里、三阴交,运用补法,以温补冲任,达到养血止痛之功,治疗每日 1 次,连续针治 2~5 次,待血量血色好转,痛止则停针,每月均以此法治疗,直至痊愈。

第 10 问:针灸治疗眼疾有何规律?

《灵枢·大惑论》曰:"五脏六腑之精气,皆上注于目。"人体"十二正经"和"奇经八脉"中,有八经五脉,共 13 条经脉的循行通过或起于眼睛以及眼的周围。针刺某些相关穴位,可通过经脉直接或间接的联系,影响眼睛,使病症得以减轻、视力能够有所增加乃至是恢复。现将治疗急性结膜炎、近青光、远视眼、翼状胬肉等疾病所选用的主要穴位,根据经络学说进行分析。

病起目外眦,目赤痒痛者:取风池、光明、瞳子髎、曲鬓。胆经循行"起于目锐眦",肝与胆相表里,肝虚血少,不能濡目则目不明者,针刺风池,为治一切眼病之要穴,用"关闭法"使针感传到眼球;光明、曲鬓、瞳子髎则用烧山火法,达到疏通经络,养血明目之功效。肝胆火盛,目赤由目外眦始者,则用透天凉法,达到泻肝胆热,清利头目之功效。

瞳神失濡养,视物不明者:取内睛明、攒竹、肝俞、肾俞、照海、太溪,为足太阳膀胱经和足少阴肾经之腧穴。膀胱经循行"起于目内眦",肾与膀胱相表里,瞳神属肾。内睛明在目内眦,用压针缓进法,攒竹在眉头,用喜鹊登梅法,可以起到直接治疗眼病的目的。肝俞、肾俞虽是膀胱经穴位,但为肝肾之背俞穴,用补法,不留针,照海、太溪则用补法,留针20min,此针法虽不能直接治疗眼病,但能起到补肾益精,间接治疗眼病的效果。

白睛之色赤,始目内眦者:取合谷、商阳,为手阳明大肠经之经穴。大肠经循行"上挟鼻孔"(接近眼区),肺与大肠相表里,白睛属肺,《灵枢·经脉》篇曰:"肺经病交两手而瞀"是指肺经病加剧时两手交叉扪于胸部而眼睛憎瞀,视物模糊。《灵枢·热病》篇曰:"目中赤痛,从目内眦始",是指血热上冲,从目内眦开始,白睛之色赤而痛也。合谷用泻法,商阳点刺出血法,可起到祛风泄热、疏通经络、清头明目,间接治疗眼病的目的。

第11问:头痛目眩如何进行辨证治疗?

五脏各有其开窍,如肝开窍于目,肺开窍于鼻,肾开窍于耳,脾开窍于口,心开窍于舌等,因五脏六腑通过经络进行相互联系,相互影响。目眩、头痛虽多见于肝,但十二经脉和奇经八脉,多数与头目有联系,因此脏腑的功能失调,都可以出现头痛目眩的症候,并伴有不同兼症。头痛目眩者可依据阴阳五行学说、脏腑经络学说,进行辨证求经,按经施治。

(1)肝经实火

头痛目眩伴有目赤,目睛斜视,烦躁易怒,咽干,口苦,尿黄,舌边红,苔黄,脉弦数。本证由肝失疏泄,郁而化火,肝火内盛,循经上扰所致,属肝经实火。针刺风池、瞳子髎、行间,用凉泻法。肝胆相照,互为表里,胆经风池,为手足少阳经与阳维之会穴,是祛风清热,通达脑络、目系之要穴,配胆经瞳子髎,为治目眩头痛常用配穴,行间为肝经荥穴,属火,肝属木,取其实则泻其子之意,用凉泻法,可奏清肝泻火之功。

(2)金不制木

头痛目眩,目睛清澈,白眼发蓝,伴有胸膈痞满,咳吐痰涎,舌淡,苔白,脉弦紧。肺属金,肝木的条达则依赖于肺金的制约,如若肺气不宣,肺失肃降,肝木上乘,则出现目眩头痛等症状,此为金不制木所致。针刺风池、列缺用平补平泻法,丰隆、太冲用泻法,针刺足三里用补法。

(3)水不涵木

头痛目眩,伴有两目干涩、目睛昏暗、腰膝酸软、口干咽燥、舌红少苔、脉弦细。本症由肾阴不足、肝阳上亢、水不涵木、木复生火所致。针刺风池、行间用泻法；太溪、照海用补法。

（4）土湿木郁

头痛目眩，伴有目不能开，目睛浑浊、呕吐、身重、肢冷、气促无力、苔白腻、脉弦。本症由脾虚水谷不化、运化失常、水泛为痰，肝失调达所致，为土湿木郁之证。针风池、攒竹、内关、公孙、太白，用平补平泻法。

（5）心火上炽

头痛目眩，伴有白睛充血、心烦、心悸、不眠、面赤口干、舌红、脉弦数。本症由心火内炽，心肝之火冲逆于上而致。针刺风池、瞳子髎、内关、太冲、阴郄，用凉泻法。

第 12 问：依据心悸的发作时间不同应如何诊治？

由于心悸发作时间不同，兼症不同，取穴也应随证变化，联系经络学中气血盛衰、推断疾病的病位、病机，并结合子午流注时间医学分析治疗。心悸主要责之于心，心系联于五脏，可并发于五脏证候，应根据脏腑经络学说，按时施治。

（1）心悸发生于早晨起床后者

心悸兼见面色㿠白，舌质淡、苔白、脉弱。多为肺经气虚，影响心气不足所致，肺经主气，肺脉贯心；早晨寅时过后，气血已流过肺经，肺经空虚，故常于寅时过后发病。针太渊、大陵、膻中，用补法。

（2）心悸发生于午饭前者

心悸兼见弯腰直立时目发黑，面色不华，唇舌色淡，脉细弱。多为脾虚气弱所致。脾为气血生化之源，其经脉上膈，注心中，午饭前巳时已过，气血流过脾经，脾经气血正虚，故于午饭前易发作。针大都、脾俞、内关、巨阙，用补法。

（3）心悸于午饭后发作者

心悸兼见面唇发青，舌质有紫色斑点，苔少，脉大而涩。多为气血运行不畅所致。心主血脉，其经起于心中，出属心系，饭后午时内脏负担加重，血脉运行受到阻滞，故易发作心悸。针神门、心俞、内关、百会、三阴交，用泻法。

（4）心悸发生于睡眠前者

心悸兼见惕而不安，耳壳发黑，舌质淡红，苔薄白，脉弱而数，多为肾气虚所致。肾经从肺出，络心，注胸中。睡眠前肾经气血正虚，故易发作心悸。针复溜、肾俞、灵道、心俞、神庭，用补法。

（5）心悸发生于午夜后者

心悸兼见爪甲不荣，手足麻木，舌质紫暗，少苔，脉弦。肝藏血，其经上贯膈，布胁肋，午夜睡卧，血归于肝，肝经瘀滞所致。故于午夜后发作。针行间、肝俞、膈俞、少府、风池,用泻法。

第 13 问:神志病表现不同应如何治疗?

神志病多由七情内伤,损及心、脾、肝、肾所致。神志病可以按 5 种不同证型辨证治疗。

(1)喜笑发狂

心火炽盛喜笑发狂,未遇高兴之事,时时发笑,心烦躁动,口渴喜冷饮,面赤舌红,脉数。治疗可结合"实则泻其子"之法配穴,降心火,宁心神。针心俞、神堂、神庭、神门,用凉泻法。

(2)悲哭如癫

肺气虚弱,悲哭如癫,未遇悲哀之事而悲伤欲哭,甚则精神恍惚,不能自主,咳嗽声低、气短、面白少华、舌淡苔白、脉弱。治疗可结合"虚则补其母"之法配穴,补肺气,宁心神。针肺俞、魄户、百会、太渊、内关,用平补平泻法。

(3)怒急似痫

肝郁气滞怒急似痫,未遇生气之事而出现善怒欲呼,怒不可遏时,可出现突然昏倒,善太息,咽干、面青、舌红、脉弦有力。治疗时可结合"不盛不虚以经取之"的配穴之法,进行疏肝理气、宁心安神。针肝俞、魂门、风池、百会、通里,使用凉泻法,大敦,用平补平泻法。

(4)忧思如痴

湿困脾土忧思如痴,未遇忧愁之事而终日思虑,默默不语,不欲见人,甚者表情呆钝、言语颠倒、口角流痰涎、面色萎黄、舌苔白腻、脉沉滑。治疗时可结合"实则泻其子"之法进行配穴,利脾湿、醒心神。针脾俞、风府、人中、商丘、意舍、间使,使用泻法。

(5)恐怯若愚

肾精不足恐怯若愚,未遇恐惧之事则终日不安,如人将捕之,甚者自言自语,呼之不应,腰膝酸软,遗精盗汗,面色无华,舌红少苔,脉细弱。治疗可结合"虚则补其母"之法配穴,以补肾益精,宁心安神。针刺肾俞、志室、天柱、脑户、复溜、灵道,则用补法针刺。

第 14 问:子午流注与灵龟八法对哪些病有特效?

郑魁山先生通过几十年的临床体会,子午流注"纳子法"治疗按时发作的顽固性病症有特效,"纳甲法"对长期慢性病急性发作有特效,"灵龟八法"对剧痛有特效。

(1)纳子法治胆结石子时发作

1944 年 10 月 3 日(甲午日),去天水市张家川出诊,遇一刘×,男,45 岁,农民,患者有胆结石症病史 2 年。患者每每在夜间发生胁肋痛,过时即逐渐缓解,次日夜间时辰一到又开始胁痛。我于当日子时针患者丘墟、阳辅,用泻法,留针 1h,针后疼痛减轻;第 2 日子时针足临泣、阳辅,用泻法,留针 1h 后疼痛消失;第 3 天患者诉早晨腹痛 3h 左右,大便后发现便内有 5、6 块小石子,便后腹部痛解。又按上述方法针治 1 次,胁痛腹痛均再未复发。

(2)纳甲法治胃脘痛急性发作

1953 年 8 月 7 日(丙申日)19 时(戊戌时),去秦安县郭嘉镇出诊,遇一王×,男,42 岁,农民,患者已有胃脘痛病史 10 余年,经常发作,时伴有呕吐,就诊当天上午呕吐物中带血,下午出现了大量吐血。我即针刺足三里、内庭,用平补平泻法,留针 30min,吐血即止;第 2 天是丁酉日,又在戊申时针足三里、解溪,用平补平泻法。治疗 2 次,留针 30min,患者的胃痛及吐血症状就止住了。

(3)灵龟八法可通过止痛作用,应用于针刺麻醉

1957 年 3 月 11 日(己卯日)戊辰时,去秦安县郭嘉镇出诊,遇一张×,男,45 岁,农民,右腿腓骨骨折,已卧床休息 4d。患者一亲属是骨科医生,准备给她进行手法接骨,但恐其不能忍受正骨、接骨时的疼痛,故请我协助进行针刺镇痛。当时我按照灵龟八法,先针刺患者左足临泣、右外关,使用平补平泻法,留针至 5min 时,患者好像睡着了,当即让骨科医生进行手术,又继续留针 1h 左右,直到手术完毕后拔出针,再唤醒患者,患者诉没有丝毫痛感。

(胥文娟)

第二章　郑氏针法在心脑疾病中的运用

第一节 心 悸

一、概述

心悸往往是因外感或内伤等引发的气血不足、心失所养所致;或因痰饮瘀血阻滞,心脉不畅,引起心中急剧跳动,惊慌不安,甚则不能自主为主要临床表现的一种病症。

心悸时而发作,时而停止,往往因个体受到惊吓感到恐慌或因过度劳累而发作,不发作的情况下,并不会表现出任何异常,在病情并不严重的情况下,本病被命名为惊悸;如果患者整天悸动,在过度劳累的情况下,病情会进一步恶化,患者整体情况较差,病情较为严重则被命名为怔忡。怔忡往往伴随有惊悸,如果患者长期出现惊悸症状并且未能治愈,则会进一步转变为怔忡。

在各种心系病症中,心悸极为多见,在中老年群体中,这一疾病较为常见,患者可能因心脏出现病变而引发这种疾病,也可能因其他疾病导致心脏受到影响,从而引发这种疾病。

尽管《内经》中并未提及心悸等疾病名称,但对相似病症进行了记载,如《素问·举痛论》:"惊则心无所依,神无所归,虑无所定,故气乱矣。"其中还提到,心脉瘀阻、突然受到惊恐等因素都会导致患者病发,并对心悸脉率的变化,形成了深刻认知。《素问·三部九候论》中率先对心律不齐的病症进行了记载。

《素问·平人气象论》中指出:"脉绝不至曰死,乍疏乍数曰死。"其率先对心悸的情况下心律严重不齐与预测疾病发展情况之间的关系建立了相应认知。在《伤寒论》等著作中, 汉朝张仲景将惊悸等作为疾病名称,指出该疾病主要因受到惊扰等因素导致,其中对心悸时出现的促脉等病症及其差异进行了记载,指出了基本治疗原则,并指出可使用炙甘草汤等药方对该疾病进行治疗。

怔忡病名在宋朝《济生方》中首度出现,其中对惊悸等疾病的原因、机理、治疗方法等进行了详述。《丹溪心法·惊悸怔忡》中指出,心悸当"责之虚与痰"的理论。明朝《医学正传》对惊悸、怔忡的共性与特性进行了详述。《景岳全书·怔忡惊恐》指出怔忡的主要病因为过度劳损、阴虚,且"虚微动亦微,虚甚动甚",在诊治与调理上,倡导"速宜节欲节劳,切戒酒色""速宜养气养精,滋培根本"。清朝《医林改错》对因血脉不畅通而引发的心悸等病症进行了论述,其中指出,在治疗心悸时,血府逐瘀汤具有良好的疗效。

临床治疗上,心悸这种病症较为多见,也可作为一种临床病症,例如患者因失眠等多样化的因素而出现病症时,应以原发病为主进行辨证治疗。

对于具有心悸病症的临床表现,因心脏跳动速度异常等西医学的各种因素引发的疾病,只要以心悸作为核心临床表现,均可进行辨证施治。

二、病因病机

(一)病因

①身体体质较差,虚弱多病,或长期患病失去调养,劳累过度,气血亏损,进而引发心悸。

②饮食毫无节制,过度食用重口味食物,气郁而化火,津液聚集成痰,或因脾胃受损而出现痰湿,或因痰火攻心而出现病症。思虑过度而导致脾胃受损,导致人体无法产生足够的生化之源,或因缺乏运动,而导致气血亏损、心阴亏虚,进而引发病症。

③因情绪波动较大、心虚怯弱,易于受到惊吓,或过于哀伤,忧虑难以排解等因素,使个体心神不宁而难以自我控制,进而引发病症。

④三种邪气侵入人体,就会使人体产生痹证,如果长期受到外在邪气的影响,就会内舍于肾脏,使心脉受阻,导致气血亏损,从而引发病症;或者个体血脉受到风寒、湿热的侵扰,从而对心脏带来不良影响,使个体出现气血亏损的情况,也会引发病症。如温病均会导致心阴亏虚,进而引发病症。或因邪毒内舍于心脏,侵扰心脏,导致个体感到心神不宁,也易于引发病症,例如春温等疾病也往往伴随有这种病症。

⑤药物产生毒害作用,药物服用剂量超出指定标准,或毒害作用较为强烈,导致个体心质受损,进而出现病症,例如洋地黄等药物使用过量或未能合理使用的情况下,均会引发病症。

(二)病机

心悸往往会因个体受到惊吓、感到恐慌而心神动摇无法自主,进而出现病症;或因长期生病、体质虚弱、过于劳累,使气血不足、心失所养,若虚弱至极、邪气较盛,个体并未受到惊吓也会出现无法自已的病症,则表现为怔忡。

心悸主要发生于心脏,因心失所养,心神不宁而出现悸动症状。但其发病与四脏功能异常有关。例如脾脏无法生血,心血亏损,心失所养则出现悸动症状。脾脏失去健运,内部出现痰湿症状,个体感到心绪不宁而产生病症。肾阴亏损,无法遏制心火,或肾阳不足,心阳失和,均易于引发病症。肺气不足,导致心失所养,导致心脉无法畅通运行从而出现病症。肝气郁阻,气血郁滞,或肝气郁结而化火,导致心脉无法畅通运行,使个体感到心神不宁,从而引发病症。

本病的病性表现在虚实两个方面。虚者表现为气血不足、心失所养。实者表现为痰火攻心,或因气血瘀阻所致。虚实两种病性可以互相转化或在出现一种病性时夹杂出现另一种病性。长此以往,会导致人体气血亏损,而虚证也可转变为实证,同时具备实证的临床表现,例如内热等虚证,也往往具备火亢等实证的临床表现,气血亏损者易于出现气血瘀阻等。

综合以上,本病普遍为本虚标实之证,其以气血亏损为本,以气血瘀阻为标,并以虚实之证夹杂出现为常见临床表现。

三、临床表现

心神受扰、心跳过速、无法自我控制,为心悸的基本病症特点。这种病症可能具有突发性、阵发性,或者在发作时持续较长时间,或者每日多次发作,或者多天发作一次。往往表现为神情倦怠、无力、气息急促、胸闷,头部感到晕眩、呼吸急促,甚至无法平卧或出现晕厥症状。其脉气或者断绝不至,或者忽迟忽数,并以促脉等多见。

如果对心悸坐视不管或者未能采用正确的方法治疗心悸,则易于引发各种变证。心悸如果同时伴随有浮肿少尿,四肢寒冷,寝室难安,动则上气不接下气,脉气微弱,则表明患者心悸较为严重,表现为肾阳亏虚、水饮内停、上凌于心的特点。心悸如果突发喘促则个体会坐卧不安,或者痰液呈粉红色,或者夜间频繁咳嗽,个体少尿而肢体浮肿,脉气微弱脉数细微,则表明患者已出现心悸危证,具有水饮内停、上凌于心、水气上逆于肺的特点。心悸的症状如果表现为脸色突然苍白,汗流不止,四肢冰冷,出现喘脱,对外界反应迟钝,则表现为心阳欲脱之危证。心悸的症状如果表现为脉象紊乱,或者过速,或者过缓,脸色苍白,口唇发紫,个体突然失去意识,肢体发生抽动,短期内便能恢复并且不会出现后遗症,或一旦昏厥难以苏醒,则表现为心悸危证,具有晕厥的特点。

四、诊断要点

(一)诊断依据

①患者产生心神慌乱、心跳过速、紧张而难以自我控制、心跳过快或过于缓慢,出现阵发性症状或持续不止。

②胸间憋闷感到不适,易于情绪激动,内心烦躁不安,少眠,易于出汗,身体无力、

肢体易于颤动等。频繁感到心悸的中老年群可能伴随出现胸部疼痛,呼吸急喘,肢体出冷汗,或晕厥等症状。

③常因情绪波动较大、劳累过度等因素所致。

④脉象可能出现过速、过缓等变化。

⑤可在心电图等检查的辅助作用下进行鉴别诊断。

(二)鉴别诊断

本病应与胸痹心痛区别开来,后者也往往伴随有心悸的病症,例如患者感到心神慌乱,脉象出现结代变化,但以胸部憋闷、心脏疼痛为核心病症。另外,真心痛常伴较突出的心悸症状,以心前区或胸骨后刺痛,牵及肩胛、背部为主症,并出现脉象过速或过于迟缓、脉律严重失常等病症,往往会因过于劳累等因素而出现病症,并且以短期发作居多,但严重的情况下,可能会产生剧烈的疼痛,口唇发紫,或者四肢发冷,气喘,汗流不止,脉象微弱,直至患者晕厥,病情日益严重。因此,在胸痹的各种临床表现中,应将心悸视作一种次要症状,而与以心悸为主的其他病症存在一定差异。

五、辨证要点

(1)明辨惊悸与怔忡

通常情况下,惊悸发病往往与情绪、神志有关,可能会因过于忧虑、受到惊吓导致,或者因过度哀伤、过于紧张而出现阵发性病症,尽管病来较快,但病情并不严重,以实证为主,通常若病势较轻时可自动缓解,患者疾病未发作的情况下与正常人无异。怔忡往往因长期生病体质较为虚弱、心脏受到损伤导致,在不受到精神因素影响的情况下也会发作,心悸持续时间较久,难以自主控制,活动后会进一步加剧,以实证为主,或虚证中夹杂有实证,病发时较为严重,不发作时也可能出现脏腑亏损的病症。如果长期未能治愈惊悸,则会进一步恶化为怔忡。

(2)明辨虚证与实证

心悸表现为虚证与实证夹杂出现的证候特点,虚者是指脏血亏损,实者是指血脉瘀阻、火邪之类。在对心悸进行辨证时,应明确虚实的比例,进而明确科学的治疗方法。

(3)辨明脉象

在心悸辨证中,应观察脉象变化,如结脉等异常脉象均较为多见,应进行仔细辨别,了解其临床意义。还应结合个体的病史、病症,辨明脉象。通常情况下,阳盛则脉象较为急促,表现为阳热,如果脉象过速且较为微细,伴随有面部浮肿症状,动则呼吸急促,肢体较为寒冷,舌淡者以虚寒之证居多。阴盛则郁结,长期无力则虚弱,出现结脉、代脉者,往往也为虚寒,其中结脉是指气血不畅,代脉是指元气以及脏气衰弱。如果个体长期生病而脉象弦滑、脉象较为明显为逆证,脉象紊乱且模糊,则表明患者已病危。

（4）辨明病情

临床上在对心悸进行辨证时,应结合原发疾病进行问诊,以便更加精准地进行辨证,例如因脉律严重失常而引发的心悸,以心率加快型心悸居多,具有心神不安的特点;冠心病心悸则以气息虚弱,心血瘀阻居多,或因痰瘀交阻而发;风心病引发的心悸,往往表现为心脉痹阻;病毒性心肌炎引发的心悸,往往因邪毒内舍于心脏,表现为脉象瘀阻。

六、针灸治疗

治法:宁心定悸

主穴:双侧华佗夹脊穴（T1～T5）、心俞、厥阴俞、神门、内关。

配穴:心虚胆怯者配胆俞、日月;心血不足者配脾俞、足三里;心阳不振者配至阳、关元;阴虚火旺者配太溪、三阴交;心血瘀阻者配膈俞;水气凌心者配水分、阴陵泉。

方义:T1～T5 华佗夹脊穴主治心肺胸腔内诸病,华佗夹脊穴位于督脉、足太阳膀胱经经气重合之处,可通过实施针刺对二经进行调理。人体的经脉均通过二经会合、转达,因此,可通过对夹脊穴实施针刺使全身气血畅通运转;心俞、厥阴俞为心与心包的背俞穴,可调心气以定悸;神门为心之原穴,可补心气,宁心定悸;内关为心包经的络穴,功在宁心通络、安神定悸。

操作:双侧华佗夹脊穴运用郑氏"金钩钓鱼"针法,叮嘱患者采用俯卧位,对患者穴位使用碘伏棉签进行消毒,之后用酒精进行脱碘处理,使用 0.30mm×40mm 规格一次性不锈钢针灸针（不同厂家生产均可）进针,针刺方法:消毒完毕后,进针前在 T1～T5 棘突旁用左手揣穴,针刺时左手轻放于相应棘突上,于棘突旁开 0.5 寸处垂直进针,不捻转针柄,进针深度约 30mm（根据患者体质决定）到达椎间孔旁,右手持针,至针下沉紧得气,得气后针体向前虚搓,进一步使针下沉紧,捏持针柄,针尖"钓"着沉紧部位的肌纤维、韧带小幅度高频率牵抖 3～6 次,像鱼吞钩一般,如此反复操作 1min,使针下肌肉变得松软。留针 60min,缓慢将针起出,不按针孔。内关穴进针得气后,双手同时操作双侧内关穴,行推气法使气感上行;余穴位均常规针刺。

七、按语

"金钩钓鱼"针法属"郑氏家传八法"之一,具有疏通经脉、使气血畅通、消除瘀结的作用,对于任何与气血瘀滞相关的疾病均较为适用。基于郑氏家传手法,郑毓琳先生融入了元明年代针刺补泻手法的精要部分,将传统"提插"手法、"金钩钓鱼"针法作为理论依据,通过临床实践与经筋理论巧妙结合起来,使原来的针刺手法得到进一步创新发展,该针法因施刺阶段,医者手如"鱼吞钩饵"而得名。作为一种泻法类手法,"金钩钓鱼"针法注重调节气息,注重"气至病所"、气感的延长时间,以实现"泻针"的松滑度。该手法在操作阶段,应把握"得气"等核心要点,在操作成功的情况下,具有"针下松滑、部分组织松软"的表现。这种独到的操作手法、施针阶段所遵守的"气至病所"的原则决定着它具有广泛感传、针感较强、可快速传导的特点,相较于其他手法,能够使气血更加畅通,更能起到消瘀散结的作用。

(张谦)

第二节　胸痹心痛

一、疾病概述

胸痹心痛是由于正气亏虚,饮食情志,寒邪等所引起的以痰浊、瘀血、气滞、寒凝痹阻心脉,以膻中或左胸部发作性憋闷、疼痛为主要临床表现的一种病症。病情较轻的情况下,会短暂性地出现轻微的胸闷或隐隐作痛的病症,或出现左胸不适的病症;病情较为严重的情况下,患者会产生强烈的疼痛感觉,表现为绞痛。往往出现心悸、气喘、无法顺畅呼吸,甚至惶恐不安、气喘、面色发白、冒冷汗等症状。往往因过度劳累、情绪波动较大等因素而引发,也可能在未出现任何诱发因素或安静的情况下发病。

作为一种心系病症,胸痹心痛会对中老年群体的健康带来严重威胁,随着民众生活节奏加快、饮食结构不断改善,胸痹心痛的发病率在不断增加,因此,渐渐成为人们的关注焦点。因本病以本虚标实为核心症状,临床表现较为错综复杂,病理易于变化,而着眼于整体的中医药治疗具备综合治疗的优点,因此备受关注。

"心痛"这一疾病名称率先出现于《五十二病方》,而在《内经》中,率先记载了"胸痹"的疾病名称,并且对"胸痹"的诱发因素、常规病症、临床表现进行了具体记载。《素问·藏气法时论》中指出:"心病者,胸中痛……两臂内痛。"《灵枢·厥病》中指出:"真心痛,手足青至节,心痛甚,旦发夕死,夕发旦死。"《金匮要略·胸痹心痛短气病脉证治》中指出,作为胸痹具有多样化的临床表现,心痛就是其中之一,"胸痹缓急"是指心痛

-184-

时具有发作缓慢的特点,其病机主要为"阳微阴弦",医家采用辛温通阳等疗法,采用人参汤等作为代表方剂。后代的医家对胸痹的治疗方法、方药进行了补充,例如《世医得效方》是元朝危亦林的著作,其中使用苏合香丸芳香温通,治疗心痛。《证治准绳》中将心痛、胸痛、胃脘痛区分开来,并在辨证胸痹心痛方面取得重大进展,对于"死血心痛",使用失笑散及剂量较大的桃仁、红花来进行治疗。

另外,《时方歌括》中指出在治疗心腹诸痛时,可使用丹参饮。《医林改错》中指出,为了治疗胸痹心痛等疾病,可以使用血府逐瘀汤起到畅通血脉的作用,具有较好的治疗效果。

胸痹心痛病与西医的心绞痛等疾病相当。胸痹心痛较为严重的情况下,表现为真心痛,等同于缺血性心脏病心肌梗死。如果西医学其他疾病的核心病症表现为左胸憋闷疼痛,也可按照本节进行辨证治疗。

二、病因病机

(一)病因

1. 年龄较大、体质虚弱

中老年人群体易于出现本病,因病患年龄普遍在 50 岁以上,肾气逐步衰减。肾阳亏虚而引发气血不足或心阳不振,导致气血无法顺畅运行,进而引发心痛;如果肾阴亏虚,则难以滋养五脏,使人肝火旺盛,痰热攻心,心脉无法畅通运转,进而引发心痛病症。

2. 未能合理饮食

饮食口味过重,或饱餐过度,长此以往会导致患者脾胃受损,运化失健,因水湿在体内停留而生痰,使人心脉瘀阻,进而引发本病;蕴热化火、炼液成痰,痰瘀共同导致心脉瘀阻,进而引发本病。

3. 情绪失控

过于忧虑易损伤脾胃,脾脏虚弱、气结,运化失健,津液难以输布,聚集成痰,导致人体气血难以顺畅运行,导致人体心脉因此瘀阻,进而引发本病。或因大怒伤肝,肝气长期郁滞就会痰郁化火,进而导致心脉闭阻,引发本病。《杂病源流犀烛》中指出:"七情除喜之气能散于外,余皆令肝郁而心痛。"因此,情绪波动较大是引发本病的主要因素。

4. 寒邪之气侵入体内

体质较为虚弱,胸阳不振,就会导致寒邪之气侵入体内,血脉无法畅通运行而引发本病。《素问·举痛论》中指出:"寒气入经而稽迟,泣而不行……故卒然而痛。"《诸病源候论·心腹痛病诸候》中指出："心腹痛者,由腑脏虚弱,风寒客于其间故也。"《医门法律·中寒门》中指出："胸痹心痛,然总因阳虚,故阴得乘之。"指出胸痹心痛的主要原因如下:因体质虚弱而导致寒邪之气侵入身体或者温度骤降等天气变化因素。

(二)病机

胸痹心痛的主要诱发因素在于心脉痹阻,其病变部位在心,但与除肺部以外的其他三脏的功能异常息息相关。因心主血脉主要依靠肝的疏泄、脾的运化等功能而运行。本病具有虚性病性,也具有实性病性,以本虚标实,虚实夹杂出现为主要特点,虚性病性以气血不足为主要表现,特别是出现气虚、阳虚的病症;实性病性以气滞痰阻、气血瘀阻为主,并可互相影响,其中又以气血瘀阻、痰液混浊为主。但虚实病性均以心脉无法畅通运行为核心病机。发作阶段,主要表现为标实,存在较为明显的气血瘀阻、痰液混浊现象,缓解阶段主要为心肾阳虚,其中最为多见的是心气虚、心阳虚。上述致病因素、病机可以同时存在,互相影响,导致病情进一步恶化,可出现以下病变:心脉瘀阻而产生剧烈疼痛,进而引发为真心痛;心阳受阻,因缺乏足够的心气而导致心脏无力鼓动,进而引发心悸,脉结代病症,更为严重的是,会出现脉气微弱的情况;肾阳虚衰,水饮内停,上凌于心,水气上逆于肺则出现气喘、水肿,意味着患者的病情正在进一步恶化,应结合相关病程互相参照进行辨证诊治。

三、临床表现

本病的主要证候特点为胸闷、心痛、短气。《金匮要略·胸痹心痛短气病》中率先同步提出胸闷、心痛、短气三种病症,这也意味着张仲景对本疾病产生了深刻认知。

年满40岁的中老年人为本病的高发群体,以左胸感到不适,甚至产生剧烈疼痛为核心表现,向左肩背放射,痛感较为短暂,往往因情绪激动、过度劳累等因素而引发,也会在安静或晚上并未出现明显诱发因素的情况下发作。往往伴随有气息急促、无力等病症,更为严重的是,出现气喘,脉结代等病症。大部分患者休息后,或者去除诱发因素后,可使病症得到改善。

胸痹心痛有着多样化的表现形式,病情轻微表现为隐痛或不适感,病情严重表现为绞痛等症状,持续时间少则几秒钟,多则一刻钟。如果患者产生剧烈的疼痛感觉,持续时间达到半小时以上,服用药物或休息以后依然不见好转,患者面色发白、出汗、肢体冰冷、脉结代,病情严重的情况下会早晨发作晚上死亡,晚上发作早晨死亡,这也是真心痛的特点。

胸痹心痛具有多样化的舌象表现、也具有多样化的脉象表现。

四、诊断要点

（一）诊断依据

①左侧胸膺或膻中处因感到憋闷而产生隐痛等痛感，疼痛往往可沿着循行部位向手指处延伸，往往伴随有心悸。

②突然发作，时而发作时而停止，或反复无常。发作时仅持续数秒钟，最多十分钟，服用药物或休息后能快速好转。

③中年以上群体易于发病，往往会因情绪波动较大、气候变化、饮食毫无节制等因素而引发。也可能在无明显诱因的情况下发作。

④心电图应作为必不可少的一项检查工作。休息状态下，心电图具有心肌缺血的表现形式，心电图运动试验阳性能够更好地辅助诊断。

若痛感强烈且持续时间超出半小时，服用药物以后依然无法好转，伴随出汗肢体冰冷，面色发白，嘴唇发紫等症状，严重情况下早晨发作晚上死亡，晚上发作早晨死亡，等同于西医学的急性心肌梗死，往往合并有心律不齐等症状，这些都是真心痛的主要病症，应辅助使用心电图进行动态观察并进行血清酶等常规检测，从而进行更好地诊断。

（二）鉴别诊断

1. 胃痛

上腹胃脘为主要病位，疼痛时间持续较长，并以暴饮暴食为主要病机，往往伴随有恶心等消化系统疾病。可以辅助使用 B 超等方式进行检测、鉴别。胃痛也有可能是心肌梗死的病症，应注意进行仔细辨别。

2. 胸痛

以胸部为病位，在个体运动等情况下，病痛会变得更加严重，往往合并出现咯痰等病症。可采用 X 线检查等方式进行诊断。

3. 胁痛

以胁肋部为病位，往往因情绪波动较大而引发。

五、辨证要点

1. 明确病位

如果位十胸膺处，往往表现为气血无法畅通运行；如果向肩背甚至手指等部位延伸，则表明痹阻较为明显；胸痛向背部延伸、背痛向心脏延伸者，以寒凝心脉居多。

2. 明确疼痛性质

在判断胸痹心痛是虚证还是实证,在气在血时,应将明确疼痛性质作为核心参照标准,临证时参照其他病症、脉象进行精准判断。属寒者,产生绞痛的感觉,遇寒导致病情发作或进一步恶化;属热者,胸部憋闷、产生灼痛的感觉,得热则会导致病情加剧;属虚者,痛势较为缓慢,会产生隐痛的感觉,可通过揉按得到改善;属实者,则痛势较为急剧,产生绞痛、刺痛的感觉;气滞者,则以憋闷为主,痛感并不明显;血瘀者,特定部位会产生刺痛的感觉。

3. 明确疼痛程度

如为短暂性疼痛,转瞬即逝则表明较为轻微,如果持续较久未好转,则表明较为严重,如果连续几小时或几日持续疼痛则表明为疾病较为危重。通常情况下,疼痛越是频繁发作,病情越严重。但也可能出现并未频繁发作而病情较为危重的情况,应参照临床表现进行进一步研究判断。如果在过度劳累的情况下,才导致疼痛发作,休息或服用药物后能改善则为顺证,反之为危候。

六、针灸治疗

治法:行气通阳,活血止痛。

主穴:心俞、厥阴俞、双侧华佗夹脊穴(T1~T5)、膻中、内关、阴郄、郄门。

配穴:气滞血瘀证可配太冲、血海;寒邪凝滞证可配神阙、至阳;痰浊阻络证可配丰隆、中脘;阳气虚衰证可配至阳。

方义:心俞、厥阴俞为心和心包的背俞穴,可调理心气以通阳止痛;T1-T5华佗夹脊穴主治胸腔内心肺疾病,华佗夹脊穴位于二经重合之处,可通过施用针刺对二经进行调理,且人体的气血通过二经会合、转达。因此,可通过对夹脊穴实施针刺使全身气血畅通运转;膻中是心包之募穴,又是气会,可行气化瘀止痛;内关为心包经的络穴,功在宁心通络,安神定悸;阴郄是手少阴心经的郄穴,郄门是心包经的郄穴,二穴合用,善治心脏急症。

操作:双侧华佗夹脊穴采用郑氏“金钩钓鱼”针法,叮嘱病患采用俯卧位,对患者穴位使用碘伏棉签进行消毒,之后用酒精进行脱碘处理,使用特定规格的一次性针灸针进针,进针前在T1~T5棘突旁用左手揣穴,针刺时左手轻放于相应棘突上,于棘突旁开0.5寸处垂直进针,不捻转针柄,进针深度以患者胖瘦程度确定,到达椎间孔旁,右手持针至针下沉紧得气,得气后针体向前虚搓,进一步使针下沉紧,捏持针柄,医者手下感到针尖“钓”着沉紧部位的肌纤维、韧带,小幅度高频率牵抖3~6次,像鱼吞钩一般,如此反复操作1min,使针下肌肉变得松软。留针40~60min,将针缓慢拔出,不按针孔。内关穴针刺得气后，双手同时操作双侧内关穴，行推气法使气感上行；膻中向下平刺；余穴位均常规针刺。

七、按语

"金钩钓鱼"针法是甘肃郑氏家传八法之一。"金钩钓鱼"针法具有疏通经脉、消除瘀结的作用，对于任何与气血瘀滞相关的疾病均较为适用。基于郑氏家传手法，郑毓琳先生融入了元明年代针刺补泻手法的精要部分，将传统"提插"手法、"金钩钓鱼"针法作为理论依据，通过临床实践与经筋理论巧妙结合起来，使原来的针刺手法得到进一步创新发展，该针法因施刺阶段，医者手如"鱼吞钩饵"而得名。作为一种泻法类手法，"金钩钓鱼"针法注重调节气息，注重"气至病所"、气感的延长时间，以实现"泻针"的松滑度。该手法在操作阶段，应把握"得气"等核心要点，在操作成功的情况下，具有"针下松滑、部分组织松软"的表现。这种独到的操作手法、施针阶段所遵守的"气至病所"的原则决定着它具有针感强、感传范围广、传导迅速的特点，相较于其他手法，能够使气血更加畅通，更能起到消瘀散结的作用。

（张谦）

第三节　眩晕

一、疾病概述

眩晕是以目眩与头晕为主要表现的病症。目眩是指眼花或眼前发黑，头晕是指感觉自身或外界景物旋转，二者往往同时出现，因此被并称为眩晕。在病症较轻的情况下，患者闭眼即能使症状消失，在病症较为严重的情况下，患者无法稳定站立，或同时出现恶心等病症。西医学中的良性位置性眩晕、后循环缺血、梅尼埃病、高血压病等以眩晕为主症者，均可参考本节辨证论治。

眩晕的发生常与劳伤过度、午老体虚、忧郁恼怒、恣食厚味、头脑外伤等因素有关。

有关眩晕的论述始见于《内经》，这部著作对眩晕的致病因素进行了大量论述，指出眩晕的发生与情志不舒，气机郁结等多种病因有关。如《灵枢·海论》指出："髓海不足,则脑转耳鸣,胫酸眩冒。"《素问·至真要大论》指出:"诸风掉眩,皆属于肝。"张仲景指出:眩晕的核心致病因素之一在于痰饮。《金匮要略》指出:"心下有支饮,其人苦冒眩,泽泻汤主之。"金元年代,进一步改善了眩晕的病机、治疗方法方药理论。刘完素在《素问玄机原病式·五运主病》中提到:"风火皆属阳,多为兼化,阳主乎动,两动相搏,则为之旋转。"主张眩晕应从风火立论。而朱丹溪提出"无痰则不作眩"的观点,并指出应当"治痰为先"。及至明朝,张介宾指出:"眩运一证,虚者居其八九,而兼火兼痰者,不过十中一二耳。"在对眩晕这一疾病进行治疗时,应主攻"治虚"。虞抟《医学正传·眩运》指出治疗眩晕当根据不同体质进行辨治,还对"眩晕是中风的先兆"进行了记载,此时期已经对眩晕与中风的关系建立了清晰的认知。

二、病因病机

眩晕的发生主要与情志不遂、年老体弱、饮食不节、久病劳倦、跌仆坠损,以及感受外邪等因素有关,内生风、痰、瘀、虚,导致风眩内动、清窍不宁或清阳不升,脑窍失养而突发眩晕。主要病因病机归纳如下:

1. 情志不遂

肝为刚脏,体阴而用阳,其性主升主动。若长期忧恚恼怒,肝气郁结,气郁化火,风阳扰动,发为眩晕。如《临证指南医案·眩晕》华岫云按:"经云:诸风掉眩,皆属于肝。头为六阳之首,耳目口鼻皆系清空之窍。所患眩晕者,非外来之邪,乃肝胆之风阳上冒耳,甚则有昏厥跌仆之虞。"

2. 年老体虚

肾为先天之本,主藏精生髓,脑为髓之海。若年高肾精亏虚,不能生髓,无以充养于脑;或房事不节,阴精亏耗过甚;或体虚多病,损伤肾精肾气,均可导致肾精亏耗,髓海不足,而发眩晕。如《灵枢·海论》云:"脑为髓之海""髓海有余,则轻劲多力,自过其度;髓海不足,则脑转耳鸣,胫酸眩冒,目无所见,懈怠安卧。"

3. 饮食不节

若平素嗜酒无度,暴饮暴食,或过食肥甘厚味,损伤脾胃,以致健运失司,水谷不化,聚湿生痰,痰湿中阻,则清阳不升,浊阴不降,致清窍失养而引起眩晕。如《丹溪心法·头眩》曰:"头眩,痰夹气虚并火,治痰为主,夹补气药及降火药。无痰则不作眩,痰因火动,又有湿痰者,有火痰者。"

4. 久病劳倦

脾胃为后天之本,气血生化之源。若久病不愈,耗伤气血;或失血之后,气随血耗;或忧思劳倦,饮食衰少,损伤脾胃,暗耗气血。气虚则清阳不升,血虚则清窍失养,皆可发生眩晕。如《灵枢·口问》曰："故上气不足,脑为之不满,耳为之苦鸣,头为之苦倾,目为之眩。"

5. 跌仆坠损

素有跌仆坠损而致头脑外伤,或久病入络,瘀血停留,阻滞经脉,而使气血不能上荣于头目,清窍失养而发眩晕,且多伴见局部疼痛、麻木固定不移,或痛如针刺等症。

此外,外感六淫之中,因"高巅之上,惟风可到",风邪与寒、热、湿、燥等诸邪,皆可导致经脉运行失度,挛急异常,使清窍失养而发眩晕。

眩晕的病机概括起来主要有风、痰、虚、瘀诸端,以内伤为主。因于风者,多责之情志不遂,气郁化火,风阳上扰。因于痰者,多责之恣食肥甘,脾失健运,痰浊中阻,清阳不升,所谓"无痰不作眩"。因于虚者,多责之年高体弱,肾精亏虚,髓海空虚,或久病劳倦,饮食衰少,气血生化乏源,甚合"无虚不作眩"。若风、痰、虚日久,久病入络,或因跌仆外伤,损伤脑络,皆可因瘀而眩,甚至发为中风。在临床上,上述诸因常相互影响,或相兼为病。

本病病位在脑,病变与肝、脾、肾三脏密切相关。其病性有虚、实两端,临床以虚证居多。脾胃不足,肾虚髓空,皆可导致脑窍失养而作眩,是为虚证;若痰浊上蒙清窍,或瘀血痹阻经脉,导致清窍不利而作眩,是为实证。本病临床亦可见本虚标实之证。正如《类证治裁·眩晕》所言:"肝胆乃风木之脏,相火内寄,其性主动主升。或由身心过动,或由情志郁勃,或由地气上腾,或由冬藏不密,或由年高肾液已衰,水不涵木,以致目昏耳鸣,震眩不定。"总之,眩晕多反复发作,病程较长。其病因病机较为复杂,多彼此影响,互相转化,临证往往难以截然分开。如肾精亏虚本属阴虚,若因心肾阳虚则会产生虚证;再如痰湿中阻,最初以痰湿偏盛为常见形式,长此以往,郁久化火,扇动肝阳,形成痰火为患,甚至火盛伤阴,形成阴亏于下、痰火上蒙的证候转化;或失血过多,每致气随血脱,可出现气血俱亏之眩晕。此外,风阳与痰火夹杂出现,肾虚会引发肝火旺盛的问题,长此以往,导致血脉瘀阻,在临床上往往会出现虚实夹杂之证候。临证显示,眩晕频作的中老年患者,多有罹患中风的可能,临证常称之为"中风先兆",需谨慎防范病情迁延、变化。

三、临床表现

眩晕是以目眩与头晕为主要表现的病症。目眩是指眼花或眼前发黑;头晕是指认为自己以及周边事物在旋转。二者往往共同出现,因此被并称为眩晕。在病情较轻的情况下,闭上眼睛就能缓解,在病情较为严重的情况下,患者感觉周边事物在旋转,导致患者如同坐船一般,无法站立,或同时出现呕吐等病症。

四、诊断要点

1. 诊断依据

①头晕眼花,看到自己或周边的事物在转动,导致患者如同坐船一般,感觉身边事物在旋转,甚至无法站立。可出现呕吐等症状。

②在年满 40 岁的群体中较为多见。发病较急,往往多次发作,或起病较慢,变得日益严重。

③往往与饮食毫无规律、身体虚弱、年龄较大、情绪波动较大等因素有关。

④颈椎 X 线片、经颅多普勒、颅脑 CT、MRI 扫描、血常规及血液系统检查等有助于对本病病因的诊断。

2. 病症鉴别

(1)厥证

厥证以突然晕倒、四肢冰冷等为特点,通常情况下,患者可在短期内醒来,病情较为严重的情况下,可能昏厥后无法苏醒,更为严重的是直接死亡。眩晕病情严重的情况下,也可能出现晕倒等病症,虽与厥证相似,但并未出现昏迷等病症,也并未出现肢体厥冷表现。

(2)中风

中风主要特点为突然晕倒、神志不清、可能同时出现失语等特点,或者在未晕厥的情况下,仅以半身不遂为特点。头晕目眩是眩晕的主症,虽眩晕之甚者亦可见仆倒,与中风昏仆相似,但患者神志清楚或瞬间即清,且无半身不遂、口舌歪斜、言语謇涩等症。部分中风患者以眩晕、头痛为先兆表现,应当注意二者的区别及联系。

五、辨证要点

1. 辨相关脏腑

眩晕病位在脑,与肝、脾、肾三脏功能失调相关,但与肝关系尤为密切。若为肝气郁结者,可见胸胁胀痛、时有叹息;肝火上炎者,可见目赤口苦、急躁易怒、胁肋灼痛;肝阴不足者,可见目睛干涩、五心烦热、潮热盗汗;肝阳上亢者,兼见头胀痛、面色潮红、急躁易怒、腰膝酸软;肝风内动者,可见步履不稳、肢体震颤、手足麻木等表现。临证以肝阳上亢者多见。因于脾者,如果脾胃亏虚,气虚血虚者,可出现身体无力、面色苍白的症状;如果患者脾虚气结,运化失司,因痰湿停留于人体中部而导致脾胃功能失调,可见纳呆呕恶、头重如裹、舌苔浊腻诸症。因于肾者,多因肾精亏损所致,可出现腿部酸软、耳鸣等病症。

2. 辨标本虚实

凡眩晕反复发作,症状较轻,遇劳发作,两目干涩、腰膝酸软,或面色苍白、神疲乏力、形羸体弱、脉象细弱者,多属虚证,由肾精不足或气血亏虚所致。而实证眩晕,可有偏痰湿、瘀血及肝阳、肝风、肝火之别。若眩晕较为严重,或猝然发作,看到周边事物在转动,往往伴随有呕吐等症状、头部感到沉痛、苔腻脉滑者,多属痰湿所致;若眩晕日久,伴头痛固定不移、唇舌紫暗、舌有瘀斑、脉涩者,多属瘀血所致;若头晕眼花、口中发苦、感到烦躁不安、易于动怒、肢体震颤,甚至晕厥,脉弦且有力,多由于肝阳风火所致。总之,眩晕临证,虚证多由于气、血、精;实证多由于风、痰、瘀。

3. 辨缓急轻重

眩晕临证,病势多缓急不一。因虚而发者,病势较缓,症状较轻,多见于久病、老年及体虚之人;因实而发者,病势较急,症状较重,多见于初病及壮年、肥胖者。若眩晕久治不愈,亦可因实致虚,或虚中夹实,而发展成本虚标实,虚实互见之证,症状时轻时重,缠绵难愈,或有变生中风、厥证之虞。

六、针灸治疗

1. 治法

治疗原则为补虚泻实,调整阴阳。虚者应补气养血、补养肝肾、补益肾中精气;对于实证患者,应平肝潜阳,清肝泻火,化痰祛瘀。

2. 取穴

(1)实证

主穴:风池、百会、四神聪、耳门、听会、合谷、太冲、内关、丰隆。

配穴:肝阳上亢可配行间、率谷;痰湿中阻可配中脘、阴陵泉;瘀血阻窍可配膈俞、阿是穴。

方义:眩晕病位在脑,脑为髓海,督脉入络脑,故治疗首选位于巅顶之处之百会穴,可清利头目、止眩晕;风池、四神聪均位于头部,局部取穴,疏理头部气机;耳门、听会分属手足少阳经,可达舒经通络,聪耳定眩;合谷、太冲分属手阳明、足厥阴经,均循行上达头面部,四穴相配为"四关穴",可通经活络;内关为八脉交会穴,通阴维脉,可宽胸理气,和中止呕;丰隆健脾除湿、化痰定眩。

操作:风池穴运用温通针法进行操作,即对风池穴进行按摩,沿着同侧眼球方向将针刺向穴位,押手加大压力等待气至,按照一定指法用力捻转,通过推弩守气使针下进一步产生沉紧感,并采用关闭法使针感向头部传导从而产生热感,守气几分钟以后缓缓出针,对针孔施加压力。叮嘱病患略微张口,耳门、听会直刺进针,行捻转法促进得气,再行泻法,使针感传至耳部。余穴采用常规刺法。

（2）虚证

主穴：风池、百会、四神聪、耳门、听会、足三里、肝俞、肾俞。

配穴：气血亏虚配脾俞、气海；肾精不足配悬钟、太溪。

方义：眩晕病位在脑,脑为髓海,督脉入络脑,故治疗首选位于巅顶之下之百会穴,可清头目、止眩晕；风池、四神聪位于头部,局部取穴,疏调头部气机；耳门、听会分属手足少阳经,可达舒经通络,聪耳定眩；肝俞、肾俞补益肝肾,益精填髓；足三里补益气血,充髓止晕。

操作：风池穴采用温通针法操作,即对风池穴进行按摩,沿着同侧眼球方向将针刺向穴位,押手加大压力等待气至,按照一定指法用力捻转,通过推弩守气使针下进一步产生沉紧感,并采用关闭法使针感向头部传导从而产生热感,守气几分钟以后缓缓出针,对针孔施加压力。嘱患者微张口,耳门、听会直刺进针,行捻转法促进得气,再行泻法,使针感传至耳部。余穴采用常规刺法。

七、按语

"温通针法"是"西北针王"郑魁山教授汲取先学针灸手法"烧山火"之精髓,简化"烧山火"针法,根据总结多年的临床实践经验,创立的治疗疑难杂症的特色针刺手法。

《素问·调经论》云"血气者,喜温而畏寒,寒则涩不能流,温则消而去之。"温通针法具有通络化痰、祛风散寒、行气活血、扶正祛邪的作用。本法标本兼顾,既扶助正气,调节脏腑功能以治本,又祛寒湿、散瘀血、化痰浊以治标,以温补为主,操作主要突出"温"的作用和以温之法达到"通""补"的目的。"温"以散寒除湿补元阳,"通"以疏通经络,调和气血。本法具有操作简便、感传明显、起效快、疗效高等特点,用于治疗一切虚劳,瘀滞,以及寒湿、痰浊等虚实夹杂之证。

（张谦）

第四节 头 痛

一、疾病概述

头痛,亦称头风,是以自觉头部疼痛为特征的一种常见病症。头痛可能会作为单一的病症,也可能同时见于多种疾病的过程中。偏头痛、紧张性头痛、丛集性头痛及外伤性头痛等,均可参考本节辨证论治。

有关头痛病名、病因病机的论述首载于《内经》。如《素问·风论》云:"风气循风府而上,则为脑风。"《素问·五脏生成》曰:"头痛巅疾,下虚上实,过在足少阴、巨阳,甚则入肾。"这些论述奠定了头痛病症的理论基础。东汉时期,张仲景在《伤寒论》中论述了太阳、阳明、少阳、厥阴头痛的各自见症及治疗,如《伤寒论·辨厥阴病脉证并治》曰:"干呕,吐涎沫,头痛者,吴茱萸汤主之。"这些丰富了头痛从经络辨治的理论体系。金元时期,李东垣《兰室秘藏·头痛门》将头痛分为外感和内伤两类,并补充了太阴、少阴头痛,主张分经用药。如"太阳头痛,恶风,脉浮紧,川芎、羌活、独活、麻黄之类为主"。朱丹溪强调痰与火在头痛发病中的地位,如《丹溪心法·头痛》云:"头痛多主于痰,痛甚者火多,有可吐者,可下者",将头痛病机分痰厥、气滞之别,并提出头痛"如不愈各加引经药"。这些认识至今仍对临床具有指导意义。明清时期,对头痛的辨证论治进一步深入。明代王肯堂对头痛、头风诊治提出新的见解,《证治准绳·头痛》云:"浅而近者名头痛,其痛猝然而至,易于解散速安也;深而远者为头风,其痛作止不常,愈后遇触复发也。"张介宾对头痛的辨证要点进行了归纳总结,《景岳全书·头痛》云:"凡诊头痛者,当先审久暂,次辨表里,盖暂痛者必因邪气,久病者必兼元气……暂痛者,当重邪气;久病者,当重元气,此固其大纲也。"清·王清任倡导瘀血之说,创立血府逐瘀汤治疗头痛顽疾,颇有新意。《医林改错·血府逐瘀汤所治之症目》云:"查患头痛者,无表证,无里证,无气虚、痰饮等症,忽犯忽好,百方不效,用此方一剂而愈。"至此,中医对头痛的认识已日趋丰富和完善。

二、病因病机

头痛的发生，一般可分为外感、内伤两类。若感受风、寒、暑、湿等六淫之邪，上犯巅顶，阻遏清阳；或内伤诸疾，导致脏腑功能失调，气血逆乱，痰瘀阻窍；或外伤久病，导致气滞血瘀或气血亏虚，脑脉失养，皆可引发头痛。

1. 外感头痛

多因起居不慎，坐卧当风，感受风、寒、湿、热等外邪，尤以风邪为主。如《素问·太阴阳明论》云："伤于风者，上先受之。"外邪自肌表侵袭于经络，直犯巅顶，清阳之气受阻，气血不畅，清窍壅滞，而发为头痛。又风为百病之长，易兼夹时气而致病。若风寒袭表，寒凝血涩则头痛，且见恶寒战栗；若风热上炎，侵扰清空则头痛，且身热心烦；若风湿袭表，湿蒙清窍则头痛，且沉重胀闷。诚如《医砭·头痛》所云："六淫外邪，惟风寒湿三者，最能郁遏阳气。火暑燥三者皆属热，受气热则汗泄，非有风寒湿袭之，不为患也。然热甚亦气壅脉满，而为痛矣。"

2. 内伤头痛

"脑为髓之海""肾主骨生髓"，髓海充盈主要依赖于肝肾精血的充养，及脾胃运化水谷精微的濡养，输布气血上充于脑。故内伤头痛的发生，与肝、脾、肾三脏密切相关。因于肝者，或系情志不遂，肝失疏泄，郁而化火，上扰清空，多见头痛且胀；或系肝肾阴虚，肝失濡养，水不涵木，肝阳上亢，多见头痛且眩。因于脾者，多系饮食不节，嗜食肥甘，脾失健运，痰湿内生，上蒙清空，以致清阳不升，浊阴不降，多见头痛且重；若系饥饱劳倦、产后体虚、大病久病者，中焦脾胃虚弱，气血生化不足，而致清阳不升，脑髓失养，多见头痛隐隐。因于肾者，多系禀赋不足，或房劳伤肾，以致肾精亏虚，髓海渐空，多见头痛且空；或肾亏日久，阴损及阳，肾阳衰微，清阳不升，多见头部冷痛。如《证治准绳·头痛》云："盖头象天，三阳六腑清阳之气皆会于此，三阴五脏精华之血亦皆注于此。于是天气所发六淫之邪，人气所变五贼之逆，皆能相害。"另外，若跌仆闪挫损伤脑脉，或久病入络，皆可导致脑络瘀阻，临证多见头痛如刺，固定不移，经久不愈。"头为诸阳之会"，又为"清阳之府"，故凡六淫之邪外袭，上犯巅顶，阻遏清阳，或内伤诸疾，致气血失养，瘀阻脑络者，临证均可引发头痛。头痛虽病因多端，总属外感、内伤两类。其主要病机概而论之，外感多责之于风、寒、湿、热，内伤，多关乎气、血、痰、瘀、虚，其既可单独为因，也可相兼为害，导致经气不通，不通则痛，或经脉失养，不荣则痛。

本病病位在脑，常涉及肝、脾、肾等脏。外感头痛一般起病较急，痛势剧烈，病程较短，多属实证，预后较好。内伤头痛多因脏腑功能失调所致，常起病较慢，痛势较缓，病程较长，临床有实证、有虚证，且虚实在一定条件下可相互转化。若头痛日久不愈，则可由实转虚或见本虚标实、虚实夹杂证候。内伤头痛还常常因情志、劳倦、饮食等诱因而反复发作,缠绵不愈。各种头痛若迁延不愈,可致久病入络,多见本虚标实之瘀血头痛。

三、临床表现

头痛的核心临床表现为头部自觉疼痛。本病既可能单一出现,又可能与其他疾病一起同时出现。

四、诊断要点

1. 诊断依据

以头部疼痛为主要症状,可发生在前额、两颞、巅顶、枕项、或全头等部位,头痛较甚者,可伴见恶心、呕吐、畏光、烦躁等症。一般发病较为突然、病情较为严重,表现为憋闷、疼痛或严重疼痛等症状,且有外感史并伴外感表证,为外感头痛;一般起病缓慢、反复发作,病程较长,呈胀痛、刺痛、空痛、昏痛或隐隐而痛,多无外感史,为内伤头痛。外伤性头痛多有头部外伤史。

必要时进行精神和心理检查,同时结合头颅 CT 或 MRI 检查、脑电图检查以及腰椎穿刺脑脊液检查等,这些有助于对头痛原因的鉴别。

2. 病症鉴别

(1)真头痛

真头痛为头痛的一种特殊类型,病情危重,头部常呈突发性剧痛,持续较长时间无法停止,且具有阵发性的特点,会进一步恶化,往往伴随有呕吐,甚至抽搐等病症。本病较为危险,应与常规的头痛区分开来。

(2)中风

中风以突发半身不遂、肌肤不仁、口舌歪斜、言语不利,甚则突然昏仆、不省人事为主要表现,可伴有头痛等症,但头痛无半身不遂等见症。

五、辨证要点

1. 辨外感与内伤

外感头痛多因外邪而引起,疾病突然发作,产生强烈的痛感,持续时间较为短暂,多伴有外感表证,以实证为多。

内伤头痛多起病较为缓慢,多次复发,持续时间较久,在劳累过度的情况下会进一步加剧,时而发作,时而停止,以虚证为多。如因肝阳、痰浊、瘀血等以邪实为主的内伤头痛,多表现为胀痛、重痛或刺痛,且常伴有相应脏腑损伤症状。临床亦见本虚标实,虚实夹杂者。

2. 辨头痛部位

太阳头痛,痛在脑后,并与脖颈相连;阳明头痛,会使人体的前额等部位产生疼痛的感觉;少阳头痛,会使人体的头部两侧产生疼痛的感觉,并延伸至耳部;厥阴头痛,会使人的颠顶部位产生疼痛的感觉,或与目系相连;太阴、少阴头痛多以全头疼痛为主。临证尚可见偏头痛,也称"偏头风",常以一侧头痛暴发为特点,痛势剧烈,可连及眼、齿,痛止则如常人,反复发作,经久不愈,多因肝经风火上扰所致。

3. 辨头痛性质

因于风寒者,头痛剧烈且连及项背;因于风热者,头胀而痛;因于风湿者,头痛如裹;因于痰湿者,头痛而重;因于肝阳者,头痛而胀;因于肝火者,头部跳痛、灼痛;因于瘀血者,头部刺痛,痛处固定不移;因于虚者,多呈隐痛、空痛或昏痛。

4. 辨病势顺逆

若起病急骤,头痛如破,短时间内出现神昏,伴颈项强直,呕吐如喷,甚者旦发夕死者,属真头痛,病势凶险;因于外感,头痛剧烈而见神志变化,或肢体强痉抽搐,甚或角弓反张者,为脑髓受损或脑络破裂所致,皆属于逆证,预后不良。

六、针灸治疗

1. 治法

调和气血,通络止痛。

2. 取穴

(1)外感头痛

主穴:风池、百会、四神聪、太阳、风府、列缺。

方义:头痛病位在脑,脑为髓海,督脉入络脑,故治疗首选位于巅顶之上之百会穴,清利头目;风池、四神聪位于头部,局部取穴,疏理头部气机;太阳为经脉奇穴,位于头部,可通络止痛;风府为祛风要穴,可祛风通络;列缺属手太阴肺经,"头项取列缺",可达疏通经络之功。

操作:风寒头痛时,风池穴采用温通针法进行操作,即对风池穴进行按摩,沿着同侧将针刺向眼球处,押手加大压力等待气至,按照一定指法用力捻转,通过推弩守气使针下进一步产生沉紧感,并采用关闭法使针感向头部传导从而产生热感,守气几分钟以后缓缓出针,对针孔施加压力。余穴常规针刺。

风热头痛时,风池穴采用凉泻针法操作,即以左手拇指或者食指揣穴取穴后,紧按风池穴,右手快速将针刺入风池穴内,气至以后,左手减小压力,右手手指连续捻提,使针部产生沉紧感,之后向着有感应的穴位,再次多次捻提;拇指向后多次捻提,之后使针尖朝向有感应的穴位,等待气至,产生松滑凉感以后,留针后,缓慢出针,不按针孔。余穴常规针刺。

（2）内伤头痛

主穴:风池、百会、四神聪、头维、合谷、太冲。

配穴:肝阳头痛配行间、太溪;血虚头痛配三阴交、足三里;痰浊头痛配丰隆、中脘;瘀血头痛配血海、膈俞。

方义:头痛病位在脑,脑为髓海,督脉入络脑,故治疗首选位于巅顶之上之百会穴,可清利头目;风池、四神聪、头维位于头部,局部取穴,疏理头部气机;合谷、太冲分属手阳明、足厥阴经,均循行于头面部,四穴相配为"四关穴",可通络止痛。

操作:血虚头痛、瘀血头痛、痰浊头痛时风池穴采用温通针法操作,即对风池穴进行按摩,沿着同侧将针刺向眼球处,押手加大压力等待气至,按照一定指法用力捻转,通过推弩守气使针下进一步产生沉紧感,并采用关闭法使针感向头部传导从而产生热感,守气几分钟以后缓缓出针,对针孔施加压力。余穴采用常规针刺。

肝阳头痛时,风池穴采用凉泻法,即以左手拇指或者食指揣穴取穴后,紧按风池穴,右手快速将针刺入风池穴内,气至以后,左手减小压力,右手手指连续捻提,使针部产生沉紧感,之后向着有感应的穴位,再次多次捻提;拇指向后多次捻提,之后使针尖朝向有感应的穴位,等待气至,产生松滑凉感以后,留针后,缓慢出针,不按针孔。余穴常规针刺。

七、按语

"凉泻"针法,也是郑魁山教授在其父亲郑毓琳先生经验传承的基础上,借鉴古今医家的经验,本着执简驭繁的原则,简化"透天凉""进水泻"针法,所形成的一种特色针刺手法。本法操作简便、刺激量介于"透天凉""进水泻"之间,在操作时可使患者产生凉感,并能使皮肤温度下降。《素问·针解》篇记载:"满而泻之者,针下寒也,气虚乃寒也。""凉泻"针法正是基于此,通过提插捻转、三五助泻操作来产生凉感,激发经气,亦如《针灸大成》所云:"紧提慢按,觉针头沉紧,徐徐举之,则凉气自生,热气自除。"不仅使针下产生凉感,同时患者觉得"若有所失"。本法具有操作简便、起效迅速的特点,可清热解毒、开窍醒神、养阴生津,适用于实热证。

（张谦）

第五节　中风病

一、疾病概述

中风病是因暴饮暴食、过度劳累、正气不足等因素而导致气血逆乱,导致痰火攻心、气血瘀阻,使得脑脉痹阻或血溢脉外为基本致病因素,以突然昏仆、半身不遂、口舌歪斜、言语蹇涩或不语、偏身麻木为主要临床表现的病症。晕厥等症状为核心病症。按照脑髓神机的损伤程度,可以划分为中经络、中脏腑,因此具有一定的临床表现。本病高发于中老年群体,任何季节都可能出现疾病发作的情况,但在春冬季节居多。

中风病是全球范围内导致人类死亡的三大疾病之一,给人体健康带来严重威胁,具备"四高"特点。近期以来,对于城市人口而言,该疾病的致死率最高,对于经济条件较为发达的国家而言,是排名前三的致死因素。每年因该疾病致死的人数有 460 万人,其中以欠发达国家居多,占比 2/3,其余发生于工业化国家,年满 65 岁的群体最容易成为该疾病的患者并因此致死。在日本的各种疾病中,发病率、致死率最高的疾病是脑卒中(即中风),长期以来,在日本国民的致死因素中,脑血管疾病长期位居榜首。我国也有着极高的脑卒中致死率,据估算,我国当前累计有近 600 万脑血管病患者,每年该疾病的新发患者为 130 万人左右、近 100 万人因此死亡,在有幸生存下来的人口中,出现偏瘫等后遗症的患者占比 3/4 左右,另有一些患者失去生活以及劳动能力。近年来,随着人口的增加和生活水平的不断提高,这些观察指标有增无减。在本病的防治、康复方面,中医药具有显著的治疗效果和优点。

《内经》中尽管并未对中风这一疾病名称做出明文规定,但所记述的疾病仍以"仆击"等为主,在临床表现方面与中风病在卒中昏迷阶段的表现较为相似。对中风的病因也建立了相应认知,例如《灵枢·刺节真邪》中指出:"虚邪偏客于身半,其入深……发为偏枯。"另外,还对中风这一疾病与个体的饮食等因素建立了相应的认知,如《素问·通评虚实论》中指出:"仆击、偏枯……肥贵人则膏粱之疾也。"还指出头部是该疾病的核心病位,是因气血逆乱导致。如《素问·调经论》中指出:"血之与气,并走于上,则为大厥,厥则暴死。"

　　不同朝代的医家对中风病的病机、治疗方法进行了大量论述,从病因学的角度进行分析,大致上可以划分成两个阶段。唐朝宋朝以前以"内虚邪中"居多,往往会使用补足正气的方药进行治疗。

　　正式将本病称作中风的著作是《金匮要略》,其中指出中风往往因络脉虚空,邪气侵入人体发病,其中对病症的分析,其创立的分证方法对中风病的诊治、病情严重性的判定、预后的估计带来了极大帮助。唐宋之后,尤其是金元时期,不少医家提出了"内风"的观点,堪称是中风病因学说上的重大突破。其中,刘河间指出"肾水不足、心火暴盛";李东垣指出"形盛气衰,本气自病";朱丹溪倡导"湿痰化热生风";通过将病因学作为切入点,元代王履将中风病划分成"真中"等类型。明朝张景岳提出"非风"的观点,指出中风的根本病因在于"内伤积损";对于中风病,明朝李中梓将本病划分为两种病症,这种分类方式依然被沿用在临床诊治中。清朝医家叶天士等采用了多样化的方法、方药来治疗中风病,形成了较为完整的治病法则。自晚清时期以来,张伯龙等医家深刻意识到阴阳无法调和、气血逆而不降、直冲犯脑是本病的主要病因。至此,医家对本病的致病因素的认知、治疗方式的探索已变得日益完善。近期以来,学者对该疾病的防治等渐渐形成了统一的准则,本病的疗法也变得更加多元化,治疗效果得到大幅提升。

　　在疾病的临床表现方面,中风病与西医学中的脑血管病较为相似。脑血管病可以划分为缺血性疾病、出血性疾病两类疾病。无论是哪一种类型,都可以参照本节提出的方法进行辨证治疗。

　　脑血管病,是指脑血液正常循环受阻的疾病,该疾病具有发病较为突然的特点,是指因各种病因导致患者的脑内动脉瘀阻、狭窄、破损而引发的脑血液无法正常循环的疾病,具有脑功能障碍病症的临床表现,这种障碍可能是一次性的,也可能是永久性的。在对本病的致病因素进行分析时,应与其他心血管疾病区分开来,在英美两国,脑卒中都是致死率排在第三名的病因,仅次于癌症之后,排在第一名的是心脏病。脑卒中也是致残的首要因素,在现有存活者中,伴随出现各种功能缺失症状的病患占比九成。不论是在使患者承受病痛的折磨方面,还是在承担医药费用方面,都使全球面临着极大压力。

　　当动脉受阻或在管壁内生成血凝块,导致血流量减少,在这种情况下,人脑就无法正常输送血液,极易引发脑卒中。在距离较远的有机组织处,易于生成血凝块,例如,因心脏的不规则跳动而生成血凝块。病患出现血凝块疾病的情况下,患有脑卒中的可能性进一步增加,血管弱化的病患患有脑卒中的可能性进一步增加。西医学的急性脑血管病、动脉粥样硬化、高血压病动脉改变、肿瘤、结缔组织病以及患者对某些药物的反应等,都可诱发或伴发脑部血管狭窄、闭塞,而致使脑局部缺血或因血管的破裂而出血引发脑中风。具体的病因,一方面,脑血管病往往会因一些常见疾病而诱发,例如高血压病等是该疾病的核心病因。脑栓塞的主要诱发病因为心脏病。白血病等血液病易于成为血性脑血管病的诱发因素。部分患者易于出现缺血性脑血管病。一些炎症可能直冲犯脑,或在脑血管受到单独侵犯的情况下引发脑动脉炎,例如风湿病等疾病均有可能诱发脑血管病。糖尿病等代谢病往往与该疾病息息相关。患者易于因中毒或接受化疗等因素而引发脑血管病。另一方面,药物也是脑血管病的诱发因素之一,脑血管病的诱发因素较为多样化,除了心脏病等极为常见的因素以外,如镇静剂等药物也是该疾病的核心诱发因素。药物是我们日常生活中最常用的、应用范围最广泛,当然也是最首选的治疗方式,因此药物引起的脑血管病不可忽视。老年人各项生理机能正在逐步减弱,老年人存在大量的用药需求,因此应谨慎地使用以上药物。通常情况下,用药阶段应逐步加大剂量,严禁突然降低血压,强行镇定、过度流汗、大量利尿,严禁出现滥用止血剂的情况,进而防范本病的出现。

二、病因病机

1. 正气衰微

老年群体身体较弱,或因长期生病而气血不足,脑脉失去调养。气虚则导致血脉无法畅通运行,使人脑血脉瘀阻;正气亏虚,风气内动,使痰液变得混浊、血脉瘀阻蒙蔽清窍,进而导致本病突然发作。《景岳全书·非风》中指出:患者往往会因昏愦而晕厥,本病往往因内伤积损导致。

2. 过度劳累

过于疲倦,损耗精气,阳气不足而肝火旺盛,或阴阳失调,使风阳上扰头部,风气内动,导致气虚火盛,或同时出现痰液混浊,血脉瘀阻上扰清窍的病症。

3. 脾虚气结,运化失司

暴饮暴食,导致脾胃受损,脾失健运,人体内部产生混浊的痰液,痰郁化火,在痰热的互相影响下,导致经脉受阻,上扰清窍;或肝火旺盛,气郁,导致人体产生混浊的痰液;或痰郁化火,火热又可炼液为痰,导致邪气扰动经脉,从而引发本病,即《丹溪心法·中风》中所描述的"暑湿致痰,痰郁化火,痰热动风。"不注意合理饮食,脾失运化,气血不足,无法涵养脑脉,外加上情绪波动过大、过度劳累等因素,导致气血逆而不降,神志不清而引发本病。

4. 情绪波动过大

因各种情绪产生波动,气郁,血脉无法畅通运行,导致脑部血脉瘀阻;或因盛怒而伤肝,则肝火旺盛,气血逆乱,上扰脑窍。这些因素均会使人出现血随气逆,直冲犯脑而引发本病。因此暴怒往往是本病的主要病因。

对本病进行统观,因病患脏腑功能异常,气血亏损或痰液混浊、体内产生瘀血,外加上过度劳累、思虑重重或暴怒、未能注意合理饮食、气温骤然变化等因素,均会对血脉的畅通运行带来负面影响、蕴热化火,或风气内动、气血逆乱,使得脑脉受阻或血溢出脉络之外,导致人因此晕厥,不省人事,引发本病。其病变部位位于脑部,与其他脏器存在紧密联系。其病因有虚、火等六种因素,在特定情况下,这些病因互相作用。病性以本虚标实居多,阳虚阴胜。在本表现为肝火旺盛、肾气虚亏、气血不足;在标表现为风火相煽、痰湿渐盛、血脉不通、血随气逆。而其主要致病因素为血随气逆,上扰脑窍,导致神志不清。

三、临床表现

中风病的病证特点主要表现为因脑脉受阻或血溢脉外而引发的脑髓神机受损。其核心病症为晕厥、瘫痪、麻木等症状,也会伴随有呕吐等次症。舌象以舌歪等居多;脉象主要为脉结或代脉等。

1. 初步出现晕厥的症状

在病情较轻的情况下,患者会神志不清,过于嗜睡。病情较为严重的情况下,患者可能会昏迷不醒。一些患者发病时神志清醒,多日后渐渐神志不清,一些神志不清的患者可能伴随出现烦躁不安等病症。

2. 瘫痪

在病情较轻的情况下,患者可能出现活动不便、肢体乏力的症状,病情较为严重的情况会导致患者全面瘫痪。患者可能出现单一肢体失能的情况,也可能出现某侧肢体完全失能的情况;患者发病时,可能出现为肢体乏力,之后逐步加剧,直到半身不遂,或发病时就导致瘫痪。急性阶段,患者瘫痪,以肢体瘫软居多,一些患者有肢体痉挛、抽搐症状。患者可能出现肢体痉挛收缩的后遗症,特别是出现指关节无法灵活伸缩的严重后遗症。

3. 口舌不正

口舌不正往往与瘫痪共同出现,伸出舌头时,易于向肢体瘫痪一侧倾斜,往往出现流涎的病症。

4. 言语含糊不清或失语

在病情较轻的情况下,患者无法清晰发音,出现语言謇涩的情况,患者会产生舌体僵硬的感觉;在病情较重的情况下,患者会失语。一些患者在疾病初步发作以前,往往出现短暂性的言语不利,之后立刻恢复。

本疾病发作以前,往往伴随有头痛等先兆性病症,骤然出现吐字不清、四肢麻木或头晕眼花甚至晕倒的症状,一天多次发作,或多日内反复发作。如果突然内风动越,因痰火互相影响而导致疾病发作,在急性情况下,会出现呕血等病症,甚至晕厥而无法苏醒,病情较为危急,救治难度较大。

四、诊断要点

（一）诊断依据

①以神志不清,甚至晕厥,瘫痪等为核心病症。

②其发病普遍具有急性的特点。

③病机较为多样化,病前往往出现晕厥、肢体乏力等病症。

④多见于年满 40 岁的群体。

⑤可通过血压等检查进行辨证诊断。

诊断期间,基于中风病的疾病名称,还应结合是否出现神志不清等症状,按照两种病类进行辨证诊断,这就意味着患者可能被诊断为中经络,也可能被诊断为中脏腑。

对于中风病而言,病情发作后的两个星期以内为急性期,中脏腑类中风病的急性期较长,可长达 1 个月。病情发作的两个星期或 6 个月内为恢复阶段;病情发作时间达到 6 个月以上,为后遗症期。

（二）鉴别诊断

1. 口僻

口僻也被称作吊线风,以口眼歪斜为核心病症,往往伴随出现耳后疼痛症状,因口眼不正而出现流涎症状、吐字不清。往往因正气亏损,邪气侵入人体经脉,气血无法畅通运行而起,这种疾病出现于多个年龄段。该症状可能伴随有半身不遂或麻木症状,病因为气血逆而不降,直冲大脑而损害脑髓神机,并且多见于中老年群体。

2. 痫病

在突然晕倒这一症状方面,本病与中脏腑类中风具有共通之处。而本病为发作性疾病,晕厥时可能出现四肢拘急,口流涎水,双眼上视,或发出不正常的声音,苏醒以后又和常人并无异处,并且肢体也能正常活动,多见于青少年群体。

3. 痉病

痉病以项背僵硬,四肢抽动,并以角弓反张为核心病症。病情发作时可能出现神志不清的症状,但不会出现言语不清晰、口舌不正、瘫痪等病症。

4. 痿病

痿病其主症为四肢乏力、肌肉收缩,病情发作速度较为迟缓,发病时不会出现骤然晕厥、神志不清等症状。病位以手足或下肢居多。中风病也有患者出现肌肉萎缩的症状,往往是因瘫痪而引发的后遗症。

5. 神昏厥证

神昏厥证往往出现手足逆冷的症状,患者在移动后苏醒,之后不会出现瘫痪等病症。

五、辨证要点

1. 对病史以及征兆性迹象进行判断

中老年群体身体较弱、身材肥胖,往往会出现头晕的症状,或者出现短暂的肢体麻木、口舌不正、吐字不清。往往由气候的突然变化、过度劳累、情绪过于激动等因素导致。若在急性期,出现瘫痪、口舌不正等病症的患者往往易于诊断。但如果发病时就出现神志不清的病症的患者,则应对其病史进行进一步了解,并通过体检来进行辨证诊断。

2. 将两种中风类型区分开来,进行辨证诊断

二者的区别体现在以下方面,中经络往往不会出现神志变化,不会出现晕厥的症状,而以骤然出现口眼不正等为主要表现;中脏腑则易于骤然晕厥、神志不清,以瘫痪或失语等为主症,并往往出现后遗症,前者具有病情较为轻微的特点,后者具有较为危重的特点。

3. 对病性进行辨证

在病性方面中风以本虚标实居多,急性阶段主要表现为标实证候,应结合主症,对病性进行仔细辨别。日常情绪急躁、易于动怒,或者烦躁不安、舌红苔黄则属于火热病性;如果患者长期出现头痛等病症,骤然出现瘫痪,甚至痉挛抽搐的症状,则属于风气内动;如果患者身材较为肥胖,病后频繁出现咯痰症状,或神志不清、舌苔白腻,则属于痰湿壅盛;如果患者长期出现头痛病症,痛感较为强烈,舌质发紫,则属于血脉瘀阻,恢复以及后遗症阶段,以阳气衰微为主症;如半身不遂,嘴角流有涎水,气喘易于出汗,以气虚居多;如果同时出现手足发冷,则是阳气不足的表现;如果同时出现内心烦躁少眠,嘴唇以及咽喉发干等病症,则往往是因阴虚内热所致。

4. 对闭证脱证进行辨证诊断

闭者,邪气上扰清窍,导致神志不清、肢体严重痉挛,表现为实证,可按照是否出现热象,划分为阳闭、阴闭两种类型。前者是指因痰热导致清窍受阻,出现面色发红、

身体发热、烦躁不安的症状,脉象出现滑脉和数脉;后者是指因痰湿而导致清窍闭塞,出现脸色苍白、嘴唇暗紫,静卧难安的症状,四肢冰冷或困重,痰液极多,舌苔发白,出现沉滑脉或缓脉。二者可以互相转化,应结合病症、脉象等因素进行全面判断。前者是五脏阴阳失调,以神志不清、双目紧闭而嘴部张开、手足松软瘫痪、四肢发冷、出汗居多,二便自遗,鼻息较为微弱,是中风的急性病症。此外,临床上如果出现"内闭外脱"的症状,这也是疾病演化的黄金阶段,应给予足够重视。

5. 对病势顺逆进行分辨

临床上,注意对患者的"神"进行观察,特别是眼神、精神状况等方面的变化。中脏腑者,病情发作时会神志不清,则以实证居多,病情较为严重。如患者渐渐神志不清,瞳孔变化,出现呕吐等症状,则表明正气日益微弱,邪气日益侵入人体内部,病情会进一步恶化。先中脏腑,如果神志渐渐恢复,瘫痪病症并未恶化或有好转,病情渐渐好转,预后往往较为乐观。如果视力模糊,或瞳孔大小不一,或有时出现晕厥症状,有时手足不断抽搐,或者手足发凉,均表明病势恶化,挽救难度较大。

六、针灸治疗

1. 中经络

治法:醒脑开窍,疏经通络。

主穴:风池、水沟、极泉、尺泽、内关、委中、三阴交。

配穴:风痰阻络配丰隆、合谷;风阳上扰配太冲、太溪;痰热腑实配内庭、丰隆;气虚络瘀配气海、血海;阴虚风动配太溪、风池。上肢不遂配肩髃、曲池、手三里、合谷;手指不伸配腕骨;下肢不遂配环跳、足三里、阳陵泉、阴陵泉、太冲、风市;病侧肢体拘挛者,肘部配曲泽,腕部配大陵;足内翻配丘墟透照海;口角歪斜配颊车、地仓、合谷、太冲;语言謇涩配廉泉、通里、哑门;头晕配风池、天柱,复视配风池、睛明;便秘配天枢、支沟;尿失禁、尿潴留配中极、关元。

方义:中风病位在脑,督脉入络脑,风池穴位于头部,局部取穴,可息风止痉,水沟为督脉要穴,可醒脑开窍、调神导气;心主血脉藏神,内关为心包经络穴,可调理心气、疏通气血;极泉、尺泽、委中,可疏通肢体经络;三阴交为足三阴经交会穴,可滋补肝肾。

操作:风池穴(温通针法),操作者用左手拇指或食指揣穴后,右手快速进针至皮下,针尖向对侧口角刺入,热感或凉感透达眼底部,使患者有酸麻感或热感等针刺效应,左手施加更大的压力,右手手指连续捻提,使针部产生沉紧感,之后向着有感应的穴位,再次多次捻提;拇指向后多次捻提,之后使针尖朝向有感应的穴位推弩守气,使针下进一步产生沉紧感,同时采用关闭法,使气感上行至巅顶或前额眉弓,产生热感,守气 1min,留针后,缓慢出针,按压针孔。水沟用雀啄法,以眼球湿润为度;内关用捻转泻法;极泉在原穴位置下 1 寸心经上取穴,避开腋毛,直刺进针,用提插泻法,以上肢有麻胀感和抽动为度;尺泽、委中直刺,提插泻法,使肢体抽动。三阴交用提插补法。可用电针。

2. 中脏腑

治法:醒脑开窍,启闭固脱。取督脉穴、手厥阴经穴为主。

主穴:水沟、百会、内关。

配穴:闭证配十二井穴、太冲;脱证配关元、神阙。

方义:脑为元神之府,督脉入络脑,水沟为督脉穴,可醒脑开窍,调神导气;百会位于头顶,属督脉,内络于脑,醒神开窍作用明显;心主血脉,内关为心包经络穴,可调理心气,促进气血运行。

操作:内关穴(热补针法),医者左手手指按住穴位,右手将向穴位内部施针,等到气至,左手加大压力,右手手指连续捻提,使针部产生沉紧感,之后向着有感应的穴位,再次多次捻提;拇指向后多次捻提,之后使针尖朝向有感应的穴位推弩守气,使针下进一步产生沉紧感,产生热感。水沟操作方法同前。百会闭证用毫针泻法,脱证用灸法。十二井穴用点刺放血。关元、神阙用灸法。

七、按语

郑魁山教授结合经脉所具备的使血脉畅通、使阴阳保持平衡等作用,独创了温通针法。借鉴"烧山火"的精髓部分,按照气血因寒而凝固、因热而流通的理论及"……祛瘀是任何血证的核心"的原则,结合实践经验,在原有针法的基础上进行了简化,首创了便于操作,可对各种难治之症进行治疗的针刺手法,对于任何虚实混合出现的病症较为适用。因阳气亏损、邪气侵入而致病的膝骨痹患者以"虚""寒"为主病,阳气不足,湿气侵入体内,导致经脉不畅,阳气虚亏,则无法祛除邪气,也无法畅通筋骨,而导致阳气不足。阳气不足为根本原因,并表现为寒凝的症状。在操作阶段,"温通针法"的操作应将"温"的作用凸显出来,采用该方法实现"通""补"的目标。"温"通过祛除寒湿增补阳气,"通"则通过使经脉畅通,调和阴阳。操作阶段,应在针刺得气的前提下,采用合理的手法,在进行两次捻转以后逐步加大押手的力量,进而产生气感,使针刺部位聚集起来,使气血流通至病位,进而补气养血,等到针部产生下沉感以后推弩守气,进而使经脉畅通,调和阴阳,使针感向病位传递,使病位处的体温随之上升。

(张谦)

第六节　不　寐

一、疾病概述

不寐是因情志不畅、饮食内伤等因素导致,患者心神不宁,进而使患者无法正常入眠的病症。以睡眠质量较差、入眠时间较短,醒后依然产生疲倦感、体力依然不足为主症,在病情较轻的情况下,难以入睡,或无法深度入眠,易于醒来,或醒后无法再次入眠,严重情况下彻夜不眠。

不寐是一种常见的临床病症,尽管危害性较小,但会对个体的正常生活带来负面影响,并能导致心悸等症状进一步加剧。如果持续时间较长,则会给患者带来长期困扰,更为严重的是,使患者严重依赖药物,而服用时间过久,会出现医源性疾病。中医药可以对人体脏腑功能进行调节,使患者的睡眠情况得到显著改善,并且不会导致患者严重依赖药物,产生副作用,因此备受青睐。

《内经》将不寐命名为"不得眠"等病名,并指出致病因素可以分为两类:其一,因呕吐等病症导致患者难以安眠;其二,阴阳失调导致患者难以入眠,例如《素问·病能论》中指出:人之所以无法安眠,主要是因为脏器受损,精有所寄,因此人无法悬其病也。《素问·逆调论》中还指出胃不和易于导致人难以安卧,之后,医家对这一观点进行了延伸,指出脾胃不和而导致难以安卧均属于这种疾病类型。

"不寐"这一疾病名称率先出现于《难经》中,其中指出"血气衰,肌肉不滑……夜不得寐也。"指出气血虚衰是老人无法安眠的主要病因。张仲景指出在不寐疾病的治疗阶段,黄连阿胶汤具有一定的效果,酸枣仁汤也具有一定的效果,这些在《伤寒论》及《金匮要略》中均有记载,到目前为止该疗法仍被用于临床治疗中。《古今医统大全·不得卧》中对"不寐"的病机进行了进一步分析,并对其症状表现、治疗原则进行了进一步阐述。张景岳对不眠的病因、治疗方法进行了系统化的总结:"寐本乎阴,神其主也,神安则寐,神不安则不寐。其所以不安者,一由邪气之扰,二由营气之不足耳。"还指出茶饮过浓或思虑过重均会导致人不寐。《景岳全书·不寐·论治》中提到:"无邪而不寐者,……渐至元神俱竭而不可救者有矣";"有邪而不寐者,去其邪而神自安也"。《医宗必读,不得卧》将不寐的原因归纳为五种。《医效秘传·不得眠》中指出"夜以阴为主……若汗出鼻干而不得眠者,又为邪入表也。"其中对病后不寐的病因进行了深入研究。

本篇不对因其他疾病而出现不寐症状的情况进行探讨。对于以不寐为核心临床症状的神经官能症等疾病,可以参照本节研究内容进行诊治。

二、病因病机

1. 情志

气郁,或由情志不舒、肝气凝滞,郁久化火,导致人感到心神不宁而难以入眠,心神不定则无法入眠,或由情绪波动过大,心火旺盛,心神受扰而无法入眠,或因心事过重,导致心脾受损,损耗心血,难以为心神增补气血,这与《类证治裁·不寐》中指出的:"思虑伤脾,脾血亏损,经年不寐"相符。

2. 饮食

未能注重合理饮食,损害脾胃,宿食郁积,胃气阴阳失调而难以入眠,如《张氏医通·不得卧》云:"脉滑数有力不得卧者,中有宿滞痰火,此为胃不和则卧不安也。"或因饮食不均衡,痰郁化火,使人心神不安而不寐。或因暴饮暴食,损伤脾胃,脾失运化,并因气血供应不足而难以滋养心脾,进而导致患者不寐。

3. 年迈或患病

病后、年老、长期患病等因素均会导致心血亏损,并因心神不宁而难以安眠。《景岳全书·不寐》中指出:"无邪而不寐者,必营气之不足也,营主血,血虚则无以养心,心虚则神不守舍。"

4. 体质较弱

阴气过盛、阳气不足、心虚怯弱,或因过度疲倦,损耗肾阴,导致心神失养,心火过盛;或肾阴亏虚,肝阳过盛,导致人感到心神不安。如《景岳全书》中所言:缺乏充足的精血,阴阳失调,而导致心神不安。也会因心虚怯弱,受到惊恐,而难以安定,导致夜间无法入眠,或者即便能入眠也无法深度入眠,如《杂病源流犀烛》中指出:心虚怯弱,遇事易感到惊慌,易于做噩梦,并难以入眠。

综合以上,多种因素均会导致患者难以入眠,但主要病因为情志不畅、饮食失宜、病后体虚等因素,这些因素会导致人的五脏出现气血不足、阴阳失和的情况,以心神失养和心神不宁两种因素为主要病机。其病位在心脏,但与肝等脏腑息息相关。其虚证往往因心胆惧怯导致心失所养而引起。其实证往往因郁久化火,灼津成痰,导致人心神不宁而起。但长期失眠可能同时出现两种病症,是因瘀血导致,因此对于这种病症,王清任使用血府逐瘀汤进行治疗。

三、临床表现

不眠表现为睡眠时间较少、睡眠较浅、无法消除疲倦等。其中,睡眠时间较少主要表现为难以入眠,夜间易于醒来,醒后无法再度入睡,严重情况下会导致患者失眠。睡眠较浅是指夜间时而醒来,晚而入睡,睡眠质量较差,或者多梦。因睡眠不足或质量较差,导致人们在醒后依然感到疲倦,以头痛等为核心病症。因人们存在一定差异,因此对睡眠的要求存在一定差异,因此,临床上除了将睡眠时间是否充足、睡眠质量是否有保障作为判断标准,更为关键的是应将能否缓解疲劳,使人恢复元气纳入判断标准。

四、诊断要点

(一)诊断依据

病情较轻的情况下,患者难以入睡或易于醒来,醒后难以入眠,持续时间超出 3 个星期,严重情况下彻夜不眠。往往伴随出现头痛等病症。经各项检查,并未出现其他影响入眠的器质性病变。

(二)病症鉴别

不寐应与短暂性或因疾病引发的失眠区分开来。它以单一的失眠为核心病症,临床上表现为严重的睡眠障碍。若因生活环境发生变化,或神志不清而导致个体出现短暂性失眠是一种正常现象。而老年人少眠、易于醒来,也是一种生理状态。如果患者的失眠是因其他疾病所致,则应采用有力措施治愈疾病。

五、辨证要点

1. 对脏腑进行辨证分析

心是不寐的核心病位,因心失所养或躁动不安而失眠,但与肝、脾、胃等器官有关。如果个体因躁动不安、易于愤怒而不寐,主要为肝火内扰所致;遇事易于惊慌,夜间多梦易于醒来,则主要为心虚怯弱;如果面色暗淡,肢体倦怠而不寐,以脾失所运、心失所养为主要病机;如果患者脘腹胀满而不寐,则往往因暴饮暴食导致心神气动所致;如患者胸部憋闷,头晕眼花,主要因痰湿中阻所致;如患者内心烦躁,感到心悸,头部晕眩、健忘而不寐,主要是因心神不安。

2. 对虚证与实证进行辨证

心神失养为虚证,表现为面色暗淡、神情倦怠等症状,往往因脾失健运,肝肾气血缺损所致。火盛扰心为实证,表现为内心烦躁,易于暴怒,往往是因心火过盛等因素导致。

六、针灸治疗

治法：调和阴阳，宁心安神。取阴、阳跷脉及手少阴经穴为主。

主穴：照海、申脉、神门、三阴交、安眠、四神聪。

配穴：肝火扰心配行间；痰热扰心配丰隆、劳宫；心脾两虚配心俞、脾俞；心肾不交配心俞、肾俞；心胆气虚配心俞、胆俞。

方义：跷脉主寤寐，司眼睑开阖，照海通阴跷脉，申脉通阳跷脉，可通过调节阴、阳跷脉经气以安神；神门为心之原穴，可宁心安神；三阴交为肝、脾、肾经的交会穴，可益气养血安神；安眠为治疗失眠的经验效穴；四神聪位于巅顶，入络于脑，可安神定志。

操作：申脉用凉泻法，术者左手手指向穴位处紧紧按压，右手向穴内施针，等到气至以后，左手减小压力，右手手指向后连续捻提 3~5 次，候针下有沉紧感，提退 1 分左右，针尖向从感应的部位，连续慢（轻）插快（重）提 3 ~ 5 次。拇指向后多次捻提，之后使针尖朝向有感应的穴位，等待气至，产生松滑凉感。结合患者病情，留针后快速拔针，不对针孔施加压力。照海用热补法，术者用手指向针穴施加压力，右手在穴内施针，等到气至，左手加大压力，右手手指连续捻提，使针部产生沉紧感，之后向着有感应的穴位，再次多次捻提；拇指向后多次捻提，之后使针尖朝向有感应的穴位推弩守气，使针下进一步产生沉紧感，使之温度上升。根据病情留针后，缓慢将针拔出，快速按压针孔。背俞穴注意针刺的方向、角度和深度；余穴常规针刺。

（张谦）

第七节　痴呆

一、疾病概述

痴呆的主要特点为获得性智能缺损，也被命名为呆病，严重情况下，会导致患者的正常生活受到严重影响。在老龄人口不断增多的形势下，痴呆在老年人群体中极为多见，具有发病率较高的特点，是这一群体的一种主要致死因素之一。西医学中的阿尔茨海默病、血管性痴呆均可参照本节进行辨证论治,路易体痴呆、额颞叶痴呆、帕金森病痴呆、麻痹性痴呆、中毒性脑病等具有本病特征者,也可参考本节进行辨证论治。

明代之前,有关本病论述散见于《灵枢·天年》之"言善误",晋代王叔和《脉经·卷二》"健忘",隋代巢元方《诸病源候论·多忘候》"多忘",唐代孙思邈《备急千金要方·卷十二》"好忘"等。明代后期,始有"痴呆"病名,并对其病因、病机、症状、治法和预后有了一定认识。如张介宾《景岳全书·杂证谟》云:"痴呆证,凡平素无痰,而成以郁结,或以不遂,或以思虑,或以疑惑,或以惊恐,而渐致痴呆。言辞颠倒,举动不经,或多汗,或善愁,其证则千奇万怪,无所不至……此其逆气在心或肝胆二经,气有不清而然……然此证有可愈者,有不可愈者,亦在乎胃气元气之强弱,待时而复,非可急也……此当以速扶正气为主,宜七福饮,或大补元煎主之。"清代早期,本病又称"呆病",并对其病机、治法和方药有了更深入的认识。如陈士铎《辨证录·呆病门》不仅设立了"呆病"专篇,而且提出了"呆病成于郁"和"呆病成于痰"两种病机学说,故"治法开郁化痰",强调"痰气独盛,呆气最深""治呆无奇法,治痰即治呆也",立有洗心汤、转呆丹等方。此外,陈士铎还从智能缺失角度补充了治疗思路,如"夫心肾交而智能生,心肾离而智能失……治法必须大补心肾",颇具借鉴价值。清代后期,王清任《医林改错·脑髓说》继承李时珍《本草纲目·辛夷》"脑为元神之府"之说,明确指出"灵机记性,不在心在脑","所以小儿无记性者,脑髓未满;高年无记性者,脑髓渐空"。邵同珍《医易一理·脑》也云:"脑者人身之大主,又曰元神之府""人身能知觉运动,及能记忆古今,应对万物者,无非脑之权也"。此为痴呆的防治提供了重要理论依据。吴鞠通《吴鞠通医案·中风》提出"中风神呆"概念,如"中风神呆不语,前能语时,自云头晕,左肢麻,口大歪"。其后张乃修《张聿青医案·中风》云"右半不遂,神呆不慧",叶天士《临证指南医案·中风》云"初起神呆遗溺",这可能是有关中风后痴呆的最早论述,对痴呆的分类具有重要意义。

二、病因病机

本病的发病多因先天不足,或后天失养,或年迈体虚,或久病不复,导致肾虚精少,髓海不足,元神失养,而渐致痴呆;或因久郁不解,或中风外伤,或外感热毒等,损伤脑络,导致脑气不通,神明不清,而发生痴呆。

1. 先天不足

《灵枢·经脉》云:"人始生,先成精,精成而脑髓生。"先天禀赋不足或遗传因素在痴呆发病中起着重要作用。禀赋不足,髓海不充,不能继年,延至成年,或因衰老,或因情志,或因饮食,或因劳逸等后天因素影响,而致髓海渐空,元神失养,发为痴呆。

2. 后天失养

《灵枢·五癃津液别》所谓："五谷之津液,和合而为膏者,内渗入于骨空,补益脑髓。"清代陈士铎《辨证录·呆病门》云："人有一时而成呆病者,全不起于忧郁……谁知是起居失节,胃气伤而痰迷之乎。"可见,起居失宜,饮食失节,劳逸失度,或久病不复,都可导致脾胃受损,既不能化生气血精微,充养脑髓,又可能聚湿生痰,蒙蔽清窍,神明不清而成痴呆。

3. 年老肾虚

《素问·上古天真论》云："男不过尽八八,女不过尽七七,而天地之精气皆竭矣。"清代汪昂《医方集解·补养之剂》云："人之精与志皆藏于肾,肾精不足则志气衰,不能上通于心,故迷惑善忘也。"可见,人至老年,肾气日衰,精气欲竭,脑髓失充,元神失养,故发呆病。诚如陈士铎《辨证录·呆病门》所云："人有老年而健忘者,近事多不记忆,虽人述其前事,犹若茫然,此真健忘之极也,人以为心血之涸,谁知肾水之竭乎。"清代王清任《医林改错·脑髓说》更加明确指出："高年无记性者,脑髓渐空。"

4. 久郁不解

明代张介宾《景岳全书·杂证谟》发现情志所伤可致痴呆,如"痴呆证,凡平素无痰,而成以郁结,或以不遂,或以思虑,或以疑惑,或以惊恐,而渐致痴呆"。清代陈士铎《辨证录·呆病门》认为在情志致呆中,尤以久郁为甚,所谓"郁之既久而成呆"。一方面,木郁土衰,痰浊内生,痰蒙清窍,发为痴呆;另一方面,久郁化火,炼液成痰,迷蒙清窍,发为痴呆。

5. 中风外伤

中风后瘀血气滞而成痴呆者,乃瘀阻脑络,脑气不通,使脑气与脏气不相连接,神明不清所致。如清代吴鞠通《吴鞠通医案·中风》云："中风神呆不语,前能语时,自云头晕,左肢麻,口大歪。"另外,颅脑外伤或产道损伤或因热毒导致脑部脉络受损,使脑气与脏气无法相接,可能因志昏而引发本病。本病的发病机理主要有虚、痰、瘀等方面,且互为影响。一是髓海不充,脾肾亏虚,气血不足,导致髓海渐空,元神失养而致呆,即所谓"呆病成于虚"。二是木郁土衰,聚湿生痰,痰迷清窍而致呆,即所谓"呆病成于痰"。三是瘀血气滞,脑络瘀阻,脑气不通,脑气与脏气不相连接而成呆,即所谓"呆病成于瘀"。

本病的发病机理主要有虚、痰、瘀等方面,且互为影响。一是髓海不充,脾肾亏虚,气血不足,导致髓海渐空,元神失养而致呆,即所谓"呆病成丁虚"。二是木郁土衰,聚湿生痰,痰迷清窍而致呆,即所谓"呆病成于痰"。三是瘀血气滞,脑络瘀阻,脑气不通,脑气与脏气不相连接而成呆,即所谓"呆病成于瘀"。

本病的病位在脑，与其他脏器无法调和有关，其根本原因在于肾气亏虚。脾肾虚弱，气血不足，精髓无源，或老年肾衰，精少髓减，使髓海渐空，元神失养而发痴呆。诚如清代王学权《重庆堂随笔·卷上》："盖脑为髓海，又名元神之府，水足髓充，则元神精湛而强记不忘矣。若火炎髓竭，元神渐昏，未老健忘，将成劳损也。"与此同时，痰液混浊、血液瘀阻等滞留于脑部，导致脉冲脉络受损，引发脑气无法与脏气相连的问题，因志昏而引发本病。

本病的病机演变有虚实两端，初期多虚，证候表现为髓海不足、脾肾亏虚、气血不足，临床表现以智能缺损症状为主，少见情志异常症状，病情相对稳定，即平台期特征；中期虚实夹杂，证候表现为痰浊蒙窍、瘀血阻络、心肝火旺，一般智能缺损症状较重，常伴情志异常症状，病情明显波动，即波动期特征；后期因痰浊、瘀血、火热久蕴而生浊毒所致，正衰邪盛，但证候表现多以正气虚极和热毒内盛为主，病情明显恶化，临床表现为智能丧失殆尽，且兼神惫如寐，或知动失司，或形神失控，或虚极风动症状，即下滑期特征。临床上，由虚转实，多为病情加重；由实转虚，常为病情趋缓；而极虚极实，则提示病情恶化。临床上肾虚几乎贯穿于疾病始终，而痰浊对肾虚、髓减、气虚、血瘀等具有叠加作用，所谓"痰气独盛，呆气最深"。其预后"有可愈者，有不可愈者，亦在乎胃气元气之强弱，待时而复，非可急也"。

三、临床表现

本病以呆傻愚笨为主要临床表现。病情较轻的情况下，表现为少语、健忘等病症；病情严重的情况下，可能导致个体神情漠然，语言颠倒，思维异常，行为怪癖，智力衰退，甚至呆傻等症。

四、诊断要点

（一）诊断依据

①善忘。短期记忆或长期记忆减退。

②智能缺损。包括失语（如找词困难、语言不连贯、错语），失认（如不能辨认熟人或物体），失用（如动作笨拙、错系纽扣），执行不能（如反应迟钝，完成任务困难）等1项或1项以上损害。

③生活能力下降。即生活或工作能力部分或完全丧失。

④引起智能缺损的其他原因。如郁证、癫狂、谵妄等。神经心理学检查有助于本病的临床诊断和鉴别，而详问病史、MRI扫描、pet扫描、脑脊液检查等，有助于痴呆的原因鉴别。根据痴呆的原因可分为老人呆病（隐匿起病，渐进性加重）和中风神呆（突然

发病,波动样病程)。

（二）鉴别诊断

1. 郁证

郁证以情志抑郁症状为主,如心境不佳、表情淡漠、少言寡语,也常主诉记忆力减退、注意力不集中等类似痴呆的症状,临床上称之为假性痴呆。但仔细询问病史,会发现患者大多思路清晰、逻辑性强、无生活失能等情况,抗抑郁治疗有明显效果。痴呆以智能缺损症状为主,如善忘、生活失能,或有抑郁情绪,抗抑郁治疗无明显效果,可资鉴别。

2. 癫狂

癫狂早期即以沉闷寡言,情感淡漠,语无伦次,或喃喃自语,静而少动等情志失常为主;或以喧扰不宁、烦躁不安、妄见妄闻、妄思妄行,甚至狂越等形神失控症状为主;迁延至后期,也会发生智能缺损。但痴呆早期即以善忘、智能缺失、生活失能等症状为主,中后期会有烦躁不安、急躁易怒、妄见妄闻、妄思离奇等形神失常症状,少见喧扰不宁、妄行狂越等严重形神失控症状。

3. 健忘

健忘既是一个独立疾病,又是痴呆的早期表现或首发症状,需要鉴别。健忘是遇事善忘、不能回忆的一种病症,一般无渐进加重,也无智能缺失,生活能力始终正常。痴呆也有健忘症状,通常有渐进性加重,且出现智能缺失、生活能力同时受损。追问病史,有助于鉴别。

五、辨证要点

1. 识病期

（1）平台期

平台期以智能缺损为主,多无行为症状,日常生活尚可自理。核心症状:

①善忘;

②迷路;

③找词或命名困难,或言语不清;

④反应迟钝。

判断标准:具备4项中2项。病情程度:轻度。病变性质:多见虚证。

（2）波动期

波动期智能缺损较重,常见行为症状,但躯体性日常生活能力相对保留;核心症状:

①平台期症状；

②急躁易怒,烦躁不安；

③攻击行为,行为异常；

④妄闻妄见,妄思离奇。

判断标准:具备4项中2项。病情程度:中度。病变性质:常见虚实夹杂证。

（3）下滑期

下滑期智能完全丧失,且出现行为无法自控,神情疲惫等病症,但依然保留有人体的正常生活能力。主要病症如下:

①昏睡,神情恍惚、少语,无法辨认人；

②神情呆滞、遗尿,排泄功能失常；

③躁动不安,甚至出现狂语；

④肢体僵直或抽搐、痉挛。

判断准则:具备以上各项中的2项。病情程度:重度。病变性质:呈现极虚极实之象。

2. 分缓急

缓者:起病缓慢,渐进加重,病程较长；病因病机:多与禀赋、衰老、肾虚、血少有关；预后:久病渐显,多属痼疾难治。

急者:起病突然,阶梯样加重,病程较短；病因病机:多与卒中、外伤、七情、外感有关；预后:新病突发,多可逐渐恢复。

3. 辨虚实

虚证:病机为髓海不足、脾肾两虚、气血亏虚；舌脉症状为舌淡、苔少、脉细无力、腰膝酸软、少气无力、汗出心悸、面色不华等。

实证:病机为痰浊、火热、瘀血、毒盛；舌脉症状为舌红、苔厚、脉滑弦、头晕目眩、心烦易怒、目干口苦、大便秘结等。

六、针灸治疗

治法:醒脑调神,填精益髓。

主穴:百会、四神聪、风府、督脉、夹脊穴、悬钟、太溪。

配穴:脾肾两虚配脾俞、肾俞；髓海不足配肾俞；痰浊蒙窍配丰隆；瘀血内阻配膈俞、内关。

方义:呆病的病变部位位于脑部,"脑为髓之海"。百会等穴位均处于脑部,风府与大脑相连、经由督脉内入络脑,可通过局部取穴,使人神志清醒；肾藏精,而精又生髓,可通过太溪来益气补肾,从而起到生髓的作用;也可通过滋补悬钟来补养脑髓,起到补脑,增强记忆力的作用;督脉通过和足太阳膀胱经、足少阴肾经相互沟通,将脑和肾紧密联系在一起,取本经穴以应痴呆肾精亏虚、髓海不足的病机特点,配合夹脊常用于治疗神经系统疾病病种。诸穴合用,共奏益肾补髓、醒脑调神之效。

操作:患者取仰卧位,百会、四神聪,均用1寸毫针,斜刺入帽状腱膜以下,行捻转平补平泻手法;太溪、悬钟行常规补法;风府直刺进针,采用关闭法,使气感上行入脑;督脉常规针刺。

七、按语

痴呆病势一般呈进行性加重,针刺对于本病的治疗主要在于延缓疾病的进展。郑氏针法在治疗本病的临床实践中,于选穴而言,对于督脉和夹脊穴的应用较为广泛,有别于传统针法的选穴方案;于针法而言,关闭法的应用更有利于气感的传导,在针刺实践中更易于达到气至病所的要求,是郑氏针法行针的特色。从实践中,郑毓琳总结出简化的热补凉泻手法。

(张谦)

第八节　健　忘

一、疾病概述

健忘是指记忆力减退,记不住事情的一种病症。西医学中神经衰弱、脑动脉硬化等疾病出现健忘的患者,可参考本病辨证论治。

对于健忘病的致病因素,《内经》中指出可以分为四种:因血脉瘀阻而引发本病,《素问》指出:血气逆乱,导致人易于健忘;情绪波动较大,出现本病症,《灵枢》指出,暴怒不止,易于损伤人的记忆力,则会导致人易于健忘;气血逆乱也会出现本病症,《素问》指出,心气上从,热气妄行,善忘;脾胃衰微也易于引发本病,《灵枢》指出,虚则荣卫留于下,久之不以时上,故善忘也。

《内经》为《伤寒杂病论》的撰写提供了理论依据。在关于因血脉瘀阻而发病的理论中指出瘀血可能导致健忘。《辨阳明病脉证并治》中指出："阳明证,其人喜忘者,必有蓄血,所以然者,本有久瘀血,故令喜忘。"葛洪《肘后方》则指出健忘的病机在于心孔昏愦闭塞,因此临床上常见"治人心孔塞,多忘喜误"。

南宋北宋年代,《圣济总录·心脏门》中指出,手少阴经虚寒是导致人易于健忘、易受惊吓、难以安眠、神情恍惚的病因,此为睡眠质量较差而出现记忆力减退的情况,就易于出现神情恍惚等病症;因此又指出"健忘之病,本于心虚,血气衰少,精神错愦,故志动乱而忘也。"陈言在《三因极—病症方论》中指出:"脾主意与思,意者记所往事……使人健忘。"是指脾的主要功能在于管理人类的思绪,如人们对往事的追忆与脾的作用息息相关;思尽管是脾志,但由心脾共同主管,因此心智会对人们思维的产生带来一定影响,因此健忘的病机在于脾虚。

对于健忘的病机,《普济方》中归纳为:尽管该病症因过度思虑,导致心神受损,使人神情恍惚,易于健忘,而心事过重伤脾,也会引发本病。再如"夫健忘之病,本于心虚……心伤则喜忘。"这就表明因情绪波动而导致心脾受损均会引发本病。

二、病因病机

健忘病位在脑。病机以心、脾、肾虚损,气血阴精不足为主,亦有因气滞血瘀、痰浊上扰而成者。盖心主血,脾化生气血,肾藏精生髓,脑为髓之海,思虑过度,伤及心脾,则阴血损耗,房事不节,损耗肾精,均可导致脑失所养,神明失聪,出现健忘。本病以本虚标实、虚多实少、虚实兼杂者多见。

三、临床表现

本病以遇事善忘、不能回忆往事为主要临床表现,常与失眠一起出现,或伴有惊悸、怔忡等其他症状。

四、诊断要点

1. 诊断依据

患者自觉记忆减退,遇事善忘、不能回忆,但所有神经心理测验在正常范围,没有认知损害,没有脑器质性病变或其他躯体疾病。

2. 病症鉴别

痴呆:痴呆也有健忘症状,但痴呆通常呈现出渐进加重,且智力缺失,生活能力同时缺失。

健忘:健忘是遇事善忘、不能回忆的一种病症,一般无进行性加重,也无智力缺失,生活能力始终正常,健忘既是一种独立疾病,又可以是痴呆早期的临床表现或首发症状,需要仔细鉴别。

五、辨证要点

辨虚实。本病以本虚标实、虚多实少、虚实夹杂多见,一般心、脾、肾虚损,气血阴精不足者为虚;气滞、血瘀、痰浊所扰者为实。

六、针灸治疗

治法同痴呆。

治法:醒脑调神,填精益髓。

主穴:百会、四神聪、风府、督脉、夹脊穴、悬钟、太溪。

配穴:脾肾两虚配脾俞、肾俞;髓海不足配肾俞;痰浊蒙窍配丰隆;瘀血内阻配膈俞、内关。

操作:患者取仰卧位,百会、四神聪,均用1寸毫针,斜刺入帽状腱膜以下,行捻转平补平泻手法;太溪、悬钟行常规补法;风府直刺进针,采用关闭法,使气感上行入脑;督脉常规针刺。

七、按语

健忘的病因病机与痴呆相似,都为肾精、气血亏虚引起的髓减脑消,或痰浊、血瘀上扰清窍,故可通用醒脑调神,填精益髓之法,详见痴呆一节。

(张谦)

第九节 嗜 睡

一、疾病概述

嗜睡是以不分昼夜,时时欲睡,呼之即醒,醒后复睡为主要临床表现的病症,亦称"多寐""多卧""嗜眠""多眠"等。西医学中的发作性睡病、神经官能症、某些精神类疾病等,其临床症状与本病类似,可参照本节辨证论治。

早在《内经》中就已经有"多卧""嗜卧"的记载,清代沈金鳌著的《杂病源流犀烛》始见多寐之名。李东垣在《脾胃论·肺之脾胃虚论》中指出:"脾胃之虚,怠惰嗜卧。"《丹溪心法》指出:"脾胃受湿,沉困无力,怠惰好卧。"指出脾胃亏虚和脾胃受湿均可导致多寐。

二、病因病机

嗜睡的致病因素较为多样化,往往是多种病因共同作用的结果,使得人体正气虚弱,或精血不足或痰浊中阻等因素导致肝气郁结等,具体病因尚不明确,常认为可能与睡眠习惯的改变、头部外伤,以及各种感染等因素有关。嗜睡的病机是湿、浊、痰、瘀困滞阳气,心阳不振或阳虚气弱,心脑失荣,即湿蒙清窍或髓海失养。病变过程中各种病理机制相互作用相互影响,如脾气虚弱,运化失司,水液停聚而成痰浊,痰浊、瘀血内阻,又会进一步耗伤气血,损伤阳气,导致心阳不足,脾气虚弱,所以本病常虚实夹杂。

三、临床表现

嗜睡常表现为昏昏欲睡,睡眠较正常人明显增多,不分昼夜,时时欲睡,呼之即醒,醒后复睡为主要临床表现,同时可能伴有精神涣散,神情疲惫,注意力不集中等临床症状,通常会给患者日常生活带来严重的不良影响。

四、诊断要点

(一)诊断依据

①主要病症为发作性嗜睡,该疾病往往在白天骤然发生,并且具有抑制难度较大的特点。呼唤以后患者能醒来,醒后恢复正常,易于在环境安静的情况下出现该症状,下午时分病情加剧,饮食以后或者温度宜人的环境下,该病症的发生率更高。每日发作多次,每次病程为十几分钟,被唤醒以后精神可以短暂恢复。一些患者曾受到过惊吓,有过感冒等病史。往往会并发睡眠瘫痪等病症。

②以急躁不安、易于暴怒、神色倦怠、肢体无力等为常见的并发症状。

③可以在下述检查的辅助作用下进行诊断:临床主要使用多次睡眠潜伏期试验(MSLT)和多导睡眠图(PSG)来进行协助或鉴别诊断。通过对嗜睡病患进行反复试验,患者的平均睡眠潜伏期缩短,在5min以内,超出50%的患者的睡眠发作快速眼动周期(SOREMPs)的出现频次在2次或以上。嗜睡患者具有睡眠结构异常、睡眠质量较差、易于醒来等特点。患者的正常作息时间规律被打破,睡眠活动加强,患者具备入睡

意识,但难以正常入眠,睡眠质量较差。另外,可借助于检查项目排除因人脑疾病而引发的嗜睡。

（二）鉴别诊断

1. 痫病

临床上嗜睡极易被错误地确诊为痫病,特别容易与非典型痫病混为一谈,二者在骤然晕厥方面具有共同之处,并且本病的病症易于短期发作,易于与痫病之暂时性失去意识混为一谈,一般情况下,两种疾病均具有发病较急,可快速缓解、易于出现幻觉,醒后与正常人无异的共通之处,并且会因情志因素而引发疾病或导致病情恶化。本病的首发病症为摔倒,与痫病极为相似。但本病具有发病时病患神志清醒,并且白天会出现难以抑制的嗜睡病症的特点,一些患者可能出现睡眠瘫疾等病症,而痫病患者晕倒时会失去意识,并且不会出现嗜睡等病症,其夜间可以正常入眠正常,并且往往伴随出现双目上视、手足抽搐,嘴角流涎吐沫,或发出怪叫的病症。可借助检查项目进行辨证鉴别,本病的 MSLT、PSG 监测结果不正常,而痫病患者在进行脑电图监测时,可出现对称性同步化棘波或棘慢波,其他脑电波监测结果均正常。

2. 痿证

痿证主要表现为四肢乏力,无法自主挥动,与本病骤然出现的肌无力、睡瘫存在相似之处。但痿证的病机在于肌肉易于疲劳,而进一步演化为肌肉萎缩,更为严重的是导致患者半身不遂,无法自主活动,易使眼部肌肉过度疲劳,并对呼吸肌带来不良影响,而本病只会出现阵发性晕倒,持续时间较短,可快速恢复正常,而且本病不会使眼肌、呼吸肌受到波及。另外,本病除了以上病症以外,基本上所有患者在白天都无可避免的出现嗜睡症状,并且可能伴随出现入睡幻觉等病症。睡瘫导致人体无法活动始于初步入睡或醒来后的几秒至几分钟内,与睡眠存在密切联系。可通过肌电图等等检查进行鉴别诊断。

3. 郁病

夜间多眠、心情压抑或烦恼易怒是本病与郁病的共同症状,特别是中青年女性患者,极易被错误地诊断为郁病。但是郁病病患往往因心事过重等因素而导致情志受损,在情绪波动过大的情况下会导致病情恶化,除了以上病症,临床上还会出现善太息等主症,临床上主要集中于中青年女性。而本病的发病患者在性别上并不存在显著差异,并且出现白日嗜睡等病症。

4. 厥证

晕厥、神志不清等是厥证的主病;本病患者易于被确诊为厥证,并且二者均可以因情绪波动过大而致病。但厥证发作以前,易于出现视力模糊、头部晕眩等先兆症状,之后骤然晕厥,失去意识,病情发作时易于出现恶心等症状。而本病突然晕倒以后,病患精神状态正常,醒后会感到极为精神,并且与本病其他并发症状存在明显差异。

五、辨证要点

本病的病位在心脾,与肾息息相关,具有本虚标实的常见特点。本虚以心脾虚弱,心失所养为主;标实以邪气侵入体内、痰饮、瘀血等导致脉络受阻,上扰清窍。

六、针灸治疗

治法:清心通脑,化湿调神。

主穴:百会、四神聪、印堂、足三里、丰隆、内关。

配穴:湿盛困脾配脾俞、中脘、阴陵泉;瘀血阻滞配血海、膈俞;肾精不足配肾俞、气海、关元;气血亏虚配心俞、脾俞。

方义:百会、印堂位于督脉,通调一身之阳,通髓海,可升阳清窍;四神聪环居百会四周,既可醒神开窍,又可通脑活络,各穴相伍,以通脑窍、荣髓海;内关清心调神;结合湿蒙清窍的基本病机,取胃之下合足三里及化湿要穴丰隆,以调理脾胃、化湿醒神。

操作:患者取仰卧位,首先取百会、四神聪,采用 1 寸毫针,斜刺入帽状腱膜以下,行快速捻转法,频率约 300 次 /min,每穴约行针 1min;印堂提捏进针,行平补平泻法;足三里常规补法;丰隆常规泻法;内关针向近心端配行关闭法,令气感上行。

七、按语

在嗜睡的治疗方案中,头针的应用是治疗本病的关键。头针可以改善大脑局部血液循环,调节大脑神经细胞的兴奋性。在郑氏针法的临床应用中,头针治疗以快速捻转为操作特点,以患者局部疼痛耐受为度,在治疗心脑疾病中应用广泛。"关闭法"是郑氏针法的特色行针方法,其关键是控制和引导感传方向。其操作要领为:如本病治疗中内关的针感需向上传导时,则押手放在针穴下方,向上连续不断用力,同时右手持针的针尖亦向上进,左右两手相互配合,同时用力,才可达到"气至病所"的要求。

(张谦)

第十节 面 瘫

一、疾病概述

面瘫的核心病症为口眼歪斜,属于祖国医学口喎、口僻、口眼歪斜范畴。西医学中,本病多指周围性面神经麻痹,最常见于贝尔麻痹。面瘫发作的常见病因有过度疲劳、正气亏损、邪气侵入体内等。

二、病因病机

《素问·评热论病》云:"正气存内,邪不可干""邪之所凑,其气必虚";明代喻嘉言认为:"口眼喎斜,面部气不顺也";清代林佩琴认为:"血液衰涸,不能荣润经脉也"。本病多是由于邪气久羁,损伤正气,正虚邪恋,虚实夹杂所致。"久病必虚,久病必瘀",气虚或邪阻导致面部筋脉肌肉失于濡养、温煦。基本病机是气血痹阻、筋脉功能失调。

三、临床表现

以口、眼向一侧歪斜为核心特点,骤然出现面部一侧肌肉呆滞等症状。

四、诊断要点

(一)诊断依据

①突发性口角歪邪;

②眼睑闭合不良,眼裂扩大,结膜暴露;

③额纹消失;

④泪溢;

⑤语言謇涩,喝水漏水。

(二)病症鉴别

面瘫主要有两种病症,一种是中枢性面神经麻痹,另一种是周围性面瘫,前者是指颜面上部肌肉不会瘫痪,因此可以正常闭眼、蹙眉。面额纹依然存在并且不会变浅,眉高与睑裂大小均是对称的。中枢性面神经麻痹时,患侧面下部肌肉易于瘫痪,出现颊肌麻痹等病症,因此在患者并未运动的情况下,该侧鼻唇沟会出现深度减小的变化,嘴角下垂,展示牙齿时出现口角歪斜的情况。后者是指因特殊原因而导致面神经麻痹,即由不明因素引起突发疾病从而导致面部一侧出现面神经麻痹,也被命名为贝耳麻痹,这种疾病较为多见。

五、辨证要点

1. 风寒侵入体内

多见于初步发病时,面部受凉。舌苔呈淡白,脉象浮紧。

2. 风热侵扰

多见于初步发病时,伴有发热、咽痛,耳后乳突部疼痛。质暗红或红绛,苔薄黄,脉象浮数。

3. 气血亏损

对于正处于恢复阶段、或发病时间较长的患者而言,较为常见,兼见肢体倦怠乏力等症状。舌苔薄白,脉象微弱。

六、针灸治疗

初患四天之内取健侧地仓透颊车、迎香、下关、合谷用泻法,留针 20~30min。四天以后取患侧颊车透地仓、四白、太阳、攒竹、下关、合谷、人中、承浆用平补平泻法,留针 5~10min,以扶正祛邪,疏风活络。眼睑不能闭合,配风池、头维透颔厌、攒竹透鱼腰、四白透睛明、太阳、合谷用平补平泻留针 10~20min。久治不愈或体弱气虚,配会阳、长强、足三里,用补法或加灸 10~20min,以益气振阳、养血祛风。接近治愈时,针足三里、内庭、太冲等远隔穴位,以防发生面神经痉挛。

七、按语

临床上在对面瘫进行治疗时,可使用针灸疗法,能取得显著的治疗效果,是当前治疗面瘫优先采用的方法,在发现面瘫应尽早进行治疗。本病预后方面与面神经受损程度息息相关,通常情况下,如果面瘫的病因为无菌性炎症,则后期易于进行预后处理,如果其病因为病毒,则后期难以预后。日常生活中应注意避免风寒,必要时应佩戴口罩、围巾。本病应与中枢性面瘫鉴别。

(张谦)

第十一节 痿 证

一、疾病概述

痿证是指手足疲软乏力，因长期无法随意运动而出现肌肉萎缩的一种病症,《素问·玄机原病式》:"痿,谓手足痿弱,无力以运行也。"因下肢痿弱更为常见,因此称作"痿躄"。"痿"是指手足痿弱不堪,"躄"是指腿部疲软乏力,无法行走。轻者运动功能减弱,活动不便,肌肉略萎缩;重者则完全瘫痪,肌肉萎缩不用。痿证是由五志六淫,房劳食滞等导致五脏内虚、肢体失养而引起,其病虚多实少,热多寒少。现代医学中的小儿麻痹后遗症、重症肌无力、多发性神经炎、急性脊髓炎、进行性肌萎缩、癔病性瘫痪、周期性麻痹症、肌营养不良症等病,凡出现肢体痿废不用者,均可参照本证辨证论治。

二、病因病机

病位可涉及五脏,但与肺、脾、肝、肾关系最为密切。感受温热毒邪,高热不退,或病后余四肢筋脉失养,痿弱不用。久处湿地,或冒雨露,浸淫经脉,使营卫运行受阻,湿热燔灼伤津耗气,皆令"肺热叶焦"不能布送津液以润泽五脏,倒是郁遏生热,长久则气血运行不利,筋脉肌肉失于濡养而驰纵不收,发为痿证。脾胃为后天之本,素体脾胃虚弱,或久病成虚,中气受损,则受纳、运化、输布的功能失常,气血津液生化之源不足,无以濡养五脏,运行血气、以致筋骨失养,关节不利,肌肉瘦削,而产生肢体痿弱不用。素来肾虚,或因房事太过,乘醉入房,精损难复,或因劳役太过,罢极本伤,阴精亏损,导致肾中水亏火旺,筋脉失其营养,而产生痿证。或因五志失调,火起于内,肾水虚不能制火,以致火烁肺金,肺失治节,不能通调津液以溉五脏,脏气伤则肢体失养,产生痿躄。

三、临床表现

痿证表现为肢体软弱无力,严重则肌肉萎缩或瘫痪,还可表现为眼睑下垂,咀嚼无力,吞咽困难,手握无力,甚至呼吸困难,周身软弱无力。

四、诊断要点

（一）诊断依据

①肢体筋脉弛缓不收，下肢或上肢一侧或双侧疲软乏力，严重瘫痪，一些患者可能同时出现肌肉萎缩。

②因肌肉痿软乏力，可能出现视歧等病症，严重情况下会对呼吸功能、喉部吞咽功能带来不良影响。

（二）病症鉴别

痿证须与痹证鉴别。因痹证后期，由于肢体关节疼痛，不能运动，肢体长期废用，也可以出现肌肉瘦削枯萎者。但痿证肢体关节一般不痛；痹证则均有疼痛，其病因病机也和痿证有异，治法也各不相同，二者不能混淆。

五、辨证要点

①肺热伤津：兼有发热，烦躁不安，口干，咳嗽等症状。

②湿热侵淫：兼有身重，胸脘痞闷，小便赤涩热痛，苔黄腻，脉濡数。

③脾胃虚弱：兼见纳差气短，腹胀便溏，面色无华，神疲无力，苔薄白，脉细弱。

④肝肾亏损：兼见腰脊酸软，眩晕耳鸣，遗精早泄，或月经不调，舌红苔少，脉细数。

六、针灸治疗

主穴：上肢取曲池、合谷、颈胸部夹脊穴；下肢取髀关、风市、足三里、阳陵泉、三阴交、腰部夹脊穴。

配穴：肺热津伤者，配尺泽、肺俞；湿热浸淫者，配阴陵泉、大椎；脾胃虚弱者，配脾俞、胃俞、中脘；肝肾亏虚者，配肝俞、肾俞。

操作：毫针刺，按虚实补泻法操作；电针刺，在瘫痪肌肉处取穴，针刺得气后加脉冲电刺激，采用断续波，以患者能耐受为度，每日 1 次，每次留针 30min，10 次为 1 疗程。

七、按语

可采用针灸疗法来治疗本病，具有良好疗效，但患者病程较长，应配合使用其他治疗方法。卧病在床的病患应保持手足功能位，还应当采取适当活动体位等措施，避免发生褥疮、呼吸系统感染、泌尿系统感染等并发症。在治疗阶段，应进行康复锻炼，使病患能尽早恢复健康。应注意与偏枯及痹病相鉴别。

（张谦）

第十二节 痹 证

一、疾病概述

痹证是指肢体关节等部位疼痛、麻木或出现以关节无法自如伸缩、浮肿、畸变、无法正常活动为核心疾病症状。因其发病多与风、寒、湿、热之邪相关,故病程有反复性、渐进性等特点。在西医学中,痛风等疾病均属于本病范畴,可参照本节辨证论治。

春秋战国时期,《素问》设"痹"证专篇,对痹证的病因及证候分类有明确的认识。就病因学而言,认为本病的发生与感受风寒湿邪有关,如《素问·痹论》云:"所谓痹者,各以其时,重感于风寒湿之气也。"在痹证的分类上,可根据风寒湿的偏胜将其分为行痹、痛痹、着痹,如《素问·痹论》云:"其风气胜者为行痹,寒气胜者为痛痹,湿气胜者为着痹也。"又根据病变部位、发病时间的不同而分为皮、脉、肉、筋、骨痹。《素问·痹论》云:"以冬遇此者为骨痹,以春遇此者为筋痹,以夏遇此者为脉痹,以至阴遇此者为肌痹,以秋遇此者为皮痹。"

东汉时期张仲景《金匮要略·中国历节病脉证并治》中载有"历节"之名,将近节的特点概括为"历节疼痛,不可屈伸",并采用桂枝芍药知母汤及乌头汤作为治疗方剂。

隋唐时期,巢元方《诸病源候论·风湿痹身体手足不随候》认为体虚外感是以风湿痹的主要因素;孙思邈《备急千金要方·治诸风方》首载独活寄生汤治疗痹证,至今仍为临床常用方剂。

金元时期朱丹溪《格致余论·痛风论》首次提出"痛风"病名,认为本病的发生与生活环境有关。

明清时期,张介宾《景岳全书·风痹》概括了痹证的寒热阴阳属性;李中梓《医宗必读·痹》提倡行痹参以补血、痛痹参以补火、着痹参以补脾补气之法,并具体阐明"治风先治血,血行风自灭"的治则;叶天士对于辨证日久不愈则有"久病入络"之说,主张用活血化瘀法并重用虫类药物以活血通络,工清任《医林改错·痹症有瘀血说》认为痹证与瘀血关系密切,可用活血化瘀的身痛逐瘀汤治疗。

二、病因病机

(一)病因

痹证的病因有体质较弱、外部邪气侵入体内、未能合理饮食、年迈、长期患病、过于疲劳等,使得人体气血亏虚;或风寒湿热,阻滞经络;或痰热内生,痰瘀互结;或肝肾不足,筋脉失养;或精气亏损,外邪乘袭,导致经络痹阻,气血不畅,发为痹证。

1. 体质较弱

身体虚弱,卫外不周,或脾运失健,无法化生充足的气血,易于使外部邪气侵入体内,如《诸病源候论·风湿痹候》云:"由血气虚,则受风湿,而成此病。"

2. 外邪入侵

风、寒、湿、热之邪为本病发病的外部条件。因久居湿地,涉水冒雨,睡卧当风,水中作业,冷热交错,或风寒湿痹日久不愈,郁而化热,亦可由于阳虚之体,而致风寒湿热之邪乘虚侵袭人体,留注经络而成痹证。正如《素问·痹论》云:"风寒湿三气杂至,合而为痹也。"

3. 饮食不节

过食肥甘厚味,伤及脾胃,酿生痰热,痰瘀互阻,导致经络瘀滞,气血运行不畅,故发为痹证。如《中藏经》中指出:"肉痹者,饮食不节,膏粱肥美之所为也。"

4. 年迈、长期患病

年迈,身体虚弱,肝肾失调,人体筋脉无法得到养护;或患病以后气血亏损,外部邪气侵入体内。如《济生方》中指出:"皆因体虚,腠理空疏,受风寒湿气而成痹也。"

5. 未能注意劳逸结合

过度疲劳,精气不足,卫外不周;或运动过于激烈,导致正气受损,外部邪气侵入人体。

此外,跌仆外伤,损及肢体筋脉,气血经脉痹阻,亦与痹证发生有关。

(二)病机

痹证的主要病机有风、寒、湿、热、痰、瘀、虚七端。在一定条件下可相互响,相互转化。引起经络痹阻,气血运行不畅,从而导致痹证的发生。风、寒、湿、热病邪为患,各有侧重,风邪甚者,病邪流窜,病变部位游走不定为行痹;寒邪甚者,肃杀阳气,疼痛剧烈为痛痹;湿邪甚者,病邪重着、黏滞,病变部位固定不移为着痹;热邪甚者,烧灼阴液,病变部位热痛而红肿为热痹。另外,风、寒、湿、热病邪又可相互作用。痹证日久不愈,气血津液运行不畅则血脉瘀阻,津液凝聚,痰瘀互结,闭阻经络,病邪深入骨髓,导致关节浮肿、僵直、出现畸变等病症,更为严重的是会侵入脏腑,使脏腑出现痹证。

本病的病变部位在经脉,累及肢体、关节、肌肉、筋骨,日久则耗伤气血,损伤肝肾;痹证日久可累及脏腑,出现脏腑痹,病初以肢体、关节、肌肉疼痛、肿胀、酸楚、重着为主症,为病在肌表与经络之间;长此以往,会侵入筋骨,主要表现为关节胀痛、无法正常活动、发生畸变等核心病症;如果长期发生病变,病邪也可能从体表进入体内,如果侵入脏腑,可能出现长期难以治愈的"五脏痹"。诚如《素问·痹论》所云:五脏皆有合,病久而不去者,内舍于其合也。故骨痹、筋痹、脉痹未能治愈,如果再次受到邪气的侵扰,分别会内舍于肾、肝、心;肌痹不已,复感于邪,内舍于脾;皮痹不已,复感于邪,内舍于肺。所谓痹者,各以其时重感于风寒湿之气也。

本病的病机演变常见于本虚标实之间。本病初起因风、寒、湿、热之邪相互作用所致,故属实。痹证病程过久,会导致气血亏损,导致肝肾受到损伤,病证具有虚证与实证兼具的特点;一些病患肝肾气血不足,而筋骨肌肉出现较为轻微的酸痛病症,以虚痹为主要病症。因此,痹证病程较久,可以出现以下病机变化:因感染风而出现湿痹或因风湿而出现热痹,如果发病时间较久并且并未被治愈,导致气血无法畅通运行,会出现血脉瘀阻痰液混浊,导致经络无法畅通运行;病程较久,导致正气受损,使患者出现程度不一的气血亏损或肝肾不足的病症;痹证长期未能被治愈,外部邪气从经络处传导至脏腑,引发脏腑痹证。

三、坐骨神经痛

(一)临床表现

1. 一般症状

①下肢以及坐骨神经分布区易产生痛感,在痛感强烈的情况下,患者可采用特殊姿势;腰部或腰部弯曲、脚尖着地。如果神经根处为病位,椎管压力增大,在用力等情况下导致痛感加剧。

②病机、病位、受损程度会对肌力减退程度带来极大差异,可能出现局部减退或完全减退,甚至半身不遂。

③坐骨神经干可能产生压痛病症。

④出现拉赛格征阳性,该症状的存在往往与痛感的强烈程度相平行。局麻坐骨神经根或神经干此病症可消失。

⑤跟腱反射退化或消失,在外部刺激下,膝反射可能会增高。

⑥坐骨神经支配区域的各种感觉会消失或退化,例如外侧脚踝的振动觉退化,也可能出现轻微的感觉障碍。

2. 坐骨神经炎

坐骨神经炎患者往往同时出现上呼吸道感染等各类感染性疾病或系统性疾病。因坐骨神经位于人体浅表,在感染风寒或受潮时,易于发炎,如果患者出现该病症,应注意是否有糖尿病等全身性疾病。

坐骨神经痛普遍发生在单侧,不会同时出现腰部酸楚、背部疼痛的症状;疼痛具有突发性或持续性的特点,椎管受到较大压力的情况下疼痛随之加剧,也可沿着坐骨神经传导。坐骨神经干产生强烈的压痛感,腓肠肌产生压痛感;本病痛感较为强烈,而肌无力痛感较轻,急性发作期因运动功能难以判断,可检测出足下垂等病症;跟腱反射衰弱或消失,但跟腱反射并无异常,膝反射并无异常,存在较为明显的浅感觉障碍。

3. 继发坐骨神经痛

(1)腰椎间盘突出

腰椎间盘突出是坐骨神经痛的主要病机,以腰 4 至腰 5 及腰 5 至骶 1 多见,有过急性腰部外伤史的患者占比 1/3 左右,患者以中青年群体居多,年龄较小者为 20 岁,年龄较大者为 40 岁,具有腰背疼痛持续几周或几个月之后单侧下肢出现坐骨神经痛的临床特点。体检中,不但具有本病的常规病症,还具备腰部无法正常活动、病位产生棘突压痛等病症。

(2)腰椎骨性关节病

腰椎骨性关节病在年满 40 岁的群体中较为多见,具有起病较慢的特点,患者普遍有长期腰痛史,患者久坐以后难以站立,长期站立以后难以坐下,临床上具有坐骨神经痛波及腰部的病症。

(3)腰骶椎出现先天性畸变

椎骨发育异常或出现隐性脊柱裂,后者不但具有坐骨神经痛的病症,患者往往有遗尿史,足部异常形,腰骶部皮肤失常,如小血管瘤位于骶部中线上,这些往往表明椎板并未完全愈合。

(4)骶髂关节炎

骶髂关节炎以类风湿等病症居多,在关节囊受损时,对腰 4 至腰 5 神经干进行刺激,一些患者还可能出现坐骨神经痛病症。

(二)诊断要点

1. 诊断依据

①突发性或进行性肢体关节、肌肉疼痛,酸楚、麻木、重着、屈伸不利及活动障碍为本病的临床特征。

②肢体关节疼痛或游走不定,感风寒;或痛剧,遇寒则甚,得热则缓;或重着而痛,

四肢沉重,活动不灵,肌肤麻木不仁;或肢体关节疼痛,痛处微红灼热,筋脉拘急;或关节剧痛,肿大,僵硬,变形;或绵绵而痛,麻木尤甚,伴心悸、乏力者。

③无论哪个年龄段的群体,都可能发生本病。本病的发病特点和类型与患者所处的年龄段息息相关。

④抗溶血性链球菌"O"、红细胞沉降率、C 反应蛋白、类风湿因子、血清抗核抗体等检查常有助于本病的诊断;X 线和 CT 等影像学检查有助于了解骨关节疾病的病变部位与损伤程度;心电图、心脏彩超、肺功能等检查有助于诊断本病是否累及脏腑。

2. 鉴别诊断

痹证是因邪气侵入体内而导致筋脉关节受阻而引起;痿证是因邪气伤阴,精血不足无法涵养五脏,肌肉失去养护而引起。在对二者进行鉴别诊断时,应优先将是否产生痛感作为判断标准,痹证的主要症状为关节疼痛,而痿证的主要症状为肢体痿弱不堪,通常情况下不会产生痛感;此外,应将肢体能否正常活动作为判断标准,痿证是运动乏力,痹证是因疼痛而出现活动障碍;第三,一些痿证病情初步发作时就会出现肌肉萎缩的情况,而痹证是因疼痛甚至关节僵化而出现活动障碍,长期未能使肌肉得到锻炼而出现萎缩。

(三)辨证要点

辨邪气偏盛:风、寒、湿、热为病各有偏盛,可根据临床主症辨别,如疼痛不断游移则属于行痹,主要因风邪而导致;如果产生强烈的痛感,疼痛部位较为固定,遇寒则导致痛感加重,得热则能缓解,则属于痛痹,主要因寒邪导致;痛处重着、酸楚、麻木不仁者为着痹,属湿邪盛;病变处灼热、疼痛剧烈者为热痹,属热邪盛。

辨别虚实:根据发病特点及全身症状辨别虚实。一般痹证新发,风、寒、湿、热之邪明显者多为实证;经久不愈,耗伤气血,损及脏腑,肝肾不足者多为虚证;病程缠绵,痰瘀互结,肝肾亏虚者为虚实夹杂证。

(四)针灸治疗

治法:祛邪通络,宣痹止痛。

主穴:腰夹脊、肾俞、大肠俞、委中、阿是穴。

配穴:寒湿腰痛配腰阳关;瘀血腰痛配膈俞、血海;肾虚腰痛配大钟;病在督脉配后溪;气血不足配足三里、三阴交。

方义:腰夹脊穴是治疗腰腿疾病的要穴,可疏通局部气血,以治病求本。坐骨神经痛多发丁足太阳经、足少阳经循行部位,分别取足太阳经、足少阳经穴位可疏通本经闭阻不通之气血;"腰背委中求",委中可疏调腰背部膀胱经气血;阿是穴可通调局部经脉、络脉及经筋之气血。

操作:腰夹脊采用郑氏"金钩钓鱼"针法,嘱患者取俯卧位,使用碘伏棉签给穴位皮肤常规消毒后,使用 φ0.30mm×40mm 华佗牌一次性不锈钢针灸针进针,针刺方法:选用 0.30mm×40mm 毫针,进针前在 L1~L5 棘突旁用左手揣穴,针刺时左手轻放于相应棘突上,于棘突旁开 0.5 寸处垂直进针,不捻转针柄,进针深度约 30mm 到达椎间孔旁,右手持针至针下沉紧得气,得气后针体向前虚搓进一步致针下沉紧,捏持针柄,针尖"钓"着沉紧部位的肌纤维、韧带小幅度高频率牵抖 3~6 次,像鱼吞钩一般,如此反复操作 1min,使针下肌肉变得松软。留针 60min,缓慢将针拔出,不按针孔。余穴位均常规针刺。

四、臂丛神经痛

(一)临床表现

臂丛神经痛也属于中医"痹证"范畴。臂丛神经痛是在其支配范围内产生的疼痛,其临床特点是肩部及上肢不同程度的疼痛。

(二)诊断要点

1.诊断依据

①突然或逐渐肢体关节、肌肉疼痛,酸楚,麻木,重着,屈伸不利及活动障碍为本病的临床特征。

②肢体关节疼痛或游走不定,外感风寒;或痛剧,遇寒则甚,得热则缓;或重着而痛,四肢沉重,活动不灵,肌肤麻木不仁;或肢体关节疼痛,痛处微红灼热,筋脉拘急;或关节剧痛,肿大,僵硬,变形;或绵绵而痛,麻木尤甚,伴心悸、乏力者。

③无论哪个年龄段的群体,都可能发生本病。本病的发病特点与类型与患者所处的年龄段息息相关。

④抗溶血性链球菌"O"、红细胞沉降率、C 反应蛋白、类风湿因子、血清抗核抗体等检查常有助于本病的诊断;X 线和 CT 等影像学检查有助于了解骨关节疾病的病变部位与损伤程度;心电图、心脏彩超、肺功能等检查有助于诊断本病是否累及脏腑。

2.鉴别诊断

痹证是因邪气侵入体内而导致筋脉关节受阻而引起;痿证是因邪气伤阴,精血不足无法涵养五脏,肌肉失去养护而引起。在对二者进行鉴别诊断时,应优先将是否产生痛感作为判断标准,痹证的主要症状为关节疼痛,而痿证的主要症状为肢体痿弱不堪,通常情况下不会产生痛感;此外,应将肢体能否正常活动作为判断标准,痿证是运动乏力,痹证是因疼痛而出现活动障碍;第三,一些痿证症状初步发作时就会出现肌肉萎缩的症状,而痹证是因疼痛甚至关节僵化而出现活动障碍,长期未能使肌肉得到锻炼而出现萎缩。

（三）辨证要点

辨邪气偏盛：风、寒、湿、热为病各有偏盛，可根据临床主症辨别，如疼痛不断游移则属于行痹，主要因风邪而导致；如果产生强烈的痛感，疼痛部位较为固定，遇寒则导致痛感加重，得热则能缓解，则属于痛痹，主要因寒邪导致；痛处重着、酸楚、麻木不仁者为着痹，属湿邪盛；病变处掀红灼热、疼痛剧烈者为热痹，属热邪盛。

辨别虚实：根据发病特点及全身症状辨别虚实。一般痹证新发，风、寒、湿、热之邪明显者多为实证；经久不愈，耗伤气血，损及脏腑，肝肾不足者多为虚证；病程缠绵，痰瘀互结，肝肾亏虚者为虚实夹杂证。

（四）针灸治疗

治法：通经活络止痛。

主穴：颈夹脊、肩髎、曲池、外关、后溪。

配穴：气滞血瘀配太冲、血海；肾虚腰痛配大钟；寒邪凝滞配神阙、至阳；痰浊阻络配丰隆、中脘；阳气虚衰配至阳；气血不足配足三里、三阴交。

方义：依照西医神经节段理论，取颈夹脊穴位进行针灸治疗对于缓解臂丛神经支配区域的疼痛具有显著效果；取肩髎、曲池两个穴位进行针灸治疗，进而使患者气血通畅；取外关、后溪两个穴位疏导经脉气血。诸穴合用，可达到通经活络止痛之功。

操作：颈夹脊采用郑氏"金钩钓鱼"针法，嘱患者取俯卧位，使用碘伏棉签给穴位皮肤常规消毒后，使用 $\phi 0.30mm \times 40mm$ 华佗牌一次性不锈钢针灸针进针。针刺方法：选用 $0.30mm \times 40mm$ 毫针，进针前在 L1～L5 棘突旁用左手揣穴，针刺时左手轻放于相应棘突上，于棘突旁开 0.5 寸处垂直进针，不捻转针柄，进针深度约 30mm 到达椎间孔旁，右手持针至针下沉紧得气，得气后针体向前虚搓进一步致针下沉紧，捏持针柄，针尖"钓"着沉紧部位的肌纤维、韧带小幅度高频率牵抖 3～6 次，像鱼吞钩一般，如此反复操作 1min，使针下肌肉变得松软。留针 60min，缓慢将针拔出，不按针孔。余穴位均常规针刺。

五、按语

"金钩钓鱼"针法其属"郑氏家传八法"之一，具有疏经通络、行气活血、消瘀散结的功用，适用于一切气滞血瘀有关的疾病。

（张谦）

第十三节　狂　病

一、疾病概述

狂病是以精神亢奋,躁扰喧狂不宁,毁物打骂,动而多怒,狂乱奔走,不避水火,不辨亲疏等为特征。病由大怒卒惊,触动肝火,心火或阳明腑热上冲,元神被扰,神明无以自主而成。与癫病并列,而狂病属阳,癫病属阴。

狂病一名最早出自《内经》,《灵枢·癫狂》曰:"狂始发,少卧不饥,自高贤也,自辨智也,自尊贵也,善骂詈,日夜不休。"《灵枢》中指出:"胃足阳明之脉……是动则病洒洒振寒,……是为骭厥。"其中指出足阳明胃经是与狂病存在密切联系的经脉,指出该疾病是其出现实证而引发的病症,主要因气盛所致。《素问》中指出:各种躁动狂病均属于火。《素问》中还指出:"阳气在上,而阴气从下,下虚上实,故狂癫疾也。"《圣济总录》指出:"论曰:重阳者狂,谓阳气独盛也。……乃内有瘀血……"从中不难看出本病的病机在于风火上扰清窍、阴阳无法调和。《赤水玄珠全集》中指出"狂为痰火盛实……"《丹溪手镜》中指出:"又狂见蓄血,下焦蓄血亦狂也"。《济众新编》中指出:"胃、大肠实热燥火郁结成狂。"此处指出狂病的主要病因为痰火、瘀血、阴明实热。《素问·玄机原病式》中指出"多怒为狂",表明精神因素也是狂病的主要病因。《明医指掌》则指出肝风扰动、心火旺盛、痰液混浊均是狂病的发病因素。指出:个体可能因暴怒而导致肝风扰动;可能因过于惊慌,而导致心火旺盛;或因体内有痰,痰郁化火,上扰清窍。《医砭》则指出:火气攻心、心血不足、心神不定,痰水入踞是狂病的主要诱发因素。指出:"若经年累月病狂不省者,则岂徒火之哉?……以故痰涎得乘虚入踞耳。"《丹溪心法》中指出"痰"是癫狂的病机,率先提出"痰郁化火,上扰清窍"的观点,被后代大量医家所遵循。明朝或清朝的医家普遍提出痰火致狂的观点。结合各代医家对该疾病的理论研究与诊治实践进行分析,本病的主要病机为情志内伤、心事过重或者因情绪波动过大,导致心脾受损,使得脏腑功能异常或阴阳失和,进而出现气郁、痰郁化火、气血瘀阻等上扰清窍而引发的神机错乱。该疾病以脑为病变部位,与肝脾肾息息相关,并以心神损伤为主要病症。

西医学精神分裂症的紧张型、兴奋型及青春期型、躁狂抑郁症的躁狂型、急性反应性精神病的反应性兴奋状态等与本病症状相似,可参考本篇辨证论治。

二、病因病机

（一）病因

1. 情志内伤

因暴怒而导致肝火旺盛,上扰清窍,脑之神明失用;或因突然受到惊吓,引发心火,蒙蔽清窍,神明无法自我主宰;或因心事过重,导致心脾受损,心虚怯弱,元神损耗,脾失健运,则失去生化气血之源,无法涵养心神,均可导致神明无法自我主宰。

2. 饮食毫无节制

过食肥甘厚味,易于导致痰液变得混浊,过度饮酒,湿邪过盛,湿郁生痰,痰郁化火,又因为心火旺盛,痰郁化火,上扰清窍,导致神明无法主宰。

3. 体质较弱

如果身体素质良好,体质健硕,阴阳平和,即便产生较大的情绪波动,也只会短期出现情志内伤,不会因此致病。相反,身体虚弱,如受到惊吓或感到悲伤恐惧,缺乏足够的意志,易于情志内伤,阴阳无法调和而引发本病。体质较弱大都具备家族性特点,因此本病患者的家族中普遍有相似病史。

（二）病机

1. 发病

发病较急,以急性发病居多。

2. 病位

以心脑为主要病位,与肝胆息息相关,会对脾等脏器带来一定影响。

3. 病性

本病以实证居多。如果病程较长,邪气侵入体内,导致正气耗脱,可能出现虚证、实证同时出现的情况,表现出本虚标实的病症。

4. 病势

整体以实证渐渐向虚证实证共同出现的方向转变,正气耗脱则会演变为癫病。

5. 病机转化

本病最初发病时,主要病因为肝火旺盛、痰湿内蕴,郁而化热、气血瘀阻。如果未能进行及时治疗或未能采用合理的方法治疗,病程较长,则痰郁化火,火热又可炼液为痰,痰火攻心,上扰清窍,导致人体气血无法顺畅运行,气血瘀阻脑络,导致致病因素变得更加错综复杂。随着病情的进一步发展,郁久化火,灼津成痰,导致心肾失去养护,阴虚火旺,既有虚证又有实证。长此以往,可能出现阴阳同时亏损的情况,进而导致病情进一步演化为癫病。

三、临床表现

症见发作刚暴,骂詈不避亲疏,甚者持刀持杖,登高而歌,弃衣而走,逾垣上屋,力大倍常;或多食,或卧不知饥,妄见妄闻,妄自尊大,妄走不止,日夜无休等。脉弦滑数或沉紧而实等。

四、诊断要点

（一）诊断依据

①突然出现精神错乱的情况,情绪变化无常,躁动不宁,出现殴打他人、损毁物品等精神失常状态。

②有情绪刺激、受到挫折等病因,或存在家族病史。

③排除因用药等因素导致的患者。

④进行相关检查均未出现阳性。

（二）病症鉴别

1.癫病

癫病属阴,发病者乐于独处,言语失常、害怕看到陌生人,音量较低、气息怯弱,属于行为失常的神志疾病。癫病与狂病截然不同,但二者又无法完全分离开来,癫病具有演变为狂病的可能性,狂病也有转变为癫病的可能性。

2.蓄血发狂

其主要病因为气血瘀阻、热灼津液的互相影响,具有大便漆黑发亮等特点,在伤寒热病中较为常见。与因受到挫折而情绪失常、狂奔为主要病症的狂病存在一定区别。

五、辨证要点

1.结合主要症候进行辨证

癫病以狂奔、伤及他人、损毁物品、喜怒无常等病症为主要症状。

2.对病性进行辨证

患者洋洋得意、遇到挫折就暴怒、喜怒无常等行为,属于热性病症;烦躁不安、易于暴怒、言语失常、打人损物、面目赤红,属于痰火病症;疑虑重重、妄言妄语、语无伦次、面色黯淡,属于瘀性病症;无法安眠、口渴、难以排泄,属于阴虚病症。通常情况下,疾病突然发作时,以实性病症居多;多次发作,长此以往,病情进一步发展,既会出现实证又会出现虚证。

六、针灸治疗

治法：狂病最初发病时为热性病症、阳性病症，属于实性病症。应采用清火、祛热、使血脉畅通等方法进行治疗。如果本病病程较长，伤及阴血，应通过益气健脾等方式祛除邪气，从而进行有效调理。

主穴：水沟、神门、劳宫、内关、丰隆。

配穴：痰火扰神配中脘、太冲；痰热瘀结配中脘、膈俞；火盛伤阴配行间、太溪。

方义：水沟属督脉，督脉为阳脉之海，又与脑相通，可醒神开窍、安神定志；神门为心之原穴，能清心宁神；劳宫清心包而泻心火，安神定志；内关为心包经络穴，可醒神开窍、宁心定志；丰隆化痰通络、醒神开窍。

操作：水沟穴用金钩钓鱼针法，用 1 寸毫针捻转施针，等到气至后向前捻转，使针下产生沉紧感，针尖朝向穴位处进行轻度提抖，出针时将针转回，以患者眼球湿润为度。丰隆穴用白虎摇头手法，1.5 寸毫针刺入，使针感向上传导。其余穴位采取凉泻法，急性发作期每次留针 30min 至 2h，以症状消失或减缓为度，并可配合刺络放血治疗。

七、按语

白虎摇头手法采用盘摇、开合等泻法，配合关闭法。按本法操作，可以起到泻实的作用。临床引用本法，可以祛风化痰，通关开窍，治疗狂躁型精神病有明显的效果。

（张谦）

第十四节　厥　证

一、疾病概述

厥病是由于阴阳失调，气机逆乱所引起的以突然昏仆、不省人事，或伴颜面苍白、汗出、四肢逆冷为主要表现的疾病。在病情较轻的情况下，患者短期内能苏醒，醒后不会出现一侧瘫痪、口眼向一侧歪斜等后遗症，但在病情较为严重的情况下，可能会长期昏迷,更为严重的是导致患者死亡。

本病的病因较为多样化。西医学中具有休克等疾病症状,如果出现厥病的主要症状,可以参照本节内容进行诊治。

二、病因病机

（一）病因

1. 外部邪气侵入体内

外部邪气侵入体内,导致邪毒侵入体内,血随气逆、阴阳失调,则会引发昏厥。外感六淫而导致本病,较为常见的是中寒或中暑,此类疾病往往与天气变化等因素有关。在对邪毒疮疡之类的疾病进行诊治时,如果邪毒过于旺盛,一旦未能进行及时治疗或采用合理方式治疗,则会导致邪毒入内,进而引发本病。

2. 情志内伤

心事重重,情绪波动较大,或受到挫折意志消沉,导致血随气逆,阴阳失调进而引发本病。

3. 饮食不节或过度劳倦

饮食毫无节制,饮食过量,或者消化不良,胃腑阻滞不通,气血无法顺畅流通而突然引发本病。对于体质较为虚弱的个体,会因严重饥饿、过于劳累、缺乏睡眠而引发本病。

4. 亡血失津

邪毒过于旺盛,损耗津液;或因未能及时治疗或未能采用正常的方法治疗而导致呕吐,致使气血亏损;或者因气随津耗等因素导致气随着血液的流失而急剧散脱,均可引发本病。

5. 强烈的痛感

因摔跤受伤,或受到外伤导致人产生强烈的疼痛感觉,引发气血逆乱,进而引发本病。

另外,在各种致病因素的影响下,可能出现痰饮瘀血的情况,又可成为本病的病机。如果日常饮食口味较重,导致脾胃受损,痰湿中阻,气机无法畅通运行,如果痰浊上扰清阳,则也会引发本病。瘀血积于体内,会导致人体经络无法畅通运行,蒙蔽心窍,会因阴阳失和而引发本病。

（二）病机

1. 发病

本病的病因较为多样化,往往发病较急,具有短暂性晕厥的特点,并往往出现面色发白等病症,患者往往在短期内醒来,也可能出现病情较为严重的情况,晕厥以后无法苏醒并因此死亡者,在临床诊断中,应注意进行仔细鉴别。

2. 病位

厥病尽管与五脏六腑有关,但主要病位在肝,肝的核心功能在于疏泄,使气机保持顺畅。

3. 病性

厥病的病性较为多样化,可以按照不同的病因将厥病划分为多种类型,但其病性存在一定差异,总之,包含寒性病症、热性病症、虚性病症、实性病症四个方面。实证的主要表现为邪气受阻,因气机受阻而无法畅通运行,或因血瘀而阻滞心脉,导致其他脏器受到波及,因此,邪气侵入人体,导致气血无法顺畅运行,无法涵养脏腑。虚证表现为正气不足,或出现阴亏阳脱、阴阳失和的症状,因此阴阳可能同时受损,但阳气不足为主要病因。正气不足必然导致气血闭阻,邪气侵入体内,可能导致气阴受损。因此本病既有实证,又有虚证,并以后者为主。

4. 病势

病情较轻的情况下,如果及时治疗,可恢复气机顺畅,阴阳调和,则患者可苏醒;如果邪毒过于旺盛,未能及时治疗或未能采用正确方法进行治疗,使得阳气受损,可能由实证转变为虚证;更为严重的是,出现正气耗脱的病症,导致患者晕厥以后不再醒来。厥病属于实证,易于与闭厥同时出现;如果属于虚证,易于出现厥脱的危险症状。

5. 病机转变

厥病病因、人体是否存在足够的正气、气机的调节功能会对本病的病机转化带来重要影响。通常情况下,本病初步发作时,主要出现实证,如果进行及时诊治,可短期内醒来;如果未能及时治疗或未能采用正确的方法治疗,导致阴阳亏损,正气耗脱,也可能转变为虚证进而出现厥脱的危险病症。本病的一些实证会因邪毒过于旺盛,痰热上扰清窍,而出现阳气暴脱的危险病症,如果采用正常方法进行诊治,可使患者恢复元气,之后出现热性以及实性病症。

三、临床表现

厥病是指因各种因素而引发的意识障碍,如果患者突然晕倒、神志不清,醒后无四肢偏瘫等后遗症,可能以手足发冷为主要病症,均属于本病。病情发作时往往出现颜面发白或嘴唇发紫,脉象细微。一些病情较重的患者可能长期昏迷无法复苏,更为严重的是因此死亡。

四、诊断要点

(一)诊断依据

厥病是指因各种因素而引发的意识障碍,如果患者突然晕倒、神志不清,醒后无四肢偏瘫等后遗症,可能以手足发冷为主要病症,均属于本病。病情发作时往往出现颜面发白或嘴唇发紫,脉象细微。一些患者病情较重,可能长期昏迷而无法复苏,更为严重的是因此死亡。

(二)病症鉴别

1.痫病

痫病在病发时,出现神志不清、肢体拘急、嘴角流有涎水或有白沫的病症,可能伴随出现口中发出异常声音,移动时醒来,之后恢复正常,这种疾病可能多次发作,每次发作可能出现相似病症。从中不难看出,尽管厥病与本病均具有突然晕厥的病症,但本病具有反复发作的特点,与前者存在一定差异。

2.中风

中风以口眼不正,肢体瘫痪,甚至骤然晕厥,神志不清为主症。无论是厥病患者还是中风患者均可能出现这骤然晕厥的症状,但厥病不会出现瘫痪等后遗症。

3.昏迷

在昏迷之前,发生昏迷的患者普遍患有较为严重的基础疾病,昏迷以后,病情加剧,长期昏迷,短期内患者难以醒来,醒后会存在较为严重的原发病。而厥病患者在病发之前往往与常人无异,病情较轻的情况下可以快速苏醒,这也是二者的核心鉴别要点。

五、辨证要点

1.对病因进行辨证分析

厥病的发作往往具有明显的发病因素。例如虚证往往与患者体质较弱、厥前过于劳累、睡眠时间较短等因素有关;血厥虚证与失血具有密不可分的联系,往往发生在患者大出血以后;身体较为壮硕的患者会因受到精神刺激而出现气厥与血厥实证;痰厥患者多见于身材肥胖、暴饮暴食者;食厥往往多见于过度饮食者;酒厥往往发生在患者过度饮酒以后;暑厥往往发生在患者在温度较高的环境下作业或夏季遭受长期暴晒者;寒厥往往在冬季受到寒气侵袭以后发作;色厥往往在毫无节制的情况下发生;秽厥往往因出入险恶环境,受到秽气侵袭而发作。

2. 对病变部位进行辨证

厥病的发作与五脏密切相关。气厥实证往往因情志内伤，并以肝为核心病变部位；肺脾是气厥虚证的核心病变部位；肺以及脾胃是痰厥、食厥的核心病变部位；心肝是暑厥的核心病变部位；肾是色厥的病变部位；肾与膀胱是尿厥的核心病变部位。

3. 辨症虚证与实证

厥病可出现虚证，也可出现实证。虚证以气血不足为主，实证以气血瘀滞、痰湿中阻为主。如果患者出现骤然晕厥、神志不清等症状，则为实性病症；如果患者颜面发白，出汗并且四肢冰冷，气息微弱，则为虚性病症。

六、针灸治疗

治法：厥病的主要病发因素为气血逆乱，无法正常升降，阴阳失和。因此主要采用平和阴阳、疏通气机的方法进行治疗。在临床实践中，应结合疾病的严重性，各种病症的病变部位、病情、病因采用多样化的方法进行治疗。

主穴：水沟、中冲、百会、涌泉。

配穴：虚证配足三里、关元；实证配合谷、太冲。四肢厥冷配中脘、气海、关元。

方义：脑为元神之府，督脉入络脑，水沟、百会为督脉穴，为醒脑苏厥开窍之要穴；心主神明，手厥阴心包经、足少阴肾经皆络于心，"病在脏者取之井"，故取两经之井穴中冲、涌泉，醒神开窍以救急。

操作：水沟穴用金钩钓鱼针法，用 1 寸毫针捻转施针，等到气至以后向前捻转，使针下产生沉紧感，针尖沿着穴位轻微提抖，出针时将针转回，此手法要求以患者的眼球湿润为度。实证穴用凉泻法，虚证用热补法，可配合灸法，重灸百会穴，留针 30min。10d 为 1 个疗程，连续治疗 6 个疗程。

七、按语

金钩钓鱼针法是从"提插"和"如鱼吞钩饵之浮沉"发展而来，其适应证主要为一切气滞血瘀证和实热证。

（张谦）

第十五节　小儿脑瘫

一、疾病概述

小儿脑性瘫痪主要是以小儿大脑发育不全、智力低下、四肢运动障碍为主要症状的一种疾病,简称小儿脑瘫。

小儿脑性瘫痪属于祖国医学中"五迟、五软"等范畴,五迟指齿迟、发迟、语迟、立迟、行迟;五软指头项软、手软、足软、口软、肌肉软。本病由于先天禀赋不足,古代归属于"胎弱""胎怯",可见于西医学之脑功能发育不良、脑性瘫痪、智能低下等病症。五迟、五软诸症既可单独出现,也可同时存在。本病若证候较轻,通过早期及时治疗,预后较好;若证候复杂,病程较长,属先天禀赋不足引起者,往往会变成痼疾,采用中西医结合的综合康复方案可改善其部分功能。

古代医籍有关五迟、五软的记载颇多,早在《诸病源候论·小儿杂病诸候》中就记载有"齿不生候""头发不生候""数岁不能行候""四五岁不能语候。"《小儿药证直诀·杂病症》曰:"长大不行,行则脚细;齿久不生,生则不固;发久不生,生则不黑。"记载了五迟的某些典型症状。《保婴撮要·五软》指出"五软者,头项、手、足、肉、口是也。夫头软者脏腑骨脉皆虚,诸阳之气不足也。乃天柱骨弱,肾主骨,足少阴太阳经虚也。手足软者,脾主四肢,乃中州之气不足,不能营养四肢,故肉少皮宽,饮食不为肌肤也。口软者,口为脾之窍,上下龈属手足阳明,阳明主胃,脾胃气虚,舌不能藏而常舒出也。夫心主血,肝主筋,脾主肉,肺主气,肾主骨,此五者皆因禀五脏之气虚弱,不能滋养充达,故骨脉不强,肢体萎弱,源其要总归于胃。"《张氏医通·婴儿门》指出其病因是"皆胎弱也,良由父母精血不足,肾气虚弱,不能荣养而然。"《活幼心书·五软》指出:"头项手足身软,是名五软。"并认为:"良由父精不足,母血素衰而得。"《保婴撮要·五软》指出:"五软者,头项、手、足、肉、口是也。……皆因禀五脏之气虚弱,不能滋养充达。"关于治疗,《医宗金鉴·幼科杂病心法要诀》指出"小儿五迟之证,多因父母气血虚弱,先天有亏,致儿生下筋骨软弱,行步艰难,齿不速长,坐不能稳,要皆肾气不足之故。先用加味地黄丸滋养其血,再以补中益气汤调养其气。又足少阴肾之经,其华在发,若少阴之血气不足,即不能上荣于发,苣胜丹主之。又有惊邪乘人心气,至四五岁尚不能言语者,菖蒲丸主之。"有关其预后,《活幼心书·五软》明确指出:"苟或有生,譬诸阴地浅土之草,虽有发生而畅茂者少。又如培植树木,动摇其根而成者鲜矣。由是论之,婴孩怯弱不耐寒暑,纵使成人,亦多有疾。"

二、病因病机

五迟、五软病因主要包括先天及后天因素。病位主要在脾、肾,可累及心、肝。病机包括正虚和邪实两方面,正虚即五脏不足,气血虚弱,精髓亏虚;邪实为痰瘀阻滞心经脑络,心脑神明失主。

1. 先天因素

主要责之于父母精血虚损,或孕期调摄失宜,精神、起居、饮食、用药不慎等因素影响胎儿,损伤胎元之气,或年高得子,或堕胎不成而成胎者,先天精气不足,髓未充,脏气虚弱,筋骨肌肉失养而成五迟、五软。

2. 后天因素

主要包括分娩时难产、产伤,使颅内出血,或生产过程中胎盘早剥、脐带绕颈,生后护理不当,发生窒息、中毒损伤脑髓,瘀阻脑络;或温热病后痰火上扰,痰浊阻滞,蒙蔽清窍,心脑神明失主,肢体活动失灵;或乳食不足,哺养失调,致脾胃亏损,气血虚弱,精髓不充,从而导致生长发育障碍,皆可引起五迟、五软。

三、临床表现

2~3岁的小儿无法直立行走,表现为站立、行走时间延迟;出生没有头发或发量较少,在患者年龄不断增长的情况下依然头发稀疏,属于发迟;一岁时并未长牙或者牙齿发育过于缓慢者属于齿迟;1~2岁仍然无法讲话者属于语迟。

小儿6个月前后头项较软并呈现出下垂的趋势属于头项软;无法有力咀嚼,不时流出涎水属于口软;手臂无法握住东西属于手软;小儿2岁后依然无法站立、步行属于足软;皮肤松弛、肌肉乏力属于肌肉软。

五迟、五软未必会同时出现,但如果出现一两种症状须进行辨证诊断。

四、诊断要点

1. 诊断依据

(1)病史

曾出现早产、未能正确喂养等不当史,或有家族史,双亲为近亲结婚或产妇生育年龄过小或过大。

（2）辅助检查

可行头颅CT、血液生化、染色体等检查，寻找病因。

2.病症鉴别

（1）佝偻病

多见于3岁以下婴幼儿，多有维生素D摄入不足史，虽可见五迟、五软症状，但程度较轻，伴多汗、易惊等现象，同时伴有明显的骨骼改变，但无智力低下，预后较好。

（2）解颅（脑积水）

亦可有五迟、五软见症，患者大多伴有智力的低下，以颅骨骨缝解开，头颅增大、叩之呈破壶音、目珠下垂如落日状为主要特征。

五、辨证要点

本病辨证应首分轻重，继辨脏腑。

1.辨轻重

五迟、五软仅见一二症，智力基本正常则为轻；病程长，五迟、五软同时相见，且见肢体瘫痪、手足震颤、步态不稳、智能低下、痴呆、失聪、失语者为重。

2.辨脏腑

五迟、五软主要以脾、肾为主，心肝次之。若表现为齿迟、立迟、行迟、手足软、头项软，则为多为脾肾不足累及肝；语迟、发迟、口软、肌肉软、智力低下，则多为脾肾不足累及于心。

六、针灸治疗

治法：五迟、五软属于虚证，其治疗大法为补。益智健脑，调补五脏。主要取督脉穴为主。

主穴：取风池、百会等穴位。

配穴：口齿不清加哑门、上廉泉；手部运动乏力加曲池等穴位；腿部、足部运动乏力加髀关等穴位；足部向内偏移加申脉等穴位。

方义：脑为髓海，其输上在百会，下达风池，故取百会、风池，益智开窍，健脑补髓；四神聪为经外奇穴，有醒脑益智宁神之功；绝骨为髓之会穴，可充脑益髓、强壮筋骨；肾俞、三阴交补益肝肾、化生气血，滋养五脏、筋骨、脑髓。

操作：采用温通针法对风池穴进行针刺，使用1寸毫针，沿着鼻尖方向使针尖进针近0.5寸，并使用左手紧按，使风池穴下方关闭，辅助使用刺手的推弩手法，使头顶处发热,守气 1min,不留针,从而起到通窍的作用。其他穴位均采用这种针法,留针 30min。10d 为 1 个疗程,连续治疗 6 个疗程。

七、按语

在对小儿脑瘫进行诊治时,郑魁山将风池、百会、四神聪、肾俞、三阴交、绝骨作为经验要穴。以上穴位辅以温通针法,可能起到良好的滋补肝肾、强身健体、经脉疏通等作用。对经验穴使用该针法,也是郑魁山教授经过长期的小儿脑瘫治疗实践总结出的有效疗法。

(王天宝)

第十六节 癫 证

一、疾病概述

癫证是指以表情呆滞、谵语妄言等为主的疾病症状。本病往往与体质较弱、心理等因素相关,往往因情志内伤导致,并以心为病变部位,与肝脾存在紧密联系,病因以痰为主,狂病、癫证的病因分别在于痰火、痰气。基本病因为痰气中阻,上扰清窍,或痰火攻心,心神被扰,神明逆乱。在西医学中,癫证可出现抑郁型精神分裂症等病症。

二、病因病机

(一)病因

1.原发病因

①体质较弱:身体素质较差,易于忧虑,心胸过窄,受挫后因情志内伤、阴阳失和而导致病情发作。

②七情所伤:思虑不已,郁结于心、蒙蔽心窍;或因过于忧虑伤脾,脾失运化,痰迷心窍均会引发本病。《证治要诀》中指出:"癫狂由七性所郁,遂生痰涎,迷塞心窍。"

③未能注重合理饮食:未能注重清淡饮食,不但会产生混浊的痰液,内扰于心;而且还会伤及脾胃,脾失健运,湿郁生痰。痰液过盛,导致神明受阻,或上扰清窍而引发

本病。

2. 继发病因

①气滞：平日情绪起伏不定，情志内伤；或过于愤怒伤肝，导致气机无法调和，长期气郁而致使气血瘀阻或痰气互相影响，闭塞心窍，导致神明不用而引发本病。

②痰结：《景岳全书》中指出："癫病多由痰气，凡气有所逆，痰有所滞，皆能壅闭经络，格塞心窍。"长期暴怒、心事过重，会导致气机难以顺畅，肝气郁滞而导致脾失运化，体内产生大量痰液，导致气郁日久，与痰搏结，阻滞胸咽；或因脾气衰弱，不辨清浊，因气虚而导致痰浊留结脏腑。无论哪种情况，均会因"痰郁化火，上扰清窍"而引发本病。

3. 诱发因素

①病因：往往因七情所伤，受挫，突然受到惊吓，其他激烈的情绪而引发本病。

②发病：病情往往初步发作时较为缓慢，并快速演变。

③病位：以肝、心、脾为主要病位。

④病性：本病具有本虚标实、既有实证、又有虚证的核心特点。本虚主要表现为心脾两虚，标实以气虚痰结为主。

⑤病势：本病最初发作时，以实证居多，但快速发生变化，在出现实证的同时，又会出现虚证，如果病程进一步发展，则会导致心脾受损而出现虚证。

⑥病机转化：最初表现为情志内伤，因暴怒或抑郁导致肝部受损，肝气瘀阻；从而出现痰迷心窍的病症；中期，未能祛除邪气而损耗正气，出现气滞、痰阻，二者相因为患的病症；后期随着病情的进一步发展，导致心脾受损，进而演变为而心脾两虚的病症。

⑦类证病机：以情志内伤、阴阳失和、脏器功能失常、气滞痰阻相因为患为基本病因。

a. 肝郁瘀阻：心事重重，欲求无法被满足，导致肝郁瘀阻，无法顺利疏泄，因此导致患者精神压抑、喜怒无常；肝经位于胸胁两端，肝气郁结导致胸胁部感到憋闷；肝郁瘀阻会出现舌苔淡白、脉象为弦脉的迹象。

b. 痰浊蒙蔽心窍：长期肝郁导致，脾失运化，痰湿中阻；或暴饮暴食，导致脾胃受损，体内产生混浊的痰液。痰浊过于旺盛，上扰心窍，则导致患者神情淡漠；神明无法自主而自言自语；舌苔发白、脉象为弦脉均表明患者存在痰浊内盛的病症。

c. 气虚痰结：随着病情的进一步发展，正气耗脱，脾失运所，痰浊渐盛。首先，因痰结导致心窍蒙蔽进一步加剧，因此患者神情呆滞，甚至出现幻觉；其次痰浊导致阳气耗脱，脾气渐渐衰弱，因此面色暗黄、大便如溏泥，出现明显的病症；舌苔淡白、脉象微弱或为滑脉,均为本病病症。

d. 心脾两虚:随着癫病的进一步发展,中气日益衰弱,气血缺乏生化之源,颜面发白、手足乏力;因心血不足,心神失去养护,可见神志不清、易于受惊、心悸等病症;气血虚弱,神明失去养护,出现幻觉等症状。本证的主要病因为癫病长期未能治愈,心脾虚弱,血气不足,心神失去养护。本病以舌苔淡白、脉象细微乏力为主要表现。

三、临床表现

寡言少语、神情淡漠、自言自语、谵语妄言、表情淡默;或喜怒无常、多疑多思,缺乏食欲,舌苔发白,脉象为弦脉。

四、辨证要点

主症见精神抑郁,表情淡漠,静而少动,沉默痴呆,或喃喃自语,语无伦次,或时悲时喜,哭笑无常,舌淡苔薄白,脉弦,为肝郁气滞;喜怒无常,秽洁不分,不思饮食,舌红,苔白腻,脉弦滑,为痰气郁结;精神恍惚,心悸易惊,善悲欲哭,体倦,纳差,舌淡苔白,脉沉细无力,为心脾两虚。

五、针灸治疗

治法:理气行滞、祛痰,开窍醒神。以督脉、手足厥阴、手少阴经穴为主。

主穴:百会、印堂等穴位。

配穴:肝郁瘀阻,配期门、膻中;气郁日久,与痰搏结,配膻中、中脘;心脾两虚,配心俞、脾俞。

方义:脑为元神之府,督脉入络脑,故百会配印堂可调神解郁;心主神明,内关为心包经之络穴,有宽胸理气,宁心安神之功效;神门为心之原穴,调养心神,醒神开窍;肝之原穴太冲,可疏肝理气;胃经之络穴丰隆健脾化痰。诸穴合用,共奏理气化痰、调神开窍之功效。

操作:毫针常规刺。

六、按语

在对癫狂进行诊治时,针灸疗法具有显著的治疗效果,在治疗阶段,要对病患进行严密监护,并结合心理疗法,必要时配合药物治疗。癫狂易复发,尤其好发于春季或受到精神刺激时。因此,病情缓解后亦应继续治疗,从而巩固疗效。

(王天宝)

第十七节　痫　病

一、疾病概述

痫病是以骤然晕厥,口流涎水或白沫,双眼上吊,强直拘急,或有异常叫声,醒后神志恢复正常为主症的疾病。具有突然性、短暂性、反复性的特点,又称癫痫、痫证,又名"羊痫风"。其发生往往与暴饮暴食、精神或先天因素相关。本病以脑部为病变部位,与脏器功能失常相关。基本病机为风、火、痰、瘀导致气血逆乱,蒙蔽清窍,扰乱神明,神失所司。痫病即西医学的癫痫,分原发性癫痫和继发性癫痫。原发性癫痫病因不明,继发性癫痫多见于脑外伤、脑肿瘤、脑血管病等脑部疾患。

二、病因病机

大体上,可以将痫证的病机划分为受惊、痰液聚积等多个方面,并且这些方面往往互相影响。可因郁久化火,灼津成痰,也可因饮食不节,脾胃受损而导致。痰热上扰清窍,神志不清。郁火往往因情绪压抑,气郁导致,痰热生风,上扰清窍,则易于使人拘急晕厥。一旦过于惊恐则会导致脏气逆而不降,痰湿中阻而引发本病。因先天原因引发本病的观点出自《内经》,以损害胎气或父母身体较弱,或父母因患有痫病致使子女精血亏损而无法涵养脏气,上扰清窍,易于引发本病。

三、临床表现

发作时突然昏倒,肢体抽搐,牙关紧闭,两目上视,口吐涎沫,口中发出猪羊鸡叫等异常声音,苏醒后除头晕、头痛、疲乏外,一如常人。本病发作具有不定期的特点,可能一天发作多次,可能多天发作一次,可能数月发作一次,可能多年发作一次。如病程较长,反复发作,且长期未被治愈,可能引发痼疾,过劳或情志内伤均能引发本病,如果病情较为严重,可能导致患者出现神情呆滞,记忆力减退、虚弱的病症。

四、诊断要点

痫证特定的临床表现为神志异常和肢体抽搐。因病情有轻重的不同,发作表现也有不同,一般发作时间短暂,间歇时间长的患者病情较轻。但痫证的发作均具有起病急、发作时间短暂和反复发作的特点。休止期仍有一定的临床症状。

五、辨证要点

1. 发作阶段

①大发作:往往出现胸部憋闷、神色倦怠、头晕等先兆性症状,发作期间会出现骤然晕厥,神志不清,颜面发白,双眼上视,手足拘急,甚至发出异常叫声、大小便失禁等症状。短期发作后能恢复清醒,发作之后会产生头部晕眩的感觉,神志不清,嗜睡。

②小发作:动作骤然中止,手中物品掉落地面,或头部骤然前倾,之后快速抬起,或双目上视,普遍持续几秒便能恢复,并且在病情发作时,患者毫无意识。

2. 间歇期

多见于痫病日久,发作次数频繁,抽搐强度减弱,苏醒后精神萎靡,表情痴呆,智力减退。兼见胸闷,痰多,舌质红,苔白腻,脉弦滑有力,为风痰闭阻;急躁易怒,咳痰不爽,舌红,苔黄腻,脉弦滑而数,为痰火扰神;头部刺痛,或有脑部外伤史,舌质紫暗,脉涩,为瘀阻脑络;神疲乏力,面色苍白,大便形似溏泥,舌苔淡白,脉象沉弱,为心脾虚弱;神志不清,双眼干涩,记忆力较差,易于失眠,腰部或膝部酸软,脉象细数,为肝肾虚弱。

六、针灸治疗

1. 基本治疗

(1)发作期

治法:开窍醒神,控制痉挛。主治督脉,手足厥阴经穴。

主穴:水沟、百会、内关、后溪、太冲、涌泉。

配穴:大发作配十宣;小发作配神门、神庭。

方义:脑为元神之府,督脉入络脑,故取督脉之水沟、百会以醒脑开窍、宁神定志;内关为心包经之络穴,可调畅气机,宁心安神;后溪为八脉交会穴,通督脉,为治疗痫病的要穴;太冲为肝之原穴,可息风止痉;涌泉为肾经井穴,可开窍醒神。

操作:毫针泻法。水沟宜强刺激至眼球湿润或流泪。

(2)间歇期

治法:祛痰,疏通脉络。以督脉、任脉及手足厥阴经穴为主。

主穴：印堂、鸠尾、间使、太冲、丰隆、腰奇。

配穴：风痰闭阻配合谷、风池；痰火扰神配曲池、内庭、神门；瘀阻脑络配百会、内关、膈俞；心脾虚弱配心俞、脾俞、足三里；肝肾虚弱配肝俞、肾俞、三阴交。

方义：印堂可调神开窍；鸠尾为任脉络穴，是治疗痫病的要穴；间使为心包经经穴，可调心神、理气血；太冲为肝之原穴，可平肝息风；丰隆为豁痰化浊的要穴，去除痰浊；腰奇为治疗痫病的经验效穴。

操作：太冲、丰隆行泻法，其余主穴行平补平泻法。

2. 其他治疗

①耳针法：胃、皮质下、神门、心、脑、枕点，每次使用毫针选取 2~3 个穴位进行针刺，使之受到强烈的刺激，每隔一段时间进行捻转，留针 30min，隔日 1 次。

②穴位注射法：足三里、内关、风池、大椎，每次选 2~3 穴，用维生素 B_1 或 B_{12} 注射液，每穴注射 0.5~1ml 为宜。

③穴位埋线法：大椎、肝俞、腰奇、足三里、丰隆，每次选 2~4 穴，每 2 周一次。

七、按语

针灸治疗痫病能改善症状，减少疾病发作频次。对疾病不断发作，伴随出现昏迷等严重病症的患者务必采用综合疗法。对于较重的癫痫应配合应用抗痫药物，针刺起效后应逐渐减少剂量，不可立即停用。对继发性痫病，应注重原发病的诊治。痫病间歇阶段应进行辨证诊治，起到治本的作用。患者应避免精神刺激和过度劳累，注意饮食起居，以防复发。

（王天宝）

第十八节　颤　证

一、疾病概述

颤证是以头部或肢体摇动、颤抖为主症的疾病，亦称颤振、震颤、振掉。轻者仅有头摇或手足微微颤动，尚能坚持工作和自理生活，重者则头部振摇大动，甚则有痉挛扭转样动作,两手及上下肢颤动不止,或兼有项强、四肢拘急。本病老年人发生较多,男性多于女性,并呈进行性加重。其发生多与肾精亏耗、脑髓不足、阳气虚衰、气血亏虚、痰热内盛等因素相关。本病病位在脑,病变脏腑主要在肝,涉及脾、肾。基本病机为虚风内动,神机失司;或痰热动风,脑神被扰。颤证可见于西医学的锥体外系疾病所致的不随意运动,如特发性震颤、帕金森病、舞蹈病、手足徐动症等疾病中。

二、病因病机

(一)病因

1. 年老体虚

中年之后,禀赋不足,肾精虚损,脏气失调;或脾胃渐损,肝肾亏虚,精气暗衰,筋脉失养;或罹患沉疴,久病体弱,脏腑功能紊乱,气血阴阳不足,筋脉失养,虚风内动。

2. 情志过极

情志失调,郁怒忧思太过,脏腑气机功能失调。郁怒伤肝,肝气郁结不畅,气滞而血瘀,筋脉失养;或肝郁化火生风,风阳暴张,窜经入络,扰动筋脉;若思虑太过,则损伤心脾,气血化源不足,筋脉失于濡养;或因脾虚不运,津液失于输布,而聚湿生痰,痰浊流窜经络,扰动筋脉。

3. 饮食不节

恣食膏粱厚味或嗜酒成癖,损伤脾胃,聚湿生痰,痰浊阻滞经络而动风;或滋生内热,痰热互结,壅阻经脉而动风;或因饥饱无常,过食生冷,损伤脾胃,气血生化乏源,致使筋脉失养而发为颤证。

4. 劳逸失当

行役劳苦,动作不休,使肌肉筋膜损伤疲极;或房事劳欲太过,肝肾亏虚,阴血暗损,虚风内动;或贪逸少动,使气缓脾滞而气血日减,筋脉失于调畅而不得任持自主,发为颤证。

(二)病机

颤证病在筋脉,与肝、肾、脾等脏腑关系密切。上述各种原因,导致气血阴精亏虚,不能濡养筋脉;或痰浊、瘀血壅阻经脉,气血运行不畅,筋脉失养;或热甚动风,扰动筋脉,而致肢体拘急颤动。本病的病因在于肝风内动,筋脉失去养护。

从病性的角度进行分析,本病整体具有本虚标实的特点。本为气血不足,其中主要病症为精血不足;标为风、火、痰、瘀为患。标本之间密切联系,风、火、痰、瘀可因虚而生,诸邪又进一步耗伤气血津液。风、火、痰、瘀之间也相互联系,甚至也可以互相转化,如阴虚、气虚可转为阳虚,气滞、痰湿也可化而为热等。颤证日久可导致气血不足,络脉瘀阻,出现肢体僵硬,动作迟滞乏力等现象。

三、临床表现

头部或肢体摇动颤抖,不能自制,轻者表现为头部摇动或手足微颤,重者可见头部振摇,肢体颤动不止,甚则肢节拘急,失去生活自理能力。

四、诊断要点

①头部及肢体颤抖、摇动、不能自制,甚者颤动不止,四肢强急。

②常伴随动作笨拙,活动减少,多汗流涎,语言缓慢不清,烦躁不寐,神志呆滞等症状。

③多见于中老年人,一般呈隐匿性起病,逐渐加重,不能自行缓解。部分患者发病与情志有关,或继发于脑部病变。

五、辨证要点

主症为头部及肢体摇动、颤抖。兼见眩晕头胀,面红,口干舌燥,易怒,腰膝酸软,睡有时,舌质红,苔薄黄,脉紧,为风阳内动;兼头晕,目眩,耳鸣,记忆力差,溲便不利,寤寐颠倒,舌质淡红,舌体胖大,苔薄白,脉沉弦无力或弦细紧,为髓海不足;兼眩晕,心悸,懒言,纳呆,乏力,舌体胖大,舌质淡红,苔薄白,脉细,为气血亏虚;兼腰膝酸软,畏寒肢冷,汗出,舌质淡,苔薄白,脉沉细,为阳气虚衰;兼见头晕目眩,胸闷泛恶,多痰涎,舌体胖大有齿痕,舌质红,苔厚腻或白或黄,脉沉滑或沉濡,为痰热动风。

六、针灸治疗

1. 基本治疗

治法:柔肝息风,宁神定颤。以督脉、手足少阳经、足厥阴经穴为主。

主穴:百会、四神聪、风池、合谷、曲池、阳陵泉、太冲。

配穴:风阳内动配大椎、风府、太溪;髓海不足配肾俞、三阴交、太溪;阳气虚衰配关元、肾俞;痰热动风配中脘、丰隆、内庭;气血亏虚配气海、足三里。

方义:百会、四神聪均位于巅顶部,可醒脑、宁神、定颤;风池属足少阳胆经,可祛风通络;曲池、合谷属手阳明经,可通经络、行气血,太冲为肝之原穴,与合谷相配,可平肝息风,通行气血,养血柔筋;阳陵泉为筋会,可柔筋止颤。诸穴合用,共奏柔肝息风、宁神定颤之功效。

操作:主穴用毫针刺法平补平泻,配穴根据病情进行虚补实泻。头部穴位针刺后可加用电针进行治疗。

2. 其他治疗

头针法:顶中线、顶颞后斜线、顶旁 1 线、顶旁 2 线。将 2 寸毫针刺入帽状腱膜下,迅速进行针刺,使局部发热,或使用电针,留针 30 ~ 40min。

耳针法:皮质下、脑点、神门、枕、颈、肘、腕、指、膝、心、肝、脾、肾。

每次选取 3 ~ 5 穴,毫针刺法,刺激量轻。亦可用采用埋针法或压丸法替代。

七、按语

本病症状顽固,尚无根治之法。针灸可以改善症状,减少西药用量及其副作用。轻症进行耐心训练和教育,合理安排工作和生活;重症应注意生活护理,防止跌倒等异常情况的发生。

(王天宝)

第十九节　高血压病

一、疾病概述

高血压的核心临床表现为动脉压上升,可以进一步划分为原发性高血压和继发性高血压两种类型。作为心脑血管疾病的高危因素,原发性高血压往往与其他危险因素共同存在,也被命名为高血压病,可导致重要脏器受损,例如心脑肾的功能结构,致使这些器官出现功能失常。

在祖国医学中,高血压属于"眩晕"的范畴。眩晕是以眼花与头部晕眩为主症。目眩是指眼前呈现出黑魆魆的一片,或者视线模糊;头晕是指认为自己以及周边事物在转动。目眩和头晕二者往往共同出现,因此被并称为眩晕。在病情较轻的情况下,闭上眼睛就能缓解,在病较为严重的情况下,患者感到周边事物在旋转,如同坐船一般,无法站立,或同时出现呕吐等症状。

《内经》中率先对眩晕进行了有关论述,称作"眩"或"眩冒"。其对眩晕的病因病机有较多描述,认为眩晕属肝所主,与髓海不足、血虚、邪中、气郁等多种因素有关。如

《灵枢·海论》曰:"髓海不足,则脑转耳鸣胫酸眩冒。"《素问·至真要大论》云:"诸风掉眩,皆属于肝。"《灵枢·大惑论》说:"故邪中于项,因逢其身之虚……入于脑则脑转,脑转则引目系急,目系急则目眩以转矣。"东汉时期,对眩晕的致病因素、治疗原则与方法建立了新的认知,张仲景指出眩晕的关键病机在于痰饮,并采用专门方法进行治疗,《金匮要略》中指出:"心下有支饮,其人苦冒眩,泽泻汤主之。"唐宋年代,对眩晕的致病因素有了更加全面的认知。宋朝严用和率先提出外感六淫、情志所伤导致眩晕的观点,其在《济生方·眩晕门》中指出:"所谓眩晕者....六淫外感,七情内伤,皆能导致。"此语强调了眩晕致病因素的多样性。金元年代的医家从致病因素、疗法、方药对与本病相关的理论进行了进一步补充。《素问》中指出:"风火皆属阳,多为兼化,阳主乎动,两动相搏,则为之旋转。"提出应结合风火理论治疗眩晕的观点,朱丹溪在《丹溪心法·头眩》中力倡"无痰则不作眩"之说,并提出当"治痰为先"。

追至明代,对于眩晕发病又有了新的认识。《景岳全书》中提到:"眩晕一证,虚者居其八九,而兼火、兼痰者,不过十中一二耳。"强调"无虚不能作眩",治疗上"当以治虚"为主。《医学正传》中指出:"大抵人肥白而作眩者,治宜清痰降火为先,而兼补气之药。人黑瘦而作眩者,治宜滋阴降火为要,而带抑肝之剂。"指出治疗眩晕当根据不同体质进行辨治。此外,该书还指出:"眩晕者,中风之渐也。"表明这一时期的医家已对本病与中风的关系建立了清晰认知,指出患者在中风以前会出现眩晕的迹象。

二、病因病机

眩晕的病因在于情志内伤,年迈、身体虚弱,饮食毫无节制,病程较久,过度劳累,受到外伤,受到外部寒气侵袭。在这些因素的影响下,患者会体内出现风湿、聚集湿痰、产生瘀血、心脾两虚,致使内风扰动,上扰清窍而产生本病。常见病因病机归纳如下。

1. 情志不遂

肝为刚脏。体阴而用阳,其性主升动,长期忧虑,肝气郁结,气郁化火,风阳扰动,发为眩晕。如《医证指南医案·眩晕》指出:"经云,诸风掉眩,皆属于肝。头为六阳之首,耳目口暴皆系清空之窍,所患眩晕者,非外来之邪,肝胆之风阳上冒耳,甚则有昏厥跌仆之虞。"

2. 年老体虚

肾为先天之本。主藏精生髓,脑为髓之海,若年高肾精亏虚,不能生髓,髓海不足,发为眩晕;或房事不节,阴精亏耗过甚;或体虚多病,损伤肾精肾气均可导致肾精亏耗,髓海不足。

3. 饮食不节

若平素嗜酒无度,过度饮食,或因膏粱炙博导致脾胃受损,导致脾失运化,聚湿生痰,痰湿中阻,清阳不升,浊阴不降,致清窍失养而引起眩晕,如《丹溪心法》中指出:"头眩,痰挟气虚并火……有火痰者。"

4. 久病劳倦

脾胃为后天之本,气血生化之源,若久病不愈,耗伤气血。或失血之后,气随血耗;或忧思劳倦,饮食食少,损伤脾胃,暗耗气血,气虚则清阳不升,血虚则清窍失养,皆可发生眩晕。如《灵枢·口问》曰:"故上气不足,脑为之不满,耳为之苦鸣,头为之苦倾,目为之眩。"

5. 跌仆坠损

素有跌仆坠损而致头脑外伤,或久病入络,瘀血停滞,阻滞经脉,而使气虚不能上荣于头目,清窍失养而发眩晕,且多伴见局部疼痛、麻木固定不移,或痛如针刺等。

此外,外感六淫或因外部各种邪气导致经脉无法畅通运行,挛急失常,导致清窍失去养护而引发本病。

总之,风阳扰动、痰浊中阻、肾精亏虚、气血瘀阻是本病的主要病因,主要病因为内伤,因风而导致本病的,以情志内伤、气郁,风阳扰动为主。因于痰者,多责之恣食肥甘,脾失健运,痰浊中阻,清阳不升,所谓"无痰不作眩";因于虚者,多责之年高体弱,肾精亏虚,髓海空虚,或久病劳倦,饮食真少,代血生化乏源,甚合"无虚不作眩"。如果以上病因长期存在,病程较久会深入脉络,或因外伤而导致脑络受损均会因气血瘀阻而引发本病。在临床上,上述诸因常相互影响,或相兼为病。

三、病理生理

本病病位在脑,病变与肝、脾、肾三脏密切相关。其病性有虚、实两端,临床以虚证居多。从血流动力学角度,血压主要决定于 CO 和体循环周围血管阻力(PR),MBP=CO×PR。不同年龄呈现不同的血流动力学特征。

①年轻高血压患者,血流动力学主要改变为 CO 增加和主动脉硬化,体现了交感神经过度激活。

②中年(30~50岁)高血压患者,主要表现 DBP(舒张压)升高,伴或不伴 SBP(收缩压)升高。血流动力学的主要特点为周围血管阻力增加而 CO 正常。单纯舒张期高血压常见了中年男性,伴随体重增加。

③老年人,单纯收缩期高血压是常见类型。SBP 随年龄增长而出现同步变化,患者年满 55 岁以后,DBP 会逐步降低。脉压差会增长,会因中心动脉的僵硬、动脉快速回

波而出现 SBP 增加的情况。单一的收缩期高血压在老年群体，或妇女群体中较为多见，也是 DHF(舒张性心衰)的一种核心危险因素。

心脏和血管是高血压损害的主要靶器官。最早期和最重要的血管损害是血管内皮功能障碍。早期可无明显病理改变。本病病程较久会导致左心室增厚、外扩等病症，也会导致小动脉发生病变导致重要靶器官缺血。此外，长期高血压及其他心血管病危险因素加速动脉粥样硬化的形成和发展。

四、临床表现

大多起病缓慢，并无特殊临床症状。以疲倦、头痛等为核心病症，也可能出现视力不清晰等较为严重的病症。或伴随出现器官受累的病症：胸部憋闷、气息急促等病症。

此外，脑血管病、心力衰竭、冠心病、慢性肾衰主动脉夹层为常见并发症。

五、诊查要点

安静休息坐位时上臂脑动脉部位的血压，非同日 3 次测量血压平均收缩压 BP＞140mmHg 和(或)DBP＞90mmHg。

其他诊断途径

①既往有高血压病史，正在使用降压药物，血压虽然正常，也要诊断为高血压。

②参考家庭自测血压平均收缩压＞135mmHg 和(或)舒张压＞85mmHg，排除精神因素干扰。

③24 小时动态 BP＞130mmHg 和(或)DBP＞80mmHg，白天平均收缩压＞135mmHg 和(或)＞85mmHg，夜间平均收缩压＞120mmHg 和(或)舒张压＞70mmHg。

六、鉴别诊断

与继发高血压鉴别，主要按照以下要点对二者进行鉴别。

①血压上升以及病程迁延速度极为缓慢则为原发性高血压，反之为继发性高血压。

②年满 40 岁的中老年群体为原发性高血压的核心患者群体，如在青年阶段出现高血压疾病，则可能为继发性高血压。

③以人体出现器质性损伤为病症的多为原发性高血压，并且在平均在 10~15 年后发生；假如在短期内出现靶器官明显受损，以继发性高血压居多。

④如果出现急进型高血压，以继发性高血压居多。

⑤易于控制，预后效果良好的为原发性高血压，反之为继发性高血压。

⑥具有特殊的临床表现并且致病因素可查者，以继发性高血压居多。

⑦因遗传病史而出现原发性高血压疾病的患者占比约为六成。

七、辨证要点

1. 辨相关脏腑

眩晕乃风眩内动、清窍不宁或清阳不升,脑窍失养所致,其病位在脑,与肝、脾、肾三脏功能失调相关,但与肝关系尤为密切。

2. 辨虚实标本

眩晕虚证多关乎气、血、精;实证多关乎风、痰、瘀。

3. 辨缓急轻重

眩晕临证病势多缓急不一。因虚而发者,病势绵绵,症状较轻,多见于久病、老人及体虚之人;因实而发者,病势急骤,症状较重,多见于初病及壮年、肥胖者。若眩晕久稽不愈,亦可因实致虚或虚中夹实,而成本虚标实、虚实互见之势,症状时轻时重,缠绵难愈,或有变生中风、厥证之虞。

八、针灸治疗

治法:熄风祛痰,活血通窍。

主穴:风池、曲池、风府、照海、合谷、太冲。

配穴:伴有热盛配外关、内庭;气虚配百会、中脘;痰多配丰隆、中脘;阳虚配阳陵泉;阴盛配三阴交、阴陵泉。

方义:风府、风池、曲池为治风主穴,可祛风活血,疏通患部气血,通关利窍;照海为足少阴经穴,通于阴跷脉,与通里相配,可调理心肾之气,疏导气血;合谷、太冲为开四关,疏理气机。

操作:嘱患者先取坐位,使用 φ0.30mm×40mm 华佗牌一次性不锈钢针灸针,75%酒精对皮肤常规消毒后进针。风府、风池采用温通针法:押手拇指切按风池,刺手将针朝同侧嘴角方向刺入 15~20mm,押手加大压力,等到气至,用拇指加大力气向前进行 6次捻按,使针部产生沉紧感,针下沿着有感应的穴位以较小的幅度连接大力插入、使用较轻的力度拔出,拇指再度向前进行 6 次捻按,针尖感应部位守气,使针下进一步产生沉紧感,并采用关闭法,使针感向耳部传导,使之发热,留气 1min。余穴位均常规针刺。

九、按语

郑魁山教授结合经脉所具备的使血脉畅通、使阴阳保持平衡等作用,独创了温通针法。借鉴"烧山火"的精髓部分,根据血得寒则凝,得热则行的理论及"……故凡血证总以祛瘀为要"的原则,结合实践经验,在原有针法的基础上进行了简化,首创了便于操作,可对各种难治之症进行治疗的针刺手法,对于任何虚实混合出现的病症较为适用。因阳气亏损、邪气侵入而致病的膝骨痹患者以"虚""寒"为主病,阳气不足,湿气侵入体内,导致经脉不畅,阳气虚亏,则无法祛除邪气,也无法畅通筋骨,而导致阳气不足。阳气不足为根本原因,并表现为寒凝的症状。在操作阶段,"温通针法"的操作应将"温"的作用凸显出来,采用该方法实现"通""补"的目标。"温"通过祛除寒湿增补阳气,"通"则通过使经脉畅通,调和阴阳。

操作阶段,应在针刺得气的前提下,采用合理的手法,在进行两次捻转以后逐步加大押手的力量,进而产生气感,使针刺部位聚集起来,使气血流通至病位,进而补气养血,等到针部产生下沉感以后推弩守气,进而使经脉畅通,调和阴阳,使针感向病位传递,使病位处发热。

本采用温通针法,通过对病位实施针刺,采用推弩法使针下留气以后,使体内化生气血,通过疏通经脉起到促温的作用,温通结合,化生气血,祛除外邪,进而起到祛除外邪、消除寒气、滋补元阳,活血通络的作用。《灵枢·官针》中率先对短刺进行了记载:"八曰短刺,短刺者……以上下摩骨也。"操作阶段,缓缓施针使针身渐渐深入,在接近骨头处对针部进行轻捻,通过进行深刺,使针深入骨部,进而起到通肾气、疏导邪气的作用。不同于具有一定深度的针刺,等到气至后,使气达到病位,在使用短刺法进行针刺时,应深入病变部位,通过对病位进行针刺,进而将针刺效应发挥出来,因此应刺入骨部,直达病位进而起到疏导邪气的作用,使骨部深入的邪气能够由此疏泻,起到祛除邪气的使用。二者共同使用,在祛除邪气的同时能够补充阳气,具有祛除邪气而不损耗正气的作用。在采用该针法深入骨部使邪气疏泻以后,采用温通针法,更易于将顾氏针法的应有作用发挥出来,起到驱散寒气、遏制痹痛,改善气血,温补元阳的作用。

(王天宝)

第二十节 脊髓空洞症

一、疾病概述

脊髓空洞症是一种主要累及脊髓的缓慢进行性变性疾病,其病理特征为脊髓内空洞形成、脊髓积水及胶质细胞增生。本病归属于中医学"痿证"或"痹证"范畴。《素问·举痛论》曰"经脉流行不止,环周不休……泣而不行,客于脉外则血少,客于脉中则气不通,故卒然而痛。"叶天士曾言:"邪与气血而凝,结聚络脉。"脊髓空洞症患者,可因督阳匮乏,温煦推动无力,气血运行不畅,络脉瘀阻而出现疼痛,即所谓"不通则痛";亦可因肾阳不足,络脉失于温煦,或因寒邪外伤脊络绌急,而见自发性疼痛,正所谓"寒气客于脉外则脉寒,脉寒则缩蜷,缩蜷则脉绌急,绌急则外引小络,故卒然而痛。"

二、病因病机

肾精不足:肾精是构成人体之本源,肾精缺损,则缺乏化生骨髓的生化之源,导致肾虚髓空,本病主要病因为先天性畸形,其主要因素在于肾精不足。最初表现为潜隐发病,之后会损伤脾肾,气血逆乱,损伤精髓,导致疾病进一步恶化。

脾阳虚衰:脾的主要功能在于运化,是生化气血的来源,脾失运化则无法供奉肾精,如果脾失运化,会导致精髓亏空,无法得到充养,并导致髓失其用,并且脾的主要功能在于主宰四肢,脾虚则导致手足失用,导致肌肉日渐消瘦,变得松软,引发痿废,并且脾虚会引发肉痿之症。

津血失畅:本病的病机在于肾精缺损、脾虚,但肾亏往往会引发血虚,这是由于肾藏精,肝肾同源,脾不但主生血,而且也主统血,气虚导致鼓动乏力,无法帅血而行,因此在失去血液的供养下,肌肤渐渐麻木,甚至会出现指端溃破的病症。

三、临床表现

患者典型表现为分离性感觉障碍,即单侧或双侧上肢或躯体上半部痛、温觉消失,但触、压、深感觉正常,可呈节段性分布。运动障碍表现为早期一侧或双侧手部小肌肉及前臂尺侧肌肉无力、进行性萎缩,逐渐涉及上肢其他肌肉。营养障碍症状为病损皮肤变硬、变厚、粗糙,无汗或多汗,指甲变脆。

四、诊查要点

①诊断标准:病史及病症以 20~30 岁青年居多,以男性居多,男女比例为 3∶2。因人体表层出现感觉性分离,病患会因指端受到割伤以后不会产生疼痛感觉而就诊,随着病情的迁延,患者上肢肌肉渐渐萎缩,并出现半身不遂病症。

②实验室检查:经检查无特殊变化,在产生大面积的空洞的情况下,易于导致椎管轻度梗阻和 CSF 蛋白增高。

③辅助检查:CT 平扫可看到低密度的囊腔;MRI 表现为 T1、T2 加权图像分别在脊髓中央、空洞内呈低信号高信号。

五、鉴别诊断

1. 本病应与脊髓肿瘤区分开来

无论肿瘤发生在脊髓内部,还是外部,均能引发局限性肌萎缩、节段性感觉障碍,肿瘤患者脊髓灰质内的星形细胞瘤或室管膜瘤分泌出导致脊髓直径变宽的蛋白性液体,脊髓肿瘤与本病较为相似,特别是分布于颈髓部时,存在较大的鉴别难度。但肿瘤患者病情快速进展,易于产生痛感,鲜有出现营养障碍。初期的脑脊液中会产生大量蛋白,应与本病区别开来。

2. 本病应与颈椎骨关节病区分开来

不同于本病,颈椎骨关节病患者的上肢肌肉会呈现出萎缩、长束征象,但根痛较为多见,病变水平明显的节段性感觉障碍是少见的。可通过 CT 成 MRI 等检查进行鉴别诊断。

六、辨证要点

脾虚肉痿:指端麻木失灵,无法产生灵敏的痛觉或温觉,肌无力化,无法灵活活动,鱼际肉痿,渐渐向手部延伸,出现疲倦乏力等。舌苔发白,脉象为沉脉和(或)濡脉。

肾虚髓空:四肢麻木,无法产生灵敏的痛觉、温觉,体表皮肤干,运动无力,脊柱屈曲,肢体发冷,无法灵敏反应,脉沉细涩等。

肝肾不足:如果发病已久,肢体麻木肌肉瘦削,难以行走,皮肤干燥,指端失去血的供养而溃破,也可能因此坏死,同时出现昏眩症状,脉象弦细。

七、针灸治疗

治法：补益肝肾，行气活血。以督脉及足太阳经、手足阳明经穴为主。

主穴：风池、天柱、相应夹脊穴、大椎、风府、至阳、命门、后溪、太溪、曲池、合谷、足三里、三阴交、外关。

配穴：肢体麻木加肝俞、肾俞、脾俞、手三里、阳陵泉、丰隆；吞咽困难加廉泉、照海。

方义：风池、天柱、相应夹脊穴属局部取穴，可疏调局部经筋气血；大椎、风府、至阳、命门属督脉穴，后溪为八脉交会穴，通于督脉，太溪为肾经输穴，也是原穴，诸穴合用可强督脉、填精髓；曲池、合谷、足三里、三阴交可调阳明经气血，补气养血；外关可通调三阳经，祛邪通络。

操作：每次选用 5~10 个穴位，得气后，施以毫针补法，隔日治疗 1 次。

八、按语

脑底粘连性蛛网膜炎、外伤、髓内肿瘤、脊髓蛛网膜炎等可导致继发性脊髓空洞，需注意辨症，重视原发病的治疗。

（王天宝）

第二十一节　假性延髓麻痹

一、疾病概述

延髓麻痹是指因脑神经、肌肉麻痹而引发的构音以及吞咽障碍。延髓麻痹以难以言语、难以进食、难以发声为主要症状。

在中医学领域内，本病属于"噎膈"等范畴，本病的发生往往与暴饮暴食、七情所伤等因素相关。本病病位在脑，累及舌咽。基本病机是痰浊、淤血阻滞脑络舌窍。

噎膈是指因食管不够湿润，食管过窄导致人体在吞咽食物时出现梗塞的情况，更为严重的是，食物无法下咽至胃部，其核心临床症状为患者食入食物后随即吐出。噎是指梗塞,即患者无法顺利吞咽食物;膈是指格拒,指食管受阻,患者吞咽食物时,无法下咽至胃部,进食以后随即呕吐。噎是噎膈的轻微病症,可以作为一种单独的病名,也是膈的前兆病症,因此临床上一律称作噎膈。

本病多见于中老年群体,少年鲜有出现本病,并以男性居多,当前依然存在较大的治疗难度。因此,中老年群体如果因不明因素,无法正常进食,应及时就诊接受检查,从而进行诊断治疗。

《内经》指出本病与津液和情志相关,如《素问》中指出:"三阳结谓之膈。""膈塞闭绝,上下不通,则暴忧之病也。"并提到胃是本病的病变部位,如《灵枢》中指出:"食饮不下,膈塞不通,邪在胃脘。"《太平圣惠方》指出:"寒温失宜,饮食乖度,或恚怒气逆,思虑伤心致使阴阳不和,胸膈痞塞,故名膈气也。"

《景岳全书》中指出:"噎膈一证,必以忧愁思虑,积劳积郁,或酒色过度,损伤而成。"《景岳全书》对病机进行了精准的描述。历代医家均对本病的病因进行了大量论述,例如《医学心悟》中提到:"凡噎膈症,不出胃脘干槁四字。"《临证指南医案》中提到:"脘管窄隘"。

二、病因病机

后组脑神经对咽部运动具有一定的支配作用,受到损伤以后,会使人无法正常言语、吞咽。由于这组脑神经是由延髓发出的第Ⅸ、Ⅹ、Ⅺ、Ⅻ对脑神经。因此,延髓麻痹既包含了后组脑神经的完全麻痹,又包含了局部或单一神经麻痹。延髓麻痹以上下运动神经元以及肌肉为病位。

噎膈的主要病机在于情志内伤,年迈肾虚,脏器功能失常等。

1. 七情内伤

在引发本病的情绪因素中,以忧虑、愤怒居多。过度忧虑导致脾部受伤、气机郁结,脾部受伤会导致水湿失运,使体内产生混浊的痰液,痰气互结;愤怒则导致肝部受损,气机郁结,瘀血内停。逆气、顽痰、瘀血互搏,导致食管、贲门受阻,长此以往,导致食管、贲门收窄,进而引发噎膈。《医宗必读》中指出:"大抵气血亏损,复因悲思忧恚,则脾胃受伤,血液渐耗,郁气生痰,痰则塞而不通,气则上而不下,妨碍道路,饮食难进,噎塞所由成也。"《临证指南医案》中:"噎膈之症,必有瘀血、顽痰、逆气,阻隔胃气。"

2. 饮食所伤

酗酒、膏粱炙博、食用大量辛辣食物,导致体内湿热,产生大量混浊的痰液,使食管、贲门受阻,或导致食管干涩,均会引发本病。如《医碥》中指出:"酒客多噎膈,饮热酒者尤多,以热伤津液,咽管干涩,食不得入也。"再如《临证指南医案》中:"酒湿厚味,酿痰阻气,遂令胃失下行为顺之旨,脘窄不能纳物。"另外,饮食阶段,食物温度过高,食物变质或粗糙,可能导致食管脉络受损,又会导致胃气亏损,使食管、贲门因气血瘀阻而引发本病。

3. 年迈肾虚

年迈肾虚,精血日益损耗,食管失去养护,变得日益干涩而引发本病。如《医贯》中指出:"唯男子年高者有之,少无噎膈。"再如《金匮翼》中指出:"膈噎之证,大都年逾五十者,是津液枯槁者居多。"如果阴阳受损,脾胃失调,脾失运化,痰瘀相因为患,导致食管受阻,也会引发本病。

脏腑出现功能障碍、年迈、肾虚、七情内伤、饮食无节是本病的主要病因,并且这些因素往往互相影响,共同引发本病,其病理变化具有本虚标实的特点。最初主要为实证,病情迁延之后,气、痰、血互结,食管、贲门进一步收窄,邪气过盛,外加上胃津不足,导致肾阴受损,进而出现精血不足,导致本病进一步加重。一些病患病情进一步恶化,肾精耗损,最终引发不治之症。主胃气的食管是噎膈的病变部位。基本病机是脾胃肝肾功能异常,因痰、气、血相因为患,致使食管干涩,导致食管、贲门收窄。

三、病理生理

双侧皮质脑干束对后组脑神经具有一定的支配作用,如果单侧皮质脑干束受损不会出现任何病症,双侧受损会引发假性延髓麻痹。单侧脑神经受损,可能引发舌下神经麻痹,双侧受损则无法运动。

四、临床表现

延髓麻痹表现为难以言语、发声、进食困难三种主要病症。

1. 言语困难

难以构音、患者说话易于疲劳是本病的常见病症,特别是在要求提高音量、加重语调时表现得更为明显。之后,随着病情迁延,一些构音结构如软腭等结构渐渐麻痹。

2. 发声困难

以喉内外肌麻痹、两侧迷走神经运动功能的缺失为主要病因。最初声带无力,发音低沉而干涩,之后表现为失声、重度吸气困难与喘鸣。如患者能正常呼吸但出现失音现象,则以癔症居多。

3. 进食困难

因构音结构麻痹,导致本病患者相继出现难以吞咽等难以进食的复杂病症。后组脑神经会因脑血管病等因素而出现核上性病变。

本病最初以噎居多,之后渐渐演变为膈,并导致噎膈同时出现。进食困难以咽食时胸膈部受阻为主要表现,一种食物难以快速下行并停留在食管特定部位不动,食毕则不再出现,在气郁时易于产生这种感觉。这一阶段,食物依然能下咽,但人体难以顺利进食,在梗塞症状日益加剧的形势下,会出现进食困难或进食后即刻吐出的症状。吐出物以涎沫以及进食食物为主,量较小,甚至可能出现如赤豆汁一般的吐出物,表明体内有出血。本病往往会产生疼痛的感觉,其发作时间或早或晚,最初表现为进食阶段胸膈感到疼痛,在吞咽粗糙食物时表现得更加明显,严重情况下,会导致患者感到持续疼痛。在患者无法正常饮食,病邪加剧,正气损耗的情况下,患者无力、面色暗黄,精神不振,并因身体极为消瘦,导致病重难医。噎膈病的主要病症为难以吞咽食物,并不会出现膈的病象。

五、临床分型

临床上可以将延髓麻痹分成3类:

①以病症严重、小便失禁等症状为主要病症的皮质、皮质下型延髓麻痹。

②以运动减少等症状为主要病症的内囊型延髓麻痹。

③以共济失调等症状为主要病症的脑桥—小脑型延髓麻痹。

六、检查

实验室检查:按照潜在病机进行必备检查,如出现异常则应进行鉴别诊断。其他辅助检查包括:CT、MRI 检查;颅底摄片;脑电图、眼底检查;耳鼻喉科检查。

七、诊断

①食物难以下咽,在食管内部,食物产生停滞感,甚至无法进入胃部,或食入后随即吐出。

②往往会出现胃脘或胸膈不适的症状,更为严重的是,出现形体瘦削,精神萎靡等症状。发病较缓,初步发病时以噎为主,之后渐渐演变为膈或二者共同出现。

③病因主要为情志不舒等因素,以中老年群体为主,特别是男性。

④按照病因进行必备检查有助于早发现,早诊治。

八、鉴别诊断

1.反胃

反胃和本病均会出现进食以后吐出的症状,因此应将二者区分开来。前者是因患者阳虚有寒导致食物停留胃中,并以食物能正常进入胃部、停留胃中、之后吐出,难以消化,将食物吐出以后胃脘胀满的感觉会渐渐舒缓,患者会产生大量吐出物,并出现胃脘疼痛的病症;本病以食管、贲门过窄,无法纳食为病因,并以咽食受阻、起初不会呕吐之后出现呕吐为主要病症,表现为无法食入或食后吐出,呕吐与进食时间息息相关,食物停滞于食管,并进入胃部,不会产生大量的吐出物,胸膈处往往会感到疼痛。

2.梅核气

作为郁病的一种病症,梅核气以食物下咽时受到梗塞,既无法咯出,又无法咽下为主要病症。噎膈也会偶尔出现咽中梗塞,感到不适的病症,因此应将二者区分开来。尽管梅核气会使咽部因梗塞而感到不适,但往往是在七情所伤或过于关注咽部时出现这种感觉,如能顺利进食并不会产生这种感觉,以年轻女性多见;噎膈主要是食管处产生梗塞的感觉,在进食阶段,梗塞往往会加剧,甚至出现无法食入或随即吐出的病症,以年迈者居多,尤其是男性。

九、辨证要点

对标本虚实进行辨证。因七情或饮食所伤,温度骤变,导致气、痰、瘀相因为患,使食管受阻,因食管过窄而引发疾病为实证;因食物温度过高或年迈肾虚等因素导致食管干涩为虚证。如果病症表现为胸膈感到疼痛不适,病位不会转移,胸膈憋闷,口吐痰涎,以实证居多;如出现颜面发白、形体瘦削、气喘等病症,普遍为虚证。新病以实证居多,或夹杂有少量虚证;病程较久以虚证居多,或二者同时出现。邪气过盛为标,正气虚弱为本。

十、针灸治疗

治法:通关利窍,豁痰化瘀。

主穴:风池、廉泉、哑门、完骨、通里、照海、合谷、太冲。

配穴:伴有偏瘫配曲池、外关、合谷、后溪、环跳、足三里、阳陵泉、悬钟;吞咽困难配金津、玉液;强哭强笑配百会、印堂、水沟,中枢性尿失禁配四神聪、百会;痰多配丰隆、中脘。

方义:廉泉、风池、完骨、哑门为对症选穴、局部选穴,可疏通患部气血,通关利窍;

通里为手少阴心经络穴,善治失音之疾;照海为足少阴经穴,通于阴跷脉,与通里相配,可调理心肾之气,疏导气血;合谷、太冲,开四关,疏理气机。

操作:嘱患者先取坐位,使用 φ0.30mm×40mm 不锈钢一次性针灸针,75%酒精对皮肤常规消毒后进针。哑门、风池采用温通针法:押手拇指切按风池,刺手将针朝同侧嘴角方向刺入 15~20mm,押手加大压力,等到气至以后,使用拇指加重力度向前进行 6 次捻按,使针下产生沉紧感,针下沿着有感应的穴位以较小的幅度接连大力插入、使用较轻的力度拔出,拇指再度向前进行 6 次捻按,针尖感应部位守气,使针下进一步产生沉紧感,并采用关闭法,以促使针感传至耳朵,产生热感,守气 1min。廉泉采用郑氏"金钩钓鱼"针法,嘱患者取俯卧位,使用碘伏棉签给穴位皮肤常规消毒后,使用 φ0.30mm×40mm 不锈钢一次性针灸针进针,针刺方法:选用 0.30mm×40mm 毫针,进针前在 T1~T5 棘突旁用左手揣穴,针刺时左手轻放于相应棘突上,于棘突旁开 0.5 寸处垂直进针,不捻转针柄,进针深度约 30mm 到达椎间孔旁,右手持针至针下沉紧得气,得气后针体向前虚搓进一步致针下沉紧,捏持针柄,针尖"钓"着沉紧部位的肌纤维、韧带小幅度高频率牵抖 3~6 次,像鱼吞钩一般,如此反复操作 1min,使针下肌肉变得松软。留针 60min,缓慢将针拔出,不按针孔。内关穴针刺得气后,双手同时操作双侧内关穴,行推气法使气感上行;余穴位均常规针刺。

十一、按语

郑魁山教授结合经脉所具备的使血脉畅通、阴阳平和等作用,独创了温通针法。借鉴"烧山火"的精髓部分,按照气血因寒而凝固、因热而流通的理论及"……故凡血证总以祛瘀为要。"的原则,结合实践经验,在原有针法的基础上进行了简化,首创了便于操作,可对各种难治之症进行治疗的针刺手法,对于任何虚实混合出现的病症较为适用。

"金钩钓鱼"针法其属"郑氏家传八法"之一,具有疏经通络、行气活血、消瘀散结的功用,适用于一切气滞血瘀有关的疾病。

(王天宝)

第二十二节 面 痛

一、疾病概述

面痛是以眼、脸部出现抽掣疼痛为核心症状的疾病,也被称为"面风痛",多见于年满40岁的中老年群体,并以女性患者居多。主要发生于右侧面部(占比约为六成)。《医学纲目》中指出:"连口唇颊车,发际皆痛,不能开口,虽言语饮食亦妨,在额与颊上常如糊,手触之则痛。"冯鲁瞻《疬医大全》曰:"面痛为火,盖诸阳之汇,皆在于面,而火,阳也;心之华在面,而心,君火也。然暴痛多由火实,久痛多因血虚,盖胃主正面,而以肠胃为市,因饮食之热毒聚于中,则发于外,故为痛。更有过劳与饥则痛者,此中气不足也。"《证治准绳·杂病》曰"面痛皆属火……暴痛多实,久痛多虚。高者抑之,郁者开之,血热者凉血,气虚者补气,不可专以苦寒泻火为事。"《张氏医通》载:"有老人过劳。饥则面痛,补中益气汤加芩、栀、连翘、鼠粘、黑参。因郁结积成胃热,遂患面痛。越鞠丸加山栀、连翘、贝母、橘红之类。"

本病相当于西医学的三叉神经痛,是临床上典型的神经痛。三叉神经分眼支(第1支)、上颌支(第2支)和下颌支(第3支),第2支、第3支同时发病者多见。

二、病因病机

(一)病因

1. 外邪侵袭

风寒侵袭,寒邪凝滞,痹阻经脉;风热侵袭,热灼津液,阻滞气血,导致邪气袭于面部经脉,不通则痛。

2. 阳明火盛

胃肠炽热,阳明火邪上冲面部,浸淫经脉,导致经脉气血阻滞不通。

3. 虚火上炎

年老体衰,肝肾阴虚,阴虚阳亢,虚火上升,上犯面部经脉,气血阻滞。

4. 外伤久病

跌打创伤,伤入血络,以及久病瘀血内阻等导致气滞血瘀亦可引起头面疼痛。

又痰浊内盛者,痰郁而化火,痰随火气上升,阻滞阳明、少阴经脉,以致疼痛不愈。

(二)病机

发病:本病多起于仓卒之间,呈急性发病。

病位:面部是本病的病位,与手、足三阳经息息相关。

基本病机:面部经血受阻,无法畅通运行而感到疼痛。

三、临床表现

面痛是由于面部经络气血阻滞,不通则痛所引起的以眼、面颊部出现放射性、烧灼样抽掣疼痛为主症的疾病。面部骤然感到疼痛,可能导致面部肌肉抽搐,往往伴随出现流泪等症状,其病因主要为受寒、情志不舒等因素。一般持续数秒至数分钟。发作次数不定,间歇期无症状。疼痛以面颊、上下颌和舌部最明显,轻触鼻翼、颊部和舌可以诱发,称为扳机点。

四、诊查要点

(一)诊断依据

①疼痛多由一侧面部开始,位于三叉神经一支或多支的分布,突然发作,呈阵发性、闪电样,发作频繁,疼痛剧烈。

②疼痛性质如钻刺、刀割或火烙,表情痛苦,极为难忍。

③每次发作时间最短数秒或数分钟,最长可达30min之久。

④疼痛常自发产生,也可由某些日常活动,如说话、洗脸、刷牙、进食等动作触发。

⑤没有神经系统的任何缺损可见。

(二)病症鉴别

1. 翼管神经痛

翼管神经痛以成人为主要病发群体,尤其是女性,面部等部位会产生剧烈的痛感,以夜间发作居多,为一侧性发作,其发作原因与外部刺激无关,可能出现副鼻窦炎症等。

2. 颈动脉痛

颈动脉痛以一侧性发作居多,其发病具有周期性的特点,发病时不会出现视力障碍,也不会出现全身症状,如果出现该症状,可能伴随有颅骨动脉炎,九成患者可自愈。

3. Sluder 氏综合征

Sluder 氏综合征是一种因不明因素而产生的面痛,具有非典型性的特点,也被命名为面下部头痛。该疾病的病因可能是生理因素,也可能是心理因素。特征为一侧面部疼痛,范围不超过耳郭的高度。

4. 植物神经性面头痛

植物神经性面头痛又称血管扩张性头痛综合征。疼痛起始于眼部,扩张颊部,沿鼻部及齿部而抵耳部。因呕吐而不能入眠,疼痛持续数小时至几天。

五、辨证要点

主症:面部疼痛突然发作,呈闪电样、刀割样、针刺样、电灼样剧烈疼痛。发作时伴随有面部抽搐等症状,其病因主要为情志不舒、受寒等。持续数秒到数分钟。发作次数不定,间歇期无症状。

眼部痛:面痛表现为眼部呈电灼样疼痛,属足太阳经病症。

上颌、下颌部痛:如上颌、下颌部出现电击样疼痛,则为手、足阳明和手太阳经病症。

兼遇寒则甚,舌淡,苔白,脉浮紧者为外感风寒;兼痛处有灼热感,舌红,苔薄黄,脉浮数者为外感风热;兼有外伤史,或病程日久,痛点多固定不移,舌暗或有瘀斑,脉细涩者为气血瘀滞;兼烦躁易怒,口渴便秘,舌红,苔黄,脉数者为肝胃郁热;兼形体消瘦,颧红,脉细数无力者为阴虚阳亢。

六、针灸治疗

治法:面痛是由于经络气血阻滞而导致的经脉痹阻不通,故选用通经活络、祛风止痛之法。取手、足阳明经穴为主。

主穴:四白、下关、地仓、合谷、太冲、内庭。

配穴:眼部疼痛配攒竹、阳白;上颌部疼痛配巨髎、颧髎;下颌部疼痛配夹承浆、颊车。

方义:四白、下关、地仓疏通面部经络;合谷、太冲分属手阳明、足厥阴经,两经均循行于面部,两穴相配为"开四关",可祛风通络止痛;内庭为足阳明经荥穴,与面部腧穴相配,疏通阳明经气血。

操作:用 0.5 寸 30 号毫针在所需穴位上行金鸡啄米法。即施针时以小提插术为主,在 0.1 寸深范围内,做快速而连续的重插轻提动作 3~5 次,使感应传导,似小鸡啄米样动作,不留针,以达疏经通络的日的。配穴用泻法。每日 1 次,7 次为 1 个疗程。

七、按语

金鸡啄米针法本适用于一切虚寒病症,但将其应用在面痛的治疗中,突破了传统循经按部取穴的方法,将古典针刺手法与现代神经解剖学紧密结合,通过对患者进行针刺,使痛觉神经受到刺激,进而阻滞痛觉纤维的传导,抑制人体对负面刺激的反应,进而产生镇痛、缓解痉挛的疗效。

(王天宝)

第二十三节 小儿麻痹后遗症

一、疾病概述

小儿麻痹后遗症多见于脊灰炎后期,脊灰炎是一种传染病,俗称"小儿麻痹症",具有发病较急的特点, 其病因为脊髓灰质炎病毒感染, 该疾病以儿童群体为主要患者,病毒的传播媒介为粪便、咽部分泌物,儿童感染后往往不会出现病症,以发热等为主要临床症状,一些患者可能出现肢体麻痹的病症并留下后遗症。本病多见于未满5岁的小儿。本病归属于中医"痿证"范畴,病位在督脉,基本病机是肺热叶焦,不能运送津液以润泽五脏,致肢体筋脉失养。春秋战国时期已有相关论著对痿证的疾病名称、致病因素、病症分类、诊治原则进行了详述。《素问》中率先记载了"痿"病这一疾病名称,其中指出"肺热叶焦"是该疾病的核心病因,肺燥导致五体失去养护,进而引发本病;还将痿证划分为五种病症类型,进而反映病情的严重程度、与五脏的关系。在病因方面,《素问》中提到,过于焦虑、热伤五脏等因素均是痿证的病机;《素问》又提到:"因于湿,首如裹……弛长为痿。"指出湿热也会引发本病。这部著作中提出应采用"独取阳明"的原则来治疗痿证。

二、病因病机

痿证的发生主要因感受温毒、湿热浸淫、饮食毒物所伤、久病房劳、跌仆瘀阻等,导致五脏损伤,气血不足,进而筋脉失去养护,引发痿证。

1. 感受温毒

温毒侵入体内,或生病之后邪气并未完全祛除,人体仍低热不止,或高热并未减退,导致肺热叶焦,使五脏失去所养进而引发本病。

2. 湿热浸淫

长期处于湿地或淋雨涉水,外感湿邪,导致经络受到湿热之邪的侵袭,无法顺畅运行;或因湿热相蒸,导致筋脉气血无法顺畅运行,使筋脉失去养护从而引发本病。《素问》中指出:"有渐于湿,以水为事……发为肉痿。"

3. 饮食毒物所伤

脾胃两虚,或暴饮暴食,过度劳累、心事重重,或长期生病导致身体虚弱,损伤中气,脾胃出现功能障碍,无法生化气血,导致五脏、筋骨肌肉失去滋养;脾胃两虚,无法健运,痰湿中阻,使经脉无法顺畅运行;或暴饮暴食,膏粱炙博,酗酒,食用大量辛辣食物导致脾失运化,体内产生湿热进而引发本病。另外,口服毒药或接触此类药品,导致筋脉受损,经脉无法顺畅运行也会导致本病。

4. 久病体弱或过度劳累

体质虚弱或因长期生病而体弱,或过度劳累,伤及肝肾,精损难复;或劳役太过而伤肾,耗损阴精,肾水亏虚,筋脉失于灌溉濡养。

5. 跌仆瘀阻

因外伤导致瘀血积于体内,无法生化新血,经气无法顺畅运行,神明受累而发病;或分娩后恶露不尽,瘀血向腰膝处流注,导致瘀血积于体内,脉道无法顺畅运行,手足失去养护。

概而论之,痿证的主要病因,有感受温毒、湿热浸淫、饮食毒物所伤、久病房劳、跌仆瘀阻五脏,可在一定条件下相互影响、相互转化,引起五脏受损,精津不足,气血亏耗,肌肉筋脉失养,而发痿证。肺热叶焦,导致五脏失去养护引发本病;热邪过盛,导致肺热津伤加剧;脾失健运与湿热蕴积相因为患;湿热无法向肾部流注,肾阴受损;温毒或湿热易于损伤阴津;脾胃两虚,无法正常运化,又可痰湿中阻,引发本病。临床上,五脏之间常互相影响,或兼见,或同病。

其病变部位在筋脉、肌肉,与肝、肾、肺、脾胃关系最为密切。本病的病机演变常见于本虚标实之间。通常情况下,本病主要为热证或者虚证,也会出现虚证实证同时出现的情况。因温邪湿热而导致本病的患者,病初阴津受损,邪热过重,因此属于实证;但长此以往向肺胃处延伸,肝肾阴血亏损,渐渐从实证转变为虚证,或者二者同时出现。如因内伤导致本病,脾胃两虚,损伤肝肾,病程较久,气血亏损,则主要表现为虚证,但可能出现湿、热、痰、瘀相因为患的情况,出现本虚标实的病症。因此临床上,其病机也较为错综复杂。

三、临床表现

本病具有发音或呼吸障碍、吞咽障碍、身体功能下降等多样化的临床表现。

四、诊查要点

1. 诊断依据

①四肢单侧或双侧筋脉弛缓不收,疲软乏力,甚至半身不遂,一些患者可能出现肌肉萎缩的病症。

②因肌肉疲软乏力,可能出现声音嘶哑低沉、视力模糊等症状,严重情况下可能出现哽咽障碍,或使人呼吸衰竭。

③发病前,患者有脊髓灰质炎病毒感染史。

脑脊液检查、肌电图、肌肉活组织检查、血清酶学检测、乙酰胆碱受体抗体检查等,有助于明确诊断。头颅 MRI 或 CT 检查,有助于疾病的鉴别诊断。

2. 病症鉴别

(1)偏枯

偏枯亦称半身不遂,是中风症状,病见一侧上下肢偏废不用,常伴有语言謇涩、口舌歪斜,久则患肢肌肉枯瘦。瘫痪的主要病因为中风,在临床上,二者易于鉴别。

(2)痹证

痹证后期,因关节疼痛,肢体无法运动,并因长期废用而出现形消骨立的病症,与痿证的病状较为相似。但痿证往往不会出现关节疼痛的病症;痹证则会出现该病症。两者致病因素、治疗方法也存在一定差异,应将二者区分开来。

五、辨证要点

1. 辨脏腑病位

痿证初步发病时,会出现发热、咽喉疼痛等疾病,或在热病以后,出现肢体疲弱的病症,以肺部为主要病变部位;凡是出现手足痿软、面部浮肿、食量减少、便如溏泥等病症者,往往以脾胃为病变部位;凡是出现下肢明显疲软乏力,无法站立、咽喉干涩、头晕眼花等病症者,往往以肝肾为病变部位。

2. 审标本虚实

在温毒或湿热的影响下,患者发病具有急性的特点,病程快速进展,表现为实证。热邪极易损伤正气,因此病情早期,就呈现出了错综复杂的病理变化。先天体质较弱,内伤积聚,病程较久,以肾阴亏虚、脾胃两虚为主,主要表现为虚证,也可能出现夹湿、夹热、夹痰、夹瘀的情况,虚证与实证同时出现。因外伤导致脉络无法顺畅运行,或痿证病久未愈,导致气血瘀阻,也极为多见。

六、针灸治疗

治法:痿证虚证以扶正补虚为治疗要法。肾阴亏虚的患者,应以调养肝肾为主;脾胃两虚的患者,应以益气健脾为主要治法。实证应以祛除邪气、疏通脉络为主要治法。虚实兼夹者,又当兼顾之。

主穴:百会、大椎、身柱、命门、腰阳关、合谷、足三里、三阴交。下肢麻痹加灸腰夹脊、髀关、伏兔、足三里;上肢麻痹加灸颈夹脊、肩髃、曲池、手三里、合谷;腹肌麻痹加灸胸夹脊、带脉。

配穴:脾胃虚弱配脾俞、胃俞、中脘、内关;肝肾不足配肝俞、肾俞、太溪。

方义:百会、大椎、身柱、命门、腰阳关强壮督脉,补肾填精;合谷、足三里、三阴交补气养血,濡养筋脉;夹脊穴位于督脉之旁,与膀胱经第1侧线的脏腑背俞穴相通,可调脏腑阴阳、强督通脉;阳明经多气多血,选取上、下肢阳明经穴位,是“治痿独取阳明”之意,可调理气血,疏通经络;带脉可维系一身纵行诸条经脉。

操作:夹脊穴采用“金钩钓鱼”针法,即医者双手配合揣穴,然后押手食指紧按针穴,刺手持捏针柄,针尖斜向脊柱方向,刺入腧穴,候其气至,刺手拇、食指将针体连续向前虚搓数次,至针下沉紧,捏持针柄,使针尖拉着沉紧的穴处肌肉,做微微牵拉提抖3~6次,产生“如鱼吞钩饵”的浮沉牵拉感,并持续一段时间,至穴位处肌肉松软后,嘱患者保持针刺体位并留针,起针时按压针孔。余穴采用常规针刺。

七、按语

“金钩钓鱼”针法其属“郑氏家传八法”之一,具有疏经通络、行气活血、消瘀散结的功用,适用于一切气滞血瘀有关的疾病。

(王天宝)

第二十四节　郁　证

一、疾病概述

郁证的主要病因为七情所伤、气郁,并以胸闷、心情压抑、烦躁不安等为主要临床表现。依据本病的临床表现、以七情所伤为病机的特点,多见于西医学的神经衰弱等疾病中。

关于本病,《内经》有关五气之郁的论述;《素问》中指出:"木郁达之,火郁发之……水郁折之。"《金匮要略》将郁证分为脏燥及格梅核气两种疾病症状,并指出该疾病的患者以女性居多,其中提出的疗法至今仍在使用。《丹溪心法》单列专篇对郁证进行了论述,提出六郁的观点并制定了相应的疗方。《医学正传》中率先使用了郁证的病名。对于因七情所伤而导致的郁证,《景岳全书》中称作因郁而病,对三种郁证诊治进行了重点论述。《临证指南医案》中"郁证全在病者能移情易性",充分意识到了精神治疗对于本病的重要性。这也表明,对本病医家已有较高的认知水平。

二、病因病机

郁证的基本病机为气郁引发脏腑失调。本病以肝为主要病变部位,但也与心、脾、肾有关。病理变化方面,起初表现为实证,之后表现为虚证,或者出现虚证与实证同时出现的情况。郁证初步发作时,病变主要为气滞,往往伴随有血瘀等病症,以实证居多。病程较久则会从实证转变为虚证,本病对脏腑、阴阳调和的影响存在一定差异,这也导致气血阴阳存在一定差异,而引起多种病变。

三、临床表现

精神抑郁,情绪不宁或易怒易哭。兼见胸胁胀满、脘闷嗳气、不思饮食、大便不调,或性情急躁易怒、口苦而干,或头痛、目赤、耳鸣,或嘈杂吐酸、大便秘结,或咽中如有物梗,吞之不下,咳之不出,神情恍惚,躁动不安,易受惊吓,多疑多虑等。

四、诊查要点

1. 诊断依据

①临床上主要表现为躁动不安、气郁,胸胁胀痛,有时出现喜怒无常、难以吞咽也难以咯出的特殊病症。

②患者普遍有焦虑等七情所伤的病史。并且情志不舒也与本病反复发作息息相关。

③患者以青年或中年群体居多,尤其是女性。无其他疾病症状与体征。

2. 病症鉴别

①郁证以及虚火喉痹都会出现梅核气的病症,患者以青中年群体居多,尤其是女性,病因为情志不舒,患者咽部产生异物感,但咽部不会感到疼痛。如出现难以吞咽,咽中梗塞的情况与情绪变化相关。在愉悦或忙碌状态下,病症会缓解或消失,而在患者感到压抑或关注咽部时,则会产生严重的梗塞感。虚火喉痹的患者以青中年群体居多,特别是男性,病因为流感、烟酒以及辛辣食物,咽部不但会产生异物感,而且会产生咽部干涩、发痒等症状,咽部病症不会因情绪波动而受到影响,但劳累过度或外邪侵袭易于导致病情恶化。

②郁证以及噎膈均会出现梅核气的病症,应将二者区分开来。噎膈多见中老年男性患者,胸骨后部易于感到梗塞,吞咽难度不断加剧,进行食管检查时,往往会发现异常。

③郁证及癫狂均出现脏躁的病症,其病患以青中年群体居多,尤其多见于女性群体,如受到精神刺激易于间歇性发作,在未发作的情况下,患者与常人无异。而癫狂患者以青壮年群体居多,不存在明显的性别差异,病程进展较快,心神不宁的病症难以自愈。

五、辨证要点

1. 辨明受病脏腑与六郁

脏腑失调是郁证的主要病因,应结合临床表现,对受病脏腑进行辨证分析。郁证的主要病因为气机郁结,但在治疗阶段,应辨明六郁。通常情况下,肝与气机郁结、血郁或火郁息息相关;脾与食郁或痰郁有关;而虚证与心相关。

2. 辨别证候虚实

新病以实证居多,以抑郁、胸胁胀满疼痛等为主要表现,久病以虚证居多,并以精神萎靡、烦躁不安等为主要病症。

六、针灸治疗

治法：疏调肝气，疏郁理气。以督脉及手少阴经、手足厥阴经穴为主。

主穴：百会、印堂、神门、太冲、内关、膻中。

配穴：肝气郁结配期门、肝俞；气郁化火配行间、侠溪；痰气郁结配丰隆、中脘；心神失养配通里、心俞；心脾两虚配心俞、脾俞；肝肾亏虚配肝俞、肾俞；咽部异物梗塞感明显者配天宗、照海。

方义：督脉入络脑，故取百会、印堂调理脑神；心藏神，取心之原穴神门以养心安神；本病与肝的关系最为密切，故取肝之原穴太冲疏肝理气解郁；内关为心包经络穴，与气会膻中配合，可疏理气机、宽胸解郁。

操作：患者取仰卧位，百会采用 1 寸毫针，斜刺入帽状腱膜以下，行捻转平补平泻法；印堂提捏进针，向鼻根方向平刺；膻中平刺或斜刺；神门、太冲、内关常规直刺。

七、按语

郁证以气郁为主要病机，其治法以疏肝调神、理气解郁为主，故而在针刺治疗中"开四关"显得尤为重要，以取疏肝理气、调畅气机的目的。此外，百会位于头部，毛细血管丰富，一般不予行针。郑氏针法则以大幅度快速捻转为主，针感强烈，在治疗郁证中疗效显著。

（王天宝）

第二十五节　重症肌无力

一、疾病概述

重症肌无力属于一种慢性疾病，主要病因为神经肌肉接头无法正常传递。临床多起病隐匿，表现为一部分或全身骨骼肌异常容易疲劳，经休息或用抗胆碱酯酶药物后症状减轻或消失。最初常为一侧或两侧眼睑下垂，于傍晚疲劳时伴有复视，1~2 年内可逐步累及延髓肌、面肌、颈肌和四肢骨骼肌。

本病病症与中医古籍中记载的"鞘"等病症较为相似。《灵枢》中记载："胃不实则诸脉虚,诸脉虚则筋脉懈惰,筋脉懈惰则行阴,用力气不能复,故为鞘。"《诸病源候论》中指出："若血气虚,则肤腠开而受风,风客于睑肤之间,所以其皮缓纵,垂覆于目,则不能开,世呼为睢目。"其中对本病的致病因素与临床表现进行了详述。明清时期也进行了论述,如《景岳全书》称"胞垂";《银海指南》则诊为"眼皮宽纵"。本病似属痿症,《证治准绳》中指出："痿者,手足痿软而无力,百节纵弛而不收也。"由此表明,对于本病,医家具有高的认知水平。

二、病因病机

本病病因主要为体质较弱,久病未愈、身体虚弱,精血亏损,因经络无法顺畅运行而出现各种病症,这与脾肾等脏器息息相关。

1. 脾虚

脾的运化功能与肌肉的功能发挥息息相关,人出生后,主要靠脾来供给营养,如果脾胃两虚,或因久病而虚,则缺乏生化气血之源,肌肉筋脉失去养护,导致四肢痿弱乏力,眼睑下垂,更为严重的是出现肌肉萎缩的病症。

2. 肾精不足

病久而体弱,元气亏损,或因病久而导致肾精不足,导致筋脉失去养护,导致肢体软弱乏力,腰腿痿软。

3. 肝血亏损

因肝血亏损导致筋脉失养,导致肢体软弱乏力。

三、临床表现

骨骼肌无力、易于疲累是本病的主要临床症状,即患者活动后导致病情加剧,休息后病症得以缓解或出现晨轻暮重的现象。

四、诊查要点

1. 诊断依据

①临床上以骨骼肌无力、易于疲累为主要症状,即患者活动后导致病情加剧,休息后病症得以缓解或出现晨轻暮重的现象。

②疲劳试验(Jolly试验):进行连续性上视眨眼测试时,患者上睑下垂,眼裂减小;进行连续性平举测试时,患者上臂下垂,经休息恢复阳性;进行连续性10～20次起蹲测试时,患者无法持续进行。

③新斯的明试验阳性：向肌肉注射定向新斯的明以后，患者的症状明显改善为阳性。为避免药物的副作用，往往会同步注射 0.5mg 阿托品。

④重复神经电刺激：以频率较低的肌电图（3~5Hz）反复进行电刺激动作，电位波动幅度减小比例在 10% 以上者为阳性，使用高频率电刺激（高于 10Hz）无递增。

⑤血清 AchR 抗体浓度显著升高，但眼肌型患者 AchR 抗体浓度不会显著升高。

⑥进行常规检查发现胸腺增生和肥大。

⑦可将发病年龄作为分类标准，将本病划分为成年型、儿童型。其中前者可以进一步划分为 I 眼肌型等 6 种类型。

2. 病症鉴别

需要与 Lambert-Eaton 综合征、慢性炎性肌病肉毒杆菌中毒、眼肌型肌营养不良等相区分；需排除甲亢性肌病等疾病。

五、辨证要点

眼外肌麻痹、四肢肌耐力递减，疲劳试验结果显示为阳性，在反复进行相同的动作时，受累肌肉的反应可能逐步递减。

六、针灸治疗

治法：补益正气，活血通络。以背俞穴、手足阳明经穴及局部选穴为主。

主穴：肺俞、脾俞、胃俞、肝俞、肾俞、气海、足三里、三阴交、合谷、太冲。

配穴：眼睑下垂、斜视、复视配阳白、攒竹、丝竹空、瞳子髎；声音低微、嘶哑、饮水呛咳配廉泉、扶突；下颌下垂、无力闭合配颊车、下关；呼吸困难、咳嗽无力配大椎、身柱；肢体无力配肩髃、曲池、梁丘、解溪。

方义：肺俞、脾俞、胃俞、肝俞、肾俞补益五脏，强壮筋骨；气海、足三里、三阴交、合谷补益气血、濡养筋脉；太冲行气通络。

操作：术者左手按住穴位，右手手指向穴位内部进行针刺，等到气至，左手加大压力，右手拇指多次向前捻按，针下产生沉紧感，针下沿着有感应的穴位以较小的幅度连接大力插入、使用较轻的力度拔出，拇指再度向前进行 3~5 次捻按，针尖感应部位守气，使针下进一步产生沉紧，使病位发热。结合病情留针后，缓缓拔针，急扣针穴。采用毫针凉泻法对太冲穴进行针刺，每天或每间隔一日进行 1 次治疗。

七、按语

郑魁山指出相较于"烧山火""进火补"两种手法，"热补"手法更为简单、易于操作，刺激量介于两种手法之间。适用于瘫痪麻痹等各种虚寒证。相较于"透天凉""进水泻"两种手法,"凉泻"更为简单、易于操作,刺激量介于两种手法之间。适用于中风闭证等各种实热证。《金针赋》中提到了"透天凉""烧山火"两种复式针法,这两种针法在临床治疗效果、实验上均符合预期效果,由此对其科学性、实际效果进行了检验。但其操作流程较为繁琐,应进行分层操作,具有难以操作,难以掌握的特点,并且在刺激量因素的限制下,导致该方法仅适用于手足有着丰厚肌肉的部位,应用范围较为狭窄。基于不同朝代医家的经验,郑魁山参照自身实践经验,取其精髓、不断创新,化繁为简,倡导采用"热补""凉泻"的手法进行施针,并且无需进行分层操作,扩大了临床适用范围,并且具有与"烧山火""透天凉"针法同等的效用,便于后学。近期以来,郑魁山的弟子们通过在临床上使用这两种方法对各类虚寒、实热型疾病进行治疗,均取得良好治疗效果。

（王天宝）

第二十六节　急性脊髓炎

急性脊髓炎是指各种自身免疫反应,多数是由病毒感染后诱发的,个别的是由于接种疫苗后或是由其他中毒、过敏等因素所致的急性横贯性脊髓炎性改变,又称急性横贯性脊髓炎,是临床上最常见的一种脊髓炎。该病的病因为非特异性炎症,病变部位主要为脊髓的特定节段。

一、病理

急性脊髓炎的病理改变在纵向上可累及脊髓的任何节段,以胸髓 2～6 节段受累最为常见,约占全部患者的 75%,可能与胸段脊髓较长,受损机会多有关。病变水平以下肢体运动障碍,各类感觉缺失,以及自主神经功能障碍,主要表现为下肢瘫痪、传导束性感觉障碍和尿便障碍等。在横向上可能累及脊髓的灰、白质,也可能会累及脊膜及神经根。少数患者病变范围可迅速向上扩展,症状及体征也相应迅速上升,当病变迅速上升波及高颈段脊髓或延髓时,称为上升性脊髓炎,上升性脊髓炎可达颈髓和延髓而危及生命,常因呼吸肌麻痹导致死亡。若脊髓内有 2 个以上散在病灶,称为播散性脊髓炎。在横向上可能累及脊髓的灰质、白质,也可能会累及脊膜及神经根。

由于病情轻重的不同致使该病病理的改变,病情轻微的患者仅出现血管周边炎细胞渗出、脱失、血管周边出现透亮区,而病重者病变后可能呈片状或呈空洞状;往往出现细胞增生并演变为散见于病灶中格子细胞。除了部分患者主要表现为中央灰质为主,大部分患者以软脊膜、脊髓周边白质斑。对损伤部位进行肉眼观察,可见软膜以及脊髓有肿胀或充血,切面上灰白质无法清晰地分隔开来,但出现点状出血。使用显微镜进行观察,可观察到大量神经细胞变性或消失,胶质细胞增生等现象。

二、发病机制

引发本病的直接因素依然难以明确,在出现病症前 1～4 周,大部分患者出现发热等症状或曾种过疫苗,本病与感冒、风疹等大量感染因子相关,假如对脑脊液进行检测,并未出现病毒抗体。无法从脊髓和脑脊液中将病毒分离出来,则可能与患者的免疫反应相关,而不是因直接感染导致,这种炎症性脊髓炎具有非感染性特点。

急性脊髓炎的病因尚未明确,可能与患者的免疫反应相关,可能因分子模拟机制导致。分子模拟是指抗原与宿主抗原的抗原表位具有相似的特点,使得患者在对外源性抗原进行识别时,也导致自身组织受到攻击。分子模拟可发生于结构或序列同源中。

三、临床表现

本病的患者分布在多个年龄段,但主要为青壮年群体,尤其多见 10～19 岁青年群体、30～39 岁壮年群体中。在发病率方面,两性之间不存在明显差异。本病的发生与职业因素无关,但农民群体更为常见。本病具有全年分散发作的特点,但在冬季转变为春季,秋季转变为冬季时更易于发病。患者生病前数日或 1～2 周常伴有上呼吸道感染或疫苗接种史,由受凉、过劳、外伤等引起,多数是由急性病引起。初步发作时,可能出现低热、病位感到疼痛,肢体无力、腰酸背痛、病变关节产生束带感,多在两三天发展到高峰,也可能没有其他任何症状而直接发生瘫痪。急性脊髓炎的症状在临床上主要表现在运动障碍、感觉障碍、植物神经障碍等各个方面。具体而言,存在以下临床表现。

1. 运动障碍

胸髓受损后,往往会引发截瘫,例如颈髓受到损伤导致四肢瘫痪,并可能出现呼吸肌麻痹。在急性发作阶段,瘫痪肢体具有失去感觉等临床表现。早期脊髓休克阶段,出现肌张力退化等临床表现。在脊髓严重受损时,往往出现屈肌张力增加,下肢任何区域受到刺激或膀胱充盈,均可能导致腿部弯曲反射和痉挛,伴随出现二便失禁、出汗等病症,被命名为总体反射,这些均会干扰预后。

2. 感觉障碍

损害平面以下患者肢体和躯干的各类感觉都可能出现障碍，严重者感觉完全消失，这主要是由双脊髓丘脑束和后索受损导致，尤其是感觉缺失区上缘的感觉过敏带。

3. 植物神经障碍

患者的排尿功能会因骶髓排尿中枢及其反射功能机能受到抑制而出现异常,外加上膀胱对尿液充盈毫无知觉,尿容量超出 1000ml;在膀胱充盈过度的情况下,导致小便失禁。会产生脊髓休克期,通常休克期为 2~4 星期,脊髓的受损程度、是否出现并发症会对休克期的长短带来决定性影响,如发生并发症,休克期可能延长至数日。大部分本病患者在病情发作 8 个星期内病症渐渐恢复,3 个月到半年后,恢复速度渐渐减缓,其中不会出现后遗症的患者占 1/3,出现中度、重度后遗型患者均占 1/3。

四、诊断

1. 诊断过程中所需要具备的条件

①出现脊髓型功能障碍,两侧的病症或体征(未必对称)。

②如具备相应条件可进行影像学检查,如不具备相应条件应进行常规检查。

③存在明确的感觉平面。

④如疾病初步发作时并无以上症状,可在第 2 天或 1 周内进行 MRI 及腰穿复查。

⑤发病后 4h 至 21d 达到高峰。

2. 排除性条件

①病变范围与脊髓血管分布情况相符。

②疾病发作前 10 年内曾接触过脊髓放射线。

③存在结节病等结缔组织病。

④具有艾滋病等中枢神经系统感染性疾病的病症。

⑤脊髓动静脉变形。

⑥临床上出现视神经炎的病症或 MRI 检查结果表明存在多发性硬化。

3. 辅助检查

可进行以下辅助检查:脊髓 MRI 检查以及脑脊液检查为优先选择。MRI 检查结果显示病变部位脊髓粗大,病变部位髓内出现病灶,T1、T2 加权图像分别呈低信号、高信号,强度不等,可能会融合出现。但一些患者并未出现异常。脑脊液压力可能增大或保持正常水平,若脊髓过度肿胀导致梗阻则压颈试验结果异常。脑脊液外观透明,细胞数量或蛋白含量并无异常或略微增加,主要为淋巴细胞,糖、氯化物含量并无异常。

五、鉴别诊断

1. 急性脊髓压迫症

椎体会因转移癌或脊柱结核而受损,骤然塌陷导致脊髓受到压迫,导致横贯性脊髓受损。可借助于核磁进行鉴别。

2. 脊髓出血

脊髓出血主要病因为脊髓受到损伤或血管变形。会出现病块而且背部快速产生痛感、截瘫、SOD。腰穿 CSF 为血性,可借助于脊髓 CT 观察到病变部位出现高密度影,通过脊髓 DSA 观察到脊髓血管已变形。

3. 急性硬脊膜外脓肿

急性脊髓受损,病前一些身体部位出现化脓性感染,产生囊肿,在感染多天或多个星期以后骤然发作,出现发热等中毒症状,也可能伴随出现神经根痛等病症。外周血白细胞数量显著增加;椎管受阻,CSF 细胞数量以及蛋白含量显著增加;可借助于常规检查进行辨证诊断。

4. 柱结核或转移性肿瘤

柱结核或转移性肿瘤会导致椎体骨质受损或塌陷,使脊髓在压迫作用下受损。脊柱结核往往出现低热等病症或病灶,发生病变的脊柱棘突起或发生畸变,脊柱 X 线可观察到椎体受损等变化。

5. 脊髓血管病

脊髓血管病易于与脊髓前动脉闭塞综合征混为一谈,本病病位易于出现神经根痛、短期内出现截瘫、各种感觉缺失、二便失禁,但人体的深感觉并不会因此消失;脊髓鲜有出血,主要病因为跌仆坠损或脊髓血管变形导致,具有急性发病、发病较快、背部产生强烈的痛感,半身不遂、大小便失禁。可借助于影像学检查或常规检查手段进行鉴别诊治。

六、针灸治疗

1. 针刺疗法

①半身不遂或肌肉萎缩的患者,可在手三里等穴位处进行针刺,每次对 3~4 个穴位进行针刺,一日 1 次;可以向穴位处注射当归或丹参注射液。

②上肢取肩髃等穴位;下肢取髀关等穴位。患者如出现癃闭病症,还应对关元等穴位进行针刺;患者如出现便秘疾病,还应对外关等穴位进行针刺;患者如出现纳差症状,还应对中脘等穴位进行针刺。每组分别从手部、足部各取 2~3 个穴位,轮流使

用,采用泻法进行强刺激,一日一次,并可辅助使用电针进而扭转病势。对于病程较久、身体虚弱的患者应采用平补平泻法,留针 15~20min,每间隔一日进行 1 次,每个疗程持续 14~20 次。

2. 耳针疗法

取穴:选择肺部、胃部等部位所对应的穴位。每次选取 3~4 个穴位,使用毫针进行强烈刺激,留针 10min,每间隔一日进行 1 次,每个疗程持续 10 次。

3. 足针疗法

取穴:肾穴、膀胱穴、14 号穴。患者采用仰卧位,两腿伸直,进行消毒处理后,使用 25mm 30 号毫针向穴位处进行针刺。将针孔直接刺入前两个穴位,应按照一定的倾斜角度向 14 号穴进行针刺,等到气至以后捻转数分钟进行强激,留针 30min,一日 1 次,每个疗程持续 10 次。

4. 电针疗法

选取体针穴位,或与病位相对应的夹脊穴,以较小的电流量使用疏波,使肌肉按照一定规律收缩,避免出现电流不稳定的情况,严禁出现电流从心脏回流的情况。一日 1 次,一次 30min,每个疗程持续 6 次,休息 2 日后,可结合实际情况决定是否进行第二疗程。心脏病患者严禁使用该治疗方法。

5. 梅花针疗法

(1)配方 1

脊柱两端、病位,患者自诉的病症的特定部位,对脊柱病位及其两端进行重点刺激。治法:使用轻刺法。优先叩刺脊柱两侧 3 行经脉两遍,之后对脊椎及其两侧进行重点刺激,累计刺激 5 行 5 遍,脊椎间隙处横向进行多次叩刺,之后对病变部位、病患自诉症状的一些部位进行刺激。之后使用隔麝香蒜片对脊椎进行灸治。一日 1 次,每个疗程持续 10 次。

(2)配方 2

风池等穴位与脊椎。治法:使用轻 25mm 30 号毫针进行针刺。将针孔直接刺入肾穴和膀胱穴,应按照一定的倾斜角度向 14 号穴进行针刺,等到气至以后捻转数分钟进行强激,留针 0.5h,一日 1 次,每个疗程持续 10 次。

6. 水针疗法

处方:夹脊穴或背俞穴。曲池、外关等穴位。针法:使用 100～200mg 维生素 B_1,500mg 维生素 B_{12},或选用当归以及丹参注射液,每次选择 4～6 个穴位,分别注入 1ml,一日 1 次,注射 6 日后间隔 1d。

7. 灸法

上肢取肩髃等穴位,下肢取髀关等穴位。如患者出现肺热症状,还应新增尺泽、肺俞;如果患者出现湿热症状,还应新增阴陵泉、脾俞穴位;如果患者出现瘀血症状,还应新增血海。每日进行 2~3 次艾灸,一次 5~10 壮,可使用艾条悬灸。

8. 推拿疗法

①对于活动障碍肢体,每日应进行 10~15min 推拿或按摩。

②病情初步发作时,采用开天门等推拿或按摩手法进行治疗。一日 1 次,每个疗程持续一周;病程进一步发展者,滋补脾肾,对大椎处进行按揉,对肩井处进行推拿,对肩髃等穴位进行按揉,对委中等穴位进行推拿,摇解溪。每日或每间隔一日 1 次,每个疗程持续 10 次。

七、按语

通过临床实践,应用对照观察的方法还发现,如果在药物治疗的基础上同时采用脊髓腔电针的方法,治疗效果显著。就目前情况来看在对本病进行针灸治疗时,还应辅助使用其他中西医治疗方法,因经验不足,依然需要进行深入研究,在实践中更好地总结治疗规律。

（王天宝）

第二十七节　颅内高压

颅内高压,指的是因颅腔壁受到颅腔内容物的压力而引发的疾病,其主要因素为血管动压、液体静力压。因颅腔内有着不易变化的总容积,因此颅内压不易发生较大变化。在平卧位,常人的颅内压在 1.33kPa(10mmHg)左右。在脑组织肿胀、人体分泌大量脑脊液、人体无法正常吸收或无法正常循环等因素的影响下,颅内压长期高于 2.0kPa(15mmHg),则属于颅内高压。

一、病因

关于颅内高压的成因有许多,主要有以下几方面。

①脑组织体积增加，以脑水肿为主要病因，包括因脑外伤等因素导致颅脑受损细胞中毒性脑水肿，脑缺血、缺氧，毒血症(代谢功能异常和中毒)，或者因各种疾病引发的窒息、CO中毒等。

②因癌瘤等因素引发的颅内占位性病变，它们原本占据一定体积，在发生病变的情况下，引发脑水肿或导致脑脊液无法正常回流，可引发梗阻性脑积水。这也是颅内压增高常见的病因之一。

③颅内血容量增加，蓄积有大量CO_2，血管运动中枢受到刺激。颅内炎症，如各种脑炎、脑膜炎、败血症等。

④脑脊液量增加，脑脊液吸收障碍和(或)脑脊液分泌过多。

⑤先天性异常，例如导水管发生变形等因素可导致脑脊液无法正常回流，进而引发脑积水、颅内高压；狭颅症，因颅腔过狭，导致人脑无法正常发育，并引发颅内高压。

二、临床表现

在临床中，颅内高压病具有多样化的临床表现。

①头痛：在颅内高压病患者中，该症状极为多见，患者颅内压的大小与头痛的剧烈程度存在正相关关系，大部分患者会产生钝痛的感觉。疼痛多发于早晨起床时，并会进一步加剧。如排泄等导致颅内高压的因素都会导致患者产生更为强烈的疼痛感觉。可采用换气、呕吐的方式来缓解头痛。急性病发作时，会使人头痛欲裂，心神难安，并且会出现呕吐症状。

②视力障碍：临床上表现为突然眼前发黑，视力模糊，渐渐演变为视力退化，进一步恶化为失明。进行眼部检查，可发现视乳头水肿，静脉出血。视乳头受到压迫的情况下，会出现复视的症状，急性发作的患者可能不会出现视乳头水肿的症状。

③呕吐：通常情况下，这种呕吐的病症与饮食不存在任何关系，呕吐前可能会感到恶心，也可能不会产生恶心的感觉，并以喷射性呕吐为常见症状，而且往往伴随强烈的头痛，头部产生强烈的疼痛感觉时，亦会出现较为严重的呕吐症状。

④意识障碍：烦躁、淡漠、迟钝、嗜睡、甚至昏迷。

⑤出现库欣三主征。即患者的生命体征会发生相应变化，血压上升，脉搏洪大而缓慢，呼吸深沉而缓慢。

⑥癫痫或肢体强直性发作。

⑦脑疝的表现。严重的颅内压升高者脉搏每分钟搏动次数少于50次，每分钟呼吸近10次，收缩压高于24kPa(180mmHg)，这也是本病的经典先兆症状。本病具有以下临床表现，颅内压上升到一定程度以后，一些脑组织可能会出现移位的现象，向硬脑膜

裂隙处扩张或导致周边的神经受到压迫,引发各种病症、出现各种体征变化。

脑疝可以分为小脑幕切迹疝、枕骨大孔疝两种类型:

第一种脑疝临床表现包括眼睑下垂,瞳孔放大,对光反射无法做出灵敏的反应或消失,出现意识障碍,生命体征会相应改变,对侧肢体出现功能障碍或产生病理反射。

第二种脑疝临床表现包括颈肌僵硬,出现意识障碍、二便失去控制、两侧瞳孔放大、呼吸深沉而缓慢或骤停等。

三、检查

(一)常规检查

①脑脊液检查:通常情况下,压力在 200mmH$_2$O 以上,CSF 常规检查普遍不会出现异常。对于颅内高压病患者,存在一定的脑疝风险,对于疑似颅内高压病患者,而其他检查并无异常的患者,在患者并无颈项僵直或相应体征的情况下,应按照审慎的原则考虑进行腰穿密闭测压,这项测试应在使用脱水剂后进行。应结合患者的潜在病因,选择必备的血常规等检查项目,以便进行辨证诊断。

②X 线平片检查:针对本病的慢性病患者,可通过本项检查发现蝶鞍,特别是鞍背及前、后床突骨质破坏或吸收;颅骨厚度变小,密度减小;脑回压迹变深或变多。

③其他检查:对于一些客观上具有颅内压增高或神经系统检查有阳性发现、或高度疑似本病的患者,应进行早期 CT 或 MRI 检查。

(二)辅助检查

①腰穿测压:在 L2 ~ L3 间隙进行穿刺测压,如果压力在 I.8kPa(l3.5mmHg 或 l80cmH$_2$O)以上即可确诊。疑似脑疝形成者不应进行本测试。

②颅内压监测:相较于腰穿测压而言,这种方式能得出更加精准的结果,可以实时掌握颅内压的具体情况。经监测以后,如果压力为 2.0 ~ 2.7kPa(15 ~ 20mmHg)、为 2.8 ~ 5.3kPa(21 ~ 40mmHg)、高于 5.3kPa(40mmHg),分别为轻度、中度、重度升高。

③其他检查:可采用 CT 检查等方式对本病进行间接诊断。

四、诊断及鉴别诊断

本病初步发作时,应与血管性头痛等疾病区分开来。

1. 脑出血

应结合具体的病史资料、体检结果对脑出血患者进行诊断,患者普遍已年满 50 岁,曾有高血压动脉硬化史。患者的疾病普遍在情绪波动较大的情况下发作或在体力劳动中发作,具有急性发病的特点,病情发作后出现头痛、恶心、呕吐,50% 的患者有意识障碍或出现小便失禁的病症;可能出现偏瘫等明显的定位体征;患者病情发作后,血压显著上升;常规检查可看到出血灶,脑脊液表现为血性。

2. 脑积水

本病是因各种因素导致脑室系统内的脑脊液持续增加,脑实质不断减少,脑室外扩并同时出现颅压增高病症的疾病。脑室造影可看到脑室显著扩大。CT 检查可见肿瘤、可对脑室大小进行精准观察或将脑室周边的水肿程度显示出来。先天性脑积水具有与生俱来的症状,以 Dandy-Walk 异常居多,有家族史。继发性脑积水可有脑炎和脑膜炎史,或后天有颅内出血史。大部分患者具有智能发育迟缓,精神不振,嗜睡等病症。

3. 颅脑损伤

颅内压上升的病因在于因各种因素导致的颅脑损伤。急性发作或病情较为严重的颅脑损伤会出现颅内压上升的早期症状。部分患者出现该症状的时间可能较迟。患者颅脑受损以后,会快速晕厥,不省人事,伴随有呕吐症状。脑内血肿患者可能出现失语等症状。可通过对患者进行颅脑 CT,明确患者颅内血肿的病位、具体类型以及大小,并能发现影像学检查所无法诊断的脑室内出血。

4. 脑血管性疾病

以出血性脑血管病居多,其中极为多见的是高血压脑出血。通常具有发病较急的特点,颅内压上升具有 1～3d 内达到高峰的表现。患者往往会出现程度不一的意识障碍,具有二便无法自主、呕吐等多种症状表现。病情发作时,血压会显著上升。大部分患者脑膜刺激征结果为阳性。脑脊液压力上升并呈现出血性。脑部 CT 可见出血部位以及血量。

5. 高血压脑病

本病的病因为血压急剧上升,多见于子痫患者,偶尔会因铅中毒等因素而引发本病。本病具有急性发作的特点,患者血压骤然上升,高于 33.3/20kPa(250/150mmHg),相较于收缩压而言,舒张压明显上升。此外,患者会出现颈项僵直、呕吐等颅内高压病病症。眼部可出现视网膜动脉痉挛甚至出血等症状。

6. 脑部感染性疾病

本病的病因在于因细菌等引发的脑炎及脑膜炎。临床上表现为急性颅内压高压或亚急性颅内压高压,部分患者表现为慢性颅内压高压,病情发作时往往出现浑身不舒服、发热等感染性症状。一些患者出现精神恍惚、癫痫等疾病,病情严重的情况下,患者几日内会深度昏迷。本病的重要特点在于患者出现失语、半身不遂等局灶性病症。脑脊液往往出现白细胞增多等炎性变化。头颅 CT 可发现炎性变化。

良性颅内压增高是指患者仅出现颅内压高压病症以及体征,但并不存在占位性病变,也被命名为"假性脑瘤"。本病的病机在于蛛网膜炎等因素,但往往无法通过常规检查发现。除了具有慢性颅内压高压的临床表现以外,通常情况下,不会出现局灶性体征。

五、针灸治疗

1. 体针

如果患者前额处感到疼痛,应选择合谷等穴位进行针灸治疗。如果患者颞侧感到疼痛,应选择太阳等穴位进行针灸治疗。如果患者头顶处感到疼痛,取百会、间使穴位。如果患者后脑处感到疼痛,取风池等穴位。如果患者出现昏迷的病症,取百会等穴位。进针后,每隔 3 ~ 5min 进行 1 次针灸治疗,2 ~ 3 次无明显效果者,再加内关等穴位、如果患者出现阳虚虚寒病症,应对气海等穴位进行针灸,使患者回阳。

2. 耳针

皮质下、神门、相应部位(枕、额、太阳、顶)。

(王天宝)

第二十八节　脑膜炎

脑膜炎指覆盖大脑和脊髓的娇嫩的脑膜或脑脊膜 (头骨与大脑之间的一层膜)被感染的疾病。此病通常伴有细菌或病毒感染身体任何一部分的并发症,比如耳部窦或上呼吸道感染。发炎可能由病毒、细菌或其他微生物的感染所导致,少数情况下由某些药物引发。由于感染十分接近大脑和脊髓,脑膜炎可能致命,因此脑膜炎通常被视为紧急医疗事故。

细菌型脑膜炎是一种特别严重的疾病,需及时治疗。如果治疗不及时,可能会在数小时内死亡或造成永久性的脑损伤。病毒型脑膜炎则比较严重但大多数人能完全恢复,少数遗留后遗症。

一、病因

脑膜炎是一种脑部疾病,一般多发作在儿童时期,脑膜炎如果不及时治疗的话会有很严重的并发症,而且还会危及患者的生命。脑膜炎还分为很多种类型,每种类型的治疗方法都是不一样的。脑膜炎通常由病毒或微生物感染导致。大多数病例由病毒引发,细菌,真菌,寄生虫感染也是比较普遍的原因。少数可能由各种非感染性诱因引发。

1.细菌性脑膜炎

细菌性脑膜炎是因某种细菌传染造成。主要分为三种类型,即流感嗜血杆菌B型、脑膜炎奈瑟菌(双球菌)和肺炎链球菌(肺炎双球菌)。美国大约80%是细菌性脑膜炎。通常只有一小部分健康人鼻内或体表携带这些病菌却不侵害人体,此类型脑膜炎通过咳嗽或打喷嚏进行传播。一些研究指出人们是最易在感冒的同时被病菌传染的,因此通过鼻子发炎使细菌进入颅内也变得极为容易。

2.结核性脑膜炎

结核性脑膜炎是由结核杆菌引起的脑膜非化脓性炎症,约占全身性结核病的6%。结核分枝杆菌感染经血播散后在软脑膜下种植形成结核结节,结节破溃后大量结核菌进入蛛网膜下腔。近年来,结核性脑膜炎的发病率及死亡率都有增高的趋势。在早期诊断和治疗有助于提高疗效,降低死亡率。

3.病毒性脑膜炎

病毒性脑膜炎可由几种病毒引起,主要是几种与腹泻有关的病毒,包括肠道病毒,第二型单纯疱疹病毒(有时也包括第一型单纯性疱疹病毒),水痘－带状疱疹病毒(可导致水痘和带状疱疹),腮腺炎病毒,艾滋病病毒和淋巴细胞性脉络丛脑膜炎病毒。

4.隐球菌性脑膜炎

隐球菌性脑膜炎脑膜炎不仅可由细菌引起,还可能由真菌引起。最为常见的一种便是隐球菌,可在鸽子类动物中找到。身体健康的人不易患与真菌有关的脑膜炎,但对HIV病毒感染者来说,他们患病的概率是极高的,因为这是一种可以引起艾滋病的人类免疫缺陷性的病毒。

5.急性化脓性脑膜炎

急性化脓性脑膜炎致病菌的类型由于患者的年龄不同而各不相同异。在青少年患者中以脑膜炎双球菌感染为主。该菌存在于病人和带菌者的鼻咽部,借助飞沫经呼吸道传染,细菌进入上呼吸道后,大多数只引起局部炎症,成为健康带菌者;仅小部分机体抵抗力低下的患者,细菌可从上呼吸道黏膜侵入血流,并在血液中繁殖,到达脑脊膜后引起脑膜炎。在冬春季流行,称为流行性脑膜炎。

6.新生儿脑膜炎

新生儿脑膜炎最常见的病因是大肠杆菌,感染多来自产道。由于体内缺乏能中和病菌的 IgM 抗体,使入侵的大肠杆菌得以繁殖而致病。

7.流感杆菌脑膜炎

流感杆菌脑膜炎多见于 3 岁以下之婴幼儿。肺炎球菌脑膜炎在幼儿和老年人常见,其中幼儿的脑膜感染多来自中耳炎,而在老人则常为大叶性肺炎的一种并发症。

8.寄生虫引起的脑膜炎

如脑脊髓液中出现大量嗜酸细胞(一种白血细胞),则可以基本判断患者的疾病是由寄生虫引起的。上述病情中最常见的寄生虫有管圆线虫、棘颚口线虫、血吸虫、囊尾幼虫病、弓蛔虫病、肺吸虫病等。此外,还有一些少见的感染和非感染性病情。

9.非传染性脑膜炎

脑膜炎可由几种非感染性因素诱发,如由癌症发展而来的脑膜炎(也称恶性或癌性脑膜炎)和某些药物(主要是非固醇类抗炎药物、抗生素和静脉注射免疫球蛋白)。脑膜炎也可由几种感染性因素诱发,如肉状瘤病(又称神经系统结节病),解体组织失调如全身性红斑狼疮,以及某些形式的血管炎(血管壁的发炎),如贝赛特氏症。表皮样囊肿和皮样囊肿在蛛网膜下腔所分泌的刺激性物质也可以引发脑膜炎。莫拉雷脑膜炎是无菌性脑膜炎的复发综合征;医学界普遍认为这是由第二型单纯性疱疹病毒引发的。在少数情况下,偏头痛也会导致脑膜炎,但医生只有在其他情况都被排除时才会做出这种诊断。

二、类型

1.化脓性脑膜炎

化脓性脑膜炎指的是由化脓性细菌所引起的脑膜炎,由于此类感染主要波及蛛网膜下腔,所以脑、脊髓,脑神经以及脊神经均可受累,而且还常常伴有脑室壁及脉络丛的炎症。如流行性脑膜炎。

2.淋巴细胞性脑膜炎

淋巴细胞性脑膜炎是由淋巴细胞性脉络丛脑膜炎病毒引起的急性传染病。本病临床表现不一,可以是隐性感染,或如流感样,以起病急、发热、头痛、肌痛为主要表现。典型表现呈淋巴细胞性脑膜炎综合征,严重者可出现脑膜脑炎。本病一般为自限性,预后良好。

3.慢性脑膜炎(亚急性和慢性脑膜炎)

慢性脑膜炎(亚急性和慢性脑膜炎)可见于由结核杆菌、梅毒、布氏杆菌、真菌(机会感染)莱姆病、艾滋病等疾病。梅毒或一些非感染性疾病如肉样瘤病、贝切特综合征以及新生物,例如白血病、淋巴瘤、黑色素瘤、脑部转移癌以及胶质瘤(特别是成胶质细胞瘤、室管膜瘤和髓母细胞瘤)。亚急性脑膜炎也可由于某些鞘内注射引起的化学反应所造成、慢性脑膜炎必须与恢复过程较为延长的急性脑膜炎或脑炎有所鉴别,还必须与复发性脑膜炎(例如,见于颅咽管瘤渗漏或头部外伤后)区别。

三、临床表现

脑膜炎是中枢神经系统感染,脑膜炎的感染有四种最常见的病原体:病毒、细菌、结核菌、真菌(霉菌)。感染这四种病原体后,绝大多数人起初都有相同的症状为发热、头痛、流涕、咽痛、恶心、呕吐等,这些症状跟感冒十分相似,因此往往被人忽视,但是随着病情的进展,出现剧烈头痛及频繁呕吐,此时人会变得全身发软无力、精神委靡,后期患者则再出现抽搐、昏迷等情况,表明脑实质受损,抢救起来十分棘手,通常都是非死即残(瘫痪)。主要的表现为:

①患脑膜炎时,脓性渗出物易堵塞狭小孔道或发生粘连而引起脑脊髓循环障碍,产生脑积水。常见于治疗不当或治疗不及时的患者,尤其多见于新生儿和小婴儿。粘连性蛛网膜炎好发于枕骨大孔,可阻碍脑脊液循环;或脑室膜炎形成粘连,均为常见的引起梗阻性脑积水的原因。

②除因呕吐、不进食等原因可引起水、电解质紊乱外,还可见脑性低钠血症,出现嗜睡、惊厥、昏迷、浮肿、全身软弱无力、四肢肌张力低下、尿少等症状。其发生原理与感染影响脑垂体后叶,使抗利尿激素分泌过多导致水潴留有关。

③由于脑实质损害及粘连可使颅神经受累或出现肢体瘫痪,亦可发生脑脓肿、颅内动脉炎及继发性癫痫。暴发型流脑可伴发 DIC、休克。此外,中耳炎、肺炎、关节炎也偶可发生。

④成年脑膜炎患者最普遍的症状是高烧(40℃)、剧烈头痛——此症状体现于90%的细菌性脑膜炎患者中,并伴有颈强直(因颈部张力和僵硬度过高导致无法被动将颈部向前方活动)。脑膜炎的典型诊断体征包括颈强直、突发高烧(40℃)、食欲不振、意识不清、呕吐、抽搐、倦怠、嗜睡、对光敏感、小瘀血斑、皮疹(由其在腋下、手、脚部位),这些脑膜炎的症状,和感冒症状雷同,常是引起误诊的原因。症状的变化可能会在一至两天发生,有些在数小时后即危及生命。

⑤在婴儿及新生儿,大多不具有高烧、头痛、颈部僵硬症状,有时反而出现低温的情形。可能只表现为难受和不适。对于 6 个月以下的婴儿而言,囟门(婴儿头上的一块柔软的区域)肿胀可能发生。其他可以区别脑膜炎和其他小儿常患的非急症的特征还

包括,腿部疼痛,四肢冰冷,和肤色异常。这群病人出现的症状有:尖锐且持续的哭声、不寻常的思睡、食欲很差、非常敏感、有些其囟门有膨胀的情形出现。

⑥在老年人,以上的症状或许会出现,也可能不会,但是会显示隐伏性的症状,如意识不清、迟钝。

四、检查

不同种类的脑膜炎可以通过各种专业的实验加以区分。如果脑膜炎是由肺炎链球菌、脑膜炎奈瑟氏菌、流感嗜血杆菌、大肠杆菌和 B 族链球菌所引起的,那么乳胶凝集试验的结果应呈阳性;一般而言,这个实验并不推荐作为日常使用,因为它很少能对治疗进行改变。根据目前科学技术的发展,医疗检测设备的研发,主要通过以下几种方式进行检查,帮助确诊。

1.实验室检查

对于脑膜炎疑似患者,医生应对其进行血液检查,以标记感染(如 C 反应蛋白,全血细胞计数)以及血液培养。如患者病情严重,那么检测患者的血电解质则十分重要;例如,由于一系列因素,如脱水,抗利尿激素分泌失调(抗利尿激素分泌异常综合征),或静脉注射过度,低钠血症在细菌性脑膜炎中十分常见。

2.CT 或 MRI

如患者脑部有存在块状物的风险或可能出现颅内压升高的风险(近期的颅脑损伤,已知的免疫疾病,神经系统症状集中化,或检测出颅内压有所升高),那么进行腰椎穿刺前宜进行计算机断层扫描(即 CT 扫描)或核磁共振成像扫描。此法适用于 45% 的成人患者。如患者在进行腰椎穿刺之前须进行 CT 扫描和核磁共振成像扫描,或腰椎穿刺进行困难,根据专业的指导方针,医生应首先注射抗生素,以防止治疗的延误,特别是如延误多于半小时。通常来说,CT 扫描或核磁共振成像扫描会在后期进行,以诊断脑膜炎引起的并发症。

3.腰椎穿刺

识别或排除脑膜炎最重要的方法便是通过腰椎穿刺(即脊椎抽液)的方式对脑脊髓液进行分析。但是,如果脑部存在块状物(肿瘤或脓肿)或颅内压升高,腰椎穿刺则不宜使用,因为这可能导致脑脱垂。医生须让患者侧躺,进行局部麻醉,将针刺入硬膜囊(脊椎周围的液囊)提取脑脊髓液,以进行腰椎穿刺。当以上步骤完成后,医生须使用压力计测量脑脊髓液的"开启压力"。压力值通常在 6 ~ 18cmH$_2$O 之间;如患者患有细菌性脑膜炎,压力值通常偏高。脑脊髓液的初始状态可反映感染的类型,脑脊髓液浑浊则证明蛋白质,白血细胞,红血细胞和(或)细菌含量较高,也就是说,患者所患的是细菌性脑膜炎。

五、诊断及鉴别诊断

(一)诊断

确诊脑膜炎应做腰穿术。为使这种操作引起的疼痛缓和些,应在医院内麻醉后进行。用一根针沿脊柱上的两块骨头之间刺入,取一点脑脊液样品。本来清的脑脊液液体变混浊或出现化脓的细胞,就应怀疑患脑膜炎,此时将需做特别的培养检查。血样、尿样和眼、鼻分泌物体将被采集。因为此病发展迅速,治疗应立即进行,甚至应在检查结果出来之前进行。

(二)鉴别诊断

1.化脓性脑膜炎

其中最易混淆者为嗜血流感杆菌脑膜炎,因其多见于 2 岁以下小儿,脑脊液细胞数有时不是很高。其次为流脑及肺炎双球菌脑膜炎。鉴别除结核接触史、结素反应及肺部 X 线检查可助诊断外,重要的还是脑脊液检查,在细胞数高于 1000×10^6/L（1000/mm²）,且分类中以中性多形核粒细胞占多数时,自应考虑化脓性脑膜炎;但更重要的是要进行细胞学检查。

2.病毒性中枢神经系统感染

主要是病毒性脑炎,病毒性脑膜脑炎及病毒性脊髓炎均可与结脑混淆,其中散发的病毒脑炎比流行性者更需加以鉴别。各种病毒性脑膜炎的诊断要点为:

①常有特定的流行季节。

②各自具有其特殊的全身表现,如肠道病毒可伴腹泻、皮疹或心肌炎。

③脑脊液改变除细胞数以及分类与结脑不易鉴别外,生化改变则不相同,病毒性脑膜脑炎脑脊液糖及氯化物正常或稍高,蛋白增高不明显,多低于 1g/L（100mg/dl）。

④各种病毒性脑炎或脑膜炎有其特异的实验室诊断方法,如血清学检查和病毒分离等。轻型病毒脑炎和早期结脑鉴别比较困难。

3.新型隐球菌脑膜脑炎

其临床表现、慢性病程及脑脊液改变与结脑十分相似,但病程更长,可伴有自发缓解症状。慢性进行性颅压高症状比较突出,与脑膜炎其他表现不平等,因此容易误诊为结脑。确诊靠脑脊液涂片,用墨汁染色黑地映光法会出现圆形、具有厚荚膜折光之隐球菌孢子,在沙保氏培养基上有新型隐球菌生长。

4.脑脓肿

脑脓肿患者多有中耳炎或头部外伤史,有时继发于脓毒败血症。常伴有先天性心脏病。脑脓肿患儿除脑膜炎及颅压高症状外,往往有局灶性脑征。脑脊液改变在未继发化脓性脑膜炎时,细胞数可从正常到数百,多数为淋巴细胞,糖及氯化物多正常,蛋白正常或增高。鉴别诊断借助于超声波、脑电图、脑 CT 及脑血管造影等检查。

5.脑瘤

脑瘤的不同之处为:

①较少发热。

②抽搐较少见,即使有抽搐也多是抽后神志清楚,与晚期结脑患儿在抽搐后即陷入昏迷不同。

③昏迷较少见。

④颅压高症状与脑征不相平行。

⑤脑脊液改变甚少或轻微。

⑥结素试验阴性,肺部正常。为确诊脑瘤应及时作脑 CT 扫描以协助诊断。

6.结脑

典型的结脑诊断比较容易,但有些不典型的,则诊断较难,不典型结脑约有以下几种情况:

①婴幼儿起病急,进展较快,有时可以惊厥为第 1 症状;

②早期出现脑实质损害症状,表现为舞蹈症或精神障碍;

③早期出现脑血管损害,表现为肢体瘫痪者;

④同时合并脑结核瘤时,可似颅内肿瘤表现;

⑤其他部位的结核病变极端严重,可将脑膜炎症状及体征掩盖而不易识别;

⑥在抗结核治疗过程中发生脑膜炎时,常表现为顿挫型,对于以上各种不典型垢情况,诊断需特别谨慎,防止误诊。

六、并发症

脑膜炎患者可能在患病早期罹患其他疾病。这些疾病可能需要特定的治疗,极有可能是严重的病症或更早的病状预断。感染可能引发败血症,这是一种全身炎症反应综合征,导致患者血压降低,心率过快,高烧或体温过低和呼吸频率过快。极低血压极可能但不单单在脑膜炎球菌疾病早期出现;此现象可能导致身体其他器官的供血不足。弥散性血管内凝血,也就是血液凝固的过度激活,可能导致血液流至其他器官的堵塞和增加出血的风险。在脑膜炎球菌疾病中,坏疽时有发生。如治疗不当,病变可由急性转为慢性,并可发生以下后遗症:脑积水;颅神经受损麻痹(耳聋、视力障碍、斜视、面神经瘫痪等);脑底脉管炎致管腔阻塞(引起相应部位脑缺血和梗死)。

七、针灸治疗

1.初热期

取穴分三组,第一组取头颈部穴位:大椎、风池、百会;第二组取上肢穴位:曲池、内关、合谷;第三组取下肢的穴位:足三里、三阴交。三组穴位同时选用,双侧取穴。每次留针20min,行针2~3次,强刺激手法行针。不能配合的患儿不留针。大椎穴用强刺激手法行针30~60s,不留针。

2.高热期或危重期

取穴分三组,第一组取头颈部穴位:大椎、风池、百会、太阳、人中;第二组取上肢穴位:曲池、内关、合谷、十宣;第三组取下肢的穴位:足三里、阴陵泉、三阴交、太冲。三组穴位同时选用,双侧取穴。每次留针20min,留针期间行针2~3次,强刺激手法行针。不能配合的患儿不留针。大椎穴用强刺激手法行针30~60s,不留针。

3.恢复期及后遗症期

失语:哑门、廉泉。吞咽困难:廉泉、金津、玉液。面瘫:颊车、地仓、鱼腰;上肢瘫痪:臂臑、曲池、内关、合谷、温溜、后溪。下肢瘫痪:足三里、丰隆、绝骨、陷谷、太冲、阴陵泉、三阴交、太溪。

（王天宝）

第三章　郑氏针法运用医案举隅

第一节 风湿性心脏病

吕×,男,48岁,因胸闷、心悸、全身无力3年。于1972年11月18日住院。

患者1962年膝关节以下肿痛,头晕、经服中药治愈。1969年1月至2月因劳动较多,发现胸部闷痛、气短、心慌、失眠、疲乏无力,经常晕倒,在北京某医院检查诊断为风湿性心脏病、二尖瓣狭窄合并闭锁不全。经过治疗效果不显,1970年3月转至杭州浙江医学院治疗,有些好转。1971年9月7日因发烧不能平卧而住临潼417医院,除上述症状外,又发现心界扩大,心律不齐,心房纤维震颤,治疗一个多月,病情有些好转,1972年5月到7月犯病又住该院,检查病情加重,心界扩大比去年严重,经服中西药物效果不显而来我院。检查:精神不振,呼吸气粗,心率119次/min,并有Ⅲ级吹风样杂音和舒张期杂音,心律不齐;面色、口唇青紫,不润泽,耳轮干枯,舌质紫,苔黄厚而腻,脉结代,68次/min。西医结合心电图诊断为风湿性心脏病,二尖瓣狭窄合并闭锁不全,心界向左扩大,心房纤颤,心功能代偿期。中医辨证系血痰痹阻,胸阳不振,气血滞涩,心脉不畅。采用健脾益心、利湿振阳、温通经络之法治之。取心俞、脾俞、膻中、天池、巨阙、内关、三阴交,用热补法,留针20min,每日1次,治疗到11月30日,针达12次时,胸闷有好转,走路较前有力,面色和口唇变红,耳轮较前润泽,舌苔白腻,心率减至82次/min,脉搏69次/min,仍为结代脉。治疗到1973年1月22日,针达52次时,胸部闷痛、气短、心慌等症明显好转,每夜能睡5~6h,饮食平均每日400~450g,精神体力好转。心率减至78次/min,脉搏68次/min,结代脉象好转。病情稳定出院。1973年3月1日复诊针灸治疗,取厥阴俞、心俞、膻中、巨阙、内关、三阴交,用热补法,留针20min,隔日1次,治疗到1973年12月10日,针达140次时,精神好转,体力增强,一次能走6.5km。心率81次/min,脉搏73次/min。为了观察远期疗效,嘱其每月来院针灸一次。1974年11月5日复查,精神体力一直很好,能参加一般的体力劳动和学习,走路已不心慌,心率76次/min,脉搏67次/min,心房颤和结代脉象已不明显。即停诊。1978年11月29日随访,已恢复工作,情况一直很好。

(景苗苗)

第二节　肌痉挛（呃逆）

肖×,女,42岁,因呃逆频繁2个月,1979年8月2日初诊。

患者素有神经官能症,经常失眠已持续2年。两月前因事不遂心,突然呃逆不止,约两小时自行缓解,初不在意,近来症情加剧,连续发作不止,"呃"声连连,每次发作2h左右,每天发作4~5次,难受不堪,发作后精神疲倦。白天工作紧张时呃声小,有时暂停,晚上加剧,呃逆不断,不能入睡。检查:心、肺、肝、脾均正常,腹部平软,无压痛。呃连声不止,且声响亮,膈俞穴处有明显压痛。舌质红,舌苔黄,脉弦细,76次/min。西医诊断为膈肌痉挛;中医辨证系肝郁不舒,胃气上逆。采用疏肝解郁、和胃降逆之法治之。取膈俞、肝俞,用平补平泻法,不留针,期门、中脘、天枢、足三里、内庭,用平补平泻法,留针30min,呃逆暂停。每日针1次,针治5次时,每天只发作呃逆1次,且声较前小,夜晚已能入睡5~6h,针治12次时,呃逆连续2天未发作,停诊观察。同年12月23日随访,停诊后未再复发。

（景苗苗）

第三节　偏头痛并低血压症

高×,男,50岁,因左侧偏头痛23年,1979年3月26日初诊。

患者从1957年因失眠引起左侧偏头痛,每日上午10点至下午3点疼痛较剧,3点以后逐渐好转或不痛,经服"天王补心丹"无效,服"黄连上清丸"有效,参加体力劳动时不犯病,看文件、坐办公室、开会就头痛。开始服"苯巴比妥"能入睡,但醒后仍头痛,后来再服则无效。现在左侧头痛,咳嗽痰多,头重脚轻,两腿无力,走路时身体向右边倾倒,食欲减退,有时耳鸣,心慌(左右摆动)。检查:右侧鼻唇沟变浅,口向左歪,舌苔薄白根厚腻,舌有芒刺,脉滑,血压 10.7/5.33kPa。西医诊断为:偏头痛;低血压症。中医辨证系失眠伤阴、肝风内动、上扰清窍。采用平肝熄风、养阴止痛之法治之。取双风池、太阳、百会、左头维、颔厌、合谷,用平补平泻法,留针 20min,治疗至 3 月 29 日,针治 3 次后头痛减轻,饮食增加,一天能吃 600g,睡眠恢复正常,血压 14.1/9.60kPa,改针风池、百会、内关、中脘、足三里,用平补平泻法,留针 20min,治疗至 4 月 25 日,针达 13 次时,症状完全消失,血压 17.1/9.33kPa,治愈停诊。同年 8 月 15 日随访,已参加工作,情况良好。

(景苗苗)

第四节　病毒感染性头痛

王×,男,18 岁,因剧烈头痛 11 天。1977 年 5 月 8 日住院。

患者 11 天前开始头痛,第 8 天出现恶心、呕吐 3 次,来在我院内科住院。化验血常规:白细胞 4.2×10⁹/L,中性 83%,淋巴 14%,单核 3%。5 月 11 日因发热,头痛加剧,检查:体温 38.4℃,脉搏 90 次/min,血压 17.3/12.0kPa。血常规:白细胞 5.6×10⁹/L,中性 85%,淋巴 14%,嗜酸 2%。曾服维生素 B、利眠宁、安痛定,注射青霉素等治疗无效,要求会诊而转来我科。检查:病容痛苦,两手抱头呻吟,舌苔薄白,脉弦数。西医诊断为病毒感染性头痛;中医辨证系外感时邪,阻塞清窍。采用祛邪扶正、开窍止痛之法治之。取风池,用烧山火法,不留针,百会、大椎、太阳、合谷,用平补平泻法,留针 30min,每日针 1 次。针治 1 次,头剧痛转为慢痛。治疗至 5 月 14 日,针达 4 次时,头痛停止,体温降至 37℃。治疗观察至 5 月 16 日,针达 5 次时,症状完全消失,体温降至 36.8℃而出院。1977 年 9 月 1 日随访未复发。

(景苗苗)

第五节　乙型脑炎后遗症

李×,男,32岁,因精神失常两个月,1971年10月18日来我院。

患者于同年8月16日患乙型脑炎,在我院住院5d,因病情危急,转某解放军医院进行抢救。10月上旬脱险出院后,一直生活不能自理,不知大小便,意识不清,痴呆不语,有时胡言乱语,吃饭不知饥饱。检查发现:精神失常,二目直视,不识亲疏,答非所问,乱说乱动,自言自语,时哭时笑,面色干黄,舌苔黄厚,脉滑。中医辨证系风邪犯脑,津液灼伤,气血耗损,神明不清。采用清热养阴,开窍醒神之法治之。取风池、风府、百会、神庭、印堂、人中、合谷,用平补平泻法,内关用补法,每日针1次,治疗到1个月,患者能识亲疏,能说话,但说过就忘,以前的事一点也想不起来,吃饭能知饥饱。又治疗1个月,大小便能够自理,记忆力有所好转,但患者经常头痛眩晕,烦躁不安。取穴减人中、风府,加太阳、巨阙、神门,隔日1次,又针治2个月,精神和记忆力已基本正常,即恢复了工作。1972年8月随访一切良好。

（景苗苗）

第六节　脑震荡

陈×,男,51岁,1973年11月26日来住院。

患者一小时前盖房时不慎被木棒击伤头部,当即昏倒10min左右,醒后头昏,头痛不止,呕吐2次,经当地卫生所注射安痛定1支,但仍头痛、头昏、烦躁、不能坐立。检查:体温37.5℃,头部右枕区约有3cm×4cm肿胀压痛,后项部约有1cm×0.3cm皮肤擦伤,血常规:白细胞$14.5×10^9$/L,中性90%,淋巴6%,单核4%。脉搏130次/min,血压20.0/14.7kPa,舌苔黄厚腻,脉弦滑。中医辨证系髓海受伤,瘀血停留,经络受阻,元神不宁。采用疏经活血、清脑安神之法治之。取风池、百会、神庭、后顶、通天、合谷用平补平泻法,留针20min,针治2次头痛减轻,痛仅限于前额部,头脑感觉清凉,则减通天、后顶,加太阳,治疗到12月8日,针达10次时,头痛头昏等症消失。检查完全恢复正常,即出院。1974年3月3日随访情况良好。

(景苗苗)

第七节　腰麻后遗头痛

薛×,女,18岁,因在本院手术后头痛4天,1973年12月10日会诊。

患者12月6日做阑尾摘除术,腰麻后出现头痛,以头顶和前额部最剧烈,并有头晕,不能坐,不能下床。检查发现:面色苍白,舌苔薄白,脉弦细。西医诊断:腰麻后遗头痛。中医辨证系素体虚弱,脑腑失清,经络受阻,引动肝风。采用清头散风,疏经止痛之法治之。取风池、百会、头维、太阳、神庭、合谷,用凉泻法,留针20min。针治1次,头痛减轻,即能坐起,并能下地。针治2次,头即不痛不晕,能走路。检查恢复正常而停诊。

(景苗苗)

第八节　多发性神经根炎

宋×,女,3岁,因双下肢瘫痪3d,于1973年10月27日住院。

患者发病前曾有低烧3~4d,近两天来两下肢发软,不能翻身,不能站立,症状逐渐加剧。检查:体温38℃,双上肢活动尚好,不能翻身,不能坐,不能爬,不能站,双下肢不能活动,肌力差,双膝腱反射未引出。血常规:白细胞8.4×10^9/L,中性54%,淋巴40%,单核1%,酸性5%。脑脊液:蛋白(−),细胞总数12个/mm³,白细胞6个/mm³,糖1~5管阳性。舌红,苔薄白,脉数。中医辨证系五脏受热,耗伤津液,肝肾两虚,气血亏损,筋肉失养。采用清热养阴、益气生津、疏通经络之法治之。取血海、足三里、隐白,用点刺法出血,针治 2 次体温降至 37℃,病情好转后则采用补肾益肝、温通经络之法治之。取肝俞、关元俞、秩边、梁丘、血海、足三里、三阴交,由上而下地针刺("通经接气法"),用热补法,针治 4 次,左腿能活动,针治 12 次,两腿能屈伸,治疗到同年 11 月 26 日,针达 20 次时扶着能站立,拉着能走,则改取秩边、血海、三阴交做穴位埋线。治疗到 1974 年 3 月 2 日埋线 13 次时,经检查已完全恢复正常出院。1974 年 9 月 30 日和 1975 年 4 月 15 日两次随访,患者跑、跳活动和健康儿童一样。

(景苗苗)

第九节　三叉神经痛

张×,女,50 岁,1961 年 5 月 12 日转诊。

患者于 1960 年 3 月开始牙痛,遇冷遇热均痛,有时连及右侧鼻翼、面部项区,疼痛为持续性,能持续数十分钟不停,痛时喜冷风,因痛不能饮食和睡眠,并伴有头晕、面赤、面热和胁痛,在某医院诊断为三叉神经痛,曾拔去牙齿,服中药等效果不显,现在又出现额部及两太阳穴处疼痛,头皮紧,痛时恶心发热,胸闷气短,心烦口苦,睡眠不佳,大便干燥,以早晨和疲劳后症状加剧。检查所见:血压 120/80.75mmHg,苔白根腻,舌有裂痕,脉弦。中医辨证系肝阳乘胃,风热上扰。采用祛风清热、调和肝胃之法治之。取风池、头维、太阳、百会、合谷用凉泻法,留针 10~20min,隔日 1 次,针治 3 次,头痛眩晕减轻,则改取头维、中脘、天枢、足三里用平补平泻法,针治 10 次,症状完全消失而停诊。经 7 月 15 日随访未复发。

(景苗苗)

第十节　眶上神经痛

1. 张×,男,33 岁,2020 年 3 月 25 日初诊。

患者于 2015 年出现右侧眉棱骨处疼痛,初起疼痛似针刺,后痛感增强如刀割,重时伴有恶心,呕吐,右眼自觉发胀或跳痛,患者视力无异常,每次犯病持续 1~3 个月,病情上午重,下午轻,不犯病时一如常人,无任何不适,但伴有时腰酸,双下肢无力感,患者既往无外伤及发烧病史。检查所见:右眉棱骨近中 1/3 处有压痛,实验室检查脑神经未见异常,其他无异常发现,舌苔薄白,脉弦数,左尺较弱。中医辨证为肾虚肝旺,风热上扰。主要治法为:祛风止痛,补肾调肝。针刺取穴:双风池、右攒竹、四白、外关、合谷,用平补平泻法,留针 30min,隔日针 1 次,第一次针刺后患者眉棱骨痛减轻。第二次针刺时配肾俞、关元用热补法,不留针,针治 3 次后,患者眉棱骨痛消失,腰部疼痛症状减轻,下肢感觉较前力量好转,因此则减风池、四白,又针刺治疗 3 次后,症状完全消失。刺后患者每周复查 2 次,观察了 2 周未复发。

2. 孙×,女,30 岁,2019 年 6 月前来就诊。

患者 6 月前出现不明原因左侧头眼部间断疼痛,劳累后左侧头眼部疼痛发作或加重,痛似针扎,严重时有流泪,行眼部、颅脑 CT、脑血流图等检查均无异常。查左侧眶上切迹处压痛明显,伴见形体消瘦,面色萎黄,舌淡苔白,脉弦细。西医诊断:眶上神经痛;中医诊断:眉棱骨痛(左)。经辨证属肝血不足,经脉失养,治疗方法:滋养肝血,通络止痛。针刺取穴:第一次针刺取攒竹、丝竹穴、鱼腰、太溪、阳白、太阳、印堂,平补平泻法,留针 30min,隔日针灸 1 次,针刺后左侧头眼部疼痛减轻少许。第二次针刺时加用足三里、三阴交,用补法,日 1 次。治疗 3 次后左侧头眼疼痛明显减轻,左眶上切迹压痛亦明显减轻,因而减穴,用阳白、印堂,针刺 3 次后左侧头眼部疼痛消失,出院后随访半年无复发。

(景苗苗)

第十一节 尺神经麻痹

1.杨×,男,10岁,因左手无名指、小指感觉障碍和运动异常2个月,于2019年5月22日前来就诊。

患者于2019年3月18日患中毒性疾病,患者神志昏迷,住在西安某医院经用冬眠疗法等措施(具体不详)进行抢救,连续输液3天后患者病情好转,但发现其右手的无名指和小指运动失灵,感觉迟钝,皮肤温度较低,理疗约2个月后效果仍不明显。检查发现:右手无名指及小指中、末节呈外展屈曲位,屈、伸、内收、外展均力量欠佳,右手拇指内收、屈曲力亦力量欠佳,持筷不能。患者的大小鱼际处肌肉明显萎缩。小指及无名指尺侧痛觉、温度觉及触觉基本消失。右侧小指皮肤温度觉较左侧低3.15℃,无名指较左侧低2.15℃,其余几指基本相同,舌质淡,舌苔薄白,脉细数。中医辨证为外伤损及经络,引起气血运行不畅,筋肉失其濡养。采用理气活血、温通经络之法进行治疗。取同侧臑会、小海、曲池、外关、合谷、神门、腕骨、中渚、液门、后溪,按以上顺序进行针刺("通经接气法"),用热补法,使患者的温热觉传导到手指。针灸治疗隔日1次,经过5次针刺治疗后,患者右手运动及感觉障碍逐渐好转,肌肉萎缩程度较前好转。经过7次针刺治疗后,患者右手无名指及小指的活动幅度较前明显增加,伸直时好转尤为明显,感觉减退的范围明显缩小,治疗半月后,右手无名指及小指活动范围进一步增加,患者的握力明显进步,已能完全持筷进食,大小鱼际肌肉萎缩情况较前明显好转,痛觉消失范围亦进一步缩小,触觉几乎完全恢复,针刺或触右手小指时患者均存在尖锐的麻感。治疗1个月后,患者右手运动功能基本恢复正常,仅右小指稍有屈曲,肌肉萎缩情况基本恢复正常,与健侧无明显差别,痛觉也基本恢复,但较正常部位稍迟钝。自7月初开始,改为每周针灸1次,以巩固疗效。至9月下旬患者停止治疗,此时仅右小指末节痛觉稍有迟钝,其余感觉均恢复正常。经2020年6月12日复查,情况良好。皮肤温度恢复较慢,且不稳定,开始治疗阶段,此时正值夏季,气温较高,患者右小指皮肤温度觉大多较健侧明显降低。治疗的后期气温较低,而室内温度保持在21℃左右,患者初入诊室时,两侧皮肤温度相差较多,但经过一段休息后,两侧皮肤温度逐渐接近正常,说明患者的皮肤温度的调节功能也有明显进步。

2. 韩×,男,45 岁,患者主因右手无名指、小指屈曲伴麻木 3 月,于 2020 年 5 月 11 日前来就诊。

患者自诉 10 个月前因不慎割伤右上肢,曾在当地某医院行外科手术治疗,随后出现右手无名指、小指不能伸直,伴有右手无名指、小指及小鱼际触觉消失,伴有麻木感。患者手指偶有疼痛,影响日常生活,遂前来门诊就诊。现症见:患者右手无名指、小指屈曲,右手无名指、小指及小鱼际区触觉消失,伴有麻木感,偶有疼痛,指间肌、小鱼际肌肉萎缩,右手功能障碍局部皮肤温度下降,浅感觉减退;行肌电图,报告显示:右尺神经麻痹。中医诊断为:骨痹。辨证为气机阻滞,筋脉失养,治疗以理气活血、濡养筋脉为主。针刺选穴:右侧支正、合谷、偏历、支沟、天井、后溪、腕骨。针刺后进行捻转补法,留针 30min,每 3 天治疗 1 次,治疗 1 个月后,患者觉右手背的尺桡侧皮肤温度觉、触觉部分恢复;加用涌泉、合谷、足三里,治疗两个月后患者觉右上肢麻木感自近端到远端渐渐消失,皮肤温度觉、触觉恢复正常,出院后半年随访,患者无复发。

3. 焦×,男,28 岁,患者主因间断右手小指、无名指麻木 6 个月,加重伴无力 1 个月,于 2022 年 4 月 10 日前来就诊。

患者自诉 3 月前因过量饮酒后,体位未改变的情况下醉酒入睡一夜,次日晨起,患者出现右手小指和无名指麻木,患者当时未予重视,右手麻木时而好转,时而加重。此后半年间逐渐出现右手臂肌肉萎缩,1 个月前患者感觉右手麻木程度加重,并出现右手持物无力,持筷不能。遂就诊于庆阳市西峰区人民医院,行肌电图示:尺神经迟缓,予以药物甲钴胺胶囊、维生素 B_1,建议患者在当地医院配合针灸诊疗。患者遂在当地诊所行针灸治疗 10 天,自觉症状缓解不明显。为求进一步明确诊疗遂来我院,我科门诊行肌电图示:右尺神经运动神经传导诱发动作电位近端波幅降低,余尚可,请结合临床。行彩超:右侧尺神经增粗,回声减低。现为求系统诊治,前来就诊。门诊诊断为右前臂尺神经麻痹。查体:患者右上臂比左上臂细,右手掌指关节出现肌肉萎缩,右手持物无力。右手尺神经感觉分布区针刺觉减退,遇寒加重。余未见明显异常患者自发病以来,舌质淡,苔白,脉实。患者无外伤史,无糖尿病史,无服用药物及中毒病史。中医诊断为:痹证,主因气机阻滞经脉,劳伤筋骨使得经脉损伤,寒湿交阻。治疗方法:舒筋通络,温经散寒。针刺:右侧尺泽、曲池、手三里、合谷、中渚,疏通局部经穴;予足三里、阴陵泉、阳陵泉、丰隆,健脾利湿。平补平泻法,留针 30min,每 5 天治疗 1 次,为一个疗程,治疗 2 个疗程后,患者觉右手背部尺侧皮肤温度觉、触觉部分恢复,麻木感减退。继续针刺 2 个疗程后,患者觉右上肢尺侧沿尺神经分布区域麻木感消失,皮肤温度觉、触觉恢复正常。2022 年 9 月 3 日随访,患者手功能恢复正常,无复发。

(景苗苗)

第十二节　正中神经麻痹

1. 姜×,男,33 岁,患者主因左前臂麻木无力伴肌肉萎缩 1 月余,于 2021 年 7 月 13 日前来就诊。

患者于 1 月前干农活时,左手背第二掌骨处不慎被机器碰伤。伤口长约 2cm,失血量大,当即家属在患者左腕部上进行止血带止血,后又在左上臂根部加止血带,大约 2 个多小时(中间未松解过)后血方止,患者去掉止血带后的第二天开始,左臂能上举,但呈腕关节下垂状,不能背屈。当地医院和兰州某医院诊断为外伤性正中神经麻痹和臂丛神经损伤。此后患者为求进一步针灸康复治疗,遂来就诊。目下症见:患者左前臂肌肉萎缩,左手麻木无力,不能持物体,亦不能握拳,有时手指肿胀。检查所见:左前臂肌肉及大小鱼际肌肉萎缩,左手皮色暗紫,左肘关节可伸直,但屈曲不能,左腕关节活动可,左手握拳及对掌运动不能完成,左二头肌腱反射未引出,左上肢肌张力低,霍夫曼征(-);舌质红、苔黄,脉沉。中医辨证为外伤损及经络,气血运行不畅,筋脉肌肉失去濡养所致。治疗方法为理气活血、温通经络。针刺取穴:左大杼、臑会、臑俞、消泺、曲池、外关、后溪,顺序由背部依次向下,按肩、肘、手顺序进行针刺取穴,用烧山火手法,使针感逐渐由肩部传导至手指处,并且曲池、外关、后溪在针刺后用再用艾条灸 15min,使肌肤达到温热感。针刺第一次时,针感可以传导至上臂,针刺臑俞、臑会可以传到肘关节处,针刺曲池穴仅能传到温溜,外关和后溪的感觉迟钝,未见传导现象。针灸 5 次,外关和后溪的针感较前有进步。左手拇指和食中二指对掌运动开始出现。针灸 15 次后,患者左手握力增加,能提起板凳。于 10 月 27 日神经内科检查:左上肢、肩、肘、腕、手指各关节活动范围正常,只有腕指关节运动尚欠灵活,左手拇指与各指均可进行对掌运动,但与小指仅刚能接触,左上肢力量比右侧仍明显较低,肌张力也差,左上臂及左前臂之周径与右侧对比相比差 2cm,左手大小鱼际肌处较健侧仍有萎缩,未见有肌纤维震颤,左上肢之前臂及上臂痛觉稍过敏,以前臂为明显,腕上 2cm 以下及手痛觉则迟钝,触觉及冷觉仅腕上20cm以下及手部减退,运动位置觉无改变,肱二头肌反射右(+)左(−),肱三头肌反射右(+)左(−),桡骨骨膜反射右(+)左(−),尺神经反射右(−),左(−),霍夫曼征右(−)左(−),其余神经系统无明显改变。肌电图检查示:肱二头肌、肱三头肌、肱桡肌波幅均较前有所提高,取穴则改为左侧肩髃、消泺、曲池、外关、合谷、中渚,手法依然使用烧山火法进行操作,治疗到11月25日,患者症状基本消失。除肌萎缩无明显改变外,患者左手皮色、左肘关节各关节活动范围以及对掌运动均恢复正常,左手肌力也明显增加,可持15kg重物;患者触觉、痛觉、温度觉基本恢复正常;肌电图检查有明显改善;治愈后患者回原籍。经2021年12月30日随访,患者已恢复正常工作,照常劳动,患者左手肌肉萎缩现象通过劳动锻炼后完全恢复正常,与健手无异,亦无其他不舒适的感觉。

2. 王×,女,38岁,患者主因双手麻木伴上肢无力疼痛1年,于2022年4月10日前来就诊。

患者无明显诱因出现双手麻木,症状反复发作,曾服布洛芬、甲钴胺片等药物治疗,症状有所减轻,停药后复发。近日患者自觉疼痛症状较前加重,双手掌麻木胀感,双前臂胀痛严重,夜间尤甚,眠差,双上肢活动严重受限,未见明显肌肉萎缩。遂来我院门诊就诊。现双手掌麻木胀感,双前臂胀痛严重,夜间尤甚,眠差,双上肢活动严重受限,肌力约3级,未见明显肌肉萎缩。否认既往颈椎病、高血压、糖尿病等病史。舌质暗,苔薄白,脉弦细。临床诊断为:痿证。辨证为寒凝气滞,瘀血阻络。治疗方法:温经通脉,理气活血。针刺穴位取下极泉、曲泽、曲池、手三里、郄门、内关、合谷、八邪,行平补平泻手法,针刺深度1~1.5寸,留针30min,配合TDP灯照射前臂。治疗1次后,患者手麻木感和双臂胀痛较前明显减轻,检查上肢肌力和双手掌感觉功能已恢复,肌力到4级,但患者仍觉夜间疼痛,休息后未见缓解。继续针刺5次后,患者诉上述各症状均较前明显减轻,夜间发作频率和次数均明显减少。穴位改为:曲池、内关、合谷,艾灸神阙,继续针刺5次后,患者症状明显减轻,白天正常,夜间偶有发作,上肢疼痛轻微。以上穴位基础上,加足三里、三阴交、阳陵泉进行针刺,继续治疗10次后,上述诸症均消失,患者浅感觉和肌力均恢复正常,查上肢生理反射存在,肢体活动自如。

3. 郭×,男,35岁,患者主因左上肢无力伴活动受限40d,于2018年5月8日就诊。

患者于40天前左手背第二掌骨处被机器碰伤,伤口长约1cm。因失血过多,当即在左腕部上止血带,后又于左上臂根部加止血带,约历2h中间未松解过才血止。去止血带 1d 后,左臂始能上举,但呈腕垂状、不能背屈。经当地医院和北京某医院诊断为外伤性正中神经麻痹,无特殊疗法而转来我院。现为左前臂肌萎缩,左手麻木无力,不能持火柴盒,亦不能握拳,有时手肿。检查左前臂肌肉及大小鱼际肌萎缩,左手皮色暗紫,肌张力低,左肘关节可伸直,不能屈曲,左腕可以活动,左手握拳及对掌运动不能,左二头肌腱反射未引出,霍夫曼反射阴性。舌质红,舌苔黄腻,脉沉细稍弦。西医诊断为:正中神经麻痹,中医诊断为痿证,治宜理气活血、温通经络。取穴:取左大杼、臑会、臑俞、曲池、外关、后溪,用烧山火手法并由背向下沿肩、肘、手顺序取穴,使感觉逐渐由肩传到手。曲池、外关、后溪针后用艾灸 15min,使肌肤温热。在第一次针刺后,左上臂稍有感觉,左前臂仍麻木,针刺第 6 次后,左前臂稍有感觉。左手拇指和食、中二指对掌运动出现。针灸第 15 次后,左手握力增加,能提起小椅子。加用肩髃、中渚、合谷,针刺第 30 次后,症状基本消失,除肌肉萎缩无明显改变外,左手皮色、左臂各关节活动范围及对掌运动均恢复正常,左手肌力增加,可持 10kg 重物。痛觉、触觉、冷觉基本恢复。肌电检查有明显进步,基本治愈。6 个月后随访照常劳动,左手肌萎缩现象经过劳动锻炼后,已恢复正常,与好手无异,亦无其他不舒适感觉。

(景苗苗)

第十三节　巴比妥中毒后遗症

1. 李×,男,25 岁,主因间歇性四肢抽搐,声音嘶哑、步态欠稳 1 年余,于 2021 年 8 月 15 日前来就诊。

家属代诉,患者于 2021 年 4 月 11 日上午 8 时许,误服戊巴比妥 28 粒,6 小时后患者因昏迷、不省人事、呼吸极度微弱,被家属发现并急送医院进行抢救,在抢救 7 小时后自主呼吸功能恢复。但两天后出现高烧、肺炎,同时呼吸困难,急行气管切开术。术后 1 周,患者拔除气管套管,出现面部抽搐。2 周后发现四肢无力,伴有间歇性抽搐,四肢活动受限。1 个月后出现声音嘶哑,虽然可以下床活动,但步态欠稳,仍予以支持疗法。6 月 20 日患者再次出现呼吸窘迫,再次行气管切开术,呼吸困难改善。但后来四肢时有抽搐,步态不稳,上肢呈僵直状态,上述症状持续不能改善。在治疗期间行脑超声波、脑电图及脑脊液检查均无异常发现;请五官科会诊检查示:双声带不能外展,以左侧为重,声带间三角裂隙仅 3mm。诊断为巴比妥中毒性震颤;双侧声带外展麻痹。药物予以安坦及谷维素、维生素 B_1 等治疗,停药后患者即犯病,并出现食欲下降,记忆力减退,对往事不能回忆。因此患者为求进一步针灸中医治疗遂来治疗。目下症见:患者神志清,精神尚可,表情淡漠,动作迟缓,反应迟钝,颈前部气管套管处周围皮肤发红,有少许分泌物。患者声音嘶哑,发音微弱、言语不清,上下肢肌肉轻度萎缩伴有震颤,站立不稳,不能独自行走。舌质暗、苔白,脉弦滑。中医辨证为痰湿内停,引动肝风,上扰清窍。治疗方法采用:利湿化痰、平肝熄风、安神健脑。针刺取穴:风池、风府,用烧山火手法,不留针;神庭、合谷、足三里、三阴交,用平补平泻法,留针 20min,每日针灸 1次,5 次为 1 疗程,休息 2 天,再继续治疗。治患者经治疗,第一疗程结束时,震颤、记忆力较前好转,食欲较前增加,每日上午会出现手指震颤,约 30min,其他时间患者震颤已不明显,乏力症状及体力较前均有进步,可以骑自行车前来门诊就诊。口服药物安坦由每日 3 次减至每日 2 次。治疗至第二疗程结束时,患者已拔除气管套管,病情继续好转,每日进食量可增至 500g,震颤较前已明显缓解,吐字发音均清楚。患者在进行第三疗程时,改为针刺百会、期门、内关、足三里、三阴交,口服药物安坦已减至每日 1次。待患者第三疗程结束时,下肢力量较前明显好转,步态稳定。停服安坦等药,改取期门、足三里、三阴交,进行穴位埋线法,10d 1 次,至埋线 3 次后患者症状完全消失,停诊进行随访观察。2022 年 3 月 6 日随访,患者再未复发。

2. 杨×,女,49 岁,患者主因间断性间歇性四肢抽搐,声音嘶哑、步态欠稳 1 年,于2019 年 7 月 15 日就诊。

家属代诉,2019 年 3 月 11 日患者与家人争吵后,夜里口服大量苯巴比妥(具体剂量不详),次日晨起家属发现患者意识不清,不伴二便失禁,无四肢抽搐、烦躁、胡乱言语等症,期间时有自主清醒,言语欠流利,但休息后再次出现意识不清,呼之不应,遂急请 120 送至医院急诊科就诊,急诊查颅脑 CT 未见颅脑出血,颅脑核磁未见急性脑梗病灶。查体:意识不清,无烦躁不安,无四肢抽搐,无二便失禁等症,食纳可。巴宾斯基反射阴性,奥本海姆氏反射阴性,戈登征阴性,查多克氏反射阴性,霍夫曼反射阴性,无颈部强直,克尼格氏征阴性,布鲁金斯基征阴性。经抢救治疗后,患者神志欠清楚,精神较差,易狂躁不安,易激惹,言语欠清晰,四肢肌力较差,立位平衡 1 级。舌质暗、苔白厚,脉弦滑。中医辨证为毒邪瘀滞,上蒙清窍,痰湿内停,蒙蔽心神。治疗方法:醒脑开窍,安神定志。针刺穴位:合谷、太冲、曲池、伏兔、悬钟、行间、侠溪,用泻法,顶颞额前斜线行头针法。每日 1 次。治疗至 10 月 15 日,患者神志较前好转,四肢力量仍有欠佳,在针刺穴位基础上,穴位贴敷双侧足三里、三阴交、阳陵泉、低频脉冲刺激肱二头肌、股四头肌、胫骨前肌、缝匠肌,耳穴压丸针对枕、颞、顶、神门、皮质下、肝。继续针刺至 12 月 10 日,患者神志转清晰,问答切题,记忆力,计算力均未见明显异常,检查恢复正常而停诊。2020 年 6 月 2 日随访复查,患者情况良好。

(景苗苗)

第十四节　自主神经功能紊乱

1. 郑 × ,男,33 岁,患者主因头晕腹胀 1 年,于 2020 年 10 月 2 日前来就诊。

患者自述 2019 年 11 月 30 日先后误服"合霉素"2 次,共 7g,当日下午即出现头晕症状,晚上自觉鼻子里响了一声后,遂感觉全身冰冷,浑身紧缩不适,家属送往某医院,行血常规发现:白细胞内含有中毒性颗粒,经及时治疗后症状好转,但此后经常出现全身不舒适,尤其是晚上鼻子里一响,即觉整个腹部胀满不适、头晕,到某省级医院就诊,诊断为中毒性神经功能紊乱,经治疗后病情未见好转,遂住院至兰州某医院,行心电图、脑电图等相关检查,发现结果基本正常,诊断为自主神经功能失调,治疗亦未见明显好转,现在觉得小腹内有一股气从小腹往上冲,腹部膨隆鼓胀,胃部自觉有热气,口鼻发干,舌头发硬,腹部胀过之出现后肠鸣,肠鸣后全身收缩或抽动,发作多在夜里 2~3 点,甚至有时一夜发作四五次,每次发作 10min 左右,痛苦难忍,不能入睡,为求进一步中医针灸治疗遂来我院。入院后查:血压 120/75mmHg,脉搏 80 次 /min,神清,精神尚可,两侧瞳孔等大,心肺检查(-),腹部平软无包块,肝脾未触及;生理反射存在,病理反射未引出。舌质淡,舌苔白,脉弦数。西医诊断为自主神经功能紊乱,中医辨证为:七情郁结,引动肝风,逆气上冲,侵犯神明。主要治法为:疏肝解郁、祛风安神。针刺取穴:①百会、神庭、风池、神门、合谷;②中脘、气海、气冲、肓俞、公孙;用平补平泻法,留针 20min,以上两组穴位进行交替轮换使用,每日行针 1 次。针治 2 次时,患者睡眠较前好转;治疗到 12 月 5 日时,患者自觉小腹内有气往上冲,肠鸣腹胀,已有两天未出现全身收缩抽动的感觉,食欲增加,精神状态较前明显好转,遂进行停诊后随诊观察。2021 年 4 月 30 日随访,患者诉自停诊后患者回归生活,正常上班工作,一直未复发。

2.李×,男,45岁,患者主因记忆力减退伴失眠多梦3年,加重2周,于2018年4月6日就诊。

患者自诉3年前因工作压力大,精神紧张,易怒,导致记忆力减退,精力不集中,伴有间断性失眠,夜梦多,四肢乏力,全身肌肉酸困,时有头晕头痛,患者上述症状加重时无法胜任工作,曾在某精神病医院就诊,诊断为神经衰弱,住院予营养神经,心理疏导等治疗1月,好转出院。此后患者上述不适症状间断发作,休息调整后稍有缓解,劳累压力后加重,患者未行系统诊疗。2周前患者因精神刺激,诸上症状复发并加重,记忆力明显减退,烦躁易怒;注意力不集中,四肢乏力,肌肉酸困,失眠多梦。自服舒乐安定后效过欠佳,为求进一步针灸中医诊疗,遂来我院。检查:情绪低落,对答准确,舌质暗,舌尖红,苔薄黄,脉弦数。行神经系统相关检查未见明显异常。西医诊断:自主神经功能紊乱。中医诊断:郁证。辨证:肝郁血虚,心肾不交。治疗以养血疏肝解郁,交通心肾。针刺取穴:百会、四神聪、神门、内关、三阴交、照海、申脉、太冲、安眠穴。操作方法:嘱患者仰卧位,常规消毒后,用毫针针刺,留针30min。留针期间行针1~2次,平补平泻。每天1次,每5次为1疗程。经2个疗程后,患者睡眠较前明显好转,但仍觉乏力,记忆力减退。加穴位足三里、气海、关元,治疗2个疗程后,后患者记忆力较前好转,失眠症状明显缓解。患者好转后停诊。同年12月2日进行随访,患者再未复发。

(景苗苗)

第十五节　震颤

1.邵×,男,24岁,2017年4月27日初诊。

患者自诉,自其10岁起,在做精细手工时即不自主精神高度紧张,双手不自觉震颤,尤其是在精神和注意力集中时,震颤明显加剧,可持续数分钟甚至数小时不等。以前在站队集合及公共场合紧张时,小腿两侧亦有同样的症状发生,虽然近3年来再未发作,但双手的震颤没有停止过,不断发作已10年之久。患者曾就诊于兰大二院,诊断为麻痹性震颤。除此以外,患者经常大便中带血,鼻衄,有时头晕,烦躁时症状加重。行相关检查示:血压115/85mmHg,患者前臂伸直状态下两手明显震颤,舌质淡,苔薄白,脉象沉细无力。中医辨证为气血虚弱,主因:肝木失养,虚风内动,神不自主。治疗方法为:调胃健脾,补气养血,柔肝熄风,安神定志。针刺取穴:合谷、中脘、足三里,用平补平泻法,留针20min,隔日针刺1次,治疗4次后患者手颤症状减轻,但仍有鼻衄,大便带血。则配神门、大肠俞、二间,用平补平泻法,继续针刺治疗2次后,患者大便带血和鼻衄症状即消失,待针刺治疗到10次时,患者手部不自主震颤已不明显,便血和鼻衄现象再未复发即停诊。

2. 王×,男,54岁,患者主因双上肢不自主震颤半年余,于2019年10月8日前来初诊。

患者自诉半年前无明显诱因出现双上肢运动时震颤,影响日常生活,近日来加重,遂来就诊。现症见:双上肢运动时不自主震颤,紧张、疲劳时明显,肌力正常,余无不适。纳眠可,二便调。舌红、苔薄白,脉数。西医诊断:双手震颤;中医诊断:颤证(肝阴不足,血虚生风证)。治疗宜滋阴养血、柔肝熄风。治疗方法:患者取仰卧位,穴位常规消毒。依次针刺百会、印堂、曲泽、曲池、内关、间使、阳陵泉、三阴交、太冲,太冲穴,行泻法,余穴均用补法,加用TDP红外灯进行照射,留针30min,每日1次。嘱患者减少脑力、体力运动,注意休息。治疗5次后,自述症状有所减轻,穴位选择:去掉曲泽、内关,加用太溪、大敦、肝俞、肾俞,继续治疗10次后,震颤次数、幅度明显减轻,2020年5月8日随访,患者未见复发。

(景苗苗)

第十六节　功能性震颤

罗×,女,40岁,患者主因双手不自主颤抖2年,于2019年5月15日初诊。

患者自诉,无明显诱因患有失眠症两年,难以入睡,睡后易醒。此后患者逐渐出现手臂伸直或写字时发抖,进行性加重,现在写字困难,拿东西也发抖,做精细动作困难。曾服用舒乐安定等药物,治疗无效。检查:心、肺(-),甲状腺不大,肝脾未触及,脑血流图未见明显异常。舌质红稍干、无苔,脉弦细,心率88次/min,双手震颤不止。西医诊断为功能性震颤;中医辨证系为肝阴不足,血虚生风。治疗方法:镇肝育阴,养血熄风。针刺取郄门、内关、大陵、三阴交,用平补平泻法,留针30min。每日针刺1次,患者经过 5 次治疗后,两手震颤较前好转。待治疗 20d 后,双手震颤完全停止,治愈后停诊。同年 12 月 25 日进行随访,患者再未复发。

(景苗苗)

第十七节 一氧化碳中毒

1.魏××,女,66 岁,患者主因昏迷不醒一个小时,于 2017 年 1 月 24 日晚上 8 时抢救。

患者家属代诉:患者平素体弱,发病当日上午自觉头晕不适,视物不清,全身乏力,烦热多汗,以为是血压控制欠稳,未予重视,坚持家务劳动,下午 6 时左右自觉头晕加重,全身萎软无力,欲跌倒,即呼叫家人帮助,待家人前往时患者已倒地,遂急抬至床上,患者问不作答,双手双脚发凉且发硬,当即送至医院急诊科,注射强心剂,吸氧进行抢救一小时后患者仍昏迷不醒。检查所见:仰卧在床,面色苍白,口闭不开,四肢厥冷,问而不答,患者呼吸平稳,一分钟 26 次,脉数有歇止,心率 105 次 /min,患者腹肌稍硬,目闭不睁,指拨眼睑有抵抗感,伴有震颤,瞳孔大小不等,左侧 > 右侧,右侧瞳孔对光反射消失,左侧瞳孔对光反射存在,双眼球不自主转动。针刺各处均无疼痛反应,患者不能做自主运动,双上肢,双下肢均伸直,肌张力增高,未见偏瘫现象,生理反射存在,颈项强直。经西医诊断为一氧化碳中毒,采取各种措施急救,但效果依然不佳,因此邀约进行会诊,此患者辨证为年老体衰,邪毒乘中,心窍蒙闭,神志不清,阳气闭郁,四肢厥冷,经脉受阻,全身强直。属于祖国医学中闭证、厥证、风证之类。治疗方法:通关开窍,熄风清热,调气活血,疏经通络。针刺取十宣穴进行点刺出血法,合谷、足三里、涌泉用速刺法,针后用纸烟喷鼻孔,患者仍无反应,给予氧气吸入,并针刺人中、素髎,用速刺法,进行重刺激。上迎香用搜法,针至打喷嚏后,患者的眼睑、手指和口周均有微动,继续针刺内关穴后,患者出现谵语现象,复又针人中、后溪,问患者是否要饮水,患者开始点头,当即给水两匙,患者神志逐渐恢复,次日清晨 6 点,患者即复如常人。

2.田×,男,49 岁,患者主因四肢活动不利伴言语障碍,于 2021 年 8 月 9 日前来就诊。

家属代诉,患者于 2021 年 6 月 15 晚生炉火取暖,次日清晨被同事发现呼之不应,急送至兰州大学第二人民医院神经外科就诊。行头颅 MRI 未见明显异常,予营养神经类药物治疗后好转出院。院外患者正常交流、开车、生活。但 7 月 2 日开始,家属发现患者意识逐渐转差,不识亲疏,言语减少,二便不能自控,饮食困难,不能行走,并呈进行性加重。7 月 26 日送至医院,以一氧化碳中毒迟发性脑病收住。行头颅 MRI 提示颅脑多发异常信号,符合一氧化碳中毒 MRI 表现征象,治疗予以高压氧,改善微循环等药物。患者前来就诊。临床诊断:一氧化碳中毒。入院症见:患者神清,精神尚可,时有咳嗽咳痰,面部表情淡漠,瞬目少,言语障碍,双手呈"搓丸样"震颤,四肢肌张力高,活动笨拙,家人辅助下站立,运动启动困难,辅助下步态细碎不稳,并向左侧倾斜;辅助下进食,以糊状食物为主;眠差,二便失禁,大便秘结,舌光红无苔,脉数。中医诊断为中风之中经络,证属阴虚痰阻。治疗以滋水涵木,化痰通络为主。主穴取合谷、三阴交、太溪、太冲、足三里、阴陵泉、丰隆、风池、百会、四神聪、顶颞前斜线(双)、廉泉、曲池、治呛穴、发音穴、吞咽 1 穴。以上穴位针刺得气后,合谷、太冲、风池、丰隆用泻法,足三里、三阴交、太溪用补法,余穴平补平泻 1～2min,留针 30min,每 10min 提插捻转 1 次。每天 1 次,10 天为一个疗程。针刺两个疗程后,患者神志清晰,情感表达较前改善,反应能力改善,偶与人有简单对话,但常答非所问;能独自站立,可监督下独立行走,但步态不稳,为小碎步,肌张力较前降低;可辅助下进食及服药,但动作笨拙;睡眠安,小便功能较前好转、但仍时有不能控制;大便不自知,但便秘症状较前改善;舌红苔白,脉沉。治疗在原方案基础上停用治呛穴、发音穴、吞咽 1 穴,改为华佗夹脊穴。继续针刺 3 个疗程后,患者可自行行走,步态较稳,遇人主动交谈,言语流利对话,肌张力较前明显好转,但屈膝下蹲困难,小便自控、大便偶有秘结。记忆力、认知力有所提高,能计算简单的加减法,二便自理。舌质红、苔薄白、脉沉细。治疗在原方案基础上加失用区、秩边穴、闪电穴。三个月后,患者行走自如,步态稳健,独立上下楼梯,翻身基本正常。可表达整句子,语言清晰流利,对近期发生的事情有较清楚的记忆,计算力较前明显恢复,定向力基本正常。饮食可、二便常,舌淡、苔白、脉沉。基本痊愈出院。2022 年 3 月 9 日随诊,患者已正常工作生活,生活完全自理。

(景苗苗)

第十八节　骶椎腰化伴坐骨神经痛

1. 王××,男,22 岁,患者主因腰腿痛 3 个月前来就诊,于 2018 年 8 月 12 日住院。

患者自诉,自 2017 年 8 月无明显诱因出现腰腿痛,病情逐渐加剧,曾在两当县当地医院拍腰椎 X 线片诊断为:第一骶椎腰化,坐骨神经痛。患者经口服活血化瘀类药物治疗后,腰腿痛症状未见明显好转,并出现双下肢肌肉萎缩,走路不能,甚至站立不能持久,为求中医针灸治疗而转来住院治疗。检查:体温 36.4℃,心率 80 次/min,血压 115/85mmHg,痛苦面容,舌质红,舌苔黄腻,脉弦,患者站立不稳,步行困难,第一腰椎棘突处压痛明显,两侧志室穴处有块状硬结,压痛明显,左侧臀部及左下肢肌肉明显萎缩,并伴有明显压痛,两下肢周径,膝上 10cm 处:左 43cm、右 46cm;膝下 10cm 处:左 30cm、右 31cm。西医诊断为:①骶椎腰化;②坐骨神经痛。中医辨证为:腰肾素虚,筋肉失养。治疗方法为:补肾培元,舒筋止痛。针刺穴位取:①志室、环跳、风市、殷门、承筋;②秩边、承山、飞扬、关元、气海。两组穴位进行交替轮换使用,用平补平泻法,留针 30min,每日进行针刺 1 次,10 天后进行穴位埋线 1 次。通过患者针达 10 次、埋线 1 次后,腿痛较前减轻,继续原治疗方案,针达 20 次、埋线 2 次时,双下肢力量增强,能站立,并能走路,力量较正常仍有减退。待针达 30 次、埋线 3 次时,患者腰腿痛等症状基本消失,两下肢周径:膝上 10cm 处左 46cm、右 48cm,膝下 10cm 处左 33cm、右 33cm。血压 120/70mmHg。治疗至 10 月 3 日,疼痛不适症状完全消失,痊愈出院。同年 12 月 30 日复查双下肢周径:膝上 10cm 处,左 49cm、右 49cm;膝下 10cm 处,左 33cm、右 33cm。1978 年 12 月 30 日随访,患者已完全恢复正常工作生活。

2. 张×,女,38 岁,患者主因双下肢疼痛伴肿胀 1 年余,于 2019 年 11 月 20 日前来就诊。

患者于 2019 年正月初一发现不明原因双下肢疼痛,肿胀,压之凹陷,曾前往去甘肃省××医院就诊,行相关检查未见异常,未明确诊断,正月初十患者自觉心悸不安,疲乏无力,前往该院做心电图,诊断:"窦性心动过速"。约五天后患者未见明显诱因腰痛大发作,服药后症状未见缓解,且进行性加重,不能下床,行腰椎 X 线片诊断为:腰椎骨刺,骶椎腰化伴坐骨神经痛。患者只能侧卧,不能自主运动,不能坐起,双下肢麻木,放射痛,尤其以小腿外侧明显。患者自发病以来,饮食欠佳。面色发黄,痛苦面容,舌质暗,舌苔厚,脉紧。辨证:肝肾虚损,血虚气滞。治疗方法:温通经络,调和气血。针刺取穴:腰阳关、肾俞、环跳、承扶、委中、承山、腰痛点,行平补平泻法,患者留针半小时拔针后疼痛较前明显好转,可下地走路;但仍觉双下肢有麻木感,以上穴位基础上,加内关、公孙,补法,继续针刺 7 次为一个疗程,两个疗程后,患者腰部活动自如,腰椎活动度基本正常,双下肢麻木感基本消失,停止治疗。2020 年 8 月进行随访,患者病情平稳,未复发。

3. 李××,男,69 岁,患者主因右腰腿疼痛 1 月余,于 2022 年 3 月 15 日前来就诊。

患者既往有腰椎间盘突出病史 10 余年,曾因腰部伴右下肢麻木在甘肃省××中医院就诊过,经行腰椎 MRI 示:骶椎腰化伴坐骨神经痛(右侧)。患者通过保守治疗后,疼痛较前缓解,但依然间断性发作。1 月前患者因弯腰干活时间较长,引发腰部疼痛,疼痛呈刺痛,并有腰部酸胀感,放射到右腿,咳嗽、弯腰时明显加重,影响患者生活质量,在甘肃省中医院骨科就诊后,建议手术治疗,因患者惧怕手术,为求针灸中医治疗,前来就诊。查体:病员右腰 4、5 椎旁,骶后孔 1、4(右)按压(+),右腿直腿抬高 >45 度时感到疼痛,右侧腘窝约委中穴处有红紫色十字形突起之浮络,按之疼痛不明显。患者舌质淡,舌苔白,脉弦尺弱。中医辨证:肾虚腰痛,瘀血阻络。治疗方法:益气固肾、祛瘀生新。针刺取穴:委中穴点刺出血,针刺养老(右)、伏兔(右)、腰痛点。针后患者立即感觉症状减轻,坐起后能立即行走。次日患者就诊诉白天已不疼痛,但夜间患者右大腿后侧伸直不舒,自觉筋短,咳嗽时仍有疼痛,舌质淡,苔薄,脉弦略减。针刺改为肾俞、大肠俞、环跳、承扶、委中、阳陵、昆仑(龙虎交战法之后,将针提起一豆许)。每日一次,每次留针 30min,每 7 天为一疗程,经过两个疗程后,患者诉白天活动如常人,仅于夜间睡卧时右腿侧稍有不适,仍觉筋短,须将腿抬高方可缓解。查体:右腘窝处浮络明显,瘀滞未尽。治疗方法:浮络点刺出血,待血出尽后自止。继续针刺上述穴位,每日一次,每次留针 30min,每 7 天为一疗程,一疗程后患者不适症状均有明显好转暂停治疗。2022 年 3 月 15 日进行随访,患者未复发。

4.高×,男,28 岁,患者主因腰痛伴坐骨神经痛 1 月余,于 2015 年 10 月 8 日前来就诊。

患者自诉无明显诱因感觉自腰部沿左下肢窜痛已 1 月有余,疼痛难忍,活动明显受限,腰部沉重且酸痛。经医院行腰椎 MRI 诊断为:骶椎腰化伴坐骨神经痛。患者通过中西医多方治疗方法治疗后效果不明显,患者时则抽痛,时则酸痛,夜痛不能眠,昼夜难忍。每晚睡前家人揉按热敷均无效,痛苦难以,严重影响正常工作与学习,为求针灸治疗,遂来就诊。望诊:患者体瘦,面色无华,痛苦面容,患者左下肢外观无异常,直腿抬高试验(+),加强试验(+)左下肢外侧压痛明显,舌质黯,苔薄白,脉弦紧。辨证为:外受寒邪,闭阻经络,气血不通,筋脉失养,不通则痛,不容则通。治疗方法:温经散寒、活血通脉、荣筋养血。针刺:坐骨神经点。选用 1.5 寸毫针,沿骨膜刺入腧穴,运用提、插、捻、转、泻法。刺后令患者行走,自主屈伸左下肢,患者 1min 后疼痛缓解。继续运针 1min,仍令其往返行走,留针 20min,患者疼痛已除。次日二诊,取肾俞、大肠俞、关元俞、秩边、委中、阿是穴,提插得气后于大肠俞(双),阿是穴接电针仪,选用疏密波,患处加红外线照射,留针 30min。令其再针 7 次,以作巩固。2016 年 12 月 8 日随访复查,患者一般情况良好。

(景苗苗)

第十九节　腰椎压缩性粉碎性骨折后下肢麻木无力

贾×,男,35 岁,因腰部外伤致双下肢无力麻木 15d,2021 年 2 月 6 日入院。

患者 2021 年 1 月 25 日不慎摔倒,腰部扭伤,当即腰腿疼痛不能活动,坐、立困难,下肢麻木无力,大小便正常。经在医院腰椎正侧位片发现腰椎压缩性骨折,并有棘突粉碎骨折。检查:神志清楚,心、肺正常,腹胀但无压痛,肝、脾未触及,四肢活动如常,痛觉存在,患者取俯卧位后,胸腰部软组织肿胀,稍微后突,并有明显压痛,双下肢承山穴处有压痛,以右侧为重。苔薄白,脉弦。中医辨证系筋骨受损,瘀血停留。采用活血散瘀,疏通经络,培补肝肾之法治之。取阿是穴围刺,肾俞、关元俞、秩边、承山用热补法,不留针,针治 10 次,胸腰部,后突处肿痛明显减轻,臀部和下肢已不痛,则减秩边、承山,仍按前法治疗。治疗到 2 月 26 日,针达 20 次时,腰背部疼痛明显减轻,胸腰部,软组织肿胀及后突已不明显,亦无压痛。患者已能坐起,下肢活动自如,稍有麻木。治疗到 3 月 6 日,针达 30 次时,患者能扶床下地走动。治疗到 3 月 16 日,针达 40 次时,不扶东西能走路,治疗到 4 月 5 日,针达 60 次时,腰和下肢活动自如,基本恢复正常,能走 3000 米路而恢复了正常工作。同年 8 月 20 日和 11 月 20 日两次随访情况良好。

(景苗苗)

第二十节　停用奥卡西平致可逆性胼胝体压部病变综合征

患者,女,主因发作性意识丧失伴四肢抽搐一年半余,于 2020 年 6 月 15 日收住我院脑病科病房。

患者一年半前行走时突发意识丧失,跌扑在地,四肢抽搐,半小时后意识转清,无特殊不适,120 送至外院,查颅脑 CT、心电图未见明显异常,未做特殊处理。2 月前在家看孩子时再次出现意识丧失,四肢抽搐,流口水,仍半小时转清,头痛。1 月前早晨 5 时左右,出现意识丧失,性质同前,至外院就诊,头颅 MRI 未见明显异常,行腰椎穿刺术脑脊液化验未见异常,查长时间视频脑电图:清醒及睡眠时额、中央、右侧前中额可见少量高波幅棘慢复合波、棘波、高尖波单个发放,诊断为"癫痫",予以奥卡西平 1 片口服 2 次 /d,口服 13d 后出现双下肢皮疹故停药,继而出现视力下降,偶有眼球震颤。为进一步诊治,故今日来我院就诊,门诊以"癫痫"收住我科。入院症见:神清,精神尚可,视力下较前降,眼球震颤,无头晕,无恶心及呕吐,无意识丧失及四肢抽搐发作,食纳可,大便质稀,小便量少次频,夜间睡眠欠佳。既往史:癫痫病史。月经生育史:月经规律,经量正常,孕 1 产 1(儿子),自然顺产。个人史:无不良嗜好。家族史:无特殊。生命体征:T:36.4℃,P:84 次 /min,R20 次 /min,BP:117/73mmHg。双侧视力较发病前有所下降,眼底:视网膜血管动脉细。眼球震颤。余未见明显阳性体征。神经系统检查:无明显阳性体征。录像监测脑电图示:视频录像全程无异常。睡眠期额、中央、右侧额、前中颞可见少量中高波幅的棘波、尖波及棘慢复合波发放。颅脑核磁平扫:胼胝体压部局灶性异常信号,胼胝体压部见局灶结节状等。血沉:9mm/60min。自身抗体检查均为阴性。肿瘤系列在正常范围内。甲状腺功能全项:促甲状腺素上升,总 T3 下降。粪常规无异常。尿常规无异常。血管炎五项为阴性。病毒系列无异常。凝血系列中血浆抗凝血酶 3 活性测定结果上升 136.30%。生化全项中载脂蛋白 0.99g/L。根据患者病史,结合磁共振检查考虑停用奥卡西平致可逆性胼胝体压部病变综合征。舌紫,苔薄白,脉弦细。中医辨证系痰血凝滞,经络不通。采用活血化痰,温通经络之法治之。取双侧风池用烧山火法,不留针,四白、血海、足三里、阴陵泉、承山、三阴交、太冲用热补法,留针 20min;治疗 10 次,眼震消失,视力较前恢复。继续治疗 30d 后复查颅脑核磁平扫,未见明显异常。

(景苗苗)

第二十一节　腓肠肌痉挛

郭××,男,35 岁,因小腿肌肉经常痉挛,2021 年 1 月 20 日初诊。

患者 2 年前因过河涉水后出现右小腿肌肉痉挛,以后遇到寒冷天气就犯病,近一个月来两侧交替转筋,疼痛难忍,有时每日发作 1~3 次,曾服用钙剂、镇痛剂、营养神经药物未见明显效果。检查:痛苦病容,右腓肠肌拘急,微硬,压痛,不能屈曲,无红肿,其他未见阳性体征,苔薄白,脉弦紧,78 次/min。西医诊断为腓肠肌痉挛;中医辨证为风寒侵袭,痹阻经络证,以祛风散寒,疏经活络为治则。取承山、三阴交,用烧山火法,留针 30min,在留针期间 5~10min 提作 1 次,使其产生热感出汗,留针 20min 时转筋和疼痛缓解;第二天来门诊时未发作。为了巩固疗效,又按上法针治一次停诊观察。同年 4 月 2 日随访,未再复发。

(胥文娟)

第二十二节　进行性肌营养不良

李××,男,14 岁,因双下肢行走困难持续 15d,2021 年 3 月 28 日初诊。

患者半月前发现双下肢酸痛,逐渐加剧,口服止痛药疼痛好转后,自觉两下肢麻木无力,又经当地医院治疗,双下肢麻木减轻,逐渐发展为小腿肌肉萎缩,行走困难,经常跌倒。检查:体型消瘦,心、肺、肝、脾未见明显异常,双下肢小腿肌萎缩,鸭行步态。颈软,双上肢肌力、肌张力对称;双下肢肌力3级,肌张力减退。双侧膝腱反射、跟腱反射消失,病理反射未引出。全身痛,触觉正常,面色苍白,舌质淡,苔薄白,脉沉细,78次/min。西医诊断为进行性肌营养不良;中医辨证系气血不足,筋肉失养。采用补气益血,舒筋活络之法治之。取关元俞、秩边、足三里、三阴交,用热补法,留针20min,每日针1次,10次为1疗程,每疗程休息10d,在休息期取足三里、三阴交,做穴位埋线。治疗1个疗程后,患者感觉走路有力,已不跌倒;治疗2个疗程,病情继续好转,鸭行步态已不明显,行步基本平稳;治疗3个疗程后,双下肢走路有力,能步行2500m路,检查肌力、肌张力、肌萎缩等基本恢复,即停诊。随访一年,未复发。

(胥文娟)

第二十三节　脑梗死

曹××,男,34岁,2021年3月17日就诊。

患者主诉:突发右下肢无力,伴头晕4天。4天前提重物时自觉右耳闷,半小时后出现右下肢无力、发软躺倒在地,头晕,视物旋转,视物模糊,伴恶心、呕吐,呕吐物为胃内容物,构音障碍,吞咽困难,立即送至当地医院,测血压180/105mmHg,行颅脑CT示未见明显异常。颅脑MRI示①双侧脑室前后角脱髓鞘②右侧颞叶小片状异常信号多考虑陈旧性外伤改变。予缬沙坦胶囊、心痛定等药物口服,血压降至155/100mmHg,但仍头晕,视物旋转,行走不稳,往右侧偏斜,吞咽困难,言语不清。为进一步诊治,故近日来我院住院,入院症见:神清,精神可,右下肢无力,行走不稳,往右侧偏斜,头晕、头闷,起床、平躺的过程中明显,食纳可,睡眠可,大小便正常。发病以来体重无增减。既往史:否认高血压、冠心病、糖尿病、高脂血症、脑梗死、脑出血、慢性阻塞性肺疾病、慢性胃炎、慢性肾炎病史。否认其他病史。否认病毒性肝炎、结核病、伤寒、猩红热等传染病史。否认手术史。有外伤史。否认输血史。预防接种史不详。个人史及过敏史:生于原籍,久居本地。生活及居住条件良好,无潮湿之弊,无疫区、牧区长期居住史。吸烟14年,三天一包烟。否认药物及食物过敏史。颅脑(核磁平扫+增强+DWI)+颈椎

（核磁平扫+MRM）诊断意见：①延髓右侧异常信号影，考虑急性梗塞灶，请结合临床。②筛窦炎。③左侧上颌窦黏膜下囊肿。④颅脑MRA未见明显异常。⑤C2～C3、C3～C4、C4～C5、C5～C6、C6～C7椎间盘变性并后突出，⑥C3～C4平面椎管狭窄。⑦颈椎轻度骨质增生。中医辨证系中风中经络，用醒脑开窍、疏经通络之法。主穴：风池、水沟、极泉、尺泽、内关、委中、三阴交。风池穴用温通针法，操作者用左手拇指或食指揣穴后，右手快速进针至皮下，针尖向对侧口角刺入，热感或凉感透达眼底部，使患者有酸麻感或热感等针刺感应，同时左边押手加重力量，右手拇指用力向前捻按9次，使针下持续沉紧，针尖拉着有感应的部位连续做小幅度重插轻提9次，拇指再连续向前捻按9次，针尖顶着有气感的部位推弩守气，使针下继续沉紧，同时左边押手重压施以关闭法，促使气感上行至巅顶或前额眉弓，产生热感，守气1min，留针后，缓慢出针，按压针孔。水沟用雀啄法，以眼球湿润为度。内关用捻转泻法。极泉在原穴位置下1寸心经上取穴，避开腋毛，直刺进针，用提插泻法，以上肢有麻胀感和抽动为度。尺泽、委中直刺，提插泻法，使肢体抽动。三阴交用提插补法。

（胥文娟）

第二十四节　脑　瘫

牛×，男，3岁，因行走蹒跚，语言不清，于2021年8月21日住院。

其母代诉：患儿出生后发育缓慢，行动迟缓，当时未予重视。2岁后上肢活动逐渐受限，行走不稳，经常摔跤，口齿不清，而且比同龄儿童智力低下，于2021年8月18日在外院做颅脑核磁，提示"右侧脑室旁脑白质病变"。介绍来院治疗。检查所见：语言模糊，咬字不清，口吃，后头骨扁平，无枕后粗隆，双上肢上举欠佳，以左侧较重，只能抬至腹部。患儿行走时步态不稳，向前倾状，双脚尖着地，膝、踝反射亢进。患儿表情痛苦，下肢有时发生肌肉痉挛，常跌跤，舌淡，苔薄白，脉细。西医诊断为脑瘫；中医辨证为先天禀赋不足，肝肾亏损，后天失养，气血失养，属《内经》中五迟、五软证范畴。以温通经络，补益气血，固肾健脑为治则。针刺取风池、哑门，用温通法，不留针，百会、四神聪、肾俞、臂臑、曲池、风市、阳陵泉、足三里、绝骨，用热补法，留针20min，点穴按摩20min，每周5次，治疗30次时，患儿上肢能抬举至头，下肢肌肉较前有弹性，活动有力,能蹬小三轮车玩耍。又治疗 50 次,上下肢活动自如,走路较平稳,能跑,能跳,说话清楚,治疗观察到 2021 年 10 月 8 日。

按:针灸、点穴按摩能促进机体痿废局部的血供,进而调节全身气血的运行,从而刺激尚未坏死的脑细胞发育再生,达到疏经活络、强身健脑的效果,能使脑瘫患者的脑及肢体功能得以改善。

(胥文娟)

第二十五节　下运动神经元性延髓麻痹

林×,女,60 岁,因吞咽困难,语言不清 3 个多月,于 2017 年 1 月 5 日住院。

其夫代诉:患者 1 年前右上肢尺骨骨折,康复后未按时功能锻炼,其间重感冒一次,半年后双上肢无力,语言不清,舌尖发硬,逐渐加重,双下肢软弱无力,行走不稳,时常跌倒,曾赴外地多方治疗未见好转,介绍来院针灸治疗。检查所见:神志清楚,查体合作。发育营养一般,毛发稀疏,在他人协助下上肢可勉强活动,下肢可勉强站立及迈步,说话模糊不清,咬字、发音不准,双侧瞳孔等大等圆,光反射存在,血压 21.3/13.3kPa,四肢软弱无力,肌张力减退,腱反射减退,四肢肌肉有不同程度的萎缩,病理反射未引出,舌质淡、苔薄白,脉弦细。西医诊断为下运动神经元性延髓麻痹;中医辨证为脾肾两虚,气血不足,筋脉失养所致之痿证。采用补益脾肾、健脑通络、舒筋活血之法治之。取风池、哑门、肾俞,用温通法,不留针,金津、玉液点刺,合谷、外关、阳陵泉、足三里、三阴交,用热补法,留针 20min,每日 1 次,针治 8 次后,双上肢能抬至平乳,下肢能站稳。治疗到 2 月 8 日,针达 20 次时,吞咽有好转,能吃些饭菜和药丸,发音咬字较前清晰,上肢能上举,手可摸及头枕部,下肢站立、行走较前平稳。治疗到 4 月 10 日,针达 60 次时,在室内无人搀扶,自己能缓慢行走,肌肉萎缩有明显好转,肌力有好转,但尚未完全恢复,治疗观察到 2017 年 6 月 15 日,病情稳定即出院。2018 年 1 月 8 日随访,未再复发。

(胥文娟)

第二十六节 乙 脑

患者刘××,女,13岁,2021年6月29日初诊。主诉:持续高热昏迷伴项背强直6d。

家人代诉:持续高热40℃以上,深度昏迷,四肢及项背强直,住某西医院诊断为"乙脑",积极治疗六天患者病情未见好转。经患者家属要求,请陈老医师会诊。检查:视其面颊红极。诊其脉洪大有力,舌质红紫,少津无苔。辨证:热燔营血证。针灸以清泻热毒、宣窍开闭、镇肝熄风为治则。第一次针灸治疗:取太阳、印堂、大椎、身柱、至阳、背阳关,用泻法;十二井穴用三棱针刺出血。第二天体温下降至38.7℃,神志略见转机。第二天针灸治疗时先在十宣用三棱针刺出血,再针百会、大椎、曲池、合谷、足三里、三阴交、太冲,用泻法。第三天体温下降至37℃,神志已清,已无项背强直。第三天针刺治疗方案:针刺风府、中脘、天枢、太溪、涌泉,用补法。第四天精神正常,说话流利,四肢活动恢复自如。第四天治取合谷、通谷、关元、足三里、三阴交,用先泻后补法。患者第五天清晨已能自主起坐,有饥饿感,所有症状,均已消失,痊愈出院。

按:根据余之多年经验,针灸疗法在治疗及预防乙脑后遗症方面效果显著,且其效果有文献支持。但是本案在会诊时还是遇到一定阻力,说这小孩已属死症,就是能抢救过来,也残废无用。邀余会诊,结果不但没有死,也没有残废。愿医界同志一心一意救死扶伤,则患者幸甚。

(胥文娟)

第二十七节 中风闭证

吴×,女,68岁。

患者因情绪激动,突然昏倒,面赤气粗,牙关紧闭,双手紧握,喉中痰鸣,无二便失禁,脉弦滑而数。患者既往有高血压病史,最高血压为 180／110mmHg,未规律治疗。诊断:中风(中脏腑),闭证。治则:平肝熄风,清火豁痰,开窍启闭。处方:水沟、十二井、太冲、丰隆、劳宫,毫针泻法,十二井穴点刺放血。

按:中风闭证乃由肝阳暴张,气血急速上逆所致。取十二井穴点刺出血并泻水沟,具开闭泄热、醒脑开窍的作用。肝脉上巅,泻太冲降肝经逆气,以平熄肝阳。脾胃为生痰之源,痰浊壅遏,气机失宣,取足阳明经的别络丰隆,以宣通脾胃二经之气机,蠲化浊痰。"荥主身热",劳宫为手厥阴心包经之荥穴,泻之以清心泄热。针刺 3d 后意识转清。

(胥文娟)

第二十八　眩　晕

患者赵×,女,40 岁,今日晨起后感到头晕目眩,眼前昏黑,重时昏眩欲仆。

患者素来体弱,一周前曾患急性肠炎,经治疗痊愈。症见面色㿠白,心悸失眠,神疲乏力,舌淡脉细弱。中医诊断为:眩晕病,气血不足证。治法:健脾养血止眩。处方:脾俞、足三里、气海、百会,针用补法,并加艾灸。方义:本证是由患者气血不足,不能荣养脑窍引发,治当从培补脾胃,养血止眩。取脾俞、足三里能运化水谷、生精化血,以资生化之源。百会、气海属任、督两脉,二穴能补气以运血,使髓海得以充养而眩晕自止。针刺 2d 后头晕减轻,5d 后头晕消失。

(胥文娟)

第二十九节　头　痛

患者陈×,男,41岁。

自诉曾因天气突变大风降温,后感阵发性巅顶或满头部疼痛,痛如锥刺,痛无定处。以后每遇气候骤变则头痛,反复发作,舌暗红脉浮紧。中医诊断:头痛病,风邪袭络证。治法:祛风通络止痛。处方:按头痛部位分经取穴,巅顶部:行间、通天、百会、阿是穴。前头部:合谷、头维、上星、阿是穴。侧头部:侠溪、率谷、太阳、阿是穴。后头部:昆仑、后顶、天柱、阿是穴。针用泻法,留针30min。方义:本方系按部位分经,即病部近取与循经远取相配,旨在疏通经络之气,含通则不痛之意。针刺1次后头痛明显减轻,继续治疗5d痊愈。

(胥文娟)

第三十节　面　瘫

1. 杨×,男,26岁。主诉:左侧眼睑闭合不全伴口角歪斜1d。

患者自诉今晨早起时,感觉左侧面部肌肉麻木,耳后乳突部疼痛,刷牙时即出现口角向右侧歪。遂来我院治疗,查体:左侧眼睑闭合不全并流泪,左侧额纹消失,左侧鼻唇沟消失,不能做蹙额、皱眉、露齿、鼓颊等动作,舌红少苔,脉弦紧。中医断诊:面瘫病,风寒袭络证。采取局部选穴与循经选穴相结合的方法。针刺以手足阳明经穴为主,手足少阳经为辅,穴位选用风池、翳风、颊车、地仓、合谷、太冲。方义:本病为风寒侵袭面部阳明、少阳脉络,故取风池、翳风有能疏风散邪,翳风穴还能祛风止痛,适用于初病耳后乳突痛;颊车、地仓同属阳明,地仓透颊车可以推动面部经气运行;合谷、太冲为循经远取法,"面口合谷收",合谷是治疗头面诸疾的经验效穴,太冲用泻法治唇吻呙斜最为有效。面瘫初起宜浅刺,1周后酌情给予平刺或斜刺。2周后患者痊愈。

2. 张××,男,22岁,2020年5月12日初诊。自诉:口眼歪斜8d。

患者8天前早晨起床时自觉左侧颜面部肌肉发紧,未重视。午后逐渐出现左眼流泪、闭合不全,左侧牙齿不能咀嚼食物,左侧口腔存留食物需要自行掏出,口角向右侧歪斜,左口角闭合不严。西医诊断为面神经炎,治疗1周后效果不明显,遂来我科治疗。查体:左眼眼睑闭合不全,露睛约7mm,左侧面部肌肉松弛下垂,不能皱眉,左侧额纹及鼻唇沟消失,口角向右侧歪斜,鼓腮左侧漏气,刷牙漏水,舌质淡,苔薄白,脉浮数,80次/min。中医诊断为:面瘫病,寒邪侵袭、经络瘀阻证。治则以祛风散寒、疏经活络为主。针灸处方:取风池、合谷,用烧山火法,使其出汗,不留针;地仓透颊车、四白透颧髎、下关、阳白,用平补平泻法,留针20min,每日针1次。第二天复诊时眼睑闭合已好转。连续治疗7次,至5月18日患者口眼歪斜情况明显好转。遂改用地仓透颊车、下关、巨髎、合谷,用平补平泻法,留针20min;治疗治疗11次,至5月24日时患者面部症状基本消失,检查恢复正常而停诊。同年9月1日随访,患者情况良好。

(胥文娟)

第三十一节　坐骨神经痛

张×,男,23岁。

患者久居潮湿之地,加之农活劳累,突然出现左侧臀部疼痛并沿大腿后侧、小腿后外侧向足部放射,烧灼样疼痛,行动时症状加重,休息略缓解,病情呈逐渐加重趋势。查体:环跳、承山、委中等处有明显压痛点,左侧直腿抬高试验阳性,左跟腱反射减弱。西医诊断:坐骨神经痛;中医诊断:痹证,肝肾亏虚、寒湿痹阻证。针灸处方:肾俞、气海俞、腰3～5夹脊穴、次髎、秩边、环跳、阿是穴,针刺用泻法,配合灸法或拔罐。方义:坐骨神经痛常沿足太阳经循行部位,从腰至足出现疼痛。上述穴位合用,既强腰固肾,又疏通足太阳经气,以达到解除坐骨神经痛之目的。

(胥文娟)

第三十二节　痉　证

郑×,女,27岁。

7天前因与邻居吵架后,突感胸中满闷,走路摇晃,精神恍惚,随即双目紧闭,随即摔倒,伴四肢抽搐约10min。立即送往当地医院治疗,给予西药及输液治疗(具体药物不详),效果不明显。今日抽搐明显加重,并伴角弓反张,喉间痰鸣,牙关紧闭。遂来我院系统治疗。查体:患者精神萎靡,双侧瞳孔等大等圆,张口困难,伸舌居中,舌红,苔黄腻。心肺听诊未见异常,四肢肌力正常,生理反射存在,病理反射未引出,脉弦滑。中医诊断:痉证,肝阳上亢证。治则:镇肝熄风定惊。针灸处方:百会、印堂、水沟、合谷、太冲、内关、丰隆,毫针泻法。方义:百会、印堂熄风定惊,开窍醒神;水沟为止抽搐要穴;内关开胸解郁;丰隆健脾化痰;合谷配合太冲开四关,熄风止痉。

(胥文娟)

第三十三节　心绞痛

患者高×,男,54岁。

患者自诉10年前开始出现胸部闷痛,有闷压感,近几日因劳累胸闷胸痛症状加重,伴有气短,心慌。遂来我院治疗。心电图示T波低平,二级阶梯试验阳性。既往有高血压病史,最高血压168/90mmHg,未规律用药。刻下症见:胸痛彻背,心悸气短,面色苍白,四肢逆冷,苔白质暗,脉沉弦细。诊断:心绞痛,心血瘀阻证。以通阳行气,活血止痛为治则。针灸处方:内关、心俞、厥阴俞、膻中。方义:内关为八脉交会穴,通阴维脉,是治疗心绞痛的特效穴。心俞、厥阴俞为心和心包之背前穴,两穴可通阳活血。膻中为心包之募穴,与厥阴俞俞募相配,善治心胸疾患。

(胥文娟)

第三十四节 癔 病

1. 李××,女,29岁,2017年10月7日初诊。主诉:精神失常反复发作3年。

其丈夫代诉:患者3年前因生气出现阵发性哭闹,言语错乱,憋气,全身抽搐,经当地医院诊断为精神分裂症,治疗后有所好转,但以后每遇生气反复发作。昨晚因生气,情绪过激后突然发病,先出现表情淡漠、闷闷不乐,后又出现语言增多,情绪激动,阵发性哭闹,憋气,全身抽搐,恶心,欲吐不出。体查:面色苍白,妄动不安,胡言乱语,哭闹,两目直视,脉沉弦,68次/min,胸廓对称,颈软无抵抗,心肺(−),肝脾未触及。中医辨证系肝气郁久,肝风内动,扰动心神。采用疏肝理气、平肝熄风、宁心安神之法治之。取穴:①人中(使其泪出)、承浆、大陵、内关、行间、涌泉,在发作时用平补平泻法,不留针;②巨阙、中脘、内关、三阴交,用平补平泻法,在神志清醒时留针20min。两组穴位交替轮换使用,每日针1次。针治2次后,症状逐渐减轻。治疗至10月14日,共治6次时,症状消失,状如常人而停诊。2018年3月5日随访未再复发。

2. 余××,女,34岁,2020年6月24日初诊。主诉:发作性哭笑无常、反复发作10余年。

其丈夫代诉:患者2010年开始出现月经期小腹疼痛、月经量多、持续时间长,腹痛甚时患者常哭一阵儿、笑一阵儿,发病重时不明事理,随意离家出走,今年又出现头痛,头痛时出现情绪异常。体查:面色晦暗无光泽,答非所问,语言含糊,时哭时笑,两目直视,舌苔薄白,脉沉细稍弦,76次/min,颈软无抵抗,心肺(−),腹软,肝脾未触及。西医诊断为"癔病";中医辨证系肝郁气滞,血虚生风。采用疏肝理气、养血熄风之法治之。取风池、百会、印堂、合谷、太冲,用平补平泻法,留针20min,每日针1次。治疗3次时,精神好转,头痛减轻;治疗至6月30日,共治5次时,神志基本恢复,头痛消失。调整配穴,中脘、天枢、气海、三阴交,用平补平泻法,留针20min;治疗至7月3日,共治8次时,头痛、腹痛消失,精神恢复正常。同年12月5日随访,患者未复发。

3. 邓××,男,48岁,2021年11月11日初诊。主诉:精神失常半月余。

其父代诉:半月前,因与人发生争执,情绪过激,一夜未入睡,自言自语。次日开始出现打人骂人,不视亲疏,街头乱跑,胡言乱语,不知饮食,因体格强健,力大且跑速很快,经常需多人才能将其强行带回家。体查:情绪激动,坐卧不宁,怒气面容,不视亲疏,暴跳,乱打人,胡言乱语,结膜充血、直视,不合作,不张口,未看舌苔,脉弦滑,余未查。西医诊断为"癔病";中医辨证系怒气伤肝,风痰上扰神明。采用祛风降逆、豁痰醒神之法治之。取穴:①风府、风池、百会、神庭、合谷;②人中(使其泪出)、内关、中脘、丰隆。用白虎摇头针法,不留针,两组穴位交替轮换使用,每日针治1次。治疗至11月15日,共治5次时,即不乱跑、言语如常,精神好转。改为隔日针1次,治疗至12月14日,共治20次时,面色、眼神及精神恢复正常,睡眠良好,舌苔薄白,脉缓,治愈停诊。2022年4月20日随访,患者未复发。

4.肖××,女,40岁,2017年4月23日初诊。主诉:不自主时哭时笑、反复发作7年,不能站立3天。

其丈夫代诉:患者2010年5月生气后出现时哭时笑,不能入睡,经附近医院予以注射镇静剂、并服安眠药(具体不详),经治2~3天即愈。但以后每遇生气就发病,1年发病2~3次。今日晨起生气后发病,哭一阵儿笑一阵儿,一天未进食,撕毁自己的衣物,看见或听见别人说话就闹,烦躁不安,不吃不喝,一直卧床不起。体查:面色晦暗无光泽,两眼直视,时哭时笑,烦躁不安,舌质红,舌净无苔,脉弦,80次/min,腹部膨胀如鼓,下肢僵直,不能站立,卧床不起。西医诊断为"癔病性截瘫";中医辨证系肝风内动,上扰神明,气血郁滞,血不养筋。采用疏肝解郁、熄风安神、理气活血、通经活络之法治之;取肝俞、人中(使其泪出)、合谷,用平补平泻法,不留针,针后患者略微清醒,即饮水两杯。第2天复诊,患者神志已转清,自诉全身酸痛无力,腿不能站立。调整配穴:①关元俞、秩边、阳陵泉;②肾俞、秩边、足三里。用补泻法,留针10min,两组穴位交替轮换使用。共治3次时,起针后患者能扶墙站立,但左腿无力,站立不稳;治疗至4月27日,共治5次时,起针后患者能扶杖步行;治疗至4月29日,共治7次时,症状完全消失,上下肢活动如常,生活能自理而停诊。同年8月3日随访,患者完全恢复正常,早已上班。

5.刘××,女,18岁,2020年5月18日初诊。主诉:左半身动作困难1年。

患者因1年前与父母争吵,生气后发现左上肢拘急不能伸展、不能活动,左下肢无力,走路困难,勉强走路也须扶杖跛行。体查:神志清楚,面色晦暗,舌质红、苔薄白,脉弦滑,80次/min,左上臂肌张力下降、肩关节不能自主活动,肘、腕、指等关节拘急、呈铁钩状僵硬,不能扳开,不能伸展,肘关节以下至手指皮肤发紫,关节发僵,肌肉萎缩,下肢皮肤和肌肉尚可,但走路跛行。西医诊断为"癔病性偏瘫";中医辨证系肝郁生风,久病气血瘀滞,阻塞经络。采用平肝熄风、舒筋利节之法治之。取人中(使其泪出)、肩髃、曲池、外关、合谷、阳陵泉,用平补平泻法,留针20min,每日针治1次。治疗至5月27日,共治9次时,肘、腕关节能伸直,手指能伸直且能略微屈曲。改为隔日针治1次,治疗至7月22日,共治20次时,臂能抬与肩平,手能握物,走路跛行已不明显。治疗至8月15日,共治30次时,上下肢活动已恢复如常,即回单位工作。经同年10月1日、2021年10月1日、2022年1月3日多次随访,患者未复发,情况良好。

(胥文娟)

第三十五节　癫　痫

李××,女,20岁,2020年5月15日初诊。主诉:经常不自主昏倒伴抽搐3年。

患者因不小心摔倒致头部外伤后出现不自主抽搐,每月1~2次,有时大发作,有时小发作。大发作时,突然昏倒,全身抽搐,四肢肌肉僵直,阵发性抽搐,面色发绀,双目上视,喉中痰鸣,口吐白沫,小便失禁,3~8min后抽搐缓解,昏睡10~30min逐渐清醒,醒后头昏,全身不舒,对发作情形毫无所知;小发作时则突然倒地,面色苍白,手足轻微抽动几次,约1min即恢复正常。体查:面色苍白,舌质暗红、有瘀斑,苔白腻,脉滑。西医诊断为癫痫;中医辨证系惊恐伤肾,情志郁久,痰浊上逆,蒙蔽清窍,清阳不升。采用熄风化痰、益肾柔肝、开窍醒神之法治之。取百会、中脘、丰隆、肝俞、腰俞透腰阳关,用平补平泻法,留针20min;肾俞,用补法,留针20min。每周治疗3次。治疗至6月15日,共治12次时,未再发病;治疗至8月20日,治疗36次时,已连续3个月未发病,停诊。2021年4月15日随访,患者已上班工作,未复发。

(胥文娟)

第三十六节　脑血管意外

1.莫××,女,61岁,2018年10月16日初诊。主诉:左半身不遂、失语8d。

患者2年前发现血压偏高,8天前在地里劳动后站起时,突感头痛、头晕,随即昏倒,不能说话,神志不清,在当地治疗无效后遂来我院治疗。入院查体:神志恍惚,语言不清,嗜睡,瞳孔左略大于右,鼻唇沟左侧较右侧浅,伸舌偏向左侧,两肺可闻及痰鸣音,呼吸深快,心律齐,心率60次/min,心尖部可闻及Ⅱ级收缩期吹风样杂音,主动脉瓣第二心音亢进,腹软,肝脾未触及,左侧上、下肢肌力Ⅰ级,右侧上、下肢肌力Ⅳ级,活动不利,左侧膝腱反射减弱,右侧膝腱反射正常,病理反射未引出。体温36.6℃,血压210/116mmHg,血常规:白细胞总数19.6×10⁹/L,中性91%,淋巴9%。因患者口张不大,未看舌苔,脉弦有力。西医诊断为"急性脑血管病";中医辨证系肝风内动,气血上逆。采用镇肝清火、熄风潜阳之法治之。取太冲、十二井穴放血;双三阴交、丰隆,用泻法,留针20min。西医给予抗炎、降压、吸氧常规持续治疗。10月17日二诊,神志清楚,反应迟钝,语声低微,能进少量进食,左侧肢体活动力差。血压160/70mmHg,心率64次/min,舌质淡红,苔黄腻,脉弦。针刺取穴手法同前,加双风池、百会、上廉泉、曲池(左)、合谷(左)、环跳(左)。治疗至10月20日复诊时,自诉头痛明显减轻,能进饮食,已停止吸氧。查体两侧瞳孔等大,伸舌仍偏向左,左鼻唇沟浅,左侧上下肢肌力3级,血压140/70mmHg,舌苔、脉象同前。针刺治疗:取外关、合谷、曲池、左肩髃、环跳、风市、阳陵泉、足三里、悬钟,用平补平泻法,留针20min。继续治疗12次至11月6日,患者头痛消失,精神好转,双侧瞳孔等大,左侧鼻唇沟恢复,饮食增加,左手握力增强,能握住别人三指,左手能抬高至头,能步行,但左腿力量较差,抬腿费力。血压160/80mmHg。继续针刺,治法同前,治疗5次后,病情基本恢复,即停诊。12月20日随访,患者恢复健康,左手能抬高过头,握力好,步行较前进一步好转,能进行家务劳动。

2.孔××,男,48岁,2019年4月19日入院。主诉:突发右侧肢体偏瘫伴失语2天。

患者患高血压病已 22 年,最高 180／110mmHg。2 天前于行走中突然发病,出现右侧肢体无力、说话不清 2 次,返家后又频繁发作 3 次,但始终神清,偶有恶心,无呕吐。每次发作持续时间约几分钟至半小时(阵发性右侧抽动,随发作次数增加而间歇性缩短,持续期延长),病情呈渐进性发展,至 4 月 18 日因说话不清、右侧肢体完全不能活动而入院。体查:体温 36.3℃呼吸 24 次／min,脉搏 84 次／min,血压 180／108mmHg,意识清楚,颈软无抵抗,克氏征(-)、布氏征(-)、拉塞格征(-),心率 80 次／min,心律齐,腹软,肝脾未触及,脊柱无压痛畸形。神经系统检查:瞳孔等圆、等大(直径 3mm),位置正中,光反射左右良好。眼球运动不受限,感觉正常,眼裂左右等宽,鼻唇沟右侧浅,口角右低,发音不清,伸舌不能吐出、偏右,自主运动右侧丧失,肌张力右侧减弱,肌力右侧上、下 0 级,左侧上下 V 级,指鼻试验(-),跟膝胫试验(-),右侧浅感觉减退,腹壁反射左、右、上(++)、中(++)、下(++),提睾反射左(+)、右(+),肱二头肌左(+)、右(+),肱三头肌左(+)、右(+),桡骨膜左(+)、右(+),膝反射左(+)、右(+),踝反射左(+)、右(+),霍夫曼征左(-)、右(-),巴宾斯基征左(-)、右(+),查多克征左(+)、右(+),戈登征左(-)、右(-),奥本海姆征左(-)、右(-)。脑电图诊断:正常范围脑电图。血检查:胆固醇 217mg／dl,甘油三酯 158mg／dl,β-脂蛋白 366mg／dl;尿常规:颜色淡黄,呈中性,糖定性阴性,蛋白定性(+-),检查嗜酸性细胞计数 22 个／mm³。心电图:窦性心律,心电轴不偏,正常心电图。舌质紫、苔黄厚,脉弦数。西医诊断为"脑梗死";中医辨证系气虚血瘀、经络受阻。采用活血化瘀、祛风开窍之法治之。取风府、双风池、上廉泉,不留针;悬钟、足三里、阳陵泉、环跳、合谷、外关、手三里、曲池、右肩髃,用平补平泻法,留针 10min。起针后右腿即能活动,下地能站。治疗至 4 月 23 日,治疗 3 次时,右侧肌力 Ⅱ级。5 月 1 日复诊,治疗 10 次时,右侧上下肢可屈伸,能由一人扶着在病房挪步,能说话,手足指(趾)能活动。故减肩髃、环跳,加右后溪、行间、丘墟,与前穴交替轮换使用。6 月 16 日复诊,共治疗 40 次时,语言较前清楚,上肢能抬举过头,能握拳,行走较前好转,血压 140／90mmHg。7 月 28 日复诊,治疗 60 次时,好转停诊。同年 10 月 10 日随访,较前进一步好转,正在康复当中。

3. 王××,男,53 岁,2019 年 7 月 2 日会诊。主诉:右侧肢体偏瘫伴吞咽困难 22 天。

患者 24 年前发现血压升高,4 年前出现言语欠清,伸舌困难,外院诊断为假性球麻痹,22 天前入院治疗,在治疗期间,患者逐渐出现张口伸舌困难,流涎增多,饮水呛咳,情绪易激动,语言不清,有时无故哭笑,生活不能自理,伸舌偏右,咽后壁反射消失,双眼视网膜交替出血,右侧肢体虽能活动,但不能完成有意识的动作。因进水进食发呛,于 6 月 5 日下胃管鼻饲。查体:体温 37.9℃,脉搏 104 次／min,呼吸 24 次／min,血压 170／100mmHg。双侧瞳孔等大同圆,对光反射灵敏,额纹对称,右侧鼻唇沟稍浅,伸舌居中,听诊:双肺(-),心界向左下扩大,心率 104 次／min,节律不齐,心尖区可闻及Ⅱ级收缩期吹风样杂音,主动脉瓣区第二心音大于肺动脉瓣区第二心音,肝脾未触及,生理反射存在,病理反射未引出,四肢肌力尚可。说话发音不清,语言模糊。辅助检查示:眼底视网膜血管硬化Ⅱ°～Ⅲ°;桡动脉硬化(+)。

经多学科会诊,一致认为:患者由于脑动脉硬化,脑血管损害呈弥漫性改变,第 9、10、12,三对颅神经麻痹,运动性失语,假性球麻痹,会诊专家建议西医对症处理,配合针灸治疗。刻下症见:患者表情淡漠,口半张,流黏稠唾液,自己不能吐出,右腕轻度下垂,右臂肌肉轻度萎缩,右侧肢体可以伸屈,但不能做其他的动作;回答问话时只能发出"咿、呀"的声音;舌强挛缩,不能伸出齿外。舌质赤,苔黄厚腻,脉滑数。西医诊断为脑血管意外并发假性球麻痹;中医辨证痰湿内停,经脉阻塞,蒙蔽清窍。采用祛痰利湿、疏经开窍之法治之。因不能进食,鼻中插胃管已 22 天,与主管医师商量后,将患者胃管拔出。先针照海、列缺,留针;后针上廉泉、廉泉、天突,用平补平泻法,不留针;风府、风池、通天、三阴交,用补法,留针 10min。针时让患者试喝橘子汁,顺利喝下 2 匙,针刺右阳溪后,吞咽较前顺畅。下午继续观察患者吞咽情况,发现咽喉不利,吐之不出,咽之不下。针左列缺,翳风,用平补平泻法,自感咽部清爽,吞咽亦稍好。7 月 1 日自诉喝稀面糊 500ml。7 月 3 日二诊,病情稍有好转,早晨进流食 300mL,脉搏 80 次／min,体温 37℃。先针照海、右列缺、百会、通天、风池、上廉泉、阳溪,手法同前。7 月 4 日三诊,吞咽好转,先针头临泣、外关;后针右曲池、合谷、环跳、足三里、悬钟,以疏经活络,治疗半身不遂,针后吞咽有所好转。自 7 月 5 日以后,每日手法和配穴同前,治疗至 23 日时,患者进食正常。患者 25 日早晨不慎摔倒,又出现舌挛缩、语言不清。针刺金津、玉液后,舌能伸出唇外,并能上下左右活动。治疗至 7 月 28 日,共治 25 次时,患者可自己端碗进食,能到院外行走,血压 140／100mmHg,苔薄白,脉滑。此后嘱患者经常锻炼而停诊观察。同年 9 月 20 日进行随访,患者饮食如常,右侧上下肢活动自如,能说三四个字,出院后病情未复发。

(胥文娟)

第三十七节　脑卒中后遗症

1. 刘××,男,71岁,2020年6月17日初诊。主诉:右侧肢体无力,活动不灵伴语言不清3d。

患者10年前发现血压升高,近1年来经常头昏,3天前患者突然感觉头晕、右半身麻木发软,活动不灵而摔倒,继则语言不清,经当地医院转至我院。入院查体:神清,查体合作,营养一般,不能行走,轻度失语,双侧瞳孔等大、等圆,瞳孔对光反射灵敏,右侧眼裂较小,闭眼力弱,露齿时口角偏左,右侧肢体肌力明显降弱,右上肢上举达颌以下,手腕活动不灵活,手指不能伸直,右下肢沉软,髋、膝关节活动范围较小,踝以下不能活动,右侧腹壁及提睾反射消失,病理反射未引出;舌苔白腻,脉弦滑。血压180/110mmHg,眼底检查示动脉硬化性眼底改变。中医辨证为肝阳上亢,痰瘀阻络证。采用抑木扶土、祛风化痰、疏通经络之法治之。取曲池、合谷、阳陵泉、丰隆、曲泉,健侧用透天凉法,患侧用平补平泻手法,留针20min。治疗2次后,上肢能举至头顶,手指屈伸接近正常,下肢髋、膝关节活动范围扩大;治疗3次后,能拄拐行走;第6次复诊,加刺金津、玉液、丘墟、申脉、哑门,言语逐渐清楚,踝以下能活动,右腹壁及提睾反射逐渐出现,血压降至140/100mmHg。为巩固疗效,又配合风府、关元俞、秩边、环跳和前穴加减。治疗达24次时,症状消失,上下肢关节活动基本正常,仅肌力稍差,即出院。

2. 刘××,男,68岁,2021年6月30日初诊入院。主诉:左侧肢体瘫痪2年。

患者2年前无明显诱因突发昏迷,经急诊诊断为脑出血,经治疗好转后便回家休养,因未继续康复治疗,病情无好转。体查:神清,查体合作,发育营养一般,舌苔薄白,脉弦滑,血压200/100mmHg,瞳孔右大于左,光反射存在,面部左侧浅感觉弱于右侧,左侧闭眼力明显减弱,鼻唇沟变浅,露齿则口角明显右牵,伸舌明显左偏,左肩关节下塌约一横指,左侧耸肩力量近于消失,手左上肢强直,掌肌肉萎缩,腕无法自主活动,拇食二指稍能屈曲,余指难活动,左下肢肌力明显减低,卧位时不能举达腹部,不能站立和活动,左侧肢体浅感觉较右侧减退,左侧腹壁反射及提睾反射消失,左侧上下肢生理腱反射较右侧明显亢进,踝阵挛阳性;眼底检查示动脉硬化性眼底改变。中医辨证系素有痰湿,劳累后痰火内发,痰浊阴邪阻塞孔窍,气血瘀滞,经络不通,筋骨失养。采用祛风利湿、豁痰降逆、舒筋利节之法治之。取双侧内关、足三里,健侧曲池、阳陵泉、合谷,患侧三间,用平补平泻法,留针20min,每日针1次。治疗至7月4日,针治4次后,左上肢能举达剑突水平,下肢能扶腋杖及推车锻炼行走,血压降至170/110mmHg;遂针刺患侧天宗、肩髃、臑会、曲池、三间,健侧环跳、申脉。继续针治6次,患侧手指能完全伸直,膝关节能屈伸,血压降至140/100mmHg;再加肩髎、外关、中渚、阳陵泉、足三里等穴和前穴加减使用,隔日1次。治疗至8月9日,治疗24次时,上肢能外展25°,能上举至剑突水平,手指可以完全伸开,膝、踝、趾能屈伸活动,独立行走,血压降至130/98mmHg,治疗好转而出院。

(胥文娟)

第三十八节　小儿麻痹及后遗症

1. 姚××,女,5岁,2019年8月16日初诊。主诉:双腿不能站立4天。

患儿10天前持续发烧,5天后,出现不能站立,无法行走,并逐渐加剧。体查:扶着能站,不能抬腿、屈膝,不能迈步,两腿肌肉松软无力,以右侧明显,右膝内侧明显压痛,双膝腱反射未引出,面黄、苔薄白,脉细数,108次/min。中医辨证系五脏受热,津液消耗,经络失养。采用理气活血、疏经通络之法治之。取双秩边、环跳、四强、血海、足三里、三阴交,用热补法,不留针。针治3次时,腿即能站,压痛消失;治疗至8月28日,治疗10次时,患儿走路恢复正常,膝腱反射恢复正常,好转出院。11月29日复查患儿情况良好。

2. 王××,男,3岁,2016年10月28日初诊。主诉:右腿不能站立1年余。

患者2015年5月起持续发烧,3天后,出现右腿不能站立,不能行走,现症见:右下肢变细、皮肤发凉。检查:右腿不能站立,皮肤不温,膝腱反射消失,右侧臀部和下肢肌肉松软萎缩,膝上梁丘穴处周径左20cm,右18cm,踝上三阴交穴处周径左14cm,右12cm,右膝略向后过伸,面黄,苔薄白,脉细缓,80次/min。中医辨证系五脏受热,津液耗伤,经络筋肉失养。采用理气活血、温通经络之法治之。取穴:右关元俞、秩边、环跳、阴市、血海、足三里、三阴交,用热补法。治疗3次,皮肤温度有所升高。即取右秩边、四强、血海、足三里、三阴交,穴位埋线治疗。7~10d埋线1次。治疗至12月24日,共埋线5次,针刺10次时,右腿皮肤温度与健侧一致,肌肉萎缩有好转,搀扶下可挪步;治疗至2017年4月25日,埋线达15次,针刺达24次时,肌肉萎缩明显好转,走路较前好转,膝腱反射恢复正常,治愈停诊。2017年10月29日复查,患者已基本痊愈。

(胥文娟)

第三十九节　多发性神经炎（郑魁山教授经典医案）

1. 王××,男,18岁,1994年10月16日初诊。主诉:四肢瘫痪,咯脓痰10天。

患者10天前发烧,咳嗽,胸痛,继则口吐痰涎,四肢瘫痪,经某医院诊断为"传染性多发性神经炎",经用激素冲击、抗炎、营养神经等药物及吸氧等对症治疗,病情继续加重,即因病危而转来我院。体查:嗜睡,体温39℃,颈软无抵抗,瞳孔等大正圆,对光反射存在,喉中痰鸣,呼吸微弱,双肺可闻及湿啰音和痰鸣音,心音较钝,律齐、心率快,110次/min,未闻及明显杂音,腹柔软,肝脾未触及,四肢瘫痪,膝腱反射减弱,病理反射未引出,四肢痛觉明显减退,脉细数,舌伸不出,脑脊液无色透明,蛋白(+),糖1~5管阳性,细胞总数34个/mm³,白细胞4个/mm³,西医诊断为"感染性多发性神经炎";中医辨证为肺热叶焦、津液耗伤证。采用清热养阴、宣通肺气之法。针灸治疗取大椎、肺俞、列缺、少商、照海,点刺法出血,每日2次。治疗至10月17日,喉中痰鸣声消失,痰涎减少。治疗至10月20日,针刺治疗5次时,精神好转,无痰涎上涌现象,呼吸平稳,双肺湿啰音不明显,心音较前有力,律齐,每餐能进食半碗米粥,但自觉腰痛,四肢酸软无力,头昏,四肢肌肉萎缩,脉弱,舌红少苔。中医辨证为肝肾阴虚,筋骨失养。采用补益肝肾、疏经通络之法治之。取合谷、列缺、曲池、足三里、三阴交、照海,用补法,留针20min,每日1次;手三里、关元俞、秩边、血海,做穴位埋线,每7天1次,嘱10月29日复诊。继续针刺9次,埋线2次,患者四肢稍能活动,下肢可屈伸,手能上抬至胸,握力仍弱,扶起时能坐半小时左右,饮食良好;治疗至11月16日,继续治疗16次,埋线2次,患者可自行坐起,并能站立,可自己端碗吃饭;治疗至11月23日,治疗36次,埋线5次时,患者可下床行走,行走尚可,手能上抬过头,握力良好,症状完全消失,检查恢复正常后出院。3月1日随访,患者自述状态良好,可从事日常活动。

2. 刘××,女,6岁,1999年4月29日初诊。主诉:双上肢不能抬举,双下肢不能站立3天。

患儿于3天前早晨起床时突然跌倒,不能站立,随即送往当地医院就诊。1天前患儿病情加重,出现高烧、咳嗽、呼吸急促,手不能上举症状,当地卫生院治疗无效转至我院。体查:患儿神志清楚,体温38.4℃,颈软无抵抗,瞳孔等大,对光反射灵敏,呼吸表浅急促,42次/min,两肺满布中小水泡音,心律齐,心率120次/min,腹膨胀、软,肝脾未触及。双下肢不能屈伸,痛觉减退,不能翻身,不能坐立,上肢不能抬举,手不能握物,四肢肌力弱,四肢远端皮肤温度低,生理反射明显减弱,巴宾斯基征阳性,舌不能伸出口外,舌尖红,脉细数。血常规:血红蛋白10g/L,白细胞14.6×10⁹/L,中性76%,淋巴24%;脑脊液常规:无色、透明、蛋白阳性,细胞总数30个/mm³,白细胞4个/mm³,糖1~5管阳性。西医诊断为"感染性多发性神经炎",中医辨证系肺热叶焦,津液耗伤,经脉失养。采用清热养阴、宣通肺气之法治之。针大椎、肺俞、列缺、少商、照海,用点刺法出血,配合吸氧,每日1次。5月2日复诊,患儿病情好转,呼吸平稳,两肺湿啰音明显减少,但四肢仍不能活动,舌苔黄腻,脉濡弱;中医辨证为脾胃湿热。采用清热利湿、健脾助运、疏通经络之法治之。取曲池、列缺、合谷、足三里、三阴交、照海,用泻法。治疗至5月4日,针治5次时,四肢稍能活动,痛觉明显好转。继续配合以上穴位,改用平补平泻法。治疗至5月18日,治疗14次时,上肢做梳头动作,握力改善,双下肢可站立,可自行如厕,短距离行走等,遂要求出院。同年9月10日随访,患者述肢体活动自如,能参加日常活动。

3. 李××,女,12岁,1994年10月12日住院治疗。主诉:四肢软弱无力2d。

患者10月9日白天过劳,晚饭时发现手软不能握筷子,第二日出现下肢疼痛,未予重视。10月11日起床时发现坐不稳,腿不能站,手不能上举,握力差,就近诊疗无效,症状逐渐加剧而来诊。查体:神志清楚,颈部无抵抗,瞳孔等大,对光反射灵敏,心肺一般正常。腹部柔软,肝脾不大。感觉障碍和肢体疼痛不明显,手不能握物,上肢不能抬举,不能翻身,不能坐立,下肢不能屈伸,四肢肌力差,四肢远端皮肤温度低,腱反射明显减弱,病理反射未引出。体温37.2℃,脑脊液检查:脑脊液无色透明,蛋白阳(+),细胞总数24个/mm³,白细胞2个/mm³,糖1~5管阳性。不能伸舌,舌尖红,脉细弱。中医辨证系肺热叶焦,肾阴亏耗,经脉失养,致成痿躄。采用清热养阴、保肺布津之法治之。取大椎、肺俞、列缺、少商,用点刺法出血。针治2次,病情稳定,则改取列缺、外关、命门、肾俞、关元俞、秩边、血海、足三里、三阴交,针用平补平泻法,以保肺养阴,疏通经络。治疗 9 次时即能翻身,下肢可屈伸,肌力Ⅲ级;加用八邪,针刺治疗 12 次,手即可握物。11 月 13 日治疗 22 次时,不用手扶即可坐起,并能站 1min,足趾能屈曲。针灸处方改为在外关、阴市、足三里、三阴交穴位埋线。同年 12 月 4 日,埋线 3 次时,上肢即能抬举,手能提 1 千克的重物,腿能抬举,并能走路。检查基本正常,即出院。于次年 3 月 15 日再来门诊,查体:患者两大腿肌肉明显萎缩变细,蹲下不能自起。针灸处方选用关元俞、秩边、血海、梁丘穴位埋线,以补肾培元,调和气血,改善血管神经的营养状态。又埋线 24 次,至次年 9 月 10 日,症状完全消失,检查恢复正常,即停止治疗。经两次随访,患者述能跑、能跳,能走,体力劳动也已完全恢复正常。

(胥文娟)

第四十节　坐骨神经痛

1. 柯××,男,52 岁,2012 年 3 月 26 日初诊。主诉:腰腿痛 1 月。

患者 1 个月前受寒后,右下肢感到发木发胀,休息后不能缓解,近 3 ~ 4 天来,右髋部疼痛加剧,不能翻身,不能屈腿。检查:腰部前屈 30°,右侧臀部疼痛,后伸和侧弯活动不受限,右下肢行走稍跛,脊椎其他活动范围正常,腰、髋部局部无红肿,右臀点和居髎、环跳等处有明显压痛,并向大腿放散,拉塞格征、直腿抬高试验阳性,膝腱反射及深浅感觉未见异常。舌红苔淡黄,脉弦细。中医辨证为风寒表证。针刺以祛风散寒、疏通经络、柔筋缓急。取右侧秩边、居髎、环跳、风市、飞扬,用烧山火手法,留针 10 ~ 20min,隔日 1 次。治疗 1 次后,右髋部、右腿烧痛不能按,半日后烧痛逐渐消失。治疗 3 次后,压痛点基本消失,活动自如,拉塞格征和直腿上举试验阴性。为了巩固疗效,又治疗 2 次,治愈停诊。6 个月后随访,患者未复发。

2. 郑××,男,44 岁,2012 年 7 月 6 日初诊。主诉:间断性腰腿痛 5 年。

患者 5 年前受寒风后,出现左腿痛,经当地某医院诊断为坐骨神经痛,经用电疗、水疗和针灸治疗后即痊愈。4 年前春季,又出现上述症状,继用上述方法治疗,疼痛虽有减轻,但以后左腿外侧感觉迟钝,腿逐渐变细、无力,行走困难,每逢寒冷则病情加重。近 1 周来疼痛加剧,行走、蹲坐时腰腿皆痛。检查:脊椎无畸形,腰部无红肿压痛,腰前屈45°时左侧臀部疼痛,后伸及侧弯功能活动尚可,左下肢肌肉萎缩,比右下肢明显变细,左侧坐骨大孔处有明显压痛,并向大腿后侧放散,直腿抬高试验阳性,舌苔淡黄,脉弦细。中医辨证系肾气素虚、风寒外侵。采用补肾强腰、祛风散寒、疏通经络之法治之。取双肾俞、关元俞、左秩边、飞扬,用烧山火手法,不留针。治疗2次,疼痛减轻;治疗3次时,蹲坐亦不痛。继续按上述穴位减肾俞,加环跳、阳陵泉。治疗至8月16日,共治疗17次时,症状消失,腰腿活动自如,直腿抬高试验阴性,仅肌肉萎缩无明显进步而停诊。4个月后随访未复发。

3. 杨××,男,34岁,2002年11月12日来我院就诊。主诉:左腿痛1月余。

患者10月初突然出现左臀部和左腿疼痛,不能弯腰、行走。在某卫生所行输液(具体用药不详)、针灸治疗,但症状未见好转,每遇阴雨天气症状加剧,不能翻身、蹲坐、迈步,咳嗽、打喷嚏时则引起剧痛。检查:腰部不能前屈,直腿抬高试验、拉塞格征阳性,左胞肓、腰眼、秩边、委中、承筋、承山等穴处有明显压痛。中医辨证系风寒湿邪侵袭足太阳膀胱经。采用祛风散寒、疏通经络之法治之。取左侧胞肓、腰眼、秩边、承筋、承山穴埋线,14天1次。埋线2次后,疼痛基本消失。之后又按上穴减去承筋,继续埋线2次,治愈停诊。12月28日复查恢复正常。3个月后随访,症状未复发。

(胥文娟)

第四十一节　视神经萎缩

1. 张××,男,41岁,2018年3月16日初诊。主诉:视力逐渐减退10年。

患者10年前视力逐渐减退,曾在北京某医院诊断为"视神经炎"。半年前,感冒发烧后视力大减,只能勉强看到纸张上的一号大字,但看到的字均为黄色,且视物眼睛易疲乏,看3~4min后出现头痛,眼睛困重而产生睡意,后经某医院诊断为"视神经萎缩"。专科检查:视力,右0.3,左0.4;眼底,双眼视乳头颞侧淡黄,边缘清楚,生理凹陷及视网膜血管正常;视野,双侧中心有绝对性暗点。面色黄而欠润泽,舌苔白腻,脉缓尺弱,68次/min。西医诊断为"视神经萎缩";中医诊断:视瞻昏渺,风痰瘀阻证。采用祛风活络、活血明目之法治之。取风池穴,用烧山火手法,使热感传入眼底;曲鬓、瞳子髎、攒竹,用平补平泻法,留针 20min;配大椎、肝俞、肾俞,用平补平泻法,不留针。2 组穴位交替使用,每日治疗 1 次。治疗 14 次,视力恢复至右 0.6,左 0.5。治疗 25 次时,视力恢复到右 0.8,左 0.7。治疗至 6 月 15 日,共治 56 次时,患者症状基本消失。专科复查:视力右 0.9,左 0.8。眼底:双视乳头大小正常,边缘整齐,视物右侧颜色正常,左侧颜色略浅,血管无特殊。舌质淡,苔薄白,脉弦细,72 次 / min。即停诊观察。2019 年 3 月 25 日随访,患者情况良好。

2. 王××,女,32 岁。主诉:2018 年 11 月 3 日初诊,自诉:左眼失明半月。

患者半月前左眼突然失明,并伴有头痛、腰酸、全身疲乏无力。检查:视力,右 1.2。左眼瞳孔对光反射迟钝。眼底,右眼正常,左眼视乳头水肿,黄斑正常。82 次 / min。舌苔薄白,脉稍浮数。西医诊断为"左眼视乳头水肿"、"视神经萎缩"。中诊断为:青盲,肝肾阴虚证。采用补益肝肾、养血明目之法治之。针灸治疗取风池,用热补法,使热感传到眼底,不留针;肝俞、肾俞,用热补法,不留针;内睛明穴用压针缓进法,留针 10min;并配合球后、攒竹、鱼腰、太阳,用平补平泻法,留针 20min。两组穴位交替使用,每日治疗 1 次。治疗 32 次后,患者自诉头痛、腰酸消失,全身有力。专科检查:视力,右 1.2,左 0.1。眼底,左眼视乳头水肿消退,颜色稍浅,边缘清楚,动静脉迂曲,黄斑中心凹可见,光反射消失,周边未见异常。又用前法治疗到 2019 年 1 月 23 日,共治疗 66 次,视力:左 0.7;眼底:左眼视乳头边缘清楚,颜色淡黄,视网膜动脉轻度狭窄,静脉正常;视野:左中心视野生理盲点扩大,2/1000 白,绝对性环状暗点 1/1000 白。治疗至 2 月 25 日,共治 90 次时,左眼视力恢复到 1.0,即停诊。同年 6 月 20 日随访,患者情况良好。

(胥文娟)

第四十二节　内耳眩晕症

1. 王××,女,37 岁,2010 年 10 月 13 日初诊。主诉:眩晕、头痛、呕吐 3 天。

患者 3 天前开始无明显诱因爱做噩梦,出冷汗,感觉头晕,不能站立,视物模糊,呕吐苦水,耳鸣,听力减退,烦躁气急,入睡困难,不想吃东西,伴月经过多。当地西医院诊断为①神经官能症;②美尼尔综合征。今天病情加剧遂来我院治疗。舌苔白腻,脉弦细。中医诊断:眩晕,肝血虚证。采用平肝熄风、养血安神之法治之。针灸取百会、听宫、神庭、风池、合谷、内关用平补平泻法,留针10~20min。治疗1次,患者头晕呕吐症状基本消失。复诊减去内关,加印堂、神门,每日1次。又治疗3次,睡眠好转,共治疗8次而痊愈。同年12月20日随访未复发。

2.张××,女,46岁,2010年6月6日初诊。主诉:眩晕呕吐反复发作4年余。

家人代诉:患者近4年经常头晕、耳鸣、头痛,昨日生气后,半夜里突发眩晕,觉得天旋地转,当即呕吐一次,不敢睁眼。体查:患者不敢睁眼,睁眼即晕,面色苍白,舌苔薄白,脉细数。中医辨证系肝郁气滞,风痰上犯清窍。采用祛痰利湿、疏肝解郁、醒神开窍之法治之。取神庭、听宫、风池、人中、内关、合谷,用平补平泻法,留针15min。针后患者自诉头脑清醒,呕吐停止,眩晕减轻。复诊减去人中,加印堂,每日1次。又治疗3次即愈。3月后随访未复发。

(胥文娟)

第四十三节 突发性耳聋

1.付××,男,58岁,2013年3月19日初诊。主诉:听力突然减退1月余。

患者1月前出现感冒症状,后又去外地出差,旅途劳顿,因感受风寒后,自觉全身发冷恶寒,感冒加重,经肌肉注射药物(具体不详)进行治疗。此后返回单位,在当地医务室继续肌肉注射、静脉输液治疗。2月5日早晨因突发情况,导致心情沉重,加之天气变冷,受凉后又出汗,自觉全身酸痛,鼻塞严重,呼吸吃力,下午突然听力减退。遂往当地医院治疗,诊断为"神经性耳咽管阻塞",继续予以药物肌肉注射,10天未见效果。3月11日医院采用右耳咽管疏通术,患者当时感觉通气,但取出导管后仍不通气,并且鼻孔流血,病情加重,耳内闷响,听不到任何外界声音,体温下降至34.8~35.6℃(平时36.5~37℃),于3月19日转来我院。现症见:双耳听力下降,鼻塞不通,张口呼吸,呼吸音粗,面色紫红,舌质淡,苔白腻,脉浮有力。专科检查示:两耳鼓膜内陷,听力减退,两耳气、骨导均减低,双侧重度耳聋。鼻黏膜充血、肿胀、鼻通气不畅。辅助检查示:胸片示,肺纹理较重。心电图、超声波、鼻部拍片、血常规、二便、血小板、生化、肝功未见异常。中医辨证系风寒上扰,湿浊内停,阻闭少阳,壅遏清窍。针灸以散寒祛风、疏胆利湿、清热聪耳为治则。取合谷、风池,用烧山火法,使热感传到前额而使全身出汗;上星、听会,用平补平泻法,上迎香平刺;留针30min。3月21日第3次复诊,患者捏鼻鼓气时,自觉耳内响了一声,似有异物鼓起来的样子,即能听见说话声。3月23日鼻腔通气,听力增加,则减去上迎香、上星穴,加刺翳风,手法和留针同前。治疗至4月25日,共治疗30次时,患者听力恢复,身体状态正常,治愈停诊。3个月后随访,状态良好,未再复发。

2. 魏××,男,44岁,2003年8月13日初诊。主诉:听力突然减退11d。

患者2003年8月1日去外地出差,右耳突然疼痛,遂在武威某医院诊为急性卡他性中耳炎,经注射青霉素、链霉素等药物治疗2d后,病情加重,出现耳鸣、听力减退。8月4日回兰州后,经医院检查,诊断为鼻中隔穿孔,继续予以注射青霉素、链霉素等药物8d,做耳咽管通气术5次,右耳即不痛,但耳鸣、耳聋加重。耳鼻喉科检查:右侧外耳道内有少量油剂,鼓膜充血,呈鲜红色,水肿,光锥消失,活动好,轻度内陷,未见明显穿孔。音叉试验:右耳感音性听力下降,左耳气导略差;电测听检查:左侧轻度耳聋,右侧重度耳聋。鼻黏膜充血,鼻中隔大穿孔。诊见患者听不见对面说话,自觉耳内"嗡嗡"作响,舌质红、苔黄腻,脉弦滑,80次/min。中医辨证系风热外犯,胆火上扰,蒙闭清窍。采用清热祛风、疏肝泻胆、开窍聪耳之法治之。取支沟、风池,用凉泻手法,使患者感到凉感传至前额为佳;百会、听宫、翳风,使头部、耳内有凉感为佳,留针30min。经上述方法治疗至8月23日,共治10次时,听力逐渐好转,已能听到近距离说话声和电视的声响。此后则改为每周治疗3次。治疗至10月30日,共治疗35次,听力恢复如常。3个月后随访,患者情况良好。

3. 刘××,男,7岁,2009年11月8日初诊。主诉:发现失聪、失语5年。

家长代诉:患儿2岁时感冒后出现高烧,经附近诊所肌肉注射药物治疗(具体不详),感冒恢复后发现听不见,也不会说话。

耳鼻喉科检查:两耳鼓膜正常,听力下降,双耳骨导、气导都下降。刻下症见:患儿双耳听力下降,听不见对面说话,表情痴呆,舌苔薄白,脉缓。中医辨证系经络失养,耳窍不聪。采用疏经通络、开窍聪耳之法治之。取穴听宫、听会、哑门、上廉泉、合谷,用平补平泻法,留针20min。治疗至11月15日,治疗5次时,能听见大声说话,能说单字语,如能叫爸、妈、爷等。治疗至11月19日,共治疗8次时,已能听见说话,能说双字语,如吃饭、喝水等。后因外地上学失访。

(胥文娟)

第四章 郑氏针灸的现代研究

目前,对郑氏针法的现代研究已积累了不少文献,心脑疾病方面郑氏针法的现代研究主要集中于热补法与凉泻法的讨论、温通针法的应用、金钩钓鱼针法的应用等。

第一节 关于热补法与凉泻法的现代研究

一、方晓丽等对郑魁山教授创新针法"热补"法与"凉泻"法的讨论

通过对郑魁山采用的新针刺手法进行追根溯源,对新方法与传统方法进行对比分析,并对其创新之处、临床应用优点进行探究,为后人传承他的新针法,并将该方法发扬光大,进行标准化操作,合理地应用于临床实践提供相应的理论基础,为继承并发扬传统中医学术思想提供良好的启示。

(一)"热补""凉泻"针法的创立依据

郑氏针法历经四代传承,至郑魁山已形成了一套完整的针刺手法操作体系。在传统针刺手法中,"烧山火""透天凉"操作难度最大,许多针灸学者只闻其名,不见其实,很多人终生也未见其效。所以有人便妄言"烧山火""透天凉"是古人杜撰的玄学,是欺世之举。郑魁山从其父亲那里学到此法的真传秘旨,但也深感其操作难度较大,不利后学学习,而且临床应用范围比较局限。因此郑老在融汇贯通传统针刺手法理论的基础上,本着执简驭繁的原则,在不失"烧山火""透天凉"精髓及疗效的前提下,创立了"热补"法与"凉泻"法,并将此法写进《针灸集锦》《针灸补泻手法》等著作,同时传授给他的弟子们,使这一瑰宝广布流传,造福黎庶。

为证明传统针刺手法的科学性,在郑魁山教授的主持和带领下,他的学生、弟子围绕传统针刺手法完成了大量的科学研究,如"热补和凉泻不同针刺手法对失血性休克的实验观察""传统'热补'针法对实验性关节炎兔的镇痛效应及脑脊液中 β-EP、CCK-8 含量的影响""热补针法镇痛后效应及其对关节局部组织 β-内啡肽和前列腺

素 E2 的影响"等。在传统针刺手法机制研究方面,其学术地位得到国内外同行的普遍认可和赞许。这些研究也证明了"热补""凉泻"针法的可信性与科学性。

(二)"热补""凉泻"针法与"烧山火""透天凉"针法术式之异同

"烧山火""透天凉"针法始见于《金针赋》。以全国高等中医药院校规划教材《刺法灸法学》中"烧山火""透天凉"的操作术式与郑氏"热补""凉泻"针法术式进行比较分析。

1."烧山火"操作

将所刺腧穴的深度分作浅、中、深三层(天、人、地三部),进针时医者重用指切押手,令患者自然鼻吸口呼,随其呼气时,将针刺入浅层(天部)得气,得气后,重插轻提 9 次(行九阳数);再将针刺入中层(人部),重插轻提 9 次(行九阳数);其后将针刺入深层(地部),重插轻提 9 次(行九阳数)。如果针下产生热感,稍待片刻,随患者吸气时将针 1 次提到浅层,此为一度。如针下未产生热感可随患者呼气时,再施前法,一般不过 3 度。手法操作完毕后,留针 15~20min,待针下松弛时,候患者吸气将针快速拔出,疾按针孔。

2."热补"法操作

进针时,术者左手示指或拇指紧按针穴(揣穴),右手将针刺入穴内,候其气至(得气后),左手加重压力,右手拇指向前连续捻按 3~5 次,候针下沉紧,连续重插轻提 3~5 次;拇指再向前连续捻按 3~5 次,针尖顶着产生感觉的部位守气,使针下继续沉紧,产生热感。留针 20~30min,缓慢将针拔出,急按针穴。

3."透天凉"操作

将所刺腧穴的深度分作浅、中、深三层(天、人、地三部),进针时医者轻用押手,令患者自然鼻呼口吸,随其吸气时,将针刺入深层(地部),得气后,轻插重提 6 次(行六阴数);再将针提至中层(人部),轻插重提 6 次(行六阴数);再将针提至浅层(天部),轻插重提 6 次(行六阴数),此为 1 度。如针下未出现凉感,可再施前法,一般不超过 3 度。手法操作完毕后,留针 15~20min,待针下松弛时,随患者呼气将针慢拔出,不按针孔。

4."凉泻"法操作

进针时,术者左手示指或拇指紧按针穴(揣穴),右手将针刺入穴内,候其气至(得气后),左手减轻压力,右手拇指向后连续捻提 3~5 次。候针下沉紧,提退 1 分(2mm)左右,针尖向有感应的部位,连续轻插重提 3~5 次,拇指再向后连续捻提 3~5 次。针尖拉着产生感应的部位守气,使针下松滑,产生凉感。留针 15~30min,急速将针拔出,不按针穴。

"烧山火""透天凉"针法需要分三层(天、人、地部)进行操作,由徐疾补泻、呼吸补泻、提插补泻、九六补泻、开阖补泻法组成。"热补"与"凉泻"针法不需分层,只需一部操作即可,由捻针补泻、提插补泻、三五助补助泻与开阖补泻法组成。

(三)"热补"法与"凉泻"法针法术式剖析

1. 捻针补泻

"热补"法、"凉泻"法操作术式分别为"右手拇指连续向前捻按3～5次""右手拇指连续向后捻提3～5次",即指捻针补泻法。《针灸问对》曰:"按,欲补之时,以手紧捻其针按之,如诊脉之状,毋得挪移,再入。每次按之,令细细吹气五口。故曰按以添气。添,助其气也。""提,欲泻之时,以手捻针,慢慢伸提豆许,无得转动,再出。每次提之,令细细吸气五口,其法提则气往,故曰提以抽气。"郑魁山教授正是在《针灸问对》中提法与按法的基础上创用捻针补泻法。捻,亦作"撚",指用手指搓。搓的本义为,两个手掌反复摩擦,或将手掌放在别的东西上来回揉。捻、搓应为同义词,因此捻法与搓法相类。《针灸问对》曰:"搓,下针之后,将针或内或外,如搓线之状,勿转太紧,令人肥肉缠针,难以进退。左转插之为热,右转提之为寒,各停五息故曰搓以使气。"《针灸大成》中记载:"搓而转者,如搓线之貌,勿转太紧,转者左补右泻,以大指次指相合,大指往上,进为之左;大指往下,退之为右,此则迎随之法也。"郑老在前人的理论与实践基础上把捻针补泻法运用于热补、凉泻针法中,作为热补、凉泻针法的组成部分。此法也是郑氏针刺手法的特色之一。

2. 提插补泻

"热补"法、"凉泻"法操作术式分别描述为"连续重插轻提3～5次""连续轻插重提3～5次",即指提插补泻。《难经·七十八难》曰:"得气,因推而内之是谓补,动而伸之是谓泻","推"是将针下插,"伸"是将针上提,是根据阴阳理论推导针刺手法的提插补泻。即针体向下、向内,插者为补,针体向上、向外,提者为泻。《医学入门》云:"补泻提插活法,凡补针先浅入而后深入,泻针先深入而后浅。凡提插急提慢按如冰冷,泻也;慢提急按火烧身,补也。"《针灸大成》亦云:"慢提紧按,若觉针头沉紧,其针插之时,热气复生,冷气自除……紧提慢按,觉针头沉紧,徐徐举之,则凉气自生,热气自除",说明提插补泻可引起针下寒热的效应。提插补泻是热补法和凉泻法的重要组成部分,也是"烧山火""透天凉"针法的核心内容。

3. 三五助补助泻

"热补"法、"凉泻"法操作术式描述中多处出现数字3、5;以数为补泻依据者古代多采用九六补泻,是古人根据《周易》理论,以奇数1、3、5、7、9为阳,偶数2、4、6、8、10为阴,选取9、6两数,以奇数9和补法相配,以偶数6和泻法相配行针的一种补泻方法。九六补泻是针刺操作的基数,只有配合捻转、提插等具体手法才能起到热补凉泻的效果。

《针灸大全》记载:"一曰烧山火……用九阳而三进三退,慢提紧按,热至紧闭,插针除寒有准。二曰透天凉……用六阴而三出三入,紧提慢按,徐徐举针,退热之可凭。"《医学入门》载:"气行针下紧满,其身觉热,带补慢提急按老阳数,或三九二十七数,即用通法……名曰进气法,又曰烧山火……而后暂浅退针,俱泻少阴数。得气觉凉,带泻急提慢按初六数,或三六一十八数,再泻再提,即用通法。徐徐提之,病除乃止,名曰透天凉。"《针灸大成》载:"烧山火能除寒……行九阳数,其一寸者,即先浅后深也。透天凉能除热……行六阴之数,其五分者,即先深后浅也。"因此,徐凤、李梴、杨继洲等医家在"烧山火""透天凉"手法中都主张配合九六补泻。郑魁山教授师古而不泥古,将九、六之数简化为三、五之数,独创性地运用到"热补"与"凉泻"手法中。在河图生成数中,五为生数,位于中央,中央为土,土为万物之母,象征"化",万物有土才能化生,所以三、五之数为化生万物之数。因此,三、五之数与捻针补法、提插补法配合有助补助热之作用,与捻针泻法、提插泻法配合有助泻助凉之功用,故命其名曰三五助补助泻法。郑老在"热补""凉泻"手法操作中采用三、五之数取代九、六之数的繁琐,同时三、五之数与捻针补泻、提插补泻相配合同样能取得热、凉之效果。

4. 开阖补泻

"热补"法、"凉泻"法操作术式分别描述为"出针时,缓慢将针拔出,急按针孔""出针时,急速将针拔出,不按针孔",即是开阖补泻。该手法最早见于《内经》,《灵枢·九针十二原》载:"补曰随之……去如弦绝,令左属右,其气故止,外门已闭,中气乃实"。即是在右手持针退出针穴时,迅速用左手按闭针孔,以闭阖外门,是开阖补泻的补法操作。《素问·刺志论》曰:"夫实者,气入也;虚者,气出也。气实者,热也;气虚者,寒也。入实者,左手开针孔也。入虚者,左手闭针孔也。"《灵枢·终始》曰:"一方实,深取之,稀按其痏,以极出其邪气;一方虚,浅刺之,以养其脉,疾按其痏,无使邪气得入。"《灵枢·官能》曰:"泻必……摇大其孔,气出乃疾;补必……气下而疾出之,推其皮,盖其外门,真气乃存。"可以看出,开阖补法时按闭针孔,是为了不让正气随针孔(古称痏)发散于外;泻法是在出针后不按闭针孔,以使邪气随针孔发散而排出体外,从而达到泻法的效用。开阖补泻体现在出针时的操作,是"热补"法、"凉泻"法以及"烧山火""透天凉"针法操作不可缺少的组成部分。

(四)"热补"与"凉泻"针法的创新点与临床应用优势

郑魁山教授在其论著《郑氏针灸全集》中指出:"热补"手法比"烧山火""进火补"简便,刺激量介于两者之间。适应证:中风脱证、瘫痪麻痹、风湿痹症、腹痛泄泻、阳萎遗精等一切虚寒证。"凉泻"这种手法比"透天凉""进水泻"简便,刺激量介于两者之间。适应证:中风闭证、暑热高烧、谵语癫狂、目赤龈肿、唇烂便秘等一切实热证。

《金针赋》记载的复式针法"烧山火""透天凉"无论在临床疗效还是在实验方面的研究,都取得了预期的效果,验证了其科学性和实效性。但其操作步骤比较繁琐,需要三部进针分层操作,临床操作难度较大,不易掌握,且刺激量较大,只能在四肢肌肉丰厚的部位施针,临床应用范围比较局限。郑老在历代医家经验基础上结合自己多年临床实践,汲取精髓、推陈出新,将古之繁琐针法简化成易于操作、掌握和运用的"热补""凉泻"针法,并创用捻针补泻、三五助补助泻法,不需分层,一部操作即可,不局限于肌肉丰厚的部位,扩大了临床选穴和应用范围,又不失"烧山火""透天凉"之功效,方便了后学。近年来郑魁山教授的弟子学生们在临床上运用"热补"法与"凉泻"法治疗相适应的各种虚寒型和实热型疾病都取得了显著疗效。

二、苏成红等论述郑氏"热补针法"的临床和实验研究进展

通过查阅近年来关于郑氏"热补针法"的文献,从临床和实验两方面系统地总结"热补针法"的研究概况。

(一)临床研究

1. 腰腿痛及产后身痛

吴世忠应用"热补针法"同时配合腰椎侧扳法治疗腰椎间盘突出症患者 60 例,主穴选取腰突点(位于腰椎间盘突出的同侧,距突出侧的棘突间隙中点 3.0~3.5cm),下肢疼痛偏足太阳经者选取秩边、委中、束骨,偏足少阳经者选取环跳、阳陵泉,施以"热补针法",在此基础上配合定位扳法。结果痊愈 32 例,显效 21 例,有效 5 例,无效 2 例,总有效率 96.7%。表明"热补针法"在治疗腰椎间盘突出症方面有较好的临床疗效。张智龙应用"热补针法"治疗坐骨神经痛患者 60 例,选取双侧环跳、风市、昆仑、阳陵泉、太冲穴施以"热补针法",以两腿微微发热为佳,留针 30min,每日 1 次。结果痊愈 40 例,显效 19 例,好转 1 例,痊愈率达 66.7%。闫宸等取关元、足三里、风市、合谷穴施以"热补针法"治疗产后身痛患者 48 例,寒湿凝滞型加阴陵泉、中脘,气血亏虚型加血海、三阴交,结果发现"热补针法"对产后身痛具有较好的临床疗效,总有效率为 79.2%,其中对寒湿凝滞型患者疗效更佳,总有效率为 84.2%。

2. 脑瘫

刘柱珍等将 40 例脑瘫患儿随机分为康复组 19 例、针刺结合康复组 21 例。针刺取百会、哑门、曲池、环跳、三阴交等穴,施以"热补针法",采用运动功能评分量表(GMFM)和脑瘫患儿综合功能评定量表进行功能评定。结果康复组及针刺结合康复组

总有效率分别为 63.16%、85.71%，两组比较差异有统计意义（P＜0.05）。张宁霞等将60 例脑瘫患儿随机分为康复组和"热补针法"结合康复组，取神门、华佗夹脊、肩髃、曲池、合谷、阳陵泉、阴陵泉等穴施以"热补针法"。于治疗前、治疗 3 月及治疗 6 月采用Peabody 运动发育评定量表（PDMS-2）进行评估，结果两组总有效率分别为 60% 和70%，"热补针法"结合康复组显著优于康复组，差异有统计意义（P＜0.05）。

3. 脑卒中

张宁霞等将 80 例脑卒中偏瘫患者随机分为针刺结合康复组和康复组。针刺取穴肩髃、曲池、合谷、阳陵泉、阴陵泉穴，施以"热补针法"，共治疗 3 周。结果针刺结合康复组总有效率为 87.15%，优于康复组的 67.15%（P＜0.05）。黄太权等将 100 例缺血性脑卒中患者随机分为"热补针法"组和对照组，"热补针法"组施以"热补针法"结合康复训练治疗，对照组予常规药物治疗。治疗前、后采用脑卒中临床神经功能缺损程度评定量表评定，结果治疗组临床疗效显著优于对照组（P＜0.05）。Zhang Ningxia 等将50 例缺血性脑卒中患者随机分为对照组 24 例、治疗组 26 例。治疗组取合谷、曲池、阴陵泉、三阴交、足三里穴为主穴，施以"热补针法"，对照组采用康复训练治疗，在治疗前、后进行 Barthel 指数评定量表和脑卒中临床神经功能缺损程度评分量表评定。结果发现治疗组疗效（100.0%）显著优于对照组（70.8%），差异有统计意义（P＜0.05）。

4. 抑郁症

曾鉴源将 65 例抑郁症患者随机分为"热补针法"组和常规针刺组，两组皆取百会、风池、印堂、内关、四神聪、神门、足三里为主穴，"热补针法"组施以"热补针法"，每周治疗 3 次，6 次为 1 个疗程，共治疗 2 个疗程。以汉密顿抑郁（HAMD）量表总分减分率作为评价临床疗效的指标。结果"热补针法"组和常规针刺组的总有效率分别为93.94%，63.75%，差异有统计意义（P＜0.05）。

5. 肩周炎

丁青取患侧肩贞、天宗、曲池为主穴，配以患侧手三里、手五里、合谷、外关等穴，施以"热补针法"治疗寒湿性肩周炎患者 64 例，经过 1～3 个疗程后治愈 14 例，显效 30例，好转 18 例，无效 2 例，总有效率达 96.9%。赵海红等取患侧肩髎、肩髃、天宗为主穴施以"热补针法"治疗肩周炎患者 83 例，若肩缝处有压痛，后伸困难，配以肩贞、尺泽、阴陵泉；若肩髃处有压痛，上举困难，配以肩髃透极泉、曲池、巨骨、条口透承山。经过 2 个疗程的治疗，治愈 40 例，显效 26 例，有效 16 例，无效 1 例，总有效率为 98.80%。

6. 视网膜病变

杨桂荣等主穴取风池、肝俞、肾俞、太冲、照海、足三里，配穴取睛明、太阳、攒竹、太溪、三阴交，施以"热补针法"治疗视网膜炎患者 23 例（41 只眼），经过 1～6 个疗程的治疗,痊愈 12 例、23 只眼,占 52.2%;显效 4 例、8 只眼,占 17.4%;有效 4 例、6 只眼,占 17.4%;无效 3 例、4 只眼,占 13.0%。按眼计算,总有效率达 91%。杨乃煊等观察到郑魁山教授在临床上取风池、曲鬓、角孙穴施以"热补针法",使热感传到眼底,内睛明用压针缓进法,太阳、鱼腰、攒竹、阳白、四白用平补平泻法,留针 10 ~ 20min,治疗视网膜出血。治疗到第 5 月,针达 70 次时,自觉症状基本消失。郑强霞等观察到郑魁山教授在临床上取攒竹、太阳、鱼腰、四白、风池、足三里、脾俞穴施以"热补针法",每日治疗 1 次,10 次为 1 个疗程。治疗 3 个疗程后患者上眼睑可抬起至瞳孔上缘,并能灵活眨眼,无眼睑闭合不全。

7. 视神经萎缩

黄劲柏治疗视神经萎缩,取风池、肝俞、肾俞穴施以"热补针法",使热感传到眼底;选内睛明,用压针缓进法,配瞳子髎、球后、攒竹、鱼腰、太阳穴,用平补平泻法。两组穴位交替轮换使用治疗视神经萎缩,共计治疗 66 次,复查视力左眼 0.7,左眼视乳头边缘清楚,颜色淡黄,视网膜动脉轻度狭窄,静脉正常。黄劲柏治疗肝肾不足型视神经萎缩患者 1 例,取穴风池、肝俞、肾俞,风池穴施以"热补针法",配合押手推弩,使热胀感传到眼区,留针 30min,1 日 1 次。治疗 14 次后,右眼视力升高 0.6,左眼升高 0.5,治疗 56 次后,症状基本消除,右眼视力 0.9,左眼视力 0.9,眼底及视野复查均正常。

8. 痹症

张智龙应用"热补针法"治疗痹证患者 66 例。选取双侧风池、外关、阴陵泉、阳陵泉、足三里、悬钟、太冲穴施以"热补针法",留针 40min,隔日 1 次。结果临床治愈 40 例,占 60.61%;显效 8 例,占 12.12%;好转 10 例,占 15.15%;无效 8 例,占 12.12%,总有效率为 87.88%。李杜非应用"热补针法"治疗痹证 96 例。着痹以足三里、商丘为主穴,痛痹取关元、肾俞为主穴,热痹取大椎、曲池为主穴,施针后留针 10 ~ 20min。结果痊愈 73 例,显效 15 例,有效 5 例,无效 3 例,总有效率为 96.9%。

(二)实验研究

1. 对疾病动物模型影响的研究

(1)胃溃疡

郭永明等将 32 只慢性胃溃疡模型大鼠随机分为正常对照组、模型组、热补组、捻补组 4 组,造模后第 5 天开始,热补组和捻补组分别选取足三里(双)、中脘穴采用"热补针法"和捻转补法进行治疗,每日 1 次,连续 10d。结果发现,与捻补组比较,热补组溃疡指数显著降低($P<0.05$),而血清胃泌素含量明显升高($P<0.01$),其作用机制可能是胃泌素通过血液循环作用于溃疡区,从而促进胃肠道黏膜生长,刺激胃肠蛋白质、RNA、DNA 合成及刺激胃窦运动,加速胃排空,从而促进溃疡修复。为了进一步深

入研究,以上研究团队对 64 只大鼠采用以上相同的分组和干预方法,观察溃疡周边黏液细胞超微结构的变化,结果发现,与捻补组比较,热补组黏液细胞内黏原颗粒显著回升($P<0.05$),线粒体肿胀或固化、内质网高度扩张等病理改变显著改善($P<0.01$)。同时,以上团队实验中还观察到模型组血浆前列腺素 E2(PGE2)升高($P<0.01$),且热补组血浆 PGE2 含量恢复正常,与模型组比较差异有高度统计意义($P<0.01$)。其作用机制可能是由于慢性胃溃疡时胃黏膜适应性细胞保护作用诱发了内源性 PGE2 的释放,提高了机体的胃黏膜抗损伤能力。

(2)类风湿关节炎

刘世琼等将 50 只青紫蓝家兔随机分为正常组、模型组、内服药物组、捻转针法组及"热补针法"组,每组 10 只。以卵蛋白诱导关节炎疼痛进行造模,并给予相应的治疗。6d 后,对神经递质类相关指标进行检测。结果显示:"热补针法"组膝关节组织中的 PGE2 显著降低,β–内啡肽(β-EP)、亮啡肽(LEK)显著升高,其作用优于内服药物组和捻转针法组($P<0.05$)。同时,该研究团队在以上实验的基础上对各组家兔的中枢、外周镇痛物质进行了深入的检测和统计,结果发现"热补针法"组外周局部组织中的 PGE2 含量降低($P<0.01$),β-EP,LEK 含量明显升高($P<0.01$),脑脊液中的 β-EP、八肽胆囊收缩素(CCK-8)、P 物质(SP)含量明显升高($P<0.01$)。以上研究说明郑氏"热补针法"对类风湿关节炎具有显著的中枢、外周镇痛效应,同时中枢和外周神经释放的阿片肽数量和种类存在差异($P<0.05$),进一步阐释了针刺方式和手法的不同导致该种差异的产生。秦晓光等将 54 只青紫蓝家兔分为空白组、模型组、药物对照组、捻转补法组、"热补针法"组及电针组,每组 9 只,造模成功后分别用药物、捻转补法、"热补针法"和电针治疗,连续治疗 6d 后,检测家兔膝关节周围组织中 PGE2 的含量。结果发现"热补针法"能显著降低关节周围组织中 PGE2 含量($P<0.05$)。据此则推测该手法的镇痛机制可能是通过抑制 PGE2 的合成从而降低外周痛觉感受器对痛觉刺激的敏感性,减少了外周神经系统传递过程中的痛觉反应,从而提高了痛阈,达到了镇痛的目的。杜小正等在此实验基础上对脑脊液中 β-EP,CCK-8 含量和脊髓 SP 含量进行了进一步地检测和分析,结果发现经过治疗后,各治疗组脑脊液中 β-EP 含量均有所上升,"热补针法"组 β-EP 含量的上升幅度显著大于药物组和捻转补法组($P<0.01$),低于电针组($P<0.05$),同时脊髓 SP 含量明显升高($P<0.01$)。

2. 对实验效应指标影响的研究

(1)调节肾上腺皮质水平

郑魁山等采用氢化可的松注射液复制肾阳虚动物模型,以血浆皮质酮及光镜和电镜下的组织学变化为效应指标来研究"热补针法"对肾上腺皮质水平的调节作用。结果表明,与正常组比较,模型组糖皮质激素水平显著降低($P<0.05$),而热补组糖皮质激素水平显著高于模型组($P<0.01$),且热补组小鼠皮质萎缩减轻,细胞器数量增多,肿胀和变性减少,堆积的代谢产物减少,说明该肾阳虚表现得到明显缓解。

（2）调节血脂代谢

郝晋东等在实验中发现,运用"热补针法"治疗后的家兔血清总胆固醇(TC)含量明显降低,血清高密度脂蛋白(HDL)含量明显升高,作用显著优于平补针法组($P<0.05$),且"热补针法"抑制血小板聚集的作用也显著优于平补针法组($P<0.05$)。

（3）调节下丘脑促肾上腺皮质激素释放激素(CRH)与海马组织

张宁霞等建立慢性束缚应激大鼠模型,采用免疫组化法检测大鼠下丘脑CRH的表达,并观察大鼠海马组织光镜下形态结构的变化情况,结果发现与正常组比较,模型组下丘脑室旁核的CRH阳性神经元显著增加,海马CA3区神经元损伤显著加重($P<0.05$);与模型组比较,热补针刺组下丘脑室旁核CRH阳性神经元明显减少,海马CA3区神经元损伤明显减轻($P<0.05$)。

郑氏"热补针法"在治疗产后身痛、脑瘫、脑卒中、肩周炎、痹证等疾患方面疗效肯定、有效率高,值得在临床上进一步推广,同时在治疗胃溃疡、类风湿关节炎、调节血脂代谢等方面有大量的实验研究和支撑。笔者通过对以上文献的研究,发现仍存在有待改进和提高之处:

①虽然近年来关于"热补针法"发表的文献数量不断增多,但部分文献缺乏明确的纳入、排除标准,且随机化应用不甚合理,缺乏对照,这样不仅加大了研究的偏倚风险,同时还降低了研究质量,影响文献的质量;

②已见刊的关于郑氏"热补针法"的文献集中分布于郑魁山教授的少数弟子及学生,该针法虽然有较好的临床价值,但没有得到较好的临床推广;

③已见刊的文献缺乏手法规范化操作和培训的相关论述;

④实验研究的疾病谱较窄,其中关于类风湿关节炎、胃溃疡的研究较多,但研究资料较集中,其他疾病的实验研究文献较少。

在今后的研究中,需要研究者进一步贯彻临床和实验的设计原则,应在辨证、辨病原则的指导下,提高研究质量,加强对疾病谱纵向和横向的研究,同时遵循对照、随机、重复、双盲的原则,增加病例数,并进行系统、深入的研究。同时郑氏"热补针法"在针灸临床上属于宝贵的财富,研究者应加强相互之间的交流和推广。

三、张吉玲等对郑氏"热补针法"的临床应用规律和机理研究

（一）热补针法的临床应用规律

1．"热补针法"手法操作

（1）注重针前揣穴

郑魁山教授认为针灸是一种具有很强技术性、灵活性的治疗方法，操作的每一步都关系到针感的产生、治疗的效果，因此，非常重视针前揣穴的重要性。在"热补针法"操作中，第一步就明确提出医者用左手食指或拇指揣穴，这就突出了左手揣穴的重要性。左手（押手）在准确定穴、候气、气至病所、施行手法等方面非常重要，押手察觉很多信息，如穴位处的肌肉薄厚，孔隙大小，并可分拨妨碍进针的肌腱、血管等，以确定进针的方向和深浅，右手稳、准、快进针，以使患者减轻痛苦。

（2）注重调气，候气至

郑毓琳教授认为得气和气至病所是提高针刺疗效的关键。针灸能否达到应有的效果，关键在于得气，得气与否，可判断患者的基本情况，并关系着是否进一步施行手法，在针灸过程中有着非常重要的意义。气至病所是得气的最高表现，可以使针下之气到达病变部位，从而调整阴阳平衡，获得更好的临床疗效。因此，郑毓琳先生通过不断地研究与实践，在"热补手法"中，讲究"补针补到针下沉紧"，使产生的热感传导至病变部位，在用风池治疗目疾，讲究针感必须传到眼部，治疗脑病针感必须上传头部，下传肩背，这都体现了气至病所的思想。

（3）守行结合，产生热感

郑魁山教授认为"气守则气行有源，气行则气守而不滞"，这是郑氏气至病所法中守行结合的学术思想。因此，他在"热补针法"操作中指出候气至后，针尖需顶着产生感觉的部位守气，使针下继续沉紧，以产生热感。《素问·宝命全形论》说到"经气以至，慎守勿失"，医者可通过"推弩""搬垫"法以保持感觉时间的延长，以防"失气"。

2．"热补针法"的常用腧穴

（1）风池穴

风池穴是手少阳经、足少阳经、阳跷、阳维的交会穴，为治头面、五官病之要穴，具有祛风解表、清头明目，安神益智、通窍聪耳等功效。本穴在项部，枕骨之下，与风府相平，胸锁乳突肌与斜方肌上端之间的凹陷处。郑魁山教授善于用热补针法针刺风池穴治疗面瘫、视网膜出血、近视、视神经萎缩、耳聋、耳鸣、头痛、眩晕、神志病等，使针感传至病变部位，以达活血散瘀、通窍聪耳、补益正气等效，临床应用非常广泛。张宁霞系统总结了郑魁山教授在治疗头面、五官疾患、脑部疾患方面，风池穴运用"热补针

法"是郑魁山教授临床运用最多,亦是见效最快的穴位之一。

（2）内关穴

内关为手厥阴经络穴,又为八脉交会穴之一,通阴维脉,阴维主一身之里与冲脉合于胃心胸。本穴在前臂掌侧,腕横纹上2寸,掌长肌腱与桡侧腕屈肌腱之间。郑魁山教授根据"阴维为病苦心痛"理论,在治疗心脏疾患时,善于以内关为主穴,运用热补针法,针刺时左手拇指按在穴位下方,右手持针刺入穴位0.5～0.8寸,针感传至胸部,可达宽胸降气、宁心安神、舒筋活络之效。在现代报道中,内关有明显的升压作用,改善心泵的功能,并使心绞痛患者的全血黏度、血浆比黏度、血浆纤维蛋白原、红细胞压积、血沉均有不同程度的降低,临床症状改善。

（3）天宗穴

天宗穴为手太阳小肠经俞穴,具有通经活络、消肿止痛的功效。本穴位于肩胛部,冈下窝中央凹陷处,与第四胸椎相平。郑魁山教授在治疗风寒湿痹所致的肩周炎、颈椎病、类风湿等疾病时,常首选此穴为主穴,向上斜刺1~1.2寸,得气后行推弩守气,使热感传至肩关节,达到散寒利节、通经止痛之效。郑老在长期的临床实践中,由此创新了"穿胛热"手法,成为郑氏特色手法之一。

3. "热补针法"的临床适宜病症

（1）头面部疾病

黄劲柏在运用"热补针法"治疗面神经麻痹的临床研究中,治疗时运用"热补针法"针刺风池、合谷至患者汗出后,出针,不留针;然后地仓透颊车、下关、四白透睛明、阳白,施以"热补针法"后留针10min,每日1次。治疗一次后,眼睑能闭合。治疗7次后,口眼歪斜明显好转后,改用平补平泻法,治疗11次后,症状消失而停诊。同年9月1日随访,情况良好。

黄太权等将100例缺血性脑卒中患者随机分为对照组48例、热补针法结合康复组（治疗组）52例。两组均常规药物治疗基础上,治疗组同时取患者肩髃、曲池、合谷、阳陵泉、阴陵泉、足三里、三阴交,分别施"热补针法"进行治疗,并结合康复训练。发现治疗组疗效显著优于对照组（$P<0.05$）且热补针法结合康复组能明显减少神经功能缺损程度评分（$P<0.05$）。表明热补针法结合康复能明显改善缺血性中风患者的神经功能缺损。

张宁霞等在探讨"热补针法"结合康复训练治疗小儿脑瘫的疗效中发现,针刺结合康复治疗组的疗效显著优于单纯康复治疗组（$P<0.05$）,两组治疗前比较GMFM评分和脑瘫综合功能评分均无显著性差异（$P>0.05$）,两组在治疗后比较GMFM评分和脑瘫综合功能评分均有显著增加（$P<0.01$）。张宁霞等在探讨热补针法结合康复训练

对脑瘫患儿运动发育功能的影响中发现,热补针法结合康复组疗效显著,优于康复组($P<0.05$)。热补针法结合康复组患儿治疗 6 个月后姿势、移动、实物操作、抓握评分,视觉 – 运动整合评分较康复组均明显升高($P<0.05$)。

(2)五官疾病

①眼科疾病

郑强霞等在总结郑魁山教授治疗小儿上胞下垂案例中,以热补法为主针刺风池、攒竹、鱼腰、太阳、四白、足三里、脾俞,每日 1 次,10 日为 1 个疗程。治疗 2 个月后,症状明显好转,患儿眨眼有所改善,眼睑可以完全闭合,双眼平视基本对称。查视力与治疗前无差别。后随访至今,无复发。杨乃煊等在治疗视网膜出血,认为风池、曲鬓、角孙用热补法,使热感传到眼底,内睛明用压针缓进法,太阳、鱼腰、攒竹、阳白、四白用平补平泻法,留针 10~20min,以活血化瘀,清头明目。每日 1 次,10 次 1 个疗程,每疗程后休息 3~5d。疗效显著,受到广大患者的欢迎。

②链霉素中毒性耳聋

黄劲柏在治疗链霉素中毒性耳聋取合谷、风池,用热补法,使热感传到前额而使全身出汗,上迎香点刺,上星、听会用平补平泻法,留针 30min。治疗一月余,查患者听力增加,共治疗 31 次后,患者听力恢复正常而停诊。后随访至今,无复发。

(3)骨关节疾病

赵海红等总结了郑魁山教授运用"热补针法"治疗肩周炎的经验,取患侧肩髃、肩髎、天宗运用"热补针法",出针后或加灸 20min。针刺配穴,须上肢的针起完后再针刺下肢,针刺下肢穴位时,边操作边嘱患者做上肢上举、外展、内收等运动,以锻炼肩部,提高疗效。每日 1 次,10 日为 1 疗程。治疗 2 个疗程后,83 例患者中 40 例治愈,26 例显效,16 例有效,1 例无效,总有效率为 98.80%。张宁霞在郑氏热补手法临床应用的体会中,认为郑魁山教授善用热补针法针刺天宗穴治疗风寒湿痹导致的骨关节疾病,经过长期的临床实践证明,热补手法治疗风湿病具有独特的疗效。

(4)产后疾病

闫宸等运用"热补针法"治疗产后身痛 48 例,辨证属寒湿凝滞型 19 例,属气血亏虚型 16 例,属瘀血阻滞型 13 例,关元、合谷、足三里、风市为主穴,运用"热补针法",疼痛部位局部选取 3~5 个阿是穴;寒湿凝滞型加中脘、阴陵泉,瘀血阻滞型加太冲、地机,气血亏虚型加血海、三阴交,每日治疗 1 次,5 次为 1 个疗程,期间休息 2d,发现"热补针法"对本病具有较好的临床疗效,总有效率为 79.2%,尤其对寒湿凝滞型为主的患者疗效更佳,总有效率为 84.2%。

（二）热补针法的机理研究

1. 外周及中枢镇痛机理

PGE2 作为一种重要的炎性介质，其大量产生和释放是引起炎症病变中外周疼痛的主要原因类风湿患者以多个关节疼痛为主要的症状，而热补针法在本病的治疗中显示出良好的镇痛作用，为进一步探其作用机制，秦晓光等将炎性致痛物质 PGE2 作为观察指标，观察热补针法对关节炎家兔病变关节组织中 PGE2 含量的影响，结果发现热补针法可显著降低家兔病变关节组织中 PGE2 的含量，因此认为热补针法可减少致炎致痛物质 PGE2 的释放，减少外周痛信号的传递，进而提高痛阈，达到镇痛的作用，杜小正、刘世琼等在相关研究中也发现热补针法可调节关节炎性家兔的关节局部的PGE2 含量降低，再次说明热补针法的镇痛作用可能与调节 PGE2 降低密切相关。在研究中枢镇痛效应中，杜小正、刘世琼等认为热补组家兔脑脊液中的 P-EP、CCK-8 含量明显升高，优于内服药物组和其他治疗组，具有显著的中枢镇痛效应。

2. 调节血脂代谢，抑制动脉粥样斑块形成

血清胆间醇（TC）、甘油三酯（TG）、低密度脂蛋白（LDL）、高密度脂蛋白（HDL）作为高脂血症的诊断的客观指标，在诊断时起到举足轻重的作用。血清 TC、TG、LDL-C 水平的升高与 HDL-C 水平的降低是导致动脉硬化进而引起诸多脏器疾病的主要危险因素。高脂血症本为脾虚失运，其标为痰浊、瘀血，痰浊行于血脉之中，瘀血内生，痰瘀互结日久，致脉络阻滞。郝晋东等通过对实验性高脂血症家兔血清脂质代谢的实验，发现"热补针法"可使血清 TC、TG、LDL 含量明显降低，血清 HDL 含量明显升高，因此，"热补针法"调节血脂代谢的作用可能是抑制了血小板的释放反应，促进了脂质的分解，从而抑制了机体对脂质的过多吸收；并可减少凋亡泡沫细胞，抑制动脉粥样斑块形成。

3. 促进胃溃疡病变组织的修复

慢性胃溃疡，属于中医的"胃痛"范畴，主要病机为胃气失和，气机不利，胃失濡养，常与肝脾等脏腑有关。慢性胃溃疡主要分为胃寒型、胃热型、寒热错杂型、情志所伤型、饮食劳伤型、气滞血瘀型等几种证型。郭永明等在探讨"热补针法"是否具备促进慢性胃溃疡胃窦黏液细胞超微结构病变组织修复效应中发现，通过"热补针法"治疗后，可改变病理结构：增多黏液细胞内黏原颗粒数量，使线粒体嵴排列整齐，部分线粒体可见轻度肿胀，胞浆内可见粗面内质网呈细长形或扩张成小泡状，细胞间连接紧密溃疡修复较好。"热补针法"使胃窦黏液细胞的病理结构发生明显改变，具有较好的治疗作用。

4. 改善微循环,升高血压

失血性休克在中医中属于"脱证",因突然大量失血,以致血脉空虚,全身失却血液濡养,气血欲脱。本为虚证,郑魁山教授与诸多学者在失血性休克的家兔实验发现,经热补针法治疗后,微循环血流渐缓聚血,血流速度逐渐加快,随着微循环的好转,血压随之回升,说明热补法不仅有升压作用,而且有改善微循环的作用,也可能是通过改善微循环而升高血压的。

本文通过从临床应用和实验研究两方面对"热补针法"进行了归纳、总结:在临床应用中,"热补针法"操作讲究环环相扣,即针前揣穴、候气至、守气,此三步为手法的关键,此规律决定着"热补针法"的疗效;其次,"热补针法"常以风池穴、内关穴、天宗穴为主穴形成规律,通过经络、神经通路将针感传至病变部位,提高临床疗效;"热补针法"常用于治疗头面、五官、骨关节、产后病等系统疾病,临床疗效显著,为临床医生提供有价值的临床手法和穴位处方规律,因此,"热补针法"为临床上治疗常见病、疑难病的有效方法之一。在实验研究中,学者们研究了"热补针法"具有镇痛、降脂、升压、修复病变组织的作用,说明"热补针法"的相对特异性。但其机理研究文献还较少,对全面阐释"热补针法"作用机制还存在一定欠缺,希望在今后的相关实验研究中,对其进行进一步系统、深入的研究,为"热补针法"的作用机理提供更多实验依据。

四、通过使用郑氏凉泻针法,王岁珠等对 31 例带状疱疹后遗神经痛进行了治疗

选择某院接收并治疗的 62 例患者,将患者随机划分为两组,每组均包含相同数量的患者。其中,治疗组患者采用本针法进行治疗,对照组患者进行西医治疗。在对观察组、对照组的患者进行 4 个星期的治疗以后,对治疗效果进行判定。结果:治疗组有 12 例患者被治愈,取得显著效果的患者有 13 例,略有恢复的患者有 4 例,毫无任何治疗效果的患者有 2 例,有效率处于较高水平,高达 93.55%;对照组已完全恢复的患者仅为 5 例,取得显著效果的患者有 11 例,略有恢复的患者有 7 例,毫无任何治疗效果的患者有 8 例,有效率处于较高水平,为 74.19%。对两组治疗效果进行对比分析,差异符合统计学要求($P<0.01$)。结论:郑氏凉泻针法对于治疗本病具有显著的治疗效果。

带状疱疹后遗神经痛与中医学所提到的"蛇丹愈后痛"相吻合。《诸病源候论》率先对其进行了记载,不同时代的医家对本病的致病因素的研究,普遍以缺乏正气、未能及时进行治疗或未能采用科学的方法进行治疗,疱疹治愈以后,会产生一定的余毒,在经络内部流动;或因邪气导致经络受阻,气机无法顺畅流动,出现气血瘀阻的情

况,使得部分区域气血凝滞,一旦无法畅通则会产生疼痛的感觉。在《临证指南医案》中,叶天士指出:"积伤入络,气血皆瘀,则流行失司"和"初病气伤,久泄不止,营络亦伤,故为络虚则痛"及"久痛必入于络,络中气血,虚实寒热,稍有留邪,皆能致痛。"应按照祛除余毒、辅助正气的原则进行治疗。当代研究指出:带状疱疹病毒上犯神经是本病的主要病机,临床上会产生多样化的疼痛感觉,并且以剧痛为主,难以治愈,使得患者因此无法入眠,并产生焦虑等情绪。因此,探索一种具有良好治疗效果、穴位选取少而精准、治疗次数少、采用合理的手法,与患者病症相符的针法疗法的重要性也就不言而喻了。

在使用凉泻针法进行操作时,应精准地选择穴位,以得气、守神为要点,此外,应灵活使用多样化的手法,左手与右手密切配合,从而起到守气的作用,使患者产生凉感并能缓解患者的神经痛。凉泻针法可以起到清除余毒、疏通瘀阻,祛除邪气的作用,使气血保持畅通,起到阴阳调和的作用。采用凉泻针法进行操作产生凉感,产生经气,例如《针灸大成》中指出,快速提针,缓慢按住针孔,针头产生沉紧感之后,缓慢举之,则能使人产生清凉的感觉,热气自动祛除。此外,配合开阖补泻使体内邪气随着针孔发散出来,进而使之从体外排出,起到疏散人体火毒的作用。

此处使用对照试验,对使用针灸疗法和服用 B_1、B_6、甲钴胺胶囊治疗带状疱疹后遗神经痛的治疗效果差异进行观察分析,并使用 SF-MPQ 疼痛评分积分明确该方法对于治疗疾病的效果与有效性,结合本病探索出更好的针灸疗法。

(景苗苗)

第二节　关于温通针法的现代研究

一、刘文娟等对郑魁山教授独创"温通针法"在实验研究与临床研究中的应用总结

(一)"温通针法"在实验研究中的应用

1. 过敏性鼻炎

田永萍等指出对于患有过敏性鼻炎(AR)的患者而言,尤其是疾病类型为肺虚感

寒型的情况下,本法具有良好的临床治疗效果,其作用原理与提升 IL-2、降低 IL-4、使人体免疫系统 Tn1 和 Tn2 保持平衡有关。郑先丽等指出 AR 模型大鼠发作阶段,本法能改善其病症,对 AR 具有明显的治疗效果,对病症的治疗机制也许与抑制 IgE 和 IL-1β、TNF-α 的生成相关。田永萍等进行了实验研究,从而检验本法对于过敏性鼻炎模型大鼠的治疗效果,并对其作用原理进行探究。实验后指出本法通过对炎症靶物 IL-4 进行干预,能抑制炎症介质并能防止黏膜组织炎性细胞的聚集,可以起到一定的治疗作用,使黏膜组织恢复正常。

2. 前列腺炎

赵耀东等进行了相关实验研究,通过将 60 只 Wistar 雄性大鼠随机分成 4 组,分别为对照组、前列康组、平补平泻组、温通针法组。经研究发现就大鼠血清中的 FN、LN 水平,相较于第二组、第三组,第四组明显降低($P<0.01$)。赵耀东等指出对于慢性非细菌性前列腺炎,本法的治疗原理与改善机体免疫功能、降低 TNF-α、IL-6 含量密切相关。经过实验研究后,赵耀东等指出,本法对于前列腺炎具有显著的治疗效果,作用原理与降低 TNF-α、IL-1β 含量,改善炎症反应等相关,能产生抗炎、改善局部免疫反应的作用。

3. 血管性痴呆

孙赫楠等将 132 例血管性痴呆(VD)患者随机划分成 4 组,每组均包含同等人数的患者,对本法联合丹红注射液对 VD 患者血清白细胞介素 -18、干扰素 -γ 的影响进行了探讨。经研究后发现,本法联合丹红注射液对 VD 患者进行治疗,具有良好的疗效,其作用原理可能与对两种细胞因子水平的控制作用有关。

(二)"温通针法"在临床研究中的应用

1. 周围神经病变

景卫政将 64 例周围神经病变患者划分为观察组、对照组两组,对前者采用温通针法进行治疗,对后者采用常规针刺进行治疗,治疗结果表明,两组的显效率分别为 62.5%、40.6%($P<0.01$)。扈玫琳等采用本法结合短时间留针对 120 例急性周围性面瘫患者进行治疗后得出以下结论,温通针法具有显著的治疗效果。王芬等采用本法结合微调寰椎的方式对 63 例顽固性周围性面瘫患者进行治疗后指出,温通针法对于顽固性面瘫患者具有显著的治疗效果。

2. 颈肩腰腿疾病

杨轶通过将 80 例患者平均分为研究组、对照组,对照组进行常规针灸疗法,研究组采用温通针法进行治疗,经过半年的随访以后,发现本法对于腰椎管狭窄症患者具有显著的疗效。李伟等将 160 例患者随机分为两组,一组采用温通针法进行治疗,另一组采用平补平泻针法进行治疗,发现相较于后一组,前一组具有更为显著的疗效。赵耀东等将90例确诊为膝关节骨性关节炎的患者随机平均分为三组,第一组患者采用温通针法进行治疗,第二组患者采用平补平泻法进行治疗,第三组患者采用玻璃酸钠进行治疗,患者在3个疗程的治疗后,对其病症进行观察后发现,第一组患者的疗效比其他两组更好。谭玄松将46例患者随机分为对照组、研究组,对两组患者的肩关节周围炎的临床疗效进行了观察。两组患者均采用了基础针法,所不同的是,研究组患者另加天宗穴行温通针法。研究后发现相较于对照组,研究组具有更好的疗效。辛凤将80例神经根型颈椎病患者随机分为温通针法组、常规针刺组,对两组患者的疗效进行了对比分析,经研究后发现温通针法组的疗效更为显著。周鹏等将70例颈椎病颈痛患者随机分为温通针法组与电针组两组,对两组的治疗效果进行了对比分析,两组患者均以两侧夹脊穴为主,第一组患者采用本法进行治疗,第二组患者进行电针治疗,治疗结果表明,前者的总有效率处于较高水平,高达91.43%,后者的有效率仅为71.14%,本法具有显著的疗效。张吉玲将120例腰椎间盘突出患者随机分为治疗组、对照组两组,对两组患者的疗效进行了对比分析。在本次研究中,两组患者均选取相同的穴位,前者采用本法进行治疗,后者采用"平补平泻法"进行治疗,治疗结果表明,两组患者的总有效率相应为90.0%、83.3%,相较于另一种方法,本法具有更为显著的疗效。

3. 脑血管疾病

李英华等通过对75例患者进行治疗研究后发现,在对急性脑卒中偏瘫患者进行康复训练的基础上,使用温通针法在脑卒中软瘫期对患者进行治疗能取得更为显著的疗效。李英华等将64例急性脑梗死患者随机分为对照组、治疗组两组,对温通针法对于软瘫期患者的治疗效果进行对比分析,对照组采用常规方法进行治疗,治疗组在前者的基础上,采用本法进行治疗,经研究发现治疗组患者具有更为显著的疗效。张淼等将60例偏头痛患者随机分为治疗组、对照组两组,进而探究采用"温通针法"对风池穴施术的疗效。在本次研究中,两组患者均选择了相同的穴位,治疗组优先对风池穴采用本法进行治疗,之后对其他穴位进行治疗,其他穴位的操作方式与对照组相同,研究结果表明,在总有效率方面,相较于对照组(60.00%)而言,治疗组(83.33%)明显更高($P<0.05$),本法具有显著的疗效。通过将60例中风后偏瘫患者随机划分为对照组、治疗组两组,白杨对两组患者的疗效进行了对比分析。本次实验研究中,对照组使用西药进行治疗,治疗组使用温通针法进行治疗,两组患者的疗程为8个星期,在疗程结束后对两组患者进行评价,结果表明治疗组、对照组的有效率分别为96.7%、46.6%,本法对患者具有显著的临床治疗效果。

4. 心血管疾病

赵海红将 195 例患者随机划分为 3 组,对 3 组患者的疗效进行了对比分析。本次实验研究中,第一组包含 63 例冠心病心绞痛患者,对患者进行单一的药物治疗,第二组包含 62 例患者,在第一组的基础上采用传统方法进行针灸,第三组包含 70 例患者,在第一组的基础上采用温通针法进行治疗。经研究后发现,疗效最好的是第三组。

5. 眼科疾病

张延菊在采用远端配穴及头皮针方法对 13 例患者进行治疗的基础上,还使用温通针法对原发性视网膜色素变性患者进行了治疗,每隔一天一次,一个疗程持续 10 次,累计进行 3 个疗程的治疗。经研究后发现,温通针法治疗具有显著的疗效。田小刚将 60 例患者随机划分为观察组、对照组两组,对两组患者的疗效进行了对比分析,本次研究中,对照组(57 眼)采用以下方式进行治疗:服用复明片,一日 3 次,每次 4~6 片,向患者静脉处滴注 50mg 灯盏花素,每日一次。观察组患者采用"温通针法"进行治疗,一日一次。两组的气滞血瘀型视神经萎缩患者均一周为一个疗程,累计持续 4 个疗程。经研究后发现,"温通针法"具有显著疗效。王建文等使用"温通针法"方法对 38 例患者进行 5 周的治疗以后,发现本法对于单侧动眼神经麻痹患者而言,具有良好治疗效果,本法具有良好的临床推广应用价值。

6. 肌肉疾病

徐兴华等采用"温通针法"对 20 例眼肌型重症肌无力患者的风池穴施术,施术完毕后对患者进行 3 个月的随访,经研究发现患者的总有效率处于较高水平,高达 90.0%,不再复发的患者占比 33.3%,取得一定效果的患者占比 56.7%,没产生任何作用的患者占比 10.0%。

7. 妇科疾病

孙润洁等将 120 例患者随机划分为温通针法组和对照组两组,对两组患者的疗效进行了对比分析,本次研究中,第一组使用温通针法对关元等穴位进行针刺,并使用平补平泻法对次髎等穴位进行针刺;第二组选取的穴位与第一组相同,均使用平补平泻法进行针刺。两组寒凝血瘀型原发性痛经患者均在月经来潮前 5d 至一周开始接受治疗,一日 1 次,持续进行 7 次治疗,每个疗程均持续 3 个月经周期。经研究发现第一组(96.67%)比第二组(73.33%)的总有效率更高,差异符合统计学要求($P<0.05$)。温通针法对于本病具有良好的疗效。

8. 消化系统疾病

赵耀东等将脾胃虚寒型胃溃疡患者随机划分为 A 组、B 组、治疗组三组,对三组患者的疗效进行了对比分析,本次研究中,第一组进行常规针灸方法进行治疗,第二组采用温胃舒进行治疗,第三组采用温通针法进行治疗(选取穴位与第一组相同),研究结果表明,在有效率方面,治疗组>A组>B组,三组分别为96.66%、73.33%、63.66%。对三组的疗效进行对比分析,本法具有显著疗效。王利军等将62例患者划分为两组,经研究表明,相较于常规针刺方法,温通针法对于慢性萎缩性胃炎具有更显著的疗效。王允娜等将70例肾阳虚型溃疡性结肠炎患者划分为治疗组,对照组两组,分别对两组患者使用温通针法、口服柳氨磺吡啶的方法进行治疗,进行了实验研究,经过1个星期的治疗后,对两组患者的治疗效果、炎性因子变化情况进行观察。研究结果表明,本法具有显著的疗效。

9. 皮肤病

黄继升等将80例脾虚湿蕴型带状疱疹患者划分为采用温通针法进行治疗的温通组,采用口服盐酸伐昔洛韦片进行治疗的药物组,对两组患者的疗效进行了观察分析,经研究发现,在总有效率方面,温通组更高,高达82.50%,另一组仅为65.00%,二者差异符合统计学要求($P<0.05$)。

郑氏温通针法被普及应用于实验以及临床研究中,临床治疗效果得到了普遍认可。郑魁山穷尽一生之力,深入钻研我国传统针法,推动了国内外针灸事业的发展,首创的"温通针法"不仅仅是在医学事业上的创新,也是为全人类的生理、心理健康发展做出的极大贡献,在后期学习中,我们应以郑老为榜样,勇于创新,终身学习,推动针灸事业的发展。

二、蒲永乐等关于郑氏"温通针法"的临床和实验研究进展

(一)"温通针法"的临床应用

1. 骨科疾病

(1)骨关节炎

汪崇淼等将320例膝骨性关节炎患者随机分为治疗组(关刺结合温通针法组)161例、对照组(单纯针刺组)159例。均取阳陵泉、犊鼻、血海、膝阳关穴,治疗组阳陵泉、膝阳关穴采用关刺手法,余穴采用温通针法;对照组均使用提插补泻手法,均为隔日治疗1次,每周3次,共治疗20次为1个疗程。结果治疗组总有效率为90.7%,对照组为79.9%,两组比较差异有统计意义($P<0.05$)。曾良标使用温通针法联合中药熏蒸治疗膝退行性骨关节炎,将纳入的126例患者随机分为观察组与对照组,对照组给予口服双氯芬酸钠双释放肠溶胶囊,1次/d,75mg/次;观察组患者给予温通针法治疗,两组均联合中药熏蒸治疗。5次为1个疗程,疗程之间间隔2d,共治疗4个疗程。观察组总有效率为92.06%,对照组为84.13%,两组比较差异有统计意义($P<0.05$)。结果表明

温通针法联合中药熏蒸治疗具有疗效稳定、无明显毒副作用、费用低廉、操作简便易行的特点。严兴科等将 70 例膝骨性关节炎患者按就诊顺序随机分为电针组、温通针法组、常规针刺组。3 组均取阳陵泉、阴陵泉、梁丘、血海、鹤顶、足三里穴。3 组每周治疗 5 次，每次 20min，共治疗 8 周。治疗前及治疗后 1 月分别测量每位患者的疼痛指数（PA），关节活动度，行走 30m 所需最短时间，Lequesne 功能指数，膝伸肌、屈肌的最大等速及等长肌力。结果表明 3 组疗效比较差异均无统计意义（$P>0.05$），但电针组及温通针法组对疼痛的改善较为迅速。

（2）腰椎间盘突出症

王延玲将 136 例腰椎间盘突出症患者随机分为温通针法组、电针组、普通针刺组。3 组均以夹脊（对应压痛点）、环跳、十七椎、腰阳关为主穴，隔日治疗 1 次，共治疗 10 次，采用视觉模拟评分法（VAS）评分及主要症状、体征综合评分作为评价指标。结果显示温通针法组、电针组、普通针刺组总有效率分别为 89.1%、88.9%、71.1%，电针组和温通针法组总有效率比较差异无统计意义（$P>0.05$），而温通针法组和电针组总有效率均高于普通针刺组，差异均有统计意义（$P<0.05$）。姜影等将 62 例腰椎间盘突出症患者随机分为温通针法组（32 例）、常规针刺组（30 例）。温通针法组以肾俞、命门、腰阳关、大肠俞、关元俞为主穴，以大椎及第七颈夹脊、三间、合谷、昆仑为配穴，于肾俞、命门、关元俞施以温通针法，余穴平补平泻；常规针刺组取肾俞、大肠俞、气海俞、次髎、秩边、环跳、阿是穴、委中、阳陵泉、悬钟穴，施以捻转平补平泻法进行治疗。均隔日治疗 1 次，每周 3 次，治疗 1 个疗程（10 次）后比较两组的临床疗效。结果温通针法组总有效率为 100%，常规针刺组为 80%，两组比较差异有统计意义（$P<0.05$），表明温通针法结合配穴治疗腰椎间盘突出症疗效优于常规针刺治疗。

（3）腰肌劳损

户玫琳等将 64 例腰肌劳损患者随机分为温通针法组（32 例）和常规针刺组（32 例），两组均取委中、关元俞、腰阳关、肾俞穴，其中温通针法组于腰阳关、肾俞穴施以温通针法，余穴采用捻转平补平泻法；常规针刺组各穴均采用捻转平补平泻法，每日治疗 1 次，10 次为 1 个疗程，共治疗 2 个疗程，2 个疗程之间休息 3d。结果显示温通针法组愈显率为 65.6%，优于常规针刺组的 40.6%（$P<0.05$）。说明温通针法组疗效明显优于常规针刺组，其治疗腰肌劳损的不良反应小，疗效满意。

（4）腰椎管狭窄症（LSS）

口锁堂等将 154 例 LSS 患者随机分为对照组和治疗组，两组均以夹脊（对应压痛点）、大椎、阳陵泉、命门、悬钟穴为主穴，分别采用温通针法和普通针刺法进行治疗，均每日治疗 1 次，10 次为 1 个疗程，共治疗 2 个疗程，2 个疗程之间休息 3d。治疗前后采用 LSS 症状、体征评分、脊髓功能评分、生活质量评分等进行疗效评价。结果显示 2 种方法治疗 LSS 在症状、体征评分、脊髓功能评分、生活质量评分、疗效等方面比较差异均有统计意义（$P<0.05$）。表明 2 种针刺方法对 LSS 都有治疗作用，而温通针法疗效优于普通针刺方法，且疗效较稳定。陆伟峰等将 60 例 LSS 患者随机分为普通针法组和温通针法组，各 30 例。两组均以命门、大椎、阳陵泉、悬钟、夹脊（对应压痛点）为主穴，并配合辨证取穴，分别给予温通针法及普通针法进行治疗。均每日治疗 1 次，10 次为 1 个疗程，疗程间休息 3d，治疗 2 个疗程后比较 2 组的 LSS 症状、体征、脊髓功能状态、生活质量评分及临床疗效。温通针法组总有效率为 90%，普通针法组为 80%，2 组比较差异有统计意义（$P<0.05$）。

（5）肩关节周围炎

冶尕西取天宗、阳陵泉穴，采用温通针法治疗肩关节周围炎，隔日 1 次，共治疗 10 次。治疗 86 例患者中痊愈 53 例，显效 24 例，好转 7 例，无效 2 例，总有效率达 97.67%。胡艳平将 132 例肩关节周围炎患者随机分为治疗组与对照组，各 66 例。取穴肩髃、肩髎、肩贞、养老、阳陵泉、条口透承山，分别施以温通针法以及常规针刺（针刺得气后使用上海产 G6805-1 治疗仪，通断续波 30min）进行治疗，每日 1 次，10 次为 1 个疗程，共治疗 2 个疗程，疗程之间休息 5d。结果显示治疗组总有效率为 92.4%，对照组为 83.3%，2 组比较差异有高度统计意义（$P<0.01$）。总之，温通针法治疗肩关节周围炎能明显减轻患者疼痛，提高疗效，缩短疗程。

（6）颈肩臂综合征

张宏涛等将 80 例颈肩臂综合征患者按简单随机法分为治疗组（施温通针法）和常规针刺组（施平补平泻法）进行治疗。2 组均以患侧颈椎夹脊穴为主穴，并配合远端取穴，隔日治疗 1 次，10 次为 1 个疗程，疗程之间休息 2~3d。治疗 2 个疗程后比较疗效，结果治疗组总有效率显著高于对照组，差异有统计意义（$P<0.05$）；2 组治愈疗程比较，差异亦有统计意义（$P<0.05$）。表明温通针法治疗颈肩臂综合征的疗效及即时止痛效果均优于常规针刺治疗，且治愈疗程明显缩短，治疗频次少。张学梅等取天宗、大椎、颈夹脊、风池穴为主穴，配以患侧肩井、外关，运用温通针法治疗颈肩综合征，并设对照组采用常规针刺（捻转平补平泻）治疗。结果显示治疗组总有效率为 100.0%，对照组为 82.1%，2 组比较差异有统计意义（$P<0.05$）。

（7）神经根型颈椎病

辛风等运用温通针法治疗神经根型颈椎病患者 40 例，并与常规针刺治疗的 40 例进行比较。2 组均取风池、颈夹脊、大椎、尺泽、天宗、外关、合谷穴，分别施以温通针法及常规针刺（平补平泻）治疗。2 组均每日治疗 1 次，10 次为 1 个疗程，疗程之间休息

5d,2 个疗程后判定疗效。结果显示温通针法组总有效率为 95.0%,治愈率为 62.5%;常规针刺组总有效率为 87.5%,治愈率为 37.5%,2 组总有效率比较差异无统计意义(*P*>0.05),但治愈率比较差异有统计意义(*P*<0.05)。

2. 地震后抑郁症

赵耀东等取百会、四神聪、太冲、风池、神门、三阴交、阳陵泉为主穴配合辨证取穴治疗地震后抑郁症,治疗组采用温通针法治疗,对照组采用常规针刺(捻转平补平泻)治疗,治疗 30d 后判定疗效。结果显示温通针法组总治愈率为 86.76%,明显高于常规针刺组的 50.00%,差异有高度统计意义(*P*<0.01)。

3. 头面五官疾病

周文德等将 60 例急性期周围性面瘫患者随机分为温通针法组及常规针法组,各 30 例。温通针法组以风池(患侧)、合谷(健侧)为主穴配合面部及远端取穴,施以温通针法;常规针法组取面部穴位并配合远端取穴,平补平泻。2 组均隔日治疗 1 次,治疗 20 次后判定疗效。结果温通针法组及常规针法组总有效率分别为 100.0%,80.0%,2 组比较差异有统计意义(*P*<0.05)。杨冲将 92 例面瘫患者随机分为治疗组 62 例和对照组 30 例。治疗组采用温通针法配合透刺法治疗,对照组采用平补平泻法治疗。2 组均选取面部穴位配合辨证取穴,每日治疗 1 次,10 次为 1 个疗程,治疗 5 个疗程后进行疗效评价。结果治疗组总有效率为 91.9%,对照组为 66.7%,2 组比较差异有高度统计意义(*P*<0.01)。王薇等以风池、合谷、太冲为主穴行温通针法治疗周围性面瘫患者 36 例。隔日治疗 1 次,治疗 20 次后,痊愈 34 例,显效 2 例,总有效率达 100%。郑元华等采用温通针法治疗三叉神经痛,将 60 例患者随机分为治疗组和对照组,各 30 例。均以面部局部取穴为主配合远端取穴,对照组予基础针刺治疗,治疗组在对照组治疗方法的基础上加用风池行温通针法治疗。5 次为 1 个疗程,治疗 6 个疗程后评价疗效。结果治疗组与对照组总有效率分别为 96.67%,90.00%,2 组比较差异有统计意义(*P*<0.05)。季杰以风池穴为主配合局部取穴,运用温通针法治疗突发性耳聋、耳鸣 32 例,并以常规针刺 30 例作为对照,治疗 3 个疗程后观察疗效。结果温通针法组与常规针刺组总有效率分别为 96.9%,80.0%,复发率分别为 22.2%,3.4%,2 组比较差异均有统计意义(*P*<0.05)。提示温通针法疗效明显优于常规针刺,且复发率较低。雒成林等将 188 例特发性突发听力损失(ISHL)患者随机分为温通针法组(74 例)、药物组(58 例)和常规针刺组(56 例)。温通针法组和常规针刺组均取风池、听宫、翳风、百会、支沟等穴,温通针法组在常规针刺的基础上于风池穴行温通针法治疗,每周 5 次,治疗 6 周后评价疗效。结果温通针法组与常规针刺组、药物组总有效率分别为 89.2%、62.5%、53.4%,温通针法组总有效率显著高于其他 2 组,差异均有高度统计意义(*P*<0.01)。

徐兴华等运用温通针法治疗干眼症,以风池穴为主穴,并配合眼局部、远端取穴和头针,并设常规针刺组作为对照。治疗 2 个疗程后比较 2 组的临床疗效、泪液分泌量与症状总评分。结果温通针法组总有效率为 86.7%,优于常规针刺组的 66.7%($P<$ 0.05);2 组治疗后基础泪液分泌量、症状总评分均明显改善,其中温通针法组改善更为显著($P<0.05$)。

4. 男科疾病

赵耀东等将 90 例慢性前列腺炎患者随机分为温通针法靶向透刺治疗组(以中极、关元、气海、大横、气冲为主穴,采用温通针法靶向透刺)、常规针刺组(予常规针刺)和药物对照组(服用前列康),治疗 30d 后判定疗效。结果温通针法靶向透刺治疗组总有效率为 93.3%,明显优于常规针刺组的 73.3% 和药物对照组的 63.3%($P<0.05$)。赵耀东等以中极、关元、气海、大横、气冲为主穴,并配合辨证配穴施以温通针法结合活精汤治疗少弱精子症患者 40 例,对照组 40 例采用氯米芬治疗,治疗 3 个疗程后观察 2 组的临床疗效并比较 2 组的精子活力。结果治疗组总有效率为 92.5%, 对照组为 80.0%,2 组比较差异有高度统计意义($P<0.01$);治疗后 2 组患者 a 级和(a+b)级精子活力比治疗前均明显改善,差异均有高度统计意义($P<0.01$)。

5. 心脑血管疾病

张振山等将 71 例气虚血瘀型脑梗死患者随机分为对照组和治疗组。对照组予基础对症治疗, 治疗组在对照组治疗方法的基础上随症选取上、下肢穴位施以温通针法,并联合补阳还五汤口服或鼻饲,治疗 20d 后采用神经功能缺损评分对 2 组的疗效进行判定。结果治疗组在总有效率、神经功能评分改善程度、血流速度方面均明显优于对照组($P<0.05$)。张振山等将 60 例气虚血瘀型脑梗死患者随机分为对照组(采用内科系统治疗)和治疗组(采用内科系统治疗联合温通针法),分别治疗 3 周后进行临床疗效及神经功能缺损程度评定。结果治疗组和对照组总有效率分别为 63.3%、53.3%,治疗组明显高于对照组($P<0.05$),且在改善神经功能评分、运动功能和日常生活能力方面,治疗组亦优于对照组($P<0.05$)。张振山等将 108 例气虚血瘀型缺血性卒中患者随机分为针刺组(予温通针法)、中药组(予补阳还五汤)、针药结合组(予温通针法加补阳还五汤),治疗 20d 后比较 3 组治疗前后神经功能缺损评分及血液流变学指标的变化情况。结果针刺组、中药组与针药结合组总有效率分别为 61.1%、66.7%、86.1%,针药结合组总有效率显著高于中药组、针刺组($P<0.05$)。

6. 呼吸系统疾病

田永萍等采用温通针法治疗肺虚感寒型过敏性鼻炎。将 100 例患者随机分为治疗组和对照组,治疗组在风池、印堂、迎香、肺俞、脾俞施以温通针法,对照组予口服鼻炎康治疗。治疗 10d 后评价疗效。结果治疗组总有效率为 98.00%，对照组为 75.00%，两组比较差异有统计意义（$P<0.05$）。Jin Pengchao 等对 30 例感冒后咳嗽患者施以温通针法治疗，取曲池、合谷、列缺、丰隆、尺泽、足三里、照海、太冲、外丘穴，隔日治疗 1 次，治疗 10 次后观察不同年龄、不同病程及不同病情程度的迁延不愈型感冒后咳嗽与温通针法疗效的关系。结果总有效率为 100%，且随着年龄的增加，愈显率呈一定的下降趋势；随着治疗次数的增加，愈显率呈增加趋势。

7. 原发性痛经

冯辉取关元、三阴交、太冲、地机、合谷、子宫施以温通针法治疗原发性痛经，以常规针刺作为对照，疗程为 3 个月经周期，观察两组的临床疗效及治疗前、治疗结束时和治疗结束 3 月时的痛经程度积分。结果治疗组、对照组总有效率分别为 90.9%、83.3%，两组比较差异有统计意义（$P<0.05$）；两组患者治疗后痛经程度积分较治疗前均明显降低（$P<0.01$），且治疗组痛经积分降低幅度明显大于对照组（$P<0.01$）。

(二)"温通针法"的实验研究

1. 血管性痴呆

杨晓波等探究温通针法对血管性痴呆大鼠脑组织病理形态及学习功能的影响。将 50 只健康 Wistar 大鼠随机分为温通针法组、捻转针法组、模型组、药物组、空白组，每组 10 只。通过反复夹闭双侧颈总动脉 – 再灌注造模，温通针法组和捻转针法组分别于百会、大椎、水沟穴施以温通针法和捻转针法，每穴操作 60s，每日 1 次，共 15d。药物组给予尼莫地平悬浊液灌胃，疗程同上。各组大鼠经治疗、跳台试验后断头处死，取右侧脑组织切片，苏木精 – 伊红染色法（HE）染色，光镜下观察脑组织海马区细胞病理形态的改变。行为学测试结果显示跳台试验温通针法组、捻转针法组和药物组的潜伏期及错误次数明显少于模型组（$P<0.01$），药物组和温通针法组比较差异无统计意义（$P>0.05$），温通针法组与捻转针法组比较差异有高度统计意义（$P<0.01$）。形态学结果显示温通针法组没有发现海马 CA1 区核固缩，胶质细胞数量增生不明显，细胞排列整齐，形态正常。结果提示温通针法能够减轻血管性痴呆大鼠海马 CA1 区神经元损伤，为温通针法治疗血管性痴呆提供了理论依据。王允娜等将 60 只 Wistar 大鼠随机分为正常组、模型组、捻转针法组、温通针法组和尼莫地平组，每组 12 只。采用改进的拟血管性痴呆大鼠模型造模，温通针法组和捻转针法组分别于大椎、百会、照海、三阴交穴施以温通针法和捻转针法，每穴操作 60s，每日 1 次，共 20d。尼莫地平组给予尼莫地平悬浊液灌胃，疗程同上。治疗结束后取材进行还原型谷胱甘肽（GSH）、维生素 E（VE）含量测定。结果模型组大鼠脑组织 GSH，VE 含量较正常组明显减少（$P<0.05$），治疗后温通针法组、尼莫地平组和捻转针法组 GSH，VE 含量较模型组明显升高（$P<$

0.05）。提示尼莫地平与针刺治疗都可以提高 GSH，VE 含量，且温通针法疗效明显优于捻转针法（$P<0.05$），表明温通针法能增加机体抗氧化剂的含量，有效降低自由基对脑细胞的损伤。

2. 应激性胃黏膜损伤

吴学飞等研究温通针法对应激性胃黏膜损伤的保护作用。将 80 只 Wistar 大鼠随机分为正常组、模型组、温通组及捻转补法组，每组 20 只。采用"束缚 + 冷水"法造模，温通组及捻转补法组均取足三里（双侧）、中脘穴分别施以温通针法和捻转补法，共治疗 3 个疗程、18 次。以血清胃泌素、血浆前列腺素 E2（PGE2）及胃黏膜组织的胃泌素、PGE2 及显微镜下胃黏膜组织形态结构的改变为效应指标。研究结果显示，温通针法可明显提高血浆及胃黏膜组织血浆 PGE2 的含量，降低血清及胃黏膜组织中胃泌素的含量，而且温通针法的作用显著优于捻转补法（$P<0.01$）。这一研究结果为临床上研究温通针法治疗胃黏膜受损提供了理论依据。

3. 慢性非细菌性前列腺炎

赵耀东等将 60 只雄性 Wistar 大鼠随机分为空白组、模型组、药物组、针刺组，各15 只。通过注射 25% 消痔灵注射液复制慢性非细菌性前列腺炎模型，针刺组选取关元、曲骨、行间穴施以温通针法，药物组予以胃饲前列康混悬液，均治疗 30d 后取材检测。通过对血清肿瘤坏死因子 – α（TNF–α）、白细胞介素 –6（IL–6）含量的测定发现，治疗后药物组及针刺组 TNF–α，IL–6 水平较模型组显著降低，差异均有高度统计意义（$P<0.01$），且针刺组降低更为显著，与药物组比较差异有统计意义（$P<0.05$）。结果提示温通针法治疗慢性非细菌性前列腺炎的作用机制与降低 TNF–α，IL–6 的含量，调节机体免疫功能有关，且效果独特，疗效确切，值得推广应用。

"温通针法"在临床用于治疗各种骨科、头面五官等常见疾病，疗效显著，且具有简便易行、感传明显、起效快、疗效高的特点，值得临床推广应用，但同时针刺手法存在主观性较强的不足，在临床上可能造成疗效的偏倚。在临床研究方面，近年来发表的文献较少，且部分试验设计不够严谨，如部分文献没有明确的纳入、排除标准，病例数量缺乏估算，各家所选诊断、疗效标准不一，少数文献随机化应用不合理，缺乏对照等。在实验研究方面主要从慢性非细菌性前列腺炎、血管性痴呆等方面对其疗效机制进行了探究，但研究的疾病谱较窄，其余疾病研究文献报道较少。在今后的研究中，应当设计更加严谨的随机对照试验，提高临床证据的质量，更好地推广传统针刺手法在临床中的运用，并且在实验研究方面进行更加广泛和深入的研究，为名老中医临证经验的继承与发扬提供科学依据。

三、覃贤梅等论述了郑氏"温通针法"的应用及研究近况

(一)骨伤疾病

1. 颈椎病

雷秋慧采用郑氏温通针法治疗风寒阻络证神经根型颈椎病,治疗2周后,临床痊愈12例,显效16例,有效5例,无效2例,有效率达94.29%。表明温通针法治疗该病有确切的疗效。温通针法能够促进通血脉、加速血液运行,使颈项部得到温煦濡养,在改善局部温度,疗效优、即时止痛方面优于药物治疗法。

周鹏等将70例颈椎病颈痛患者随机分为温通针法组与电针组,每组35例。结果温通针法组总有效率91.43%,明显高于电针组的71.14%。治疗后两组两组均能明显改善颈椎病颈痛症状;组间比较,温通针法组在第1及第2疗程结束后评分下降趋势较电针组更为明显($P<0.05$)。

2. 腰椎间盘突出症

代顺华等比较温通针法与平补平泻针法治疗腰椎间盘突出症(LDH)引起下肢麻木的临床疗效。治疗后两组患者VAS、ODI评分均下降($P<0.05$),但温通针法组下降更明显($P<0.05$);两组患者治疗后腓肠神经、胫神经传导速度均增快($P<0.05$),但温通针法患者两种神经传导速度增快更明显($P<0.05$)。温通针法治疗LDH在提高临床疗效的同时,还能明显减轻患者的麻木、改善患者日常生活功能及神经传导功能。

赵成珍等观察了在腰阳关、气海俞、大肠俞、关元俞,施以"温通针法"联合温和灸治疗寒湿型LDH,与口服风湿骨痛胶囊药物治疗对照,结果两组患者VAS评分、JOA评分较治疗前均有改善($P<0.05$),治疗组评分改善明显优于对照组($P<0.05$)。"温通针法"联合艾灸治疗寒湿型LDH能温经通络散寒邪、补气助阳化痰浊。

3. 腰椎管狭窄症

王福育将96例退行性腰椎管狭窄症患者随机分为两组,对照组采用脱水、止痛、营养神经对症治疗,试验组采用温通针法针刺联合独活寄生汤治疗,连续治疗4周。结果与对照组比较,腰痛减轻程度、临床体征和日常生活改善情况更明显,血清中IL-1α 和TNF-α 的含量降低更明显。证实温通针法联合独活寄生汤能明显缓解退行性腰椎管狭窄症患者的腰痛,改善腰椎功能,同时能够降低血清中IL-1α 和TNF-α 的含量。

(二)胃肠道疾病

1. 胃轻瘫

韩豆瑛等观察在足三里行"温通针法"联合半夏泻心汤加减治疗糖尿病胃轻瘫,

治疗后采用中医证候积分、胃排空时间评价两组疗效。结果治疗组有效率为97.5%（39/40），对照组为85.0%（34/40）。半夏泻心汤加减联合足三里"温通针法"治疗糖尿病胃轻瘫临床疗效显著，能明显改善患者的临床症状，缩短胃排空时间。

2. 胃溃疡

赵耀东等将90例脾胃虚寒型胃溃疡患者随机分为三组。A组给予常规针刺治疗（中脘、足三里、内关、公孙、脾俞、关元），B组给予温胃舒；治疗组给予温通针法（取穴同常规针刺组）。结果治疗组有效率为96.66%；A组有效率为73.33%；B组有效率为63.33%。三组对比，差异有统计学意义（$P<0.01$）。温通针法治疗脾胃虚寒型胃溃疡疗效确切。

3. 萎缩性胃炎

王利军等将62例萎缩性胃炎患者随机分为温通针法组和常规针刺组。均取中脘、足三里、内关、公孙、气海、脾俞、胃俞，温通针法组在中脘穴采用"温通针法"操作，常规针刺组在中脘穴操作施捻转补法。结果显示温通针法组总有效率为93.5%（29/31），优于常规针刺组的87.0%（27/31，$P<0.05$）。中脘穴操作以温通针法为主可以有效改善患者胃肠不适等症状，其治疗脾胃虚寒型慢性萎缩性胃炎疗效优于中脘穴捻转补法。

4. 溃疡性结肠炎

王允娜等随机将纳入的70例脾肾阳虚型溃疡性结肠炎患者分为温通针法组和柳氮磺吡啶口服组。治疗后两组血清IL-6、IL-8含量均较治疗前显著下降（$P<0.05$），且温通针法组的降低作用均优于对照组（$P<0.05$）；治疗过程中，治疗组所有患者均未出现明显不良反应。结果表明温通针法治疗脾肾阳虚型溃疡性结肠炎有较好的临床疗效和较高的安全性。

（三）血管性痴呆（VD）

杨晓波等探讨温通针法对VD大鼠海马烟碱型乙酰胆碱受体（nAChR）亚单位蛋白及mRNA表达水平的影响。结果显示温通针法组、平补平泻组和捻转针法组较模型组大鼠逃避潜伏期均明显缩短，穿越原平台象限的次数均明显增加，海马nAChRα4、α7、β2蛋白表达水平及nAChRα4、α7mRNA的表达水平明显升高，各组大鼠nAChRβ2mRNA的表达水平未见明显改变。结果表明温通针法能改善VD大鼠的学习记忆能力，保护神经元细胞，其机制可能伴随上调海马nAChR表达有关。

孙赫楠等研究温通针法联合丹红注射液对VD患者血清白细胞介素-18、干扰素-γ的影响。结果显示温通针法联合丹红注射液能够明显降低血清IL-18和IFN-γ水平。结果表明温通针刺配合丹红注射液治疗VD效果良好，血清IL-18水平较低，IFN-γ可能是分子生物学机制之一。

（四）眼部

1. 视神经萎缩

田小刚将 60 例气滞血瘀型视神经萎缩患者随机分为观察组 30 例（52 眼）和对照组 30 例（57 眼），对照组口服复明片 46 片，每日 3 次；灯盏花素 50mg 静脉滴注，每日 1 次。观察组采用郑氏"温通针法"治疗，每日 1 次。结果显示观察组视野显效 27 眼，好转 16 眼，无效 9 眼，有效率为 82.69%；对照组视野显效 17 眼，好转 5 眼，无效 25 眼，有效率 56.14%。P100 波潜伏期、振幅较治疗前后观察组组内比较（$P<0.05$），证明郑氏"温通针法"治疗气滞血瘀型视神经萎缩，能显著提高视力，拓宽视野，改善视觉功能。

2. 动眼神经麻痹

王建文等观察了 38 例温通针法治疗单侧动眼神经麻痹临床疗效指标变化，结果显示温通针刺疗法能增大眼裂、恢复眼球水平运动距离、缩小扩大的瞳孔直径，治疗 5 周后疗效显著。

（五）过敏性鼻炎

田永萍等利用卵清蛋白和氢氧化铝对大鼠进行基础致敏实验后，采用卵清蛋白溶液滴入鼻腔引起大鼠过敏性鼻炎来制造模型，通过温通针法干预模型大鼠观察血清中 IL-4 表达和鼻黏膜组织病理学形态改变。结果显示温通针法干预后可以抑制致炎因子 IL-4 表达和炎性细胞在鼻黏膜的聚集，并对黏膜进行修复。温通针法通过干预炎症靶物 IL-4 起到对炎症介质的抑制和对黏膜组织炎性细胞聚集阻滞的作用，以此来修复黏膜组织起到治疗的作用。

（六）面瘫

安惠琴等将 60 例风寒型周围性面瘫患者随机分为两组各 30 例。治疗组采用"温通针法"配合穴位注射治疗，对照组采用常规针刺配合穴位注射治疗。结果：两组总有效率均为 96.7%，无可比性；但痊愈率治疗组为 70.0%，对照组为 40.0%，治疗组优于对照组，差异有统计学方法（$P<0.05$）。结果表明温通针法配合穴位注射能提高风寒型周围性面瘫的痊愈率。

景卫政将面肌痉挛患者按随机数字分组法分为观察组和对照组各 32 例，观察组采用温通针法治疗，对照组采用常规针刺治疗。结果治疗组显效有效率为 62.5%，明显高于对照组的显效有效率 40.6%（$P<0.01$）。温通针法治疗面肌痉挛疗效明显，可以有效降低面肌痉挛的发病频率，延长发病间期，从而有效治疗面肌痉挛。

（七）偏头痛

刘强等将 90 例无先兆性偏头痛患者随机分为三组，温通针法组给予温通针法治疗(风池、太阳、头维、率谷、阿是穴),普通针刺组给予普通针刺手法治疗(取穴同温通针法组),药物组给予盐酸氟桂利嗪胶囊每日 1 次,每次 5mg。结果显示温通针法组有效率为 93.33%;普通针刺组有效率为 83.33%;药物治疗组有效率为 70.00%。三组对比,差别异有统计学意义($P<0.01$)。结果表明温通针法治疗无先兆性偏头痛疗效确切。

(八)突发性耳鸣耳聋

梁婷等将 124 例突发性耳鸣耳聋随机平均分为两组,对照组使用传统针法,观察组使用温通针法。结果显示观察组有效率为 96.7%,优于对照组的 80.6%,观察组气导纯音听阈为(35.18±1.59)dB,明显优于对照组(50.26±2.94)dB,观察组生活质量评分(93.51±5.69)分,明显大于对照组生活质量评分(82.92±7.32)分,提示温通针法不仅可以提升患者的生活质量,还可以改善听力。

(九)原发性痛经(PDM)

代顺华等将 108 例 PDM 患者随机分为温通针法组和平补平泻手法组,比较两组疗效。结果显示温通针法组总有效率为 87.1%、平补平泻组为 66.7%;两组患者治疗后 VAS 评分下降($P<0.05$),但温通针法组下降更明显($P<0.05$);两组患者治疗后痛经症状评分降低($P<0.05$),但温通针法降低更明显($P<0.05$)。结果表明温通针法治疗 PDM 在提高临床疗效的同时,还能明显减轻患者的疼痛、改善患者临床症状。

沈海军将 PDM 寒凝血瘀型患者 96 例,随机分为两组。治疗组 48 例给予温通针法治疗(合谷、三阴交、地机、太冲)联合少腹逐瘀汤,对照组 48 例给予常规针刺治疗。结果表明治疗组有效率为 95.8%;对照组有效率为 85.4%。说明温通针法联合少腹逐瘀汤治疗原发性痛经寒凝血瘀型疗效确切。

(十)慢性非细菌性前列腺炎

赵耀东等将 60 只 Wistar 雄性大鼠探讨温通针法治疗慢性非细菌性前列腺炎的作用机制。造模后随机分成模型组、药物组、平补平泻组和温通针法 4 组,每组 15 只。模型组不予任何刺激,药物组给予前列康灌胃,平补平泻组和温通针法组均取关元、曲骨、行间。结果显示温通针法组较平补平泻组和药物组能明显降低大鼠血清中的 TNF-α($P<0.01$);温通针法组较药物组能明显降低大鼠血清中的 IL-1β($P<0.01$),与平补平泻组相比无统计学意义($P>0.05$)。其证实温通针法治疗慢性非细菌性前列腺炎疗效显著,其机制与降低 TNF-α、IL-1β 含量,减轻前列腺组织内炎细胞浸润和炎症反应,具有抗炎和调节局部免疫反应的作用有关。

(十一)眼肌型重症肌无力

徐兴华等采用"温通针法"针刺风池穴配合口服溴吡斯的明治疗眼肌型重症肌无力 30 例,总有效率达 90.0%。眼肌型重症肌无力为脾胃亏虚,精微不运,"温通针法"

为"热补法"与"传导法"的结合,"热补法"既能改善支配眼的神经功能,同时又可改善血管的功能,从而缓解复视及视物模糊;"传导法"将热胀的感觉推向眼部,促进精微物质向眼部及胞睑传导,使相应受体调节功能发挥正常,提高神经与肌肉接头之间的传递,促进肌肉收缩,改善肌力。

（十二）带状疱疹

黄继升等将 80 例脾虚湿蕴型带状疱疹患者随机分为温通组和药物组（口服盐酸伐昔洛韦片）。治疗 2 周后,温通组总有效率为 82.50%,药物组为 65.00%,两组后遗神经痛的发生率分别为 8.10%、32.50%。VAS 评分比较,温通组治疗 1 周、2 周后 VAS 评分与药物组比较,差异均有统计学意义（$P<0.05$）。中医综合症状评分比较:温通组治疗 1 周、2 周后中医症状综合评分与药物组比较,差异均有统计学意义（$P<0.05$）。

综上所述,郑氏"温通针法"广泛应用于各类的疾病,尤其是骨伤疾病、头面五官疾病、血管性疾病等。近年来通过临床医生及研究者的不断探索取得了很大的成就,这为临床诊疗提供新的思路。但仍有不少疾病缺少理论依据或临床实践依据,文献报道也有限,临床试验设计过于简单,没有对患者长期的随访,同一疾病针刺选穴缺乏规范性。所以,在今后的临床应用中,应加强对患者的随访,进一步了解患者远期疗效及复发率,进一步规范、完善温通针法的治疗方案和原则。

四、方晓丽论述郑氏"温通针法"及其临床应用

"温通针法"的操作方法左手拇指或食指切按穴位,右手将针刺入穴内,候气至,左手加重压力,右手拇指用力向前捻按 6 或 9 次,使针下沉紧,针尖拉着有感应的部位连续小幅度重插轻提 6 或 9 次,拇指再向前连续捻按 9 或 9 次,针尖顶着有感应的部位推弩守气,使针下继续沉紧,同时押手施以关闭法,以促使针感传至病所,产生热感,守气 1～3min,留针后,缓慢出针,按压针孔。

（一）过眼热针法

以风池穴为主施温通针法,使热感传导至眼区,称为"过眼热"针法。用以治疗各种眼疾常获良效。风池穴处针感较明显,但临床不掌握针刺要领,无针感传导,则影响疗效。古人云"气至而有效",所以促使针感沿经络传至病所是提高疗效的重要手段。风池穴为少阳经与阳维脉、阳跷脉的交会穴,针刺得当可使针感循少阳经、阳维脉、阳跷脉的走向而达眼、耳、额部。

操作方法:患者正坐,自然体位,督脉风府旁斜方肌外侧,枕骨下凹陷中取穴。选用 1 寸毫针,双手配合针尖朝向对侧目内眦进针 0.5～0.8 寸,进针后,刺手仔细体会针下气至感觉,得气后再行温通针法,同时紧按在穴位下方的左手大指配合刺手将针

感推向眼部,并产生热感,守气1~3min,守气后出针,按压针孔。常用配穴攒竹、太阳、内关、光明、太冲透涌泉等。

(二)穿胛热针法

取天宗穴为主施用温通针法,使热感传导至肩、臂部,起到散寒止痛的作用,称为"穿胛热"针法。治疗风寒湿侵袭所致的上肢麻木疼痛和肩凝症等。天宗穴为手太阳小肠经穴,位于肩胛冈下窝,古人有"肩重,肘臂痛不可举,天宗主之"之说。天宗穴用一般之刺法往往不易产生针感传导及温热感,采用温通针法则可使针感定向传导扩散并在肩关节局部产生温热感,通利关节,温经活络止痛。

治疗肩周炎:患者取俯伏位,在天宗穴处用指压法找到敏感点,左手拇指为押手,右手持1.5寸毫针直上斜刺1寸左右,得气后即行温通针法,使针感沿肩胛传至肩关节部,针尖顶住感应部位守气1~3min,使患者肩关节部感到温暖舒适,然后退针至皮下,出针,按压针孔。嘱活动肩关节数次,再取侧卧位,针肩前、肩髃、肩贞、条口穴,行温通针法,留针20min。

治疗上肢麻木:取俯伏位,在天宗穴处找到敏感点,左手拇指为押手,右手持1.5寸毫针向腋窝方向斜刺,得气后行温通针法,使针感经肩关节沿上肢直达手掌,循经产生热感,守气1~3min,留针20min。同时配合针刺患侧曲池、外关行温通针法,点刺十宣。此法也可用于治疗上肢疼痛、震颤、拘挛等,疗效均好。

(三)通督热针法

此方法是笔者对温通针法临床应用的发挥。以大椎穴为主施温通针法,使热感传导至背腰部,称为"通督热"针法。用以治疗强直性脊柱炎、肩背肌筋膜疼痛综合征及肩背腰部寒冷不适诸症常获良效。大椎为督脉要穴,是督脉与手足三阳经交会之所,既可调节督脉经气,又可调节六阳经经气。因此大椎穴施温通针法能达到祛邪除蒸、散寒通痹、振奋阳气、温阳通督、益气补虚的功效。

操作方法:患者取俯伏坐位,在大椎穴处左手拇指为押手,右手持1~1.5寸毫针直下斜刺1~1.8寸,得气后即行温通针法,使针感沿脊柱下传至背腰部,产生热感,守气1~3min,然后退针至皮下,出针,按压针孔。常用配穴外关、风市、足三里、三阴交、太冲等。

讨论:郑氏针法历经传承,至郑魁山已形成了一套完整的针法诊疗体系。郑魁山教授根据60余年的针灸临床经验,总结发现临床疑难杂症之病机以虚实夹杂,本虚标实为多见。尤以肾虚、肝郁、痰浊、瘀血、血虚为致病原因。根据《素问·调经论》"血气者,喜温而畏寒,寒则涩不能流,温则消而去之",以及唐容川的"此血在身不能加于好血而反阻新血生化之机,故凡血证总以祛瘀为要"的原则,故此立固本清源、温通之大法,除了补益、调整脏腑功能治其本以外,还要解郁豁痰祛瘀治其标,在治疗上创用"温通针法"治疗各种疑难杂证。该手法手法突出"温""通""补"的作用,补泻兼施,能激发经气并通过推弩守气,推动气血运行,使气至病所,具有温经通络化痰浊,祛风散寒、行气活血、扶正祛邪的作用。《金匮要略》指出"病痰饮者,当以温药和之。"此即温补的药物以化痰饮之邪。针法亦同理,温可以振奋阳气,化痰浊,祛阴邪;通以疏通经络,祛瘀邪。欲温先通,以通促温,温通相合,使痰化瘀消,标本兼顾。精湛之手法配以精当之选穴,临证治疗各种疑难病症力专而效宏。并对针法之机理进行了大量的科学研究,其学术地位得到国内外同行的普遍认可。近年来,郑老的学生、弟子围绕"温通针法"进行了较多的工作,并对针法之机理进行了大量的科学研究。并且在许多难治疾病如头面五官疾病、脑病、风寒湿痹证的辨证论治中取得了显著的疗效。

五、张帆等阐述郑氏温通针法治疗血管性痴呆研究进展

血管性痴呆是由于脑血管病及其危险因素导致的病变,出现智能、认知、记忆、学习能力损害等临床表现的综合征,呈慢性进行性发展。我国发病率约 1.1%～3%,现已成为第二大痴呆类型,仅次于阿尔茨海默病。本病当属祖国医学"痴呆""健忘"范畴,古今医家认为病机为肾髓亏虚、痰浊窍闭、气虚血瘀、脑髓失养、神机失用,以益精填髓、化痰开窍、益气活血为治则。目前现代医学多通过控制危险因素、药物以及训练来延缓病程,无特殊有效的治疗方法。针灸以其安全、绿色、多靶点的特点,在治疗中体现出了优势,能通过加速灌注缺血半暗区、激活大脑神经细胞减缓神经元进一步损伤,对患者的日常生活、智能、认知等均有明显改善。针刺手法是针灸治疗中的重要环节,是取得疗效的关键,而郑氏针法注重手法操作,认为"难不在穴,在手法耳",经过多年实践取得了一系列研究成果。本研究整理相关文献,将郑氏温通针法治疗血管性痴呆的研究进展做一梳理。

(一)温通针法

《素问·调经论》云:"血气者,喜温而畏寒,寒则涩不能流,温则消而去之。"郑魁山教授以之为论点,并总结多年的临床实践经验,创立了治疗疑难杂症的特色针刺手法——温通针法。温通针法兼顾标本,既扶助正气、调节脏腑功能以治本,又祛寒湿、散瘀血、化痰浊以治标,以温补为主,兼以疏通、温通相合,有补有泻。本法以操作简便、起效迅速等特点为临床常用,用于治疗虚劳为本,寒湿、痰浊、瘀滞为标的虚实夹杂之证。而"痴呆"多为本虚标实,温通针法可扶正固本,疏通瘀滞,气血得温后重运,使得经脉通利,清窍及肢体得以濡养,改善症状。

"温通针法"的操作方法:以两次捻转补法和一次提插补法相结合,进针前先用左

手（即押手）进行揣穴，左手切按穴位，右手将毫针刺入，待气至后，左手加重按压力量，右手拇指连续向前捻按 9 次，至针下沉紧，针尖拉着有感应的部位连续小幅度重插轻提 9 次，拇指再向前连续捻按 9 次，针尖顶着有感应的部位推弩守气，押手采用关闭法，使经气向病所传导，并产生热感。操作关键点：首先重用左手，郑氏针法在操作时注重"知为针者信其左"的原则，认为通过左手（押手）可得到十分有用的信息，如穴位肌肉的丰厚程度、进针方向、进针深浅，并可分拨肌腱和血管等，在定穴、候气、气至病所和施行手法等方面起到关键作用；其次，在气至后要进行推弩守气，配合左手的关闭法，使针感传至病所，取得更佳的临床疗效。

（二）临床应用

气虚血瘀证为痴呆的常见证型，气虚为本，血瘀为标，治疗重点在于培补正气，兼以祛瘀。温通针法既温又通，既补气虚，又能行血，达到温阳气、散瘀滞、通经脉的目的。关姝明等分别应用西药和温通针法联合西药治疗气虚血瘀型 VD 患者，治疗组：取水沟、大椎、风池、百会、足三里穴施温通针法，并予以尼莫地平片，结果患者临床疗效及 MMSE、ADL 评分升高优于未使用温通针法的对照组（$P < 0.05$），表明温通针法能够明显改善神经功能缺损，提高运动及生活能力。

孙赫楠等运用温通针法联合丹红注射液治疗 VD 患者，主穴取百会、风池、水沟，配穴取内关、悬钟，均使用温通针法，风池不留针，余穴留针 30min。治疗 6 周后，采用 HDS 评分和血清白细胞介素 –18、干扰素 – γ，与丹红注射液组、温通针法组对比，发现联合组 HDS 评分改善明显（$P < 0.05$）；血清白细胞介素 –18、干扰素 – γ 显著降低（$P < 0.05$）。

（三）实验研究

1. 抗自由基氧化损伤

脑缺血是血管性痴呆的一大病因，大脑发生缺血、缺氧再灌注性损伤时，脑组织产生大量自由基，有明显损害学习记忆能力的作用。当大脑损伤产生大量氧自由基时，可通过过氧化氢酶（CAT）的酶解作用来清除自由基。刘恩远等采用温通针法针刺 VD 大鼠人中、照海、太溪穴，与捻转针法组对比，发现温通针法组可明显提高 CAT 活性，抑制 Ca^{2+} 浓度升高，来改善自由基代谢。丙二醛（MDA）是有生物毒性的、由脂质过氧化代谢产生的物质，反映机体内脂质过氧化的速率；超氧化物歧化酶（SOD）作为抗氧化酶，可高效清除体内的氧自由基，二者均为反映氧化应激程度的重要标志物。杨晓波等研究发现，取 VD 大鼠大椎、水沟、百会穴予以温通针法治疗，治疗结果显示，与捻转针法组对比，温通针法组明显升高 SOD 活性、降低 MDA 含量（$P < 0.05$）；与药物组对比，降低 MDA 含量作用有明显差异（$P < 0.05$），余无明显差异（$P > 0.05$）。机体可通过体内存在的抗氧化剂维生素 E（VE）、谷胱甘肽（GSH）等，有效阻止过氧化物产生；谷胱甘肽过氧化酶（GSH-Px）是抗氧化损伤的关键物质。王允娜等通过研究发现，采用温通针法治疗 VD 大鼠，能显著提高 GSH、VE 的值，说明温通针法可以有效抗氧化以降低自由基对脑细胞的损伤。口锁堂等在 VD 大鼠的人中、百会、足三里等穴行温通针法，结果表明温通针法能明显降低 MDA 的含量、提高 CaN、GSHPx 的活性。

2. 调节神经递质

乙酰胆碱（ACh）存在于胆碱能神经元囊泡中，是借助神经影响中枢神经系统记忆功能的一种神经递质，与学习记忆密切相关。ACh 释放后被乙酰胆碱酯酶（AChE）分解，控制信息传递。杨晓波等取 VD 大鼠大椎、百会、水沟穴行温通针法，治疗后结果表明，温通针法可降低 AChE 的活性，提示温通针法可改善胆碱能系统的功能，从而提高学习记忆能力。

3. 调节 NO 含量

一氧化氮（NO）是一种神经活性物质，由激活的 eNOs 催化产生，因此 eNOs 活性增强可催化 NO 合成、释放，NO 有利于抑制血管内皮细胞活化和血小板聚集，还具有促进或抑制神经递质释放作用。郑强霞等建立 VD 大鼠模型，采用温通针法治疗，发现温通针法能有效降低 NOS 活性，减少 NO 含量，明显优于捻转针法组及尼莫地平组，说明温通针法可调节脑血流，保护神经元。

4. 行为学及形态学观察

作为行为学测试方法之一的跳台试验，可评价大鼠学习、记忆力等智能变化。海马是与学习记忆发生、改变有密切关系的脑区，应激时海马尤其 CA1 区结构极易受损而发生可塑性变化。杨晓波等在 VD 大鼠大椎、百会、水沟穴行温通针法治疗后，通过光镜观察大鼠海马 CA1 区，发现未见核固缩，胶质细胞无增生，细胞数量增多。并且通过跳台实验发现，温通针法组潜伏期及错误次数明显减少，效果显著。

5. 调节血管活性物质

血清内皮素（ET）是一种有强烈缩血管作用的物质，可加重大脑缺血；降钙素基因相关肽（CGRP）是一种神经多肽，作为调节因子参与认知功能和学习记忆的过程，并且有拮抗 ET 的作用，能舒张血管，改善血液循环。杨晓波等观察温通针法针刺大椎、合谷穴对 VD 大鼠 CGRP 及 ET 含量的影响，发现温通针法有效调整 ET 与 CGRP 间的平衡关系，增加脑血流量，促进脑神经细胞机能恢复。血栓素 A2（TXA2）可收缩血管、使血小板集聚，而前列环素（PGI2）可舒张血管、抑制血小板集聚，二者均极不稳定，迅速转变为无活性、稳定的降解产物——TXB2 和 6-k-PGF1a。刘恩远等发现温通针法针刺 VD 大鼠人中、照海、太溪穴，可使大鼠 TXB2 含量降低并升高 6-keto-PGF1a 含量，说明温通针法可调整 TXB2 与 6-keto-PGF1a 间的动态平衡,从而改善脑血流,促进大脑损伤恢复。

6. 改善能量代谢

能量代谢紊乱是缺血性脑损伤的原因之一,当大脑缺血缺氧时,氧化磷酸化能力下降,三磷酸腺苷(ATP)合成减少,膜两侧离子失稳态,大量离子如 Na^+、Ca^{2+} 流入氧化受损的脑细胞引起脑水肿;脑组织无糖酵解使乳酸大量堆积,加重脑细胞损伤。口锁堂取 VD 大鼠人中、百会、足三里穴运用温通针法治疗,发现温通针法能明显提高大鼠脑组织 ATP 酶、LDH 酶的活性,降低 LD 的含量,与捻转针法组比较差异明显,可减轻脑组织酸中毒,保护脑细胞。

综上所述,郑氏温通针法治疗血管性痴呆是以中医基础理论为指导,临床疗效确切,治疗方法简便,操作时以两次捻转补法和一次提插补法相结合,强调推弩守气使气至病所,产生温热之气,温通相合,与痴呆的病机相契合。在实验研究中揭示了温通针法在调节神经递质及 NO 含量、抗氧化自由基损伤、调节血管活性物质及能量代谢等方面的作用机制。虽然温通针法治疗 VD 有明显优势,但通过研究,仍发现一些问题:

①关于温通针法治疗 VD 的临床研究的文献数目较少,且研究证型单一,集中于气虚血瘀型;不同文章纳入标准不统一,使结果缺乏对比性。

②临床研究注重短期疗效的评价,缺乏对远期疗效的评估及患者随访。

③血管性痴呆发病机制复杂,实验研究中动物造模不能完全模拟 VD 病理改变,目前也尚无标准的动物模型,影响疗效评价;不少实验研究的设计缺乏严谨性,样本量偏小,对照组设置不合理,导致结果的可信度差。

④郑氏针法操作主观性较强,不少文献中未提及对手法规范化操作的描述。

在未来的研究中,要充分发挥温通针法治疗血管性痴呆的优势,在严格规范的纳入标准下,进行多中心、大样本、更高质量的临床研究;在中医辨证论治的基础上,对多种证型的治疗进行研究;建立完整的随访体系,对远期疗效进行评估;加强对针刺手法操作过程的标准化叙述。在实验研究中,需尽快建立规范统一的造模方法,此外可进行信号通路方面的研究,为推动郑氏温通针法及其相关研究提供依据。

六、对于气滞血瘀型视神经萎缩患者,田小刚使用郑氏"温通针法"对 60 例患者进行治疗

田小刚按照随机原则将患者随机划分为两组,即观察组、对照组,每组均包含 30 例患者,前一组为 52 眼,后一组为 57 眼,对照组患者口服 4~6 片复明片,每日口服 3

次;向患者静脉处滴注 50mg 灯盏花素,每日 1 次。使用郑氏"温通针法"对观察组患者进行治疗,每日 1 次。对照组、观察组患者均以一个星期为 1 个疗程,累计治疗 4 个疗程。结果:视力前后对后者进行组内对比,差异符合统计学要求($P<0.05$),治疗后进行组间对比,差异也符合统计学要求($P<0.05$)。观察组视野下,分别有 27 眼、16 眼、9 眼取得显著疗效、经治疗后有所恢复、无任何治疗效果,有效率处于较高水平,高达 82.69%;对照组视野下,分别有 17 眼、5 眼、25 眼取得显著疗效、经治疗后有所恢复、无任何治疗效果,有效率仅为 56.14%。对两组患者进行对比,差异符合统计学要求($P<0.05$)。治疗前后,对观察组患者 P100 波潜伏期、振幅进行组内对比分析,差异符合统计学要求($P<0.05$),对患者进行治疗后,进行组间对比分析,差异也符合统计学要求($P<0.05$)。结论:在对患者使用郑氏"温通针法"进行治疗时,能使视力得到显著提升,使患者视野变得更加广泛,起到改善视觉功能的作用。

视力减弱的主要病机在于头颅目系受到外部损伤、因肿瘤导致人体经络受到压迫,脉络受到瘀阻,眼部失去精血的养护,进而导致视力退化、视野范围变得更加狭窄。目为肝窍,肝藏血,而眼睛的功能离不开肝血的濡润,七情所伤,肝气郁结、气机上逆、玄府闭塞,则眼睛的视觉、色觉功能均会出现异常;或导致因痰热导致目系因此淤阻,上扰清窍,导致人体无法焕发出神采;或肝肾阴虚、缺乏充足的气血、导致人眼失去脏腑精华的养护,导致瞳孔内部失去滋养,因此出现失明病症。综合以上,该病的主要原因在于"玄府闭塞,人眼失去脏腑精华的养护"。《医学纲百通治眼病》指出,气机上逆、血脉不畅、玄府闭密、神气无法顺畅的流动是引发青盲的主要病因。在治疗该疾病时,应以使经脉保持畅通、疏肝理气、进行气血调节,使脏腑得到养护、活血化瘀为宜。

作为一种独特的针刺手法,温通针法因其良好的疗效而具有较高的知名度,其首创者为郑魁山,该针刺手法对于气滞血瘀型视神经萎缩具有明显的治疗效果,其作用原理主要体现在下述方面:

①从经络穴位的视角进行分析,风池穴位于足少阳、阳维的会合之处,瞳子髎位于足少阳、阳维的会合之处,二者同属足少阳胆经,"胆足少阳之脉,起于目锐眦,上抵头角……至目锐眦后",因此在向风池穴施针时,应使热量向着眼底的方向,向有经络基础处传导。三焦少阳之气经过血脉流动至丝竹空穴位后"前交颊,至外部眼角"。因此可对该穴位进行针刺,进而起到对三焦少阳之气进行调节的作用。太阳穴,与瞳子髎等穴位属于临近取穴,操作阶段,沿着眼睑方向使针感传导至眼睛底部,使眼睛底部的气血供应得到改善。

②从针法视角进行分析,该手法具有"温""通"的效果,温可起到扶助阳气的作用、祛除邪气;通可祛除瘀血,生化新血,使经脉保持畅通、消除痉挛的作用。将该针法

与补泻未能共同使用,采用推弩守气的方式,等到气至以后,使针感向眼眶和底部传导,为气血的运行起到良好的推动作用,使气达到病位,进而起到消除血瘀、使经脉保持畅通、补血养气的作用。且该刺针手法注重押手的共同操作,需向前捻转 2 次,并以较大的力度插入以后缓缓提起,并对九阳之数进行操作,产生较大的刺激,针感具有显著的传导功能,具有更好的疗效。

③从实验视角进行分析,对病位施针以后,加强改善视觉中枢区域的生物活动,使视觉细胞快速进行新陈代谢,使人体局部组织的微循环得到明显改善,为血液供氧起到良好的推动作用,使视神经快速传导,使其功能得到恢复、改善,进而提升视力、拓展视野。此外丝竹空等穴位的周边有颧神经,会对眼睛起到一定的决定性作用,因此可通过施针,使视网膜的微循环状态得到改善,并能通过补足气血,改善这一区域的代谢活动功能。本文的研究结果指出,治疗前后,观察组干预后视力结果得到了提升,并且进行为期 1 个疗程的治疗以后,取得了极为显著的效果,差异符合统计学要求。

综合以上,采用本方法对本案例中的视神经萎缩病症具有良好的治疗效果,能够患者的视力得到明显改善,拓宽视野,并能使视觉功能得到进一步改善。

七、通过采用郑氏温通针法,白杨等对 30 例中风后偏瘫患者进行了治疗

白杨等选取 60 例患者将患者划分对照组、治疗组两组,每组均包含 30 例患者。前者进行西药治疗,后者采用郑氏温通针法进行治疗。两组患者的疗程均为 8 个星期,对两组患者进行一个疗程的治疗以后对治疗效果进行判断。结果:治疗组分别有 16 例、10 例、3 例、3 例患者已基本恢复、取得显著疗效、取得一定效果、毫无任何效果,有效率处于较高水平,高达 96.7%;对照组患者分别有 5 例、4 例、5 例、16 例患者已基本恢复、取得显著疗效、取得一定效果、毫无任何效果,有效率处于较低水平,仅为 46.6%;对两组患者的疗效进行对比分析,差异符合统计学要求($P<0.01$)。结论:本法对于中风后偏瘫患者具有良好的治疗效果。

脑卒中患者会出现偏瘫这一常见后遗症,偏瘫患者普遍存在正气耗脱,脉虚,则人体结缔组织分布疏松,人体易于被风邪侵入,或脾胃虚弱,气血不足,无法维持气血的畅通运行,引发气血瘀阻的问题,导致筋脉失去养护。郑魁山采用了具有"温""通"作用的温通针法,这种针刺手法具有补泻兼施的特点,"温"为热之渐,"通"具有疏通的含义。"温"以振奋元阳、化瘀祛痰、祛除邪气;"通"使经脉畅通,调理气血,应采用温通结合的方式起到补泻兼施,治标,治本的作用。"温通针法"的终极目标在于疏通,正

如将阀门开启向池内注水一般,水会沿着阀门而流动。从中不难看出,本文提到的针法具备简便的特点,郑氏"温通针法"独特简便,有着深刻的含义,本针法的核心在于温通相合,能够使经脉快速畅通,气血得温以后得快速畅通运行,使肢体功能渐渐恢复。临床上,主要选择"风池"穴,采用该针法对患者的偏瘫等疾病进行治疗,具有良好的治疗效果。将合谷穴等穴位作为特定穴对这些穴位进行针刺,能取得明显的疗效,采用本法对上述穴位进行刺激,不但能使人体上肢功能恢复健康,而且还能使偏瘫患者恢复脾胃功能,并且在采用本法对上述穴位进行操作时,押手下方关闭,进而传导针感,与风池穴配穴,起到调和气血的作用。对本次试验结果进行分析不难发现:在治疗后,对两组患者的 Fugl-Meyer 运动评分进行对比分析,相较于对照组而言,治疗组得分显著提升($P<0.01$),且治疗效果也优于对照组($P<0.01$),由此表明相较于对照组而言,在治疗中风患者时,患者肢体功能恢复方面,本法能取得更好的效果,这也意味着本法更能促进偏瘫患者恢复肢体功能,具有明显的优势,具备临床推广价值。

八、张国晓等对郑氏温通针法治疗筋病的浅析

认为筋病为临床中的常见疾病,包括筋痹、伤筋、筋挛及经筋病等,近年临床证实温通针法对此类疾病的治疗具有操作简便、起效快、疗程短等特点。

(一)温通针法

"温通针法"是郑老结合自己数十年临床经验,在传统针刺手法的基础上独创的治疗各种疑难杂症的特色针刺手法。其手法不仅操作精湛,取穴精简,且效专力宏;温通针法操作过程要求治神及心手合一,双手配合、顺势而发,从而才能激发经气并通过推弩守气,推动气血运行,使气至病所,达到温经通络、祛风散寒、行气活血、扶正祛邪的作用。该手法具体操作如下:左手拇指或食指切按穴位,右手将针刺入穴内,候气至,左手加重压力,右手拇指用力向前捻按9次,使针下沉紧,针尖拉着有感应的部位连续小幅度重插轻提9次,拇指再向前连续捻按9次,针尖顶着有感应的部位推弩守气,使针下继续沉紧,同时押手施以关闭法(即左手拇指按压于穴位下方经络,防止针感下传),以促使针感传至病所,产生热感,守气 1~3min,留针 30min 后,缓慢出针,按压针孔。

(二)临床应用

1. 颈部筋病

颈椎病其根本是颈部结构失稳,而颈部的平衡由颈椎及其附件结构和周围的肌肉维持。由于斜方肌为布于颈部浅层肌肉,其因持久劳损可引起颈椎的失衡,而手三阳与足三阳的经筋结于颈部,从解剖结构角度看其位于斜方肌的起点与止点的行径上,

临床研究发现针刺斜方肌部位的相对应的穴位治疗颈椎病的疗效肯定。而温通针法通过推弩守气,鼓动精气,产生热感,起到温和灸与针刺的双重作用,使气至病所,故具有除风散寒、温经通痹止痛的作用。运用温通针法针刺以双侧颈夹脊、风池穴、天宗穴及肩井穴为主穴,《针灸大成》云:"风池……手足少阳、阳维之会……颈项如拔痛不得回顾",故针风池使针感达至头部,治疗颈椎病及颈肩综合征有明显的疗效。椎动脉型颈椎病以"头晕、头痛"为其主要表现,并伴有颈肩部的不适,故将其归属于中医学"眩晕"或"项痹"的范畴。《灵枢·口问》载:"上气不足,脑为之不满……目为之眩"。其病机多由劳累、外伤、情志及年老体虚等因素造成正气虚损、经气运行受损,以致风寒湿邪乘虚而入,邪滞经脉不通则痛。取双侧风池、颈夹脊穴,根据"经脉所过,主治所及"的选穴原则,在风池施以温通针法使针感到达头部,从而达到通其经络、调其气血,使"壅滞"之气得以疏通,在临床中治疗椎动脉型颈椎病的疗效明显好于普通针刺($P<0.01$)。同样应用温通针法针刺风池穴与天宗穴,通过"温"与"通"的相结合,针天宗使热感从肩关节传至手掌可显著改善颈部疼痛及上肢麻木等症状,对治疗神经根型颈椎病的效果明显要优于常规针刺($P<0.05$)。

2. 肩部筋病

肩关节为机体功能性活动范围最大的骨关节,其周围韧带的分布相对较为薄弱,关节囊较松弛,结构的稳固性也相对较差。长期劳损或撞击、复感风寒湿等外邪致肩部疼痛伴上举及外展内旋功能严重受限。大量临床研究已证实,毫针针刺肩髃穴、肩髎穴及天宗穴等手六经上的穴位对改善肩部疼痛、促进局部血液循环及消除炎症等效果显著且安全性高。手太阳小肠经循行于上肢肩臂部,绕肩胛而交肩上,主司上臂功能活动,《针灸甲乙经》载:"肩重……天宗主之",故用温通针法针天宗穴使热感散布于整个肩臂部,以达到疏通肩部气血而通经散寒止痛,改善肩部功能活动的作用,且疗效明显高于普通针刺($P<0.05$)。肩胛肋骨综合征以两肩胛内侧及颈项后疼痛僵硬不适为主要表现,属于中医学"痹证"的范畴,太阳经经过其病变部位,故也称"太阳筋病"。其病理特点以"寒""滞""虚"为主,而温通针法的特色是"温""通""补"与之病理特性十分契合。以温通针法针刺选天宗、大椎、肩井等局部穴位,意在振奋诸阳,疏调气血,通痹止痛,同时促进局部炎性物质的吸收,最终达到缓解疼痛的目的,对治疗肩胛肋骨综合征临床疗效肯定且优于普通针刺($P<0.05$)。

3. 腰骶部筋病

腰椎由于其生理性曲度结构特性而承载着人体60%的重力,并从事着各种复杂的屈、伸、旋转活动,在长期不良姿势及活动过程中易损伤腰部筋肉。"腰为肾府"由肾之精气滋养,肝主筋而藏血,故肾精、肝血充足,筋脉、骨骼得以濡养,则腰椎各关节活动灵活。膀胱经及督脉循行过腰背部,而冲、任、带脉分布于腰间,故腰部的疾患与肝肾两脏及诸经络具有相关性。故针膀胱经、督脉上的经穴治疗腰部病变疗效明显。取腰阳关、肾俞、关元俞及委中等穴采用温通针法,以疏调督脉与膀胱经之经气,通则不痛,通则气血运行畅达,腰部筋骨关节得以濡养,对治疗腰肌劳损效果显著。腰椎间盘突出症与腰椎管狭窄症的临床症状均以腰腿部疼痛、麻木不适为主,故都属于中医学"腰痛""痹证"的范畴,认为其病机以肾气亏虚、筋脉失于濡养为本,风寒湿外侵为标,经气闭阻,气血运行失调,营卫不得宣,致腰腿经脉阻塞不通而表现出疼痛、麻木、功能活动障碍等症状。《灵枢·经脉》载:"督脉之别……别走太阳,入贯膂""膀胱足太阳之脉……夹脊抵腰中"。采用温通针法针大椎、命门、肾俞、环跳等穴使热感散布腰间并传至病所,以补肾温阳、散寒通络、通调督脉、舒理筋经而达到改善腰部疼痛、麻木等症状,对治疗腰椎间盘突出症与腰椎管狭窄症的疗效显著,且对患者生活质量方面与症状体征改善的即时性及持续性优于常规针刺($P<0.05$)。

4. 膝部筋病

膝关节属于铰链骨节,其负荷较大并处于机体两个长骨杠杆臂之间,故易损伤。膝关节冠状轴上的运动主要由股四头肌和与其对抗的腘绳肌两肌群共同协调完成,同时加强了膝关节矢状面的稳固性,其周围组织及肌肉肌力及肌张力的改变与异常,直接影响着膝部筋病的病程与临床症状表现。足六经散布于整个膝关节,肝主筋藏血,肾主骨生髓,脾化生水谷精微而主肌肉,共同调节膝关节经脉气血,使之活动自如。膝骨性关节炎依据其病因及临床表现的关节疼痛、肿胀、活动受限等症状表现归属于中医学的"痹证""骨痹""膝痹"等范畴,《张氏医通》中记载:"膝者……无有不因肝肾亏虚者,虚者风寒湿气袭之",阐明了本病以肝肾亏虚为内因,外感风、寒、湿等邪为外因。《素问·上古天真论》载"七八、八八"人体肝肾之气衰竭,生化乏源,筋骨得不到精血滋养则会发生病变。可以看出中老年人之所以易患腰膝疼痛,因其与肝肾密切相关,皆因肝肾精血不足,导致膝关节的筋骨失养所引起。故针刺局部经穴尤以足三阴经穴位为主,意在健脾化源,滋补肝肾,补益经气,通经活络止痛;取血海、梁丘、犊鼻、膝中及足三里等穴施以温通针法,得气后使经气达至病所,疏通局部气血,对膝骨性关节炎患者的功能活动改善显著,平均有效率达93%以上,且缓解疼痛迅速,还可降低相关炎症因子白细胞介素1(IL-1)、肿瘤坏死因子(TNF-α)等以达到抗炎镇痛的作用,从根本上治疗本病。

5. 风湿类筋病

风湿类疾病是以侵犯骨关节及周围软组织为主,临床以关节疼痛、肿胀、畸形为主要症状的一类自身免疫性疾病。目前临床治疗主要是缓解疼痛,延缓或控制病情进展为主,尚无完全治愈方案。类风湿性关节炎依据其临床症状归属于中医学的"痹证"之范畴,认为其病机主要是脾胃之气不足,而致正气亏损,风寒湿火等毒邪外侵,留滞经脉,机关不利所致。前期临床已证实针刺治疗该病疗效满意,而温通针法具有温补阳气、通利关节等作用,且实验研究证明温通针法具有调节机体的免疫功能作用,故用温通针法针阿是穴与局部经穴辨证取穴治疗类风湿性关节炎疗效显著,且明显优于常规针刺($P<0.05$)。《素问》记载:"督脉为病,实则脊强……虚则头重",认为强直性脊椎炎病变主要与督脉相关,膀胱经与督脉相通故取大椎、肾俞、关元俞及膀胱俞等穴并配以下肢远端取穴,针刺得气后行温通针法使针感散布整个膝关节并传至足部,对强直性脊椎炎患者功能活动改善明显,且能延缓并控制其病情进展。

中医学有关于"筋"的记载早在《易经》中就有,《易·系辞》中载:"筋乃……骨节之外,肌肉之内……无处非筋。"认为筋包括人体关节周围的皮肤、深浅筋膜、韧带、滑膜、血管、腱鞘、肌腱、关节软骨等软组织和神经系统。其病因分为外因与内因,外因主要包括直接暴力、间接暴力、持续劳损力及风寒湿外邪侵袭,内因主要为正气不足,邪气外侵。筋病是以肢体关节疼痛、肿胀、功能活动障碍为主要临床表现的一类疾病,其病变部位主要在筋,涉及经脉、骨节、肌肉,与肝肾等脏腑密切相关,与现代医学所指的肌肉劳损、风湿性关节炎、坐骨神经痛、软组织损伤和纤维肌痛症等病相对应。

从以上临床报道中可看出温通针法治疗疾病疗效显著的关键在于手法在特定穴位的操作,且在治疗各种疾病不拘泥于证型,但以"寒""虚""瘀"为主,这在临床针疗中更简便;其取穴与其他针灸治疗方法并无差异;大抵如下:温通针法治疗颈肩部筋伤主要选风池、颈夹脊、肩井(针刺时提捏斜方肌,沿斜方肌下缘平行针尖刺向对侧)及天宗为主穴,意在疏风通络、舒筋止痛,达到改善颈项部的微循环,调节周围神经血管功能的目的,而缓解颈项部酸痛、僵硬等症状;腰部筋病针刺主要以督脉、膀胱经、胆经为主,大多选用肾俞、腰阳关、命门、关元俞、阳陵泉及委中以温经助阳、舒筋通痹、扶正祛邪、行气止痛而缓解腰部不适等症状;膝部筋病主要归于肝、脾、肾三脏亏虚,治疗以补益先后天,使生化有源而以养筋骨,取穴以近端选穴为主,以温通针法针关节周围穴位,使经血达至关节以荣养筋骨。温通针法治疗筋病涉及的疾病面广,其疗效肯定,与其他治疗方法比较具有快速缓解疼痛、改善关节功能活动、提高患者生活质量,且具有取精简、刺激量大、操作简便、效优价廉、安全性高等优势,值得临床广泛推广运用。

(秦晓光)

第三节　关于"金钩钓鱼"针法的现代研究

一、刘文娟等论述"金钩钓鱼法"的渊源与临床应用

(一)郑氏"金钩钓鱼针法"的渊源

本法是从"提插"和如"鱼吞钩饵之浮沉"发展而来,由于操作时拇食二指持针,针尖带着穴位处皮肤提抖,有似鱼吞钩饵之浮沉的形象故名。《针灸大成》上说:"夫营卫者阴阳也。经言:阳受气于四末,阴受气于五脏。故泻者先深而后浅,从内引持而出之;补者先浅而后深,从外推内而入之,乃是其阴阳内外而进退针耳。"《灵枢·官能》提出了"泻必用员,切而转之……疾而徐出……伸而迎之……补必用方……微旋而徐推之……疾出之"的提插补泻法与捻转补泻法。何谓针刺得气?《标幽赋》中这样描述:"气之至也,如鱼吞钩饵之浮沉,气未至也,如闲处幽堂之深邃。"在其他古医籍中也有其类似记载,与"如鱼吞钩饵之浮沉"表述有异曲同工之妙,如《针灸大成》中"如针下沉重紧满者,为气已至,若患者觉痛则为实,觉酸则为虚;停针待气,使上下相接,快然无所苦"。再如《黄帝内经》也多次提到"气至乃下之"。"金钩钓鱼法"体现了中医取象比类法命名的原则,形象而生动地体现了该手法的操作方法。

(二)郑氏"金钩钓鱼针法"的操作方法

左手食指紧按或不按针穴,右手持针速刺或捻转进针,得气后,使针体向前捻转,待针下沉紧,出现涩针现象时,针尖带着穴位处肌肤微微提抖,出针时将针转回,使针下松滑再拔针,出针后不扪闭针孔。最初用于金津、玉液、膻中等肌肉浅薄处穴位,现代医学临床常用该手法取阿是穴、有筋结的穴位、八会穴及经验效穴。

(三)郑氏"金钩钓鱼针法"的主治

该针法适应证为一切气血瘀滞证和实热证,如中风闭证、痰涎壅盛、舌强不语、胸满胀痛、咳嗽气喘等。随着现代医学技术的发展,郑氏"金钩钓鱼法"与多种医学技术相结合,可以治疗多种病症,并且临床效果显著。

1. 脑血管疾病

孙润洁等临床研究发现,"金钩钓鱼针法"结合 Bobath 技术治疗脑卒中后上肢痉挛状态疗效优于单纯 Bobath 技术,可以有效缓解痉挛状态,改善上肢运动功能,提高

日常生活能力。付有春等将 108 例患者随机分两组,治疗组在风池穴施以"金钩钓鱼针法", 对照组单纯进行西医治疗, 结果治疗组总有效率达 92.6%, 高于对照组的 70.4%。孙润洁将 66 例患者随机分为两组,每组各 33 例。两组的基础治疗均给予神经内科常规药物,试验组选取天府、尺泽、内关、大陵、梁丘、阴陵泉、三阴交、照海穴行"金钩钓鱼"针法,针刺足够疗程后进行 MAS、CSI、FMA、BI 评分,结果提示,"金钩钓鱼针法"对缺血性中风后痉挛性瘫痪疗效优于 Bobath 技术。

2. 颈肩腰腿疾病

朱博雯等临床比较郑氏"金钩钓鱼针法"与电针治疗腰椎间盘突出症的临床疗效差异后发现,郑氏"金钩钓鱼法"治疗腰椎间盘突出症的效果优于电针组。盛雪燕等将 60 例患者随机平均分为两组。"金钩钓鱼针法"组治疗总有效率为 90.0%(27/30),平补平泻组为 83.3%(25/30),"金钩钓鱼针法"组疗效更优($P<0.05$)。沈海军对 38 例腰椎盘突出症患者选取阿是穴及相关常用穴位予"金钩钓鱼"针法,每天治疗 1 次,10 天为 1 个疗程, 休息两天后进行第 2 个疗程的治疗, 经治 2 个疗程后进行临床疗效评估。结果显示,治愈率 52.6%,好转率 42.1%,无效率 5.3%,总有效率达 94.7%。潘学琼临床研究发现"金钩钓鱼针法"配合中药治疗腰椎间盘突出症可减轻症状,有效改善腰椎功能,提高生活质量。赵继荣等将符合诊断的腰椎间盘突出症患者 67 例,按随机法分为两组,治疗组患者 34 例,对照组患者 33 例。对照组采用单纯 PLDD 治疗,治疗组采用 PLDD 联合针灸治疗(针灸选用"金钩钓鱼针法")。所有患者于术前、术后 1 周、2 周、1 月、2 月随访,采用多项评分法。结果显示,PLDD 联合针灸治疗腰椎间盘突出症,短期内能够有效缓解疼痛、麻木等临床症状,并且能够为突出髓核的逐渐回缩提供有利环境,值得临床推广及应用。吴珏灿等通过对 160 例患者的临床研究发现,采用"金钩钓鱼针刺法"联合补肾活血汤剂治疗腰椎间盘突出症临床疗效显著。

3. 消化系统疾病

徐旋将 64 例符合诊断标准的慢性萎缩性胃炎患者随机分为两组,每组 32 例。针刺组采用"金钩钓鱼针法",西药组予常规西药口服。3 月为 1 个疗程,经治 1 个疗程后评定疗效。结果显示,针刺组总有效率为 87.5%。有报道运用"金钩钓鱼针法"针刺膈俞穴治疗颈源性呃逆 1 例。患者女,66 岁,因颈项僵痛 6 年伴顽固呃逆来就诊。1 年前出现右上肢麻木,颈肩部受力及低头时症状加剧,连续打嗝每分钟 30 次以上,伴有颈项酸痛、胸闷。曾以顽固性呃逆在外地医院用药物、针灸治疗无效,胃镜检查无异常。经治疗后患者上述临床症状好转。徐旋等总结了何天有教授治疗慢性萎缩性胃炎的经验,在灵活选穴组方的基础上,重视传统针刺手法的应用,尤擅用"金钩钓鱼针法",同时辅以何氏药物铺灸疗法提高疗效。选用 T7～T12 华佗夹脊穴治疗慢性萎缩性胃炎,将郑氏"金钩钓鱼针法"与何氏铺灸相结合,临床治疗效果显著。

郑氏针法学术流派的传承经历了几代人,在郑魁山这一代发展成熟,形成了完整的理论体系。"金钩钓鱼针法"作为郑氏家传八种手法之一,已经在临床中得到了广泛的应用,且取得了肯定的临床效果。郑氏针法所包含的内容极其丰富,未来其传承和发展尚需历代针灸人的努力,不仅要学习郑老的医术医德,更要学习郑老的父亲郑毓琳告诫他的那句话"今后行医,不论刮风下雨,路远天黑,病家有求必应,勿畏艰难困苦"。

二、盛雪燕等学者对"金钩钓鱼"针法进行了浅议

(一)"金钩钓鱼"针刺手法的理论基础

郑毓琳基于对家传手法的继承与总结,融合了元明年代针刺补泻手法的核心内容,基于"提插法"等理论,结合长期的临床实践经验,与经筋理论巧妙地融合起来,通过创新发展出了"金钩钓鱼"手法。并借鉴《针灸大成》中的针法命名方法,结合自然界动物的各种神态各异的动作来对针法的操作技法进行形象的描述。操作阶段,"金钩钓鱼"用拇指、食指持针,针尖带动穴位周边区域的肌肤小幅抖动,如同鱼儿缓慢流动时上钩吞饵一般,使鱼钩产生浮动,并因此得名"金钩钓鱼"。该针法将中医"取象比类"的特点反映了出来,因得气之感如同鱼儿上钩一般,上下浮动,因此被称作"金钩钓鱼",焦顺发也曾将针尖处产生下沉之感形象地描述为"如鱼吞钩饵主浮沉"。其中的"金针"特指金属针。

(二)"金钩钓鱼"手法特色

1. 操作以双手配合、小提抖术为关键

为了实现治疗的目标,郑毓琳使用虚搓法等方法进行操作。"金钩钓鱼"手法注重左手与右手密切配合,对选取的穴位进行正常消毒后,选用 0.40mm × 75mm(3 寸)的毫针刺入穴位,左手食指紧按穴位或无需按住穴位,右手拇指、食指向穴位内将针刺入一定深度,左手等到气至以后,会产生针下冲动的感觉;等到气至以后,确保能实现"气至病所",右手拇指、食指采用虚搓法,将针体向前捻动旋转 3 次以后,使针下受阻以后,手持针柄,向上轻提抖动 3 ~ 6 次,使针孔周边的肌肉如同鱼吞钩一般上下抖动,左手在穴位附近区域按揉,进而缓解刺激,并感知针穴附近肌肉的变化,肌肉松弛以后,将针缓缓拔出,对针孔进行揉按。也可结合实际情况,施术以后留针 15 ~ 30min。作为泻法类手法,本法对于肩周炎等气血瘀阻、实热证较为适用,对于青年、壮年群体、气血充足者较为适用,对于年迈、身体虚弱者,应谨慎使用本法。

2. 选穴特点

（1）选取阿是穴、有筋结的穴位

在穴位选择方面，"金钩钓鱼"手法主要选取阿是穴等穴位，施术时，优先使用左手在病位处按压，将患者产生疼痛感的部位作为针刺部位，使用本法对穴位进行针刺，能使功能失常的运动神经终板区受到破坏，缓解肌肉痉挛的症状，使血液快速循环，及时排出炎性物质，最终使患者的疼痛部位气血供应、新陈代谢情况得到改善。沈海军倡导选取阿是穴等穴位采用本法进行治疗，等到患者病症得到改善以后，再结合常规穴位进行治疗。

（2）选取八会穴

八会穴适用于脏腑等 8 种与精气相关的病变治疗，也可对热病进行治疗。郑毓琳指出对于胸部疾病而言，膻中穴具有良好的疗效，再配合使用本法进行治疗，可将理气祛痰的作用进一步发挥出来，因此，在对胸满胀痛等实证进行临床治疗时，本法具有较好的治疗效果，应使用长度为 25～40mm 的毫针按照一定的倾斜角度刺入膻中穴。位于任脉上部的中脘穴适用于脏腑疾病、多痰等实热证的治疗，因此，使用本法对中脘穴进行针刺，能起到除湿热、祛痰的作用。王利军等使用本法对八会穴进行针刺，使得 1 例颈源性呃逆患者得到治愈，具有显著的治疗效果。因此，使用本法对八会穴进行施术能起到良好的疗效。

（3）选取经验效穴

位于舌下的金津、玉液两穴主治舌肿等病症，是对脑卒中言语功能失常进行针灸治疗使用的穴位。按照现有文献，这两个穴位普遍使用点刺放血的方法进行治疗，可采用两穴放血的方式产生清心开窍的功效。考虑到点刺放血法属于一种泻法类手法，因此，郑毓琳将"吐法"与"金钩钓鱼"融合起来，用于金津、玉液两个穴位，对语言功能障碍患者进行治疗，操作阶段使患者尽可能地发出"一、二"的声音进行配合，从而产生清心开窍的作用、使患者恢复语言功能，改善临床治疗效果。

3. 补泻以气感的连续性为主

谈及气感变化对补泻效应的影响时，郑魁山指出："补针补到针下沉紧，泻针泻到针下松滑"，即在操作阶段，针刺补法使产生气感逐步加强的感觉，而针刺泻法在操作阶段，气感会逐步变弱。在临床中，"金钩钓鱼"手法被称作泻法类针法，在调节气感上，也注重将气传导至病位，并产生连续的气感，因此，郑魁山坚持合理控制压力来将所感精准地传导至病位，并呈现出逐步增强的有序变化；进行针刺以后，通过对角度、深度进行不断调整，采用提插手法延长针感的存在时间，使之逐步减弱，直至肌肉松软。

(三)"金钩钓鱼"手法的临床应用

1. 急性期疼痛类病症

临床上,疼痛是一种较为错综复杂的病症,较为多见,应对病机进行深入探究,要想取得显著的治疗效果,就应明确病机。疼痛可分为 3 种类型,即"不通则痛""不荣则痛""不松则痛"。其中,第一种属于实证。"寒气入经而稽迟,涩而不行,客于脉外则血少,客于脉中则气不通,故卒然而痛……"这种因经络无法顺畅运行而引发的疼痛属于实证,可采用本法起到疏通经络、镇痛的作用,因此"通则不痛"的疗法是指"以通治痛"。

当前,在临床上,腰椎间盘突出症极为常见,具有较大的治疗难度,并且易于反复发作。中医指出本病的病因在于因跌仆坠损或受到风寒侵袭等引发的气血瘀阻、经脉无法畅通运行,其核心在于经气无法畅通运行,因此产生疼痛的感觉。在对急性期腰椎间盘突出症进行治疗时,应在病位或环跳等穴位采用本法并结合肾俞等穴位疏通经气;对于急性期肩关节周围炎患者,应在病位易于出现筋结处,使用 75mm 毫针,本法等到病患产生明显的针感以后,手部会产生麻木感,并配合天宗等穴位进行治疗,使用本法对 38 例患者进行治疗,其中痊愈、具有一定效果、未产生任何效果的患者分别有 20 例、16 例、2 例,整体有效率处于较高水平,高达 94.7%。付有春等采用本法治疗 108 例血管神经性头痛患者,整体有效率处于较高水平,高达 92.6%,并指出使用本法具有治疗效果更加明显、延长止痛时间等结论。

代表性病例:

一位 49 岁女性患者于 2015 年 1 月 22 日前来就诊。主诉:左肩持续性疼痛,疼痛持续时间已超出 1 个月。患者 1 月前,因长期在办公桌前工作而出现左肩疼痛症状,病情不断加剧,按摩后并未明显好转。1 个星期以前,认为疼痛进一步加剧,上举等均会受到限制,并因手臂产生麻木的感觉而前来就诊。患者为肩关节周围炎患者,中医辨证为损伤经筋、瘀血停留在内部、因无法畅通运行而感到疼痛,可使用疏经化瘀的原则进行治疗。取肩髎等穴位(对病位处使用 75mm 毫针直接刺入,等到气至以后,采用本法,对巨骨等穴位施术,病患认为疼痛病症缓解以后,经过 8 次针刺,患者左肩已能正常活动。

2. 脑系疾病

"金钩钓鱼"具备清心开窍的功效。郑毓琳往往将该手法与"吐法"融合起来,进而起到清心开窍、涌吐风痰的作用,在临床中对语言障碍的患者进行治疗时,应使患者尽可能地喊出"一、二",将本法用于两个穴位处,使用长 75mm 毫针向舌体、舌根部进行快速刺激,等到气至以后,拇指向前捻转,带动在感应部位使用针尖进行 3~6 次抖提,结合患者的耐受能力,起到清心开窍、使患者说话的作用。在对小儿惊风进行治疗阶段,紧按穴位,等到患者产生呕吐反应的情况下,采用本法快速刺入中脘,产生神经反射,起到清除顽痰的作用。

代表性病例:

41 岁男性患者,于 2014 年 7 月 24 日病导致语言功能障碍,3 月后前来就诊。其亲属代替他描述病症:患者 3 月前并无明显原因,出现右肢无力、难以稳定行走、难以持物,口齿不利。家属将其送往医院救治,以"脑梗"的诊断入院接受治疗,采用药物疗法对患者进行治疗。之后,患者病情渐渐稳定并出院,但患者依然存在言语功能障碍,并前往我院就诊。难以发音、无法清晰地吐字、痰多、吞咽障碍等是患者言语障碍的核心表现。因此,使用祛风开窍的疗法,优先采用导痰法,使用手指紧切廉泉两侧穴位,等到患者产生呕吐反应时,点刺右穴,使患者内脏产生反射作用进而产生作呕反应;对右侧廉泉穴进行点刺以后,患者产生呕吐反应,但未流出涎液,再次点刺左穴,患者产生强烈的呕吐反应,但喉部堵塞,依然并未吐出,使患者休息 5min,再度对天突穴进行点刺,同时紧按两侧廉泉;患者产生强烈的呕吐反应,尽管吐出大量涎液,但依然无法大量呕吐,快速将患者扶起,先用左右两手用力撑肋,之后用右手手指紧按肾俞穴,患者有大量大量痰液吐出。患者再度休息 10min,使患者发出"一、二"的声音,要想使患者舌部上翘发音,在两个穴位处使用本法,向穴位处快速进行针刺,等到气至以后,拇指向前方捻按,使用针尖带动有感应部位进行几次提抖。进行 4 次针刺以后,患者舌根部位症状明显改善,喉间异物减少;施术 11 次以后,患者吐字清晰,言语流畅,继续进行 7 次针刺以后,患者渐渐恢复,停止治疗。

本文从理论、针法特点、临床应用三个方面对本法进行总结,"金钩钓鱼法"重视调节气感,使气感传导至病位,进而起到延长气感持续时间的作用,使"泻针泻到针下松滑",在操作阶段,应等到得气后,采用虚搓法,捻动针部旋转,使针下产生沉紧感,使用针尖带动肌纤维小幅抖动,加强针感,扩大感传范围,使所感快速到达病所,全面体现了守行结合的;采用提拉穴位周边皮肤小幅抖动的方式增加肌肉张力,等到肌肉渐渐疲劳以后,张力会减小,起到缓解痉挛的功效。因此本法成功的关键在于守行结合的原则、采用虚搓的方法、通过牵拉直到针下产生松滑感、使部分肌肉保持松软状态。在临床上,特别是在对急性期疼痛类病症进行治疗时,本法能使肌肉痉挛的病症得到改善,使血液快速循环,从而排除炎性物质,使病位的气血供应、活动状况接到改善,进而起到镇痛的作用。但当前鲜有学者对"金钩钓鱼"进行相关研究,在系统化阐释本法的作用原理方面仍存在一定缺陷,希望在后期的研究中,加深本文的研究深度,拓宽本文的研究范围,为本法的作用原理提供更多的理论依据。

三、对于 1 例患有呃逆顽疾的患者，杨星星等使用郑氏"金钩钓鱼"针刺手法，对攒竹穴等穴位进行针刺

患者为男性，59 岁，于 2020 年 1 月 6 日在甘肃中医药大学附属医院针灸科就诊。主诉：呃逆持续 9d。病史：9 天前因七情所伤出现呃逆，病情持续发展，频率约为 3~4 次 /s，白天、晚上不曾停止，患者难以饮水、饮食，难以与他人进行语言交流，难以入睡。无特殊既往病史。查体：神志并无异常，精神状态不佳，舌尖红，舌苔白腻，脉象为弦脉。中医诊断：呃逆；具有肝气淤阻、胃气无法降下的病症。西医诊断结果：膈肌严重痉挛。治则：使肝气畅通，调理胃部疾病。取穴：双侧攒竹穴，华佗夹脊穴（T7~L2）等穴位。针法：选取 0.30mm × 40mm 毫针，患者采用侧卧位，攒竹向眼眶内睑平刺 0.8 寸，采用捻转泻法；采用金钩钓鱼针刺手法，向华佗夹脊穴（T7~L2）行，直到针下气感柔和以后退针；向背俞穴进行针刺，采用金钩钓鱼针法沿着脊柱方向施针，重叠针下感到松软的感觉后采用行退针手法，以纳肾气等，核心目标在于纳气归源。留针时间 50min。操作阶段，患者自我描述的病症中，患者食道气体上逆，会产生反酸感，在施针阶段，呃逆频次降低，深度渐渐变浅；2h 后呃逆消失，患者可正常饮食，也可以正常睡眠；4h后，采用同样的针法再对患者进行一次针刺，患者一日后并未出现呃逆发作的情况。对患者进行为期 4 个星期的随访观察，患者呃逆并未再次发作。

呃逆的核心临床病症主要体现在以下方面：胃部烧心反酸或者出现消化不良等不舒服的症状，胃气上逆，脏腑功能活动失调，因胃气上逆而上扰咽喉，导致人体喉部发出呃呃的声响，声音高频而短暂，并以无法自制为核心表现的临床病症，普遍因未能合理饮食、七情所伤、脾胃两虚而引起。在《景岳全书》中，张介宾指出，"哕者，呃逆也"，由此明确了呃逆这一疾病名称。本案件中，患者为年迈的男性，因七情所伤而频繁出现呃逆，情志不舒则肝气郁滞，失去调和，因此表现出胃气无法下降、肝气瘀阻的病机，治疗以后则能使胃气下降、起到疏肝解郁的作用。作为一种针刺手法，郑氏"金钩钓鱼针法"具备行气散气的功能，在操作阶段左右手应密切配合，对气感进行合理调节，注重使气感流动至病位，并使气感在病位处停留较长的时间，操作的核心在于"留气、虚搓"等等，从而使针下产生"松滑感"。该针刺手法具有较强的针感、传播范围广泛，可快速取得效果，能长期产生作用的特点，并且具备疏通经脉、镇痛、消除瘀血的作用。因此，在使用该针法进行操作时，应采用提退的手法，使气下行，从而起到疏散肝气郁结、调理胃部疾病的作用。

在对呃逆这一疾病进行治疗时，郑魁山选用了攒竹穴这一穴位，该穴位具有调气的功效，并且与脏腑背俞穴同属足太阳膀胱经穴位，对该穴位进行针刺，应当能使全

身脏腑气机得到调理,使经络变得更加畅通、起到活血化瘀的作用。对于位于督脉与足太阳膀胱经经气重合之处的华佗夹脊穴而言,可通过对该穴位进行针刺起到对二经进行同步调理的作用,并且督脉是阳脉之海;足太阳膀胱经为人体经络气血会合、传达之处;因此,对该穴位进行施针,可起到气血调和的作用。另外,何氏指出在人体的 T5~T12 夹脊穴两端,消化系统疾病的患者可能出现阳性反应点,指出脊柱两端的内脏疾病的病位。因此,在使用毫针对华佗夹脊穴进行刺激时,穴位具有感受刺激的作用,穴位是人体的"感受器",可将各种刺激转变为酸麻等多样化的针感,对人体脏腑产生作用,进而起到对脏腑疾病进行治疗的作用。经研究证实,华佗夹脊穴分布在人体躯干背侧,在该穴位周边区域伴行有相应的脊神经,其功效与所治疗的疾病具有显著的神经节段性,T7~L2 穴位治疗的疾病中,胃肠疾病占比69%。对华佗夹脊穴进行针刺,能对植物神经系统功能起到一定的调节作用,能使产生拮抗关系的交感、副交感神经保持一致,从而使因系统功能异常引发的疾病得到治疗,而植物神经的调节作用会对内脏器官的活动带来重要影响,因此对该穴位进行针刺,能使胃腑的正常功能得到恢复,使胃部疾病得到改善或使之完全消除,进而起到治疗疾病的作用。现代医学表明,与脊神经根部相对应的背俞穴,会对植物神经状态带来一定影响,使之受到刺激以后,会出现一系列的反应,从而对脏腑起到一定的调治作用,对背俞穴进行针刺,能够使脏腑经气保持顺畅,使人体经气自如上下、内外流动,起到对全身气血进行调和的作用。

作为郑氏历代传承的八法之一,"金钩钓鱼"针法由郑魁山(1918—2010)借鉴国内、其他国家的名医经验,并参照自身长期的临床实践创立的以动物习性类比的针法。"金钩钓鱼"针刺手法将经筋理论作为理论依据,针法是基于"提插法"发展而来,以"提插法"为核心动作,"金钩钓鱼"针法中的"得气"是指在对穴位进行针刺时会产生抽动的针感,如同钓鱼时,鱼线被瞬间拉动,在这种情况下,病位得气以后,就能将体内的邪气采用清泻的疗法,将邪气祛除。在采用"金钩钓鱼"的方法进行针刺时,应按照以下方式进行操作:左手食指紧紧按住或不按针孔,右手持针快速施针或采用捻转的手法,使针孔进入穴位,等到气至以后,针体向前捻转,虚搓等到针下产生沉紧感,如出现针尖受到阻滞的情况,针尖带着穴位周边区域的肌肤小幅提抖;使针体在抖动中自然出针,之后,不扪闭针孔,从而产生行气散气的效果,该方法对于任何气血瘀阻的疾病均较为适用。本案例中的患者为男性患者,并且已较为年迈,因七情所伤而高频出现呃逆,情志不舒则肝气瘀阻,病因为胃气无法下降、肝气瘀阻,可使用"金钩钓鱼"方法对患者进行治疗,从而起到疏肝理气,调和脏腑、调理胃部疾病的作用。从中不难看出,使用该针刺手法对攒竹穴等穴位进行施针,可能对呃逆进行治疗,起到疏肝理气、调理胃部疾病的作用,使胃部产生更强的动力,快速取得良好的效果。

四、通过在治疗疼痛类疾病的过程中使用"郑氏金钩钓鱼法",李强等发表了相应著作

在临床疼痛类疾病中,"金钩钓鱼"针法得到了普及应用,具有显著的疗效,特别是对于因颈部等部位的慢性劳损而引发的结节等产生的疼痛极为适用。按照"网格理论",该针法可以通过适度减轻病变肌肉的压力,进而达到缓解疼痛的目标。

作者指出,在临床上使用本法用于治疗疼痛类疾病时,往往会选取阿是穴等穴位,将结节处等区域作为进针点,如所选择的点位不宜于直接进行针刺,也可调整角度从周边区域进针。可结合人体部位的适应性,结合病变肌肉深度调整进针角度、深度。针孔刺入以后,将针尖刺入病位力学松解点处,单向捻针直到滞针,摇动针身时,手部产生无法插入、无法提出的沉紧感。针下沉紧以后,押手配合在针尖区域感受针尖所处位置、深度,进而为后期的动态针法起到良好的指导作用。手提针柄进行向上牵抖,逐步加大抖动幅度,并结合押手对被带动的肌肉抖动状态来调节施力大小以及抖动幅度,等到针下产生掉落感以后,则一次针法结束,针对相同部位的肌纤维,往往进行2~3次施针以后,就能使粘连的肌纤维松解。可参照肌肉的松软程度来决定粘连肌纤维的松解程度,一块肌纤维松解以后,应对相应的角度、方向进行调节,使周边区域松解。在进行针刺以后,便能使更大的范围发生松解的优势。

临床上主要适用于以下疾病类型:对肩周炎等疾病、因肌肉劳损引发的活动障碍与疼痛,"金钩钓鱼"针法均具有较好的疗效。本法因能发挥松解筋肉筋膜、减小压力的作用,对于腕管综合征等因肌筋膜压迫神经而产生的疼痛或麻木具有明显的治疗效果。另外,本法也适用于腱鞘炎等病症,临床检验也具备一定的治疗效果。值得一提的是,本针法具有较大的刺激量,动态施针时会产生较强的疼痛感觉,应结合患者体质、耐受能力来操作,素体较弱,对疼痛的忍受能力较差的患者应谨慎使用或者严禁使用。

"网格理论"是指将人体的全部肌肉筋膜组织视作一张纵横交织的网,在个体运动时,在神经系统的支配作用下,这张网就会出现铺开、收缩变化,在整张网中,身体核心肌群位于中心处,对网的平衡、铺开、收缩姿态带来一定影响,人体的不同骨骼关节有如渔网周边的铅块,会对网的铺开、收缩程度起到支配性作用。正常情况下,整张网会保持力学平衡,人体所肌肉组织的张力均处于合理水平,维持人的各种姿态以及运动状态。进一步说来,人体所有肌肉组织或肌筋膜链都等同于一张网,在过度疲劳或发生劳损的情况下,肌组织张力失常,受损以后会引发肌肉条索或结节,意味着网的几根绳子缠绕一起,在难以解除缠绕的情况下,毋庸置疑,拉紧互相缠绕的绳子进行抖动是最佳对策。

对于疼痛类疾病,"金钩钓鱼"针法的优点在于可以使用"网格理论"来进行简单、科学的阐释。在治疗疼痛类疾病时，本法在选取穴位时，应找准病位，在病位处进行针刺以后单项捻动针头，肌纤维缠绕于针部，这就意味着已用手掐住一个网格进行拧动旋转，如此一来，必然能带动网格周边甚至整张网的纤维进行运动，随后采用提拉的手法将网提起进行抖动，如此一来，就能解除互相缠绕的网绳，使人体内互相粘连的肌肉组织解除缠绕。按照"网格理论"，在发现互相缠绕的肌纤维以后，把网提起进行抖动是解除缠绕的要点，但如何把握网的部位是次要的，只需在牵抖时，能够抖动缠绕处即可。因此在施术阶段，尽管在整个施述过程中，发现肌纤维粘连处是基本前提，但针法操作的关键并非在于针尖所处位置，这为该方法提供了更加开阔的穴位选取思路、扩大了本法的操作范围。

代表性病例：

一名 54 岁的女性患者于 2020 年 3 月 26 日前来就诊。主诉：右手手指疼痛麻木时间长达一月有余。现病史：一月前，患者在无明显原因出现的情况下，中指指尖产生麻木的感觉，早晨起床后症状较为明显，活动后并未得到改善，并未对这一病症引起高度重视，一个星期以后，开始波及食指，两个星期以后开始波及拇指，在家进行为期半月的热水泡浴以后并未明显恢复，并鱼际处产生痛感，早晨起床后病症变得更加严重，因此前来就诊。专科检查：右手肌力并无异常，拇指对指、对掌的检验结果分别为阴性、阳性，对内关穴、大陵进行按压，症状加剧，五指收拢缩时，症状缓解。中医诊断：痹症；气血瘀阻证。西医诊断：腕管综合征。治疗：使用 0.30mm、25mm 毫针直接刺入患侧内关穴，透皮后，缓缓进针，产生沉紧涩滞感以后，再深入一分，患者感到中指指尖产生放射性触电感，单向捻动针孔进行 360° 旋转，针下产生沉紧感，进行提针，进行小幅牵抖，等到针下产生落空感以后，再度深入针尖，产生沉紧涩滞感以后深入一分，重复以上操作，重复进行 3 次针刺。进行针灸以后，患者自述拇指、食指的病症大幅缓解，中指病症减轻。进行为期 3 天的治疗以后，患者拇指、食指病症消失，中指不再感到疼痛、麻木大幅缓解，早晨起床依然会感到不适。之后继续采用本法对患者内关、大陵进行针灸治疗，配合外关、八邪常规进行针刺，留针半小时进行 2 次治疗，患者不再出现症状，按压内关、大陵穴位以后，不会感到明显不适，拇指对掌检测结果为阴性。

本法首创之时，并未用于专门诊治疼痛类疾病，但在社会不断发展的形势下，在人们生活节奏日益加快的形势下，疼痛类疾病日益常见，使得传统中医理论渐渐引起人们的重视，本法的应用范围也逐步扩大，被广泛应用于疼痛类疾病的治疗阶段，具有良好治疗效果，并且指导理论较为多样化，具有操作难度较小的优点，能在此类疾病的治疗中起到良好作用。

（秦晓光）

第四节 郑氏针法的其他现代研究

一、张帆等论述郑氏针法治疗脑卒中的研究进展

脑卒中是各种因素导致的脑血液循环障碍性疾病,由于脑血管狭窄、闭塞或破裂,使脑组织无足够的血液灌注,发生缺血、缺氧、神经功能损伤,可有意识障碍、偏瘫、失语、吞咽困难、肌张力增高等多种症状及体征。脑卒中分为出血性和缺血性,以急性缺血性卒中多见,占所有卒中的80%,治疗重点是及早开通阻塞血管,挽救缺血半暗带。现代医学研究表明溶栓是最有效的疏通堵塞血管的方法,但溶栓有严格的时间窗限制,很多患者得不到及时的救治而错过最佳治疗时机,留下严重的神经缺损症状。

脑卒中当属祖国医学"中风"范畴,病机为阴阳失调,气血逆乱,上犯于脑,以化痰祛瘀通络、豁痰开窍为治则。针灸作为祖国医学的一种特色疗法,便捷安全、绿色高效,以其独特的优势而得到临床广泛认可,在脑卒中治疗中发挥着重要作用。研究表明,针灸可通过刺激大脑皮层兴奋、改善病灶周围的缺血缺氧状况、调节血流量、激发自身的修复能力等改善脑卒中症状。而郑氏针法更注重手法的操作,认为"难不在穴,在手法耳"。经过多年的临床实践,郑氏针法在脑卒中的治疗方面取得了一系列研究成果,本研究整理相关文献,初步梳理郑氏针法治疗脑卒中的研究进展。

(一)郑氏针法

郑氏针法源于经典医籍,传承家学,经过几代人的继承与创新,形成独具特色的"郑氏针法"诊疗体系。我国著名针灸学家郑毓琳是郑氏针法学术流派的创始人,一生成就斐然。被誉为"西北针王"的郑魁山先生,在其父郑毓琳所学的基础上,经过不断创新和完善,使郑氏针法得到了成熟和发展,并具有鲜明的临床特色。郑魁山教授临证强调双手配合,突出押手的作用,注重八纲辨证,简化传统手法,提倡时间医学,经过长期临床实践,创立了"热补法""凉泻法""温通法""穿胛热"等特色针法,并整理郑氏家传手法,如二龙戏珠、喜鹊登梅、老驴拉磨、金钩钓鱼等,临床疗效显著。通过查阅文献发现,郑氏针法治疗脑卒中主要集中于"温通针法"及"热补针法"。

1. 温通针法

郑魁山教授总结多年的临床经验,不断探究,创立了治疗疑难杂症的"温通针法",

此法以操作简便、起效迅速等特点为临床常用,用于治疗虚劳为本,寒湿、痰浊、瘀滞为标的虚实夹杂之证。"温"为热之渐,较热力量更柔和持久;"通"意为疏通闭塞。此法特点为温通相合,以通为主,"温"可振奋阳气、温化痰浊,"通"为疏通气血、祛除痰邪,以此达到疏通经络、行气活血的目的。而脑系疾病多为本虚标实,温通针法可调畅气血、疏通瘀滞,使得筋脉通利,气血得温后得以重运,脑脉及肢体得以濡养,促进恢复。

2. 热补针法

"热补针法"由"烧山火"针法简化而来。"烧山火"操作难度大,只能用于肌肉丰厚处,可操作穴位较局限,且刺激量大。郑魁山教授在汲取"烧山火"精髓和不失疗效的基础上,化繁为简,创立了"热补针法"。其操作较简便,扩大了临床可选穴位的范围,并且刺激量小,患者易于接受。操作时刺手押手互相配合,以两次捻转补法和一次提插补法为主,针尖推弩守气,使针下产生热感。热能使血行,从而达到行气活血、化瘀通络的作用;应用于脑系疾病的治疗,可达到通调气血、逐瘀祛邪、舒筋通络的目的。

(二)临床应用

1. 急性期

脑卒中急性期,根据中国脑梗死中西医结合指南,是指脑卒中发病后的2周左右,现代医学认为此期要减轻脑组织水肿、改善周边组织功能、修复神经损伤,防止其进一步发展。中医对中风的病机持不同观点,但均侧重于因虚致实,多为虚(气虚、阴虚)导致实(痰、瘀、火等),致阴阳失调、气血逆乱、经脉不利致清窍及肢体失于濡养。急性期针灸介入的具体时机未有明确定论,大多数学者认为患者病情稳定后针灸治疗介入越早,脑卒中患者运动功能改善越明显,能有效降低致残率和减轻致残程度。"温通针法"以温通相合,扶助正气,祛瘀散邪,与脑卒中因虚致瘀的病机契合,可益气活血、疏通经脉。张振山等将缺血性脑卒中患者随机分为温通针法组、中药组、联合组,温通针法组取上肢(青灵、郄门、内关、肩髃等)、下肢(伏兔、环跳、风市、血海、阴陵泉等)施以温通针法;中药组予鼻饲或口服补阳还五汤,辨证进行加减;联合组即同时应用上述两种方法。治疗结果显示,联合组总有效率显著高于其余两组($P<0.05$);神经功能缺损评分、血液流变学指标改善方面均优于其余两组($P<0.05$)。由此得出,在中药治疗基础上予以温通针法,对缺血性脑卒中神经功能恢复及改善血液聚集状态有良好效果。以上研究团队在内科系统治疗的基础上采用温通针法治急性脑梗死患者,采用 Fugl-Meyer 评分法和 Barthel 指数评估疗效,结果为改善运动功能及日常生活能力均显著优于对照组(内科系统治疗),证明温通针法可提高患者生活质量。"热补针法"的操作注重"补至针下沉紧",郑魁山教授指出,气至后针尖顶着产生感觉的部位,使产生热感,并使气至病所,达到补益气血、疏通经络、活血化瘀的作用。张宁霞等

通过对缺血性脑卒中患者随机分组研究发现,在康复训练基础上增加热补针法干预,治疗 3 周后进行比较,结果:总有效率结合针刺组(87.5%)比康复治疗组(67.5%)高,差异有统计学意义($P<0.05$);结合针刺组的神经功能缺损、Fugl–Meyer、MMSE 量表、Barthel 指数等各项评分均比康复治疗组有所改善($P<0.01$,$P<0.05$)。得出结论:联合了热补针法的康复治疗对缺血性脑卒中的早期功能恢复效果更好。黄太权等观察发现,施用热补针法针刺取肩髃、合谷、曲池、足三里、三阴交、阳陵泉、阴陵泉穴,联合康复治疗,与单纯药物组对照。治疗 3 周后得出结论:与对照组相比,热补针法配合康复训练改善神经功能有优势,差异有统计学意义($P<0.05$)。

2. 恢复期

脑卒中发病 2 周后就进入恢复期,持续至发病后 6 个月。根据 Burnnstrom 理论,临床康复科将脑卒中康复分为软瘫期、痉挛期、分离运动期。软瘫期指病情稳定后的两周内,肢体肌张力下降,肌肉无自主收缩,此期应积极治疗,否则病情将停滞,不利于各项功能恢复。李英华等以康复训练联合温通针法治疗急性脑卒中软瘫期患者,在康复训练基础上取青灵、郄门、内关、肩髃、伏兔、环跳、阴陵泉、委中等穴予以温通针法,治疗 2 周后采用 Asworth 痉挛量表评定肌张力,发现处于软瘫期的病例显著少于采用内科治疗的对照组($P<0.05$),认为温通针法结合康复训练能提高肌张力,促进恢复。

3. 后遗症期

脑卒中后遗症期指脑卒中发病 6 个月以后,此期患者病情稳定,若仍语言不利或肢体功能障碍,则恢复缓慢。西医以营养神经、改善微循环治疗为主,但由于病程长而需长期服药,见效慢,预后差。针刺能有效改善患者后遗症症状,提高患者生活质量。中医认为本期患者脏腑亏虚,病理因素仍停于体内,加之久病耗伤气血,经筋失于濡养导致偏枯。温通针法可扶正固本,并调和气血,使经脉通利,气血重运,濡养肢体,促使恢复肢体功能。蓝玉红探讨温通针法治疗脑梗死后遗症的临床疗效,治疗组行温通针法操作,取穴为青灵、肩髎、内关、合谷、环跳、委中、哑门、阴陵泉、承山。结果:温通针法组有效率为 93.3%,显著高于行常规抗脑梗死治疗的对照组($P<0.05$)。白杨等选择温通针法治疗中风后偏瘫患者,在风池、百会、合谷、内关、曲池、阳陵泉等穴行温通针法,对照组给予西药治疗。结果显示,治疗组有效率明显高于对照组($P<0.01$),提示温通针法治疗脑梗死后遗症有疗效优势。

(三)实验研究

1. 调节脑血流量

急性脑梗死早期,ET 含量明显增加,使血管强烈、持久收缩,病灶血流减少,加重梗死区血液供应缺乏。ET-1 可以与机体局部表达的 ETA 和 ETB 受体相互作用产生缩血管效应。CGRP 是已知的外周微血管强扩张剂之一,具有强大的舒张血管的作用,参与机体多种生理功能的调节。户玫琳等研究温通针法对急性脑缺血大鼠 ET-1、CGRP 的影响,取百会和足三里行温通针法,结果表明温通针法可降低大鼠血浆中 ET-1 含量、升高 CGRP 含量,说明此针刺方法可调节脑血流,减轻由脑组织缺血引起的损伤。

2. 抑制血小板活化

急性脑梗塞时,血小板活化程度增高,加速血小板黏附聚集,CD62P、CD63 是活化血小板的膜糖蛋白,为血小板活化的标志物。杨波等建立急性脑梗大鼠模型,运用温通针法针刺人中和足三里,治疗后观察发现大鼠血浆中的 CD62P 和 CD63 含量降低,提示温通针法可抑制血小板活化,缩小梗死灶,减轻脑损伤。

3. 减弱兴奋性氨基酸释放

在脑缺血缺氧时,参与中枢神经系统信息传递的兴奋性氨基酸(EAA)大量释放,主要是谷氨酸(Glu),其具有强烈神经元兴奋性和神经毒性,可过度刺激 EAA 受体,引起神经细胞钙超载,导致脑损伤。严兴科等探讨不同手法对脑缺血大鼠 EAA 含量及脑神经元形态的影响,造模后运用温通针法针刺大鼠人中、双侧足三里,治疗后与在相同穴位上施以捻转针法组比较,发现温通针法能明显降低 Glu 的含量($P<0.01$)。

郑氏针法治疗脑卒中临床疗效确切,同时在实验研究中亦取得了一定成果。郑氏针法强调双手操作,取穴精简、起效迅速、力专效宏,在脑卒中的临床治疗中主要改善神经功能、促进机体运动功能、改善脑血流的供应等,从而达到提高患者的生活质量的目的;初步揭示了郑氏针法在调节脑血流量、抑制血小板活化、减弱兴奋性氨基酸释放等的作用及机制。但通过以上研究,仍发现存在一些不足,主要为以下几个方面:

①虽然近年关于郑氏针法治疗卒中的临床应用文献不断增多,但整体数目仍较少,以早期文献为主;

②部分临床研究文献尚无明确的纳排标准,缺乏样本量估算,易造成结果偏倚,影响文献质量;

③部分实验设计不够严谨,样本量偏小,可信度较差。

在未来的研究中,既要扩展疾病谱,对更多的脑血管疾病进行研究,也要进行多中心、大样本、更高质量的临床和实验研究,以更加严谨客观的态度探究其机理,为推动郑氏针法及其相关研究提供理论依据。

(景苗苗)

参考文献

明·李梴. 医学入门[M]. 南昌: 江西科学技术出版社, 1988.

明·汪机. 针灸问对[M]. 南京: 江苏科学技术出版社, 1985.

方晓丽, 李金田, 郑俊江, 等. 郑魁山针灸临床经验集 [M]. 北京: 人民卫生出版社, 2007: 207.

方晓丽, 李金田, 郑俊江, 等. 郑魁山针灸临床经验集 [M]. 北京: 人民卫生出版社, 2007: 32.

明·徐凤. 针灸大全[M]. 北京: 人民卫生出版社, 1987.

明·杨继洲. 针灸大成[M]. 北京: 人民卫生出版社, 2006.

陆寿康. 刺法灸法学[M]. 2 版. 北京: 中国中医药出版社, 2002.

郑魁山. 针灸集锦[M]. 兰州: 甘肃科学技术出版社, 2009.

郑魁山. 郑氏针灸全集[M]. 北京: 人民卫生出版社, 1998.

郑魁山, 王晓龙, 王森. 郑魁山针灸临证经验集[M]. 北京: 学苑出版社, 2007.

中国社会科学院语言研究所词典编辑室. 现代汉语词典 [M]. 2 版. 北京: 商务印书馆, 1979.

安惠琴, 杨晓波. 温通针法配合穴位注射治疗风寒型周围性面瘫临床观察 [J]. 山西中医, 2017, 33(12): 28-29.

白杨, 赵海龙. 郑氏温通针法治疗中风后偏瘫 30 例[J]. 中医研究, 2017, 30(12): 61-62.

曾鉴源. 热补凉泻针法治疗抑郁症的临床研究[D]. 广州: 广州中医药大学, 2011.

曾良标. 温通针法治疗膝退行性骨关节病 63 例 [J]. 中国中医药现代远程教育, 2014 (3): 61-62.

陈娟. 醒脑开窍针刺法对血管性痴呆患者 IGF-1、MMP-2、MMP-9 表达的影响[J]. 中医学报, 2017, 32(10): 2022-2025.

陈瑞, 梁凤霞, 毛红蓉. 针刺从脾论治离脂血症的临床研究[J]. 中国中西医结合消化杂志, 2003, 11(3): 162-164.

陈佑邦. 当代中国针灸临证精要[M]. 天津: 天津科学技术出版社, 1987: 265-270.

程显丹, 刘宏伟. 胃溃疡的中医辨证分型与西医诊断的联系 [J]. 中医药学刊, 2006, 24 (5): 885-886.

代顺华, 吴必展. 温通针法治疗腰椎间盘突出症下肢麻木的临床研究 [J]. 世界最新医学信息文摘, 2019, 19(78): 231–232.

代顺华, 吴必展. 温通针法治疗原发性痛经寒凝血瘀证的临床研究 [J]. 世界最新医学信息文摘, 2019, 19(76): 5–6.

丁青. 热补针法配合痛点灸法治疗寒湿性肩周炎疗效观察[J]. 中国疗养医学, 2013, 22(5): 433–434.

董文克, 林晓辉. 针刺斜方肌起止点相关穴位治疗颈型颈椎病临床观察[J]. 中国针灸, 2012, 32(3): 211–214.

杜小正, 秦晓光, 方晓丽. 热补针法镇痛后效应的观察及其对外周 PGE2、S P 含量变化的影响[J]. 中医研究, 2010, 23(1): 18–20.

杜小正, 秦晓光, 方晓丽. 热补针法镇痛后效应及其对关节局部组织 β – 内啡肽和前列腺素 E2 的影[J]. 针刺研究, 2009, 34(5): 319–322.

杜小正, 秦晓光, 尹少兰, 等. 传统"热补"针法对实验性关节炎兔痛阈及脊髓 SP 含量的影响[J]. 中医研究, 2006, 19(1): 12–13.

杜小正, 秦晓光, 赵彬元, 等. 传统"热补"针法对实验性关节炎兔的镇痛效应及脑脊液中 β –EP、CCK–8 含量的影响[J]. 针刺研究, 2006, 31(2): 86–88.

段诗瑶, 高阳, 白光. 针刺联合和胃降逆中药煎剂治疗周围性顽固性逆 30 例疗效观察[J]. 河北中医, 2019, 41(9): 1364–1366.

方晓丽, 李金田, 郑俊江, 等. 郑魁山教授针灸学术思想初探 [J]. 上海中医药杂志, 2007, 41(2): 9–11.

方晓丽, 田大哲, 李金田, 等. 针坛魁斗照河山——记中国当代针灸针法研究之父郑魁山教授[J]. 中国针灸, 2007, 27(2): 141–146.

方晓丽, 王芬, 郑俊江, 等. 郑魁山教授创新针法"热补"法与"凉泻"法[J]. 2012, 32(1): 35–38.

方晓丽, 严兴科, 秦晓光, 等. 甘肃郑氏针法针灸学术流派的传承与发展 [C]. // 澄江针灸学派第二届学术研讨会, 2013: 162–166.

方雅靖. 何谓得气、针感[J]. 中国乡村医药, 2016, 23(13): 32.

房涛, 杜娟. 针刺背俞穴联合解郁安神汤治疗肝郁脾虚型抑郁症临床观察 [J]. 现代中医药, 2019, 39(6): 20–22.

冯辉. 温通针法治疗原发性痛经临床观察[J]. 上海中医药杂志, 2013, 47(5): 67 68.

付有春, 胡娅, 何庭槐, 等. "金钩钓鱼针法" 治疗神经 – 血管性头痛临床观察[J]. 上海针灸杂志, 2008, 27(11): 10–11.

付有春, 胡娅, 何庭槐, 等. "金钩钓鱼针法"治疗神经 – 血管性头痛临床观察[J]. 中国
　　针灸, 2005, 25(S1): 23–24.

高长玉, 吴成翰, 赵建国, 等. 中国脑梗死中西医结合诊治指南(2017) [J]. 中国中西医
　　结合杂志, 2018, 38(2): 136–144.

关姝明, 杨晓波. 温通针法联合西药治疗气虚血瘀型血管性痴呆随机平行对照研究
　　[J]. 实用中医内科杂志, 2015, 29(1): 136–138.

管婧婧. "温通针法"浅析及临证验案[J]. 中国民族民间医药, 2011, 12(4): 13–14.

郭永明, 梁宪如, 邱桐. 不同针刺手法对醋酸型胃溃疡大鼠溃疡指数及血清胃泌素水
　　平的影响[J]. 辽宁中医杂志, 2001, 20(4): 27–28.

郭永明, 梁宪如, 吴学飞, 等. 热补针法对胃溃疡大鼠胃窦黏液细胞超微结构的影响
　　[J]. 中国针灸, 2002, 22(11): 753–756.

郭永明, 梁宪如, 郑俊江, 等. 醋酸型胃溃疡大鼠 PGE2 变化及不同针刺手法的调节效
　　应[J]. 辽宁中医药杂志, 2002, 29(6): 313–314.

韩豆瑛, 杨瑞芳. 半夏泻心汤加减联合足三里"温通针法"治疗糖尿病胃轻瘫 40 例临
　　床观察[J]. 甘肃中医药大学学报, 2020, 37(2): 70–73.

韩娜, 颉旺军, 侯泽龙, 等. 温通针法治疗膝骨性关节炎 35 例[J]. 中医外治杂志, 2016,
　　25(1): 38–39.

郝洪军, 金海强, 孙伟平, 等. 急性脑血管病患者血浆血栓素 B2 和 6- 酮 – 前列环素
　　的动态分析[J]. 中国实验诊断学, 2012, 16(9): 1612–1615.

郝晋东, 张宁霞, 郑魁山. 热补针法对实验性家兔高脂血症防治作用的研究 [J]. 针刺
　　研究, 2007, 32(2): 111–114.

郝晋东, 郑俊江. 郑魁山家传针法[J]. 中医杂志, 1998, 39(5): 279–280.

郝晋东, 郑俊江. 郑魁山临证针法经验介绍[J]. 中国针灸, 2002, 22(7): 473–473.

郝军. 筋病理论探析[J]. 中医正骨, 2013, 25(1): 70–73.

何嘉慧. 醒脑开窍针刺法治疗脑梗死急性期的临床疗效观察 [D]. 广州中医药大学,
　　2018.

何树槐, 杨丽英. 华佗夹脊穴与植物神经[J]. 云南中医杂志, 1985, (1): 41–45.

胡艳平. 温通针法治疗肩周炎 66 例[J]. 基层医学论坛, 2010, 14(20): 621–622.

户玫琳, 吴华, 王世彪, 等. 温通针法对急性脑缺血大鼠血浆 ET-1 和 CGRP 影响的实
　　验研究[J]. 针灸临床杂志, 2011, 27(9): 54–56.

户玫琳, 张润萍. 温通针法治疗腰肌劳损[J]. 中国针灸, 2011, 31(7): 622–624.

扈玫琳, 王建平, 吴华, 等, 张润萍. 温通针法结合短时间留针治疗急性周围性面神经

麻痹 40 例[J]. 中医研究, 2015, 28(10): 61–62.

黄继升, 谢小强. 郑氏"温通针法"治疗脾虚湿蕴型带状疱疹 40 例[J]. 中医外治杂志, 2019, 28(1): 46–48.

黄劲柏. 以风池为主穴治五官科疾病[J]. 江西中医药, 1998, 29(1): 42.

黄劲柏. 郑魁山热补针法治疗五官科疾病经验 [J]. 中国中医药信息杂志, 2014, 21(3): 113–114.

黄琼, 谢永杰, 罗玳红. 温通针法与普通针刺治疗腰椎间盘突出症的临床效果对比[J]. 临床医学工程, 2017, 24(8): 1095–1096.

黄太权, 张宁霞, 刘龙民, 等. 热补针法结合康复训练对缺血性脑卒中患者神经功能缺损的影响[J]. 山东中医药, 2009, 28(8): 557–558.

黄予巍, 权海霞, 任超展. 通针法结合配穴治疗强直性脊柱炎验案 2 例[J]. 中医临床研究, 2013, 5(3): 33–34.

霍晓川, 高峰. 急性缺血性卒中血管内治疗中国指南 2018[J]. 中国卒中杂志, 2018, 13(7): 706–729.

季杰. 温通针法治疗突发性耳鸣耳聋疗效观察[J]. 中国针灸, 2008, 28(5): 353–355.

姜影, 方晓丽. 温通针法结合配穴治疗腰椎间盘突出症 32 例[J]. 陕西中医药, 2011, 32(11): 1535–1537.

蒋煜, 胡居龙, 马佳丽, 等. 非酒精性脂肪性肝炎大鼠模型中小檗碱抗氧化效应的观察[J]. 临床肝胆病杂志, 2018, 34(6): 1273–1276.

焦顺发. 浅析"鱼吞钩饵之浮沉"[J]. 上海针灸杂志, 2006, 15(5): 34.

焦亚斌, 李冀, 肖洪彬. 活血化瘀法对实验性高脂血症大鼠调血脂作用的研究[J]. 中医药信息, 2002, 19(6): 55–57.

井哲. 头项针治疗血管性痴呆的临床观察[D]. 哈尔滨: 黑龙江中医药大学, 2016.

景卫政. 风池穴为主"温通针法"治疗面肌痉挛疗效观察 [J]. 中医临床研究, 2015, 7(23): 41–42.

口锁堂, 陈跃来, 口维敏, 等. 温通针法对 V D 模型大鼠脑 ATP、LD 和 LDH 的影响[J]. 江苏中医药, 2007(3): 58–59.

口锁堂, 口维敏, 杨晓波, 等. 温通针法对血管性痴呆大鼠脑钙调神经磷酸酶和自由基的影响[J]. 江西中医药大学学报, 2006, 18(5): 53–55.

口锁堂, 吴耀持, 汪崇淼, 等. 温通针法治疗腰椎管狭窄症临床观察[J]. 上海针灸杂志, 2011, 30(12): 845–846.

口锁堂, 郑魁山. 郑魁山教授针灸学术思想概述[J]. 针灸临床杂志, 2009, 25(6): 43–44.

蓝玉红. 温通针法治疗脑梗死后遗症患者的临床观察[J]. 中国医药指南, 2018, 16(22): 26-27.

雷秋慧. 郑氏温通针法治疗风寒阻络证神经根型颈椎病 35 例 [J]. 中医研究, 2020, 33 (1): 46-49.

李杜非. 针灸"热补凉泻法"治疗痹症 96 例临床观察[J]. 成都医药, 1999, 25(1): 38.

李建瑞, 马冉冉, 樊新红, 等. 血清 MDA、SOD、IL-1β、IFN-γ 在血管性痴呆中的表达及与神经功能、预后的关系[J]. 海南医学, 2020, 31(4): 433-437.

李苗, 王丽丽, 常冰梅. 血管内皮细胞功能损伤机制的研究进展 [J]. 中国动脉硬化杂志, 2019, 27(8): 730-736.

李强, 杨青伟. 郑氏金钩钓鱼法在疼痛类疾病的应用 [J]. 中西医结合心血管病电子杂志. 2020,8(30),175-175+178.

李伟, 段金伟, 胡秋生, 等. 温通针法治疗腰椎间盘突出症 80 例临床观察 [J]. 河北中医, 2015, 37(10): 1535-1537.

李英华, 阴炳侠, 关丽梅, 等. 温通针法结合康复训练治疗急性脑卒中软瘫期疗效观察 [J]. 中国临床医生杂志, 2015, 43(7): 91-92.

李迎红, 李敏, 郭义, 等. 针灸治病, 气调而止 [J]. 成都中医药大学学报, 2014, 37(3): 104-106.

李志明, 吴希靖, 杨澜平, 等. 郑毓琳老师常用的八种针刺手法概述 [J]. 上海中医药杂志, 1962(6): 32-34.

梁婷, 潘太哲, 赵学民, 等. 温通针法治疗突发性耳鸣耳聋疗效分析 [J]. 中国医疗器械信息, 2019, 25(14): 132-133.

林秀瑶, 吴志生, 朱达斌, 等. 早期针刺对急性缺血性脑卒中患者脑血流即刻效应和累积效应影响[J]. 中国中医药信息杂志, 2018, 25(7): 30-33.

林远方, 朱其广, 曹亚飞. 推拿加温针灸对膝骨性关节炎患者 IL-1β、TNF-α 的影响及临床疗效观察[J]. 中国中医骨伤科杂志, 2012, 20(7): 24-29.

刘恩远, 马蕾, 郑魁山. "温通针法"对拟血管性痴呆模型大鼠脑内过氧化氢酶及钙超载的影响[J]. 西部中医药, 2006, 19(4): 36-37.

刘恩远, 马蕾. "温通针法"对拟血管性痴呆模型大鼠血浆 TXB2、6-keto-PGF1α 的含量影响[J]. 甘肃中医药大学学报, 2006, 23(2): 17-19.

刘桂珍, 张宁霞, 黄太权, 等. 热补针法结合康复训练对缺血性脑卒中偏瘫患者早期运动功能的影响[J]. 针刺研究, 2009, 34(6): 406-409.

刘强, 秦昕, 张延菊, 等. 温通针法治疗无先兆性偏头痛 30 例 [J]. 中医研究, 2017, 30

(9): 37–40.

刘世琼, 杜小正, 秦晓光, 等. 传统"热补针法"治疗类风湿关节炎的中枢及外周镇痛机理研究[J]. 上海针灸杂志, 2006, 25(11): 36–39.

刘世琼, 杜小正, 秦晓光, 等. 传统热补针法对实验性关节炎家兔中枢镇痛机理的研究[J]. 甘肃中医学院学报, 2006, 23(4): 4–7.

刘世琼, 秦晓光, 杜小正, 等. 传统热补针法对实验性关节炎家兔外周镇痛机理的研究[J]. 甘肃中医学院学报, 2005, 22(6): 27–30.

刘太华, 张忠奎, 许泽娟, 等. 带状疱疹临床流行病学分析[J]. 西南军医, 2005: 12(7): 6.

刘文娟, 方晓丽, 汪小明, 等. "金钩钓鱼法"的渊源与临床应用[J]. 国医论坛. 2020,35(04): 65–67.

刘文娟, 汪小明, 颉旺军, 等. 郑魁山教授独创"温通针法"在实验研究与临床研究中的应用总结[J]. 内蒙古中医药, 2020, 39(4), 154–156.

刘秀芬, 冶尕西, 王顺吉. 温通针法治疗类风湿性关节炎临床研究 [J]. 现代中医药, 2016, 36(2): 45–47.

刘勇, 邹伟, 赵军, 等. 针刺对脑梗死大鼠神经功能损伤和能量代谢的影响 [J]. 针灸临床杂志, 2014, 30(8): 64–67.

陆伟峰, 口锁堂, 倪菁琳, 等. 温通针法治疗腰椎管狭窄症远期疗效观察[J]. 中国针灸, 2012, 32(1): 17–20.

雒成林, 何天有, 秦晓光, 等. 温通针法治疗特发性突发听力损失临床观察 [J]. 中国针灸, 2012, 32(11): 981–983.

吕江宏, 王小燕, 潘蓉. 颈椎病发病机制研究概况[J]. 甘肃科技, 2014, 30(9): 125–126.

马向丽. 从《黄帝内经》探讨如何提高针灸疗效[J]. 中医药导报, 2016, 22(12): 10.

倪菁琳, 口锁堂, 陆伟峰. 温通针法治疗腰椎管狭窄症临床疗效观察[J]. 中华中医药学刊, 2012, 30(3): 612–614.

潘学琼. 金钩钓鱼针法配合中药治疗腰椎间盘突出症疗效观察 [J]. 实用中医药杂志, 2018, 34(9): 1046–1047.

庞振阳. 血管性痴呆的危险因素及发病机制的研究进展 [J]. 吉林医学, 2019, 40(12): 2890–2892.

蒲永乐, 苏成红, 张延菊, 等. 温通针法治疗肩胛肋骨综合征随机对照研究 [J]. 上海针灸杂志, 2017, 36(2): 198–201.

蒲永乐, 苏成红, 张延菊, 等. 郑氏"温通针法"的临床和实验研究进展[J]. 甘肃中医药大学学报, 2017,34(01): 86–90.

秦晓光, 杜小正, 刘世琼. 传统"热补针法"对实验性关节炎家兔痛阈及膝关节组织中 PGE2 含量的影响[J]. 中医研究, 2006, 19(7): 18–21.

邵中军. 中医针灸疗法在中风治疗中的应用探讨 [J]. 中国卫生标准管理, 2016, 7(16): 140–141.

沈海军. 温通针法联合少腹逐瘀汤治疗原发性痛经寒凝血瘀型 48 例 [J]. 中医研究, 2018, 31(2): 61–63.

沈海军. 郑氏"金钩钓鱼"针法为主治疗腰椎间盘突出症 38 例 [J]. 上海针灸杂志, 2014, 33(3): 71–72.

沈雪勇, 胡玲, 裴景春, 等. 经络腧穴学[M]. 北京: 中国中医药出版社, 2002: 163.

盛雪燕, 邢家铭, 韩雅迪, 等. 浅议郑氏"金钩钓鱼"针刺手法[J]. 2016, 36(9): 963–965.

朱博闻, 张星华, 孙润洁, 等. 郑氏"金钩钓鱼针法"治疗腰椎间盘突出症临床观察[J]. 中国针灸. 2016. 36(04): 355–358.

盛雪燕, 邢家铭, 韩雅迪, 等. 郑魁山教授临床特色思想概述 [J]. 甘肃中医学院学报, 2015, 32(5): 4–7.

盛雪燕, 邢家铭, 张彦峰, 等. 甘肃现代针灸代表性医家学术思想概论 [J]. 中国中医基础医学杂志, 2016, 22(5): 668–670.

盛雪燕, 朱田田, 邢家铭, 等. 郑氏"金钩钓鱼"针法治疗肩关节周围炎临床随机对照研究[J]. 中国中医药信息杂志, 2016, 23(3): 12–15.

宋忠阳, 秦晓光, 方晓丽, 等. 郑氏"金鸡啄米"针法治疗小儿痉挛型脑性瘫痪后运动功能障碍临床研究[J]. 2018, 25(1): 23–27.

苏成红, 蒲永乐, 张延菊, 等. 论述郑氏"热补针法"的临床和实验研究[J]. 进展甘肃中医药大学学报, 2016,33(06),84–87.

孙河, 樊晓瑞. 针药并用治疗视网膜色素变性临床研究[J]. 针灸临床杂志, 2010, 26(6): 20–22.

孙赫楠, 朱曼迪, 张威. 温通针法联合丹红注射液对血管性痴呆患者血清白细胞介素-18、干扰素－γ的影响[J]. 世界中医药, 2018, 13(5): 1152–1155.

孙润洁, 田亮, 方晓丽, 等. "金钩钓鱼"针法结合 Bobath 技术治疗脑卒中后上肢痉挛状态的临床研究[J]. 中国针灸, 2017, 37(4): 372–376.

孙润洁, 田亮, 方晓丽, 等. 郑氏针法学术流派的形成与传承研究[J]. 中国针灸, 2017, 37(3): 331–334.

孙润洁, 田亮, 朱博雯, 等. 温通针法治疗寒凝血瘀型原发性痛经随机对照研究[J]. 中国中医药信息杂志, 2016, 23(1): 23–26.

孙润洁. "金钩钓鱼"针法治疗缺血性中风后痉挛性瘫痪的临床研究[D]. 兰州: 甘肃中医药大学, 2017.

覃贤梅, 秦晓光, 崔田田, 等. 郑氏"温通针法"的应用及研究近况[J]. 中医临床研究, 2021, 13(15): 145–148.

谭玄松. 基础针法结合天宗穴温通针法治疗肩关节周围炎疗效观察[J]. 实用中医药杂志, 2016, 32(5): 482.

田小刚. 郑氏"温通针法"治疗气滞血瘀型视神经萎缩疗效观察[J]. 西部中医药, 2018, 31(4): 99–101.

田永萍, 赵耀东, 毕爱平, 等. 温通针法治疗肺虚感寒型过敏性鼻炎疗效观察 [J]. 中国科技, 2012, 25(5): 82–83.

田永萍, 赵耀东, 毕爱平. 温通针法对肺虚感寒型过敏性鼻炎患者 IL-2、IL-4 的影响 [A]. // 中国针灸学会, 2017 世界针灸学术大会暨 2017 中国针灸学会年会论文集 [C]. 中国针灸学会, 2017: 3.

田永萍, 郑先丽, 雒海燕, 等. 温通针法对过敏性鼻炎模型大鼠鼻黏膜形态学和 IL-4 影响的实验研究[J]. 中国中医基础医学杂志, 2018, 24(2): 229–231.

万珠琴. 神经节苷脂对急性脑梗死 ET、CGRP、IL-1、TNF-α 表达的影响研究 [J]. 中国现代医生, 2011, 49(17): 18–20.

汪崇淼, 吴耀持, 口锁堂, 等. 关刺结合温通针法治疗膝骨关节炎临床研究 [J]. 上海针灸杂志, 2014, 33(10): 935–936.

王碧君, 肖金龙, 葛宝和. 顽固性呃逆验案 1 例 [J]. 世界最新医学信息文摘, 2019, 19(71): 312.

王芬, 邱连利, 师宁宁. 温通针法配合微调手法治疗顽固性周围性面神经麻痹疗效观察[J]. 实用中医药杂志, 2016, 32(8): 805–806.

王福育. 温通针法联合独活寄生汤治疗退行性腰椎管狭窄症的疗效及对炎性因子的影响[J]. 针灸临床杂志, 2018, 34(9): 24–27.

王华武. 温通针法治疗颈肩综合征疗效观察 [J]. 实用中西医结合临床, 2013, 13(5): 24–25.

王建文, 张爱霞, 黄生辉, 等. 温通针法治疗单侧动眼神经麻痹 38 例疗效观察[J]. 云南中医中药杂志, 2019, 40(3): 60–61.

王利军, 李广琦. 金钩钓鱼针法针刺膈俞穴治疗颈源性呃逆 1 例[C]. 第十七届针灸对机体功能的调节机制及针灸临床独特经验研讨会会议论文, 兰州: 中国针灸学会实验针灸分会, 2014: 68.

王利军, 李广琦. "温通针法"治疗脾胃虚寒型萎缩性胃炎临床疗效观察[J]. 中国针灸, 2017, 37(2): 135-138.

王岁珠, 王旭光. 郑氏凉泻针法治疗带状疱疹后遗神经痛 31 例[J]. 中医研究, 2018, 31 (05): 44-46.

王薇, 方晓丽. 温通针法治疗周围性面瘫 36 例 [J]. 甘肃中医学院学报, 2010, 27(1): 51-53.

王延玲. 不同针刺治疗方法对腰椎间盘突出症的疗效观察 [J]. 中国针灸, 2013, 33(7): 605-607.

王允娜, 景书州, 郑魁山. 温通针法对血管性痴呆大鼠还原型谷胱甘肽、维生素 E 含量的影响[J]. 中医杂志, 2010(s1): 204-205.

王允娜, 邱连利. 温通针法治疗脾肾阳虚型溃疡性结肠炎临床疗效观察 [J]. 内蒙古中医药, 2017, 36(Z2): 140-141.

王允娜. 温通针法治疗脾肾阳虚型溃疡性结肠炎临床疗效及对相关炎性因子的影响 [J]. 西部中医药, 2017, 30(5): 114-116.

翁映虹, 黄坚红. 血管性痴呆的定义及诊断进展 [J]. 广东医学, 2010, 31 (14): 1881-1882.

吴珏灿, 石焱. 金钩钓鱼针刺法联合补肾活血汤治疗腰椎间盘突出引发疼痛临床研究 [J]. 新中医, 2016, 48(12): 98-100.

吴世忠. 短刺热补针法与定位侧扳法治疗腰椎间盘突出症 60 例 [J]. 四川中医, 2011, 29(12): 108.

吴学飞, 郭永明. 温通针法对应激性胃黏膜损伤的保护作用 [J]. 上海针灸杂志, 2001, 20(4): 40-41.

武鑫, 王冬慧, 孙宁宁, 等. 不同浓度降钙素基因相关肽对小鼠海马区长时程抑制的作用[J]. 生理学报, 2019, 71(6): 839-845.

辛凤, 邹路, 周智梁. 温通针法治疗神经根型颈椎病 40 例疗效观察 [J]. 河北中医, 2013, 35(3): 399-400.

辛凤. 温通针法治疗神经根型颈椎病的疗效观察[A]. 中国中医药研究促进会、山东针灸学会. 中国中医药研究促进会针灸康复分会第二届学术年会暨山东针灸学会第九届学术年会论文集[C]. 中国中医药研究促进会、山东针灸学会, 2017: 3.

徐兴华, 代东良, 方晓丽. "温通针法"针刺风池穴为主治疗眼肌型重症肌无力 30 例 [J]. 中国针灸, 2016, 36(9): 939.

徐兴华, 方晓丽. 温通针法治疗干眼症疗效观察[J]. 中国针灸, 2012, 32(3): 233-235.

徐旋, 宋忠阳, 孙润洁, 等. 何天有教授治疗慢性萎缩性胃炎临床经验 [J]. 亚太传统医药, 2018, 14(3): 113-115.

徐旋. "金钩钓鱼" 针法针刺华佗夹脊穴治疗慢性萎缩性胃炎的临床研究[D]. 甘肃中医药大学, 2018.

闫宸, 赵中亭. 传统热补针法治疗产后身痛 48 例 [J]. 上海针灸杂志, 2012, 31(1): 47-48.

严兴科, 杜小正, 秦晓光, 等. 温通针法对脑缺血再灌注大鼠 EAA 及形态学的影响[J]. 甘肃中医学院学报, 2003, 20(1): 17-20.

严兴科, 张燕, 于璐, 等. 温通针法与电针治疗膝骨性关节炎的临床对照研究 [J]. 中国康复医学杂志, 2010, 25(5): 447-450.

杨波, 高洋, 严兴科, 等. 温通针法对脑梗塞大鼠血小板膜糖蛋白 CD62P 和 CD63 的影响[J]. 时珍国医国药, 2008, 19(11): 2770-2771.

杨冲. 温通针法配合透刺治疗顽固性面瘫疗效观察 [J]. 上海针灸杂志, 2010, 29(5): 287-288.

杨冲. 温通针法治疗椎动脉型颈椎病疗效观察 [J]. 上海针灸杂志, 2012, 31(7): 494-495.

杨洸. 筋病学理论在骨科康复中的运用[J]. 现代中医药, 2014, 34(3): 49-51.

杨桂荣, 刘爱芹, 郝宁超, 等. 热补针法治疗视网膜炎 23 例 [J]. 中国针灸, 1994, 14(4): 136-137.

杨力. 周易与中医学[M]. 3 版. 北京: 北京科学技术出版社, 2007: 536.

杨乃煊, 郑俊武. 郑魁山教授治疗视网膜出血的临床经验 [J]. 辽宁中医药大学学报, 2010, 12(12): 124-125.

杨晓波, 口锁堂, 杨晓彬, 等. 温通针法对血管性痴呆大鼠行为学及脑组织病理变化的影响[J]. 针刺研究, 2007, 32(1): 29-33.

杨晓波, 口锁堂, 郑魁山. 温通针法对血管性痴呆大鼠脑组织 SOD、MDA 及 AChE 的影响[J]. 针刺研究, 2007(3): 170-173.

杨晓波, 王金海, 安惠琴, 等. 温通针法对血管性痴呆大鼠海马烟碱型乙酰胆碱受体表达的影响[J]. 针刺研究, 2019, 44(10): 709-714.

杨晓波, 杨晓彬, 口锁堂, 等. 温通针法对血管性痴呆模型大鼠血浆降钙素基因相关肽、内皮素含量的影响[J]. 针刺研究, 2007, 32(6): 380-383.

杨星星, 秦晓光, 王淼. 郑氏"金钩钓鱼"针法治疗顽固性呃逆 1 例[J]. 按摩与康复医学, 2021, 12(17): 47-48.

杨轶. 观察温通针法治疗腰椎管狭窄症的临床疗效[J]. 转化医学电子杂志, 2015, 2(7): 66-67.

冶尕西. 温通针法治疗肩关节周围炎 86 例[J]. 现代中医药, 2010, 30(3): 60-61.

张帆, 秦晓光, 柯义泽, 等. 郑氏温通针法治疗血管性痴呆研究进展[J]. 亚太传统医药, 2021, 17(1): 202-204.

张帆, 秦晓光, 柯义泽, 等. 郑氏针法治疗脑卒中的研究进展 [J]. 按摩与康复医学, 2021, 12(13): 39-43.

张国庆, 韩为, 王文静, 等. 基于动脉质子自旋标记技术探讨通督调神针刺对短暂性脑缺血发作患者脑血流的影响[J]. 安徽中医药大学学报, 2017, 36(1): 46-49.

张国晓, 赵耀东, 赵成珍, 等. 郑氏温通针法治疗筋病浅析[J]. 针灸临床杂志, 2019, 35 (02): 69-72.

张红安. 针刺对肩周炎患者三角肌表面肌电信号的影响 [J]. 中国针灸, 2014, 34(2): 152-154.

张宏, 周杰芳, 靳瑞. 针刺对视神经萎缩患者球结膜微循环的影响[J]. 广州中医药大学学报, 1996, 13(2): 25-26.

张宏涛, 方晓丽. 温通针法治疗颈肩臂综合征临床疗效观察 [J]. 针灸临床杂志, 2010, 26(10): 40-42.

张宏涛. 温通针法治疗风寒湿型颈型颈椎病 37 例 [J]. 西部中医药, 2014, 27(12): 100-102.

张吉玲, 盛雪燕, 张泽国. 对郑氏"热补针法"的临床应用规律和机理研究[A]. 甘肃省针灸学会 2016 年度学术年会暨针灸推拿科研思路设计培训班郑氏针法的临床应用培训班论文集中国针灸学会会议论文集, 2016, 409-414.

张吉玲, 张泽国, 杨柳军, 等. 郑氏"温通针法"治疗腰椎间盘突出症临床观察[J]. 上海针灸杂志, 2018, 37(8): 937-940.

张亮, 王玮, 邱连利. 温通针法治疗脾肾阳虚型溃疡性结肠炎 35 例 [J]. 西部中医药, 2017, 30(12): 100-102.

张美娟. 膝关节生理解剖环境对膝关节生物力学特性的影响 [J]. 中国组织工程研究, 2012, 16(26): 4903-4907.

张森, 苏苏, 武文鹏, 等. 风池穴温通针法为主针刺治疗偏头痛 [J]. 长春中医药大学学报, 2016, 32(4): 775-777.

张宁霞, 刘桂珍, 黄太权, 等. 热补针法结合康复训练对缺血性脑卒中偏瘫患者早期运动功能的影响[J]. 针刺研究, 2009, 34(6): 406-409.

张宁霞, 刘桂珍, 李蔚江, 等. 热补针法对应激大鼠下丘脑 CRH 和海马神经元形态的影响[J]. 上海针灸杂志, 2009, 28(6): 359–362.

张宁霞, 刘桂珍, 孙克兴, 等. 热补针法结合康复训练对小儿脑瘫患儿功能影响的随机对照研究[J]. 针刺研究, 2007, 32(4): 260–263.

张宁霞, 王翔宇, 刘桂珍, 等. 热补针法结合 Bobath 疗法的个性化治疗方案对脑瘫患儿运动发育功能的影响[J]. 针刺研究, 2014, 39(1): 318–322.

张宁霞. 郑氏热补手法临床应用体会[J]. 甘肃中医学院学报, 70–71.

张茜. 头穴透刺治疗血管性痴呆的临床观察 [D]. 哈尔滨: 黑龙江省中医药科学院, 2018.

张晓申, 孙熹, 张思雨, 等. 含铋金属药物的研究进展与治疗应用 [J]. 中国新药与临床杂志, 2017, 36(8): 440–446.

张学梅, 王芬, 方晓丽. 温通针法治疗颈肩综合征疗效观察[J]. 上海针灸杂志, 2009, 28(11): 645–647.

张雪, 王琦, 刘丽君, 等. 大鼠脑创伤后 MKP-1 表达上调、NO 的生成减少[J]. 基础医学与临床, 2015, 11(8): 22–27.

张延菊, 方晓丽. 温通针法治疗原发性视网膜色素变性的临床观察 [J]. 中国中医眼科杂志, 2015, 25(4): 259–262.

张振山, 戴恩海, 李英华, 等. 温通针法联合补阳还五汤治疗气虚血瘀型脑梗死的临床观察及对血流速度的影响[J]. 中国临床医生, 2013, 41(3): 61–63.

张振山, 李英华, 秦艳梅, 等. 温通针法治疗气虚血瘀型脑梗死临床观察 [J]. 上海针灸杂志, 2013, 32(8): 618–620.

张振山, 秦艳梅, 李英华. 温通针法联合补阳还五汤治疗气虚血瘀型缺血性卒中临床观察[J]. 河北中医, 2012, 11(34): 1609–1611.

张智龙. 热补针法治疗坐骨神经痛 60 例[J]. 山西中医, 1998, 4(1): 39.

赵成珍, 赵耀东, 张国晓, 等. "温通针法"联合温和灸治疗寒湿型腰椎间盘突出症的临床研究[J]. 时珍国医国药, 2019, 30(9): 2167–2169.

赵海红, 王允娜, 孙桂云, 等. 郑魁山热补针法治疗肩周炎的经验 [J]. 浙江中医杂志, 2007, 42(1): 38–39.

赵海红. 温通针法为主治疗冠心病心绞痛 70 例临床观察 [J]. 浙江中医杂志, 2015, 50(4): 286.

赵海军. 针刺对缺血性脑损伤神经血管单元功能的影响及机制研究[D]. 山东中医药大学, 2013.

赵继荣, 马同, 朱换平, 等. 经皮椎间盘汽化减压术联合针灸治疗椎间盘突出症的疗效观察[J]. 中国激光医学杂志, 2017, 26(3): 143-147.

赵耀东, 韩豆瑛, 方晓丽. 近年来"温通针法"研究概况 [J]. 西部中医药, 2012, 25(8): 118-120.

赵耀东, 韩豆瑛, 郭霞. 温通针法治疗地震后抑郁症: 随机对照研究 [J]. 中国针灸, 2014, 34(8): 755-758.

赵耀东, 韩豆瑛, 刘强, 等. "温通针法"治疗膝关节骨性关节炎: 随机对照研究[J]. 中国针灸, 2016, 36(9): 919-922.

赵耀东, 韩豆瑛, 严兴科, 等. 温通针法治疗脾胃虚寒型胃溃疡 30 例 [J]. 中医研究, 2016, 29(1): 47-49.

赵耀东, 韩豆瑛, 赵中亭, 等. 温通针法结合活精汤治疗少弱精症 40 例临床观察[J]. 新中医, 2014, 46(1): 141-143.

赵耀东, 韩豆瑛. 温通针法靶向透刺治疗慢性前列腺炎临床观察 [J]. 中国针灸, 2013, 33(10): 897-899.

赵耀东, 韩豆瑛. 温通针法对慢性非细菌性前列腺炎大鼠 IL-2、IL-6 的影响 [J]. 西部中医药, 2014, 27(5): 114-116.

赵耀东, 韩豆瑛. 温通针法对慢性非细菌性前列腺炎大鼠肿瘤坏死因子 -α、白细胞介素 -6 的影响[J]. 甘肃中医学院学报, 2014, 31(4): 1-3.

赵耀东, 王喜凤, 王建文, 等. 温通针法对慢性非细菌性前列腺炎大鼠 FN、LN 的影响 [J]. 中医研究, 2015, 28(9): 70-72.

赵耀东, 王喜凤, 王建文, 等. 温通针法对慢性非细菌性前列腺炎大鼠 TNF-α、IL-1β 的影响[J]. 中华中医药学刊, 2016, 34(1): 129-131.

赵耀东. 温通针法对慢性非细菌性前列腺炎大鼠 IL-2、IL-6 的影响 [J]. 西部中医药, 2014, 27(5): 114-116.

郑魁山, 王翔宇, 陈跃来, 等. 热补针法对肾阳虚小鼠肾上腺皮质影响的研究 [J]. 中国针灸, 1999(5): 289-291.

郑魁山, 徐鸿达, 李茂言, 等. 热补和凉泻不同针刺手法对失血性休克的实验观察[J]. 针灸临床杂志, 1993, 10(5): 22-23.

郑强霞, 李立国. 郑魁山教授"热补针法"治疗小儿上睑下垂的经验[J]. 中医儿科杂志, 2006, 2(3): 1-2.

郑强霞, 郑魁山. 温通针法对血管性痴呆模型大鼠脑组织中 NO 含量、NOS 活性的影响[J]. 甘肃科技, 2006, 22(5): 190-191.

郑先丽, 田永萍, 雒海燕, 等. 温通针法对过敏性鼻炎大鼠血清免疫球蛋白 E、白介素 −1β、肿瘤坏死因子 −α 含量的影响[J]. 针刺研究, 2018, 43(1): 34–37.

郑元华, 王军, 张剑锋. 温通针法治疗三叉神经痛临床疗效观察[J]. 西部中医药, 2013, 26(10): 111–112.

中国针灸学会. 第十七届针灸对机体功能的调节机制及针灸临床独特经验研讨会论文集[G]. 兰州: 中国针灸学会, 2014.

中国针灸学会. 针药并用及穴位用药学术研讨会、山东针灸学会 2014 年学术年会论文集[G]. 济南: 中国针灸学会, 2014.

周鹏, 杨军岭, 张丽丽. 颈夹脊为主温通针法治疗颈椎病颈痛的临床观察[J]. 中西医结合心脑血管病杂志, 2018, 16(9): 1292–1294.

周文德, 倪海. 温通针法治疗急性期周围性面瘫 30 例疗效观察 [J]. 云南中医中药杂志, 2014, 35(8): 56–57.

朱柏君, 王援朝, 戴惠婷, 等. 针刺对视网膜色素变性患者微循环的影响[J]. 中国针灸, 1997, 17(1): 11–12.

朱博雯, 张星华, 孙润洁. 郑氏"金钩钓鱼针法"治疗腰椎间盘突出症临床观察[J]. 中国针灸, 2016, 36(4): 355–358.

朱玲, 赵耀东, 韩聪, 等. 基于解结理论探讨温通针法治疗膝骨性关节炎 [J]. 中医药信息, 2020, 37(2): 33–35.

Bennell K L, Wrigley T V, Hunt M A, et al. Update on the role of muscle in the genesis and management of knee osteoarthritis [J]. Rheumatic Disease Clinics of North America, 2013, 39(1):145–176.

Fukunaga K, Shimoyama T, Yamaji K, et al. In vitro comparison study of CD63 and CD62P expression after contacting leukocyte filters[J]. ARTIF ORGANS, 1999, 23(1): 108–113.

Herr H .Prognostic Factors of Postherpetic Neuralgia [J].Journal of Korean Medical Science, 2002, 17(5): 655–659.

Jin P C, Fang X L. Wentong needling method in the treatment of 30 cases with long–term cough after common cold [J]. World Journal of Acupuncture–Moxibustion, 2013, 23(3): 62–65.

Aaron T, Mattfeld, Craig E L, et al. Functional contributions and interactions between the human hippocampus and subregions of the striatum during arbitrary associative learning and memory[J]. Hippocampus, 2015, 25(8):900–911.

Omori G, Koga Y, Watanabe H, et al. Quadriceps muscle strength and its relationship to radio graphic knee osteoarthritis in Japanese elderly [J]. Journal of Orthopaedic Science, 2013, 18(4): 536–542.

Russell F A, King R, Smillie S J, et al. Calcitonin gene–related peptide: physiology and pathophysiology[J]. Physiological Reviews, 2014, 94(4): 1099–1142.

Thomas W M. Anatomy trains myofascial meridians for manual & movement therapists. [M]. 北京科学技术出版社, 2016.

Xu A D, Wang Y J, Wang D Z, et al. Consensus statement on the use of intravenous recombinant tissue plasminogen activator to treat acute ischemic stroke by the Chinese Stroke Therapy Expert Panel[J]. CNS Neuroscience & Therapeutics, 2013, 19(8): 543–548.

Yang J W, Shi G X, Zhang S, et al. Effectiveness of acupuncture for vascular cognitive impairment no dementia: a randomized controlled trial [J]. Clinical rehabilitation, 2019, 33(4): 642–652.

Zhang N X, Huang T Q, Liu G Z. Effect of acupuneture and rehabilitation training on barthel index in early–stage V of stroke cases [J]. Journal of Acupuncture and Tuina Science, 2009(7): 143–146.